A Practical Approach to Transesophageal Echocardiography

(Second Edition)

经食管超声心动图实用技术

(第2版)

主编　〔美〕 Albert C. Perrino, Jr.
　　　　　　Scott T. Reeves

主译　李治安

 天津科技翻译出版公司

著作权合同登记号：图字 02-2009-171

图书在版编目(CIP)数据

经食管超声心动图实用技术 / (美)皮瑞诺(Perrino,A.C.),(美)李维斯(Reeves,S.T.)主编;李治安等译. 一天津:天津科技翻译出版公司, 2011.1 (2022.9重印)

书名原文:A Practical Approach to Transesophageal Echocardiography

ISBN 978-7-5433-2777-1

I.①经… II.①皮… ②李… ③李… III.①超声心动图 IV.①R540.4

中国版本图书馆CIP数据核字(2010)第171503号

授　　　权:Lippincott Williams & Wilkins Inc.
出　　　版:天津科技翻译出版公司
出 版 人:刘庆
地　　　址:天津市南开区白堤路244号
邮政编码:300192
电　　　话:022-87894896
传　　　真:022-87895650
网　　　址:www.tsttpc.com
印　　　刷:高教社(天津)印务有限公司
发　　　行:全国新华书店
版本记录:787x1092　16开本　22印张　配图275幅　300千字
　　　　　2011年1月第1版　2022年9月第2次印刷
　　　　　定价:98.00元

(如发现印装问题,可与出版社调换)

译 者 名 单

主　译　李治安

助　理　韩建成

译　者　(以姓氏拼音排序)

陈　健　山西省人民医院

陈江华　厦门大学附属中山医院

陈　倬　首都医科大学附属北京安贞医院

冯天鹰　首都医科大学附属北京安贞医院

谷孝艳　首都医科大学附属北京安贞医院

韩建成　首都医科大学附属北京安贞医院

何怡华　首都医科大学附属北京安贞医院

李爱莉　北京中日友好医院

刘晓伟　首都医科大学附属北京朝阳医院

马　宁　首都医科大学附属北京安贞医院

孙　琳　首都医科大学附属北京安贞医院

王林林　首都医科大学附属北京安贞医院

杨　娅　首都医科大学附属北京安贞医院

张小杉　内蒙古医学院附属医院

张　烨　首都医科大学附属北京安贞医院

编者名单

John G. Augoustides, MD, FASE
Assistant Professor, Department of Anesthesiology and Critical Care, University of Pennsylvania; Attending Cardiothoracic Anesthesiologist, Department of Anesthesiology and Critical Care; Hospital of the University of Pennsylvania, Philadelphia, Pennsylvania

Albert T. Cheung, MD
Professor, Department of Anesthiology and Critical Care Medicine, University of Pennsylvania; Faculty, University of Pennsylvania Health System, Department of Anesthesiology and Critical Care, Hospital of the University of Pennsylvania, Presbyterian Medical Center, Philadelphia, Pennsylvania

Ira S. Cohen, MD, FACC
Clinical Professor, Department of Cardiology, Thomas Jefferson Medical College, Jefferson Heart Institute; Director of Echocardiography, Department of Cardiology, Thomas Jefferson University Hospital, Philadelphia, Pennsylvania

Herbert W. Dyal II, BHS, RDCS, RDMS
Eastern Region Applications Manager, Department of Cardiovascular Ultrasound, General Electric Healthcare, Wauwatosa, Wisconsin

Michael D. Frith, BS, RDCS, RDMS
Account Executive, Cardiovascular Ultrasound, General Electric Company, Milwaukee, Wisconsin

Susan Garwood, MB, Ch B
Associate Professor, Department of Anesthesiology, Yale University School of Medicine New Haven, Connecticut

Zak Hillel, MD
Professor, Department of Anesthesiology, Columbia University College of Physicians and Surgeons; Director of Cardiac Anesthesia, Department of Anesthesiology, St. Lukes-Roosevelt Hospital, New York, New York

Gregory M. Hirsch, MD, FRCPS
Associate Professor, Department of Surgery, Dalhousie University; Head, Division of Cardiac Surgery, Queen Elizabeth II Health Sciences Centre, Halifax, Nova Scotia, Canada

Kristine Johnson Hirsch, MD, FRCP
Assistant Professor, Department of Anesthesia, Dalhousie University; Staff Anesthesiologist, Director of Perioperative Transesophageal Echocardiography, Department of Anesthesia, Queen Elizabeth II Health Sciences Centre, Halifax, Nova Scotia, Canada

John S. Ikonomidis, MD, PhD
Associate Professor, CT Surgery, Department of Surgery, Medical University of South Carolina, Charleston, South Carolina

Farid Jadbabaie, MD
Assistant Professor, Department of Internal Medicine and Section of Cardiology and Administration, Yale University School of Medicine, New Haven, Connecticut

Colleen Gorman Koch, MD, MS
Staff Anesthesiologist, Department of Cardiothoracic Anesthesia (G-3), The Cleveland Clinic Foundation, Cleveland, Ohio

A. Stephane Lambert, MD, FRCPC
Assistant Professor, Department of Anesthesia, University of Ottawa, Ottawa, Ontario, Canada; Attending Anesthesiologist, Division of Cardiac Anesthesia, University of Ottawa Heart Institute, Ottawa, Ontario, Canada

Emilio B. Lobato, MD
Professor, Department of Anesthesiology, University of Florida College of Medicine, Gainesville, Florida

Martin J. London, MD
Professor of Clinical Anesthesia, Department of Anesthesia and Perioperative Care, University of California, Attending Anesthesiologist, San Francisco Veterans Affairs Medical Center, San Francisco, California

Jonathan B. Mark, MD
Professor and Vice Chairman, Department of Anesthesiology, Duke University Medical Center, Chief, Anesthesiology Service, Veterans Affairs Medical Center, Durham, North Carolina

Andrew Maslow, MD
Associate Professor, Department of Anesthesiology, Brown Medical School; Department of Anesthesiology, Rhode Island Hospital, Providence, Rhode Island

Joseph P. Miller, MD
Assistant Professor, Department of Anesthesiology, Uniformed Services University, Bethesda, Maryland; Staff Anesthesiologist, Department of Anesthesia and Operative Services Madigan Army Medical Center, Tacoma, Washington

Wanda C. Miller-Hance, MD
Associate Professor, Pediatrics and Anesthesiology, Baylor College of Medicine; Attending Physician in Anesthesiology and Pediatric Cardiology, Department of Pediatrics and Anesthesiology, Texas Children's Hospital, Houston, Texas

Jochen D. Muehlschlegel, MD
Fellow in Cardiothoracic Anesthesiology, Department of Anesthesiology, Perioperative and Pain Medicine, Brigham and Women's Hospital, Harvard Medical School, Boston, Massachusetts

Kim J. Payne, MD
Assistant Professor, Department of Anesthesiology and Perioperative Medicine, Medical University of South Carolina, Charleston, South Carolina

Albert C. Perrino, Jr., MD
Professor, Department of Anesthesiology, Yale University School of Medicine, New Haven, Connecticut

Scott T. Reeves, MD, MBA, FACC
Professor and Chair, Department of Anesthesiology and Perioperative Medicine, Medical University of South Carolina, Charleston, South Carolina

Kathryn Rouine-Rapp, MD
Professor of Clinical Anesthesia, Department of Anesthesia, University of California, San Francisco, California

Rebecca A. Schroeder, MD
Associate Professor, Department of Anesthesiology, Duke University Medical Center, Assistant Chief for Anesthesia Research Administration, Veterans Affairs Medical Center, Durham, North Carolina

Stanton K. Shernan, MD
Associate Professor of Anesthesia, Chief, Division of Cardiac Anesthesia, Brigham and Women's Hospital, Harvard Medical School, Boston, Massachusetts

Gautam M. Sreeram, MD
Assistant Professor, Department of Anesthesiology, Emory University School of Medicine; Anesthesiologist, Department of Anesthesiology, Emory University Hospital, Atlanta, Georgia

Stuart J. Weiss, MD, PhD
Associate Professor, Department of Anesthesia, University of Pennsylvania, Philadelphia, Pennsylvania

中文版前言

金秋时节是收获的季节。对于《经食管超声心动图实用技术》第2版中译本一书的全体译者而言，收获的同时也带有一丝沁人的喜悦，因为经过全体译者的不懈努力，本书即将与读者们见面了。

我国关于经食管超声心动图的第一部专著由本人主编，出版于1997年，为推动我国经食管超声心动图的发展发挥了积极作用。非常荣幸的是，受天津科技翻译出版公司的邀请和委托翻译 Albert C. Perrino, Jr. 和 Scott T. Reeves 教授主编的 A Practical Approach to Transesophageal Echocardiography 一书。他山之石可以攻玉，在医学科学前进的道路上，我们更应该与时俱进，学他人之长为我所用。

本书原著的主编 Albert C. Perrino, Jr. 和 Scott T. Reeves 教授以及他们的同道们具有丰富的经食管超声心动图的临床经验。全书涵盖内容广泛、实用，从经食管超声心动图的基本成像原理到对各种常见疾病的诊断策略，从疾病的术前诊断到术中实时监测，无不体现了经食管超声心动图在临床上的广泛应用；同时每章节后面的问答题，更有助于读者掌握本书的核心内容。希望通过此书，使各位读者在掌握经食管超声心动图这门技术的同时，更能领略到国外同道们的诊断思维与技巧。

时至今日，经食管超声心动图已经成为心脏外科术中不可缺少的监测工具，已然成为心脏外科医生术中观察心脏状态或即刻判断手术效果的慧眼，是术中心脏外科医生的"护航使者"。本书的亮点不仅在于全书图文并茂、通俗易懂，而且对经食管超声心动图的术中应用做了较为详细的阐述。此书不仅适用于超声心动图诊断医生，同时也是心脏内、外科医生和麻醉科医生的良师益友。

本书即将出版印刷之际，衷心感谢全体译者为本书所付出的艰辛！感谢天津科技翻译出版公司为本书的问世所做的努力！由于时间仓促，编译过程中的疏漏之处在所难免，恳请诸位同行和读者批评、指正。最后，我衷心地希望此书能够开阔各位读者的视野，促进我国经食管超声心动图的长足发展。

2010年9月1日

前　言

经食管超声心动图(Transesophageal echocardiography, TEE)是第一个进入术中患者监测主流的影像技术。实时二维以及多普勒技术对心脏解剖和生理的生动展示,迅速使怀疑论者相信 TEE 的应用能优化患者治疗方案。对于熟悉利用有创技术监测血流动力学的临床医生来说,正确解读 TEE 图像及多普勒技术着实是一种挑战。多变的角度和多种成像切面要求我们重新调整心脏解剖定位。对心功能的定量评估,尤其是通过血流速度分析的心功能变化, 需要习惯于压力测定的临床医生有新的视角。因此,《经食管超声心动图实用技术》(第 2 版)通过技术精湛的术中超声心动图医生快速获得资料及信息,使医生在术中监测方面获得更新的资源。

我们邀请了许多国际知名的、具有特殊贡献及非凡教学能力的学者撰写此书。诚请这些作者编写这部具有高度可读性,并与临床密切相关的术中超声心动图学。他们的热情以及出版商的极大支持,成就了本书的再版。

尽管这一领域有大量的参考书目以及病例图集,但本书依然成为临床医生掌握 TEE 技术精华的最好范本。第 2 版添加了许多更新的章节,包括了大量彩色插图以及超声心动图图像。这本图文并茂令人称道的书籍有助于尽快理解 TEE 的应用基础,尤其是在临床实践方面。

读者将从二维及多普勒模式的物理学、原理和应用来评估瓣膜疾病的心室功能和临床重要性。特别强调了 TEE 在瓣膜修复以及瓣膜置换手术中的应用。其中有一章节专门用来叙述超声心动图假象和易犯的错误,这些会导致误诊。并且增添了一个完整的章节阐述心脏肿瘤以及栓子的来源。本书亦包括了一些技术方面以及超声心动图机器操作的相关知识,旨在使读者对成像获得模式理解之后,对某种程度上枯燥但又最基本的概念能更好地理解。每一章节都有自我测试进一步强调重点。

诚然,要想成为专业的超声心动图专家仅仅通过书本知识是远远不够的。大量的临床训练以及术中的实践才是最重要的。此外,我们推荐由美国超声心动图学会、心血管麻醉学会和美国麻醉学会赞助的优秀的术中 TEE 教育项目。我们希望这本书成为指导超声心动图实践最有价值的工具书。

Albert C. Perrino, Jr., MD

Scoot T. Reeves, MD, MBA, FACC, FASE

目　　录

第1部分

二维超声成像基础

第 1 章　二维超声心动图的原理与技术

Andrew Maslow、*Albert C. Perrino*

二维超声心动图是通过超声反射产生心脏的动态图像。超声心动图成像系统发射简短的脉冲超声波经过心脏组织结构并反射回来。反射声波记录了时间延迟,并返回探头。因为心脏组织的声速恒定,所以通过时间延迟可以精确计算心脏结构的位置,从而产生心脏的图像。毫无疑问,成功地获得心脏成像需要确切理解组织和声波之间的相互作用。该章节回顾了超声的基本原理,在组织中的传播,以及产生心脏动态图像的技术。

声波的物理特性

振动

声波是物理介质的振动。在临床超声心动图检查中,探头是机械振动源,可以直接放置于食管[经食管超声心动图(TEE)]、皮肤(经胸超声心动图)或者心脏(心外膜超声心动图)使组织产生振动。组织振动或者声波包括压缩(作用部位的分子被压缩)和伸拉(作用部位的分子分散)形成类似正弦波形(图 1.1)。

振幅

声波的振幅代表它的峰值压力,可以理解为响度。声波在组织中能量的等级用强度表示。声波信号的强度和振幅的平方成正比,并且是与组织损伤有关的重要因素。例如,震波碎石使用高强度超声信号击碎肾结石。相反,心脏超声采用低强度信号成像,只产生非常有限的生物学效应。由于声波压力数值范围太大,故用对数的单位分贝(dB)表示:

$$\text{Decibel(dB)}=10\lg I/I_r=10\lg A^2/A_r^2$$
$$=20\lg A/A_r \qquad [1]$$

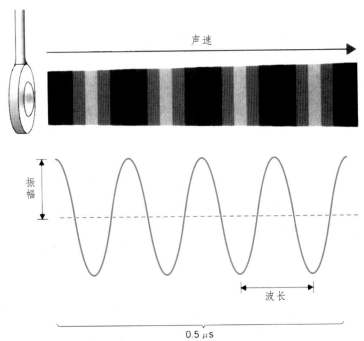

图 1.1　声波。超声探头的振动使邻近组织产生压缩和拉伸。声能的几个物理特性:振幅、波长、频率和声速。图中,0.5 μs 内声波振动 4 次。频率为 4 除以 0.5,等于 8 MHz。

A 是感兴趣区的声波振幅,A_r 是标准参照声波振幅,I 是强度,I_r 是标准参照强度。

更简单地表示,每次声压加倍等于增加了 6 dB。鉴于机械性损伤(由拉伸引起的空泡或微泡)、热效应造成组织和神经的损害,美国食品和药品监督管理局 (Food and Drug Administration,FDA) 限制心脏超声最大输出声强应小于 720 W/cm²。ALARA 原则建议临床医生在对患者危害最小的前提下获得必需的诊断信息。

频率和波长

频率 f 是声波的一个特征,或称音调,为每秒质点振动的次数,或称赫兹(Hertz, Hz);波长 λ 为质点在一次振动传播的距离。它们决定了超声波在组织中的穿透力以及超声成像系统的图像分辨力。

传播速度

声的传播速度 v 仅仅取决于它在何种物质中传播。例如,在软组织中,声速约为 1540 m/s。声速等于波长乘以频率:

$$v = λ \times f \qquad [2]$$

很显然,v,f 成反比关系:

$$λ = v \times 1/f \qquad [3]$$

$$λ = (1500 \text{ m/s})/f \qquad [4]$$

表 1.1 列举了临床超声常用波长和频率。

超声的特殊性

超声的一些良好的物理性质解释了其应用于临床成像的原因。超声是一种频率高于人耳可听声范围(20 000 Hz)的声波。在临床上采用 2~10 MHz,高频率、短波长的超声束使操作和聚焦更容易,并且可指向具体部位。提高频率可以获得更好的图像分辨力(见后文)。

声波与组织相互作用

声波在身体的传播或者通过受所遇到不同组织的影响。这些相互作用的结果产生了超声信号的反射、散射、折射和衰减。声波所遇到的不同组织影响了声波特性从而影响了二维图像(图 1.2)。

表 1.1   软组织的波长和频率

频率(MHz)	波长(mm)
1.25	1.20
2.5	0.60
5.0	0.30
7.5	0.20
10	0.15

反射

超声心动图成像依赖于传播和再次反射回探头的超声能量。声波在均质的组织中传播直到它到达有不同声特性的另一种组织。在组织界面,声能量产生了显著的变化,它可以反射回探头或者传播入下一组织,方向常常偏离原来的路线。超声声束受产生界面组织的声特性及声束与界面之间的角度的影响。

组织界面:声阻抗

组织的一个重要声特性是其传播声波的能力,称之为声阻抗(Z)。这一特性和物质的密度($ρ$)以及声速(v)有很大关系:

$$Z = ρ \times v \qquad [5]$$

从表 1.2 可以看出,密度大的物质(比如骨和液体)可以更快地传播声波,而气体和肺组织的声阻抗低,声速较低。这一特性解释了为什么在一个小的演讲会堂仍需要扩音系统,而鲸鱼在海里可以听见很远以外的声音。

当声波到达两个有相似声阻抗的组织界面时,声束可以保持原状传播。当组织声阻抗不同时,一定比例的声能量被反射,剩余的继续传播。声阻抗差别越大,反射的声能量就越多。反射可以用反射系数(R)计算:

$$R = \frac{(Z_2 - Z_1)^2}{(Z_2 + Z_1)^2} \qquad [6]$$

界面的反射特性是影响组织显像的关键因素。当两种大界面的声阻抗差别很大时,例如软组织与空气或骨之间,能量大多反射回探头。这个界面成为强回声或者强信号。当声阻抗很小时,例如软组织与软组织之间,回声弱或者为黑色无回声。

镜面反射体和散射体

声波的反射很大程度受组织的大小和表面

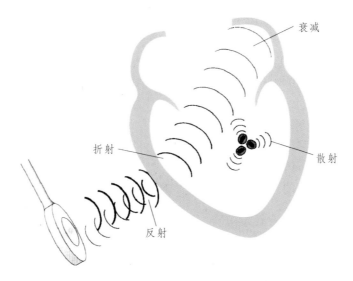

图 1.2　声波与组织的相互作用。在通过不同组织时,声能量受四个因素的影响。反射通过直接返回探头产生强回声。折射改变声束路线。当声束向深部组织传播时,衰减减小了声能量,转化为热能。从小物体例如红细胞产生的散射在各个方向分散了声能量。

的影响。两种反射(镜面反射和散射)很常见。

　　镜面反射　当声波遇到大的表面平滑的物体就会发生镜面反射。这种表面类似于声反射镜,可以产生强反射,反射角度相当于入射角度的相反方向。当角度等于90°时反射最大,也就是说超声束和物体相互垂直。当角度不等于90°时,反射回探头的能量会较小。由于镜面反射对成像质量对图像质量具有重要影响,超声心动图检查者调整 TEE 探头的位置从而使声束方向垂直入射感兴趣区的心脏组织。

　　散射　当超声声束遇到小的或者不规则形状表面时就会发生漫反射。例如红细胞这种小物体,散射朝向各个方向,因此反射回探头的能量远远少于镜面反射中的情况。这种反射是多普勒分析红细胞活动的理论基础。

　　两种类型的反射均有助于二维成像。尽管

最强的信号和最好的图像是通过与声束垂直的界面反射获得的,但心脏组织形态非常不规则,因此小的不规则组织的散射成为反射能量的重要组成部分。例如经食管声窗产生左室侧壁和室间隔图像。虽然心室壁与声束平行,但心肌的不规则表面可以产生镜面反射和散射从而产生图像。但当返回探头的超声总量很少时,就会造成图像质量欠佳,常产生黑斑,称作回声失落。调节探头的角度或采用不同声窗使声束方向与组织更加垂直,可以显著提高图像质量。

折射

　　声束的一部分没有从界面反射,而是改变方向,称为折射。折射通常产生于声速差别较大并且入射角为锐角时的两种组织间。当入射角为90°,或者声阻抗差别很小时,则几乎不会产

表 1.2　不同组织的声特性

组织/介质	声速(m/s)	声阻抗(kg/m²×10⁶)	衰减系数(cm⁻¹/MHz)	能量减半距离(cm/2.5 MHz)
空气	330	0.000 04	–	0.08
肺	600	0.26	–	0.05
脂肪	1460	1.35	0.04~0.09	–
水	1480	1.52	0.0003	380
血液	1560	1.62	0.02	15
肌肉	1600	1.7	0.25~0.35	0.6~1
骨	4080	7.80	–	0.7~0.8

生折射，因为此时声能或反射或继续沿同一方向继续传播。

折射是产生伪像的一个重要因素。尽管声束改变了角度，但探头并不识别这种变化。因此，折射能可能会在预定扫描野以外的心脏组织产生界面。来自界面的折射能返回探头，错误地示出以原角度通过折射反射回探头的图像(图 1.3)。改变角度从而使声束垂直入射感兴趣区，可以减少折射及折射伪像的产生。

衰减

除了反射和折射，超声信号通过均质体时还有其他变化，最明显的是由于发射强度被分散和吸收而逐渐减少(即衰减)。超声能量由于分散和吸收导致返回探头的能量减少，信号减弱，信噪比减低。

分散　超声声束在远场向更大范围离散时出现。由于组织的细胞结构是不规则的，散射进一步分散超声能量。不同组织散射的多少也不同。

吸收　摩擦将超声能量转化为热能时出现。由于摩擦与组织的运动程度有关，所以信号的频率越高，传播的距离越远，吸收越多 (图 1.4)。声频率 1 MHz 时的衰减系数(dB /cm)反映了衰减与频率和距离的关系，使不同组织声

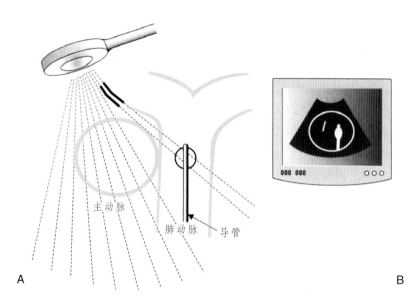

A　　　　　　　　　　　　　　　　B

主动脉

肺动脉　导管

图 1.3　折射伪像。(A)声束在遇到强反射体(肺动脉导管)时，在近场(实线)向侧方偏转。(B)探头不能识别折射的产生，仍然认为声束从原路反射回来。因此，产生肺动脉内导管出现在主动脉里的图像。

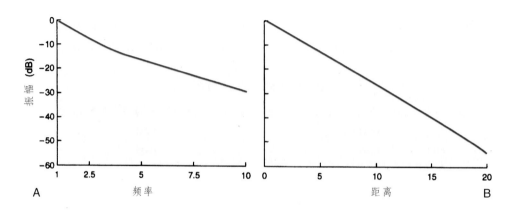

图 1.4　超声的衰减。探头的频率和传播深度与信号强度(分贝表示)见图。(A)低频率信号衰减少。(B)1 MHz 信号通过心脏组织描记如图。信号到达远区域时，信号减少可超过 60 dB。通过选择探头频率，兼顾图像效果并尽量减少衰减。

衰减的程度形成对照。不同组织的超声穿透力也可以用能量减半距离表示,即超声波能量减少一半时传播的距离。不同组织的声特性如表1.2 所示。

由于这些现象,从深部组织结构返回的声波减少。为了减少衰减对检查的不良影响,超声心动图检查者应选用低频率探头 (例如,用2.5 MHz 而不是 7.5 MHz);使声窗尽可能接近感兴趣区;避免强反射体(如人工瓣膜)的干扰。此外,可以通过调节增益增强反射较弱区域的信号。第 21 章将详细讲述如何调节。

探头设计和声束形成

探头的组成元件

超声成像系统使用的探头产生短脉冲超声,并传播入组织(图 1.5)。为了达到这一目的,多数 TEE 探头设计应用了以下元件。

1. 陶瓷压电晶体:用于超声振动产生与接收。

2. 电极:传导电能,激动压电晶体和记录回声的电压。

3. 背衬块:快速减缓晶体的振动。

4. 绝缘体:防止不需要的驻波或无关的回波使探头振动。

5. 面板:使压电晶体与食管有良好的声接触。亦包括聚焦声束的声透镜。

以下内容详细介绍现代超声探头的工作原理以及如何传输超声波,产生超声心动图图像。

超声波的形成:压电晶体

心脏探头包括压电晶体,压电晶体含有矩阵块内的极化分子。超声波的产生基于压电效应原理。当交流电激发时,晶体矩阵内的极化粒子发生振动,从而产生超声波。相反,当超声波撞击晶体,极化粒子的振动会产生电流。因此,压电晶体可以产生并且可以接收超声波。这个过程叫做压电现象,也就是说电能转化为机械能;反之,机械能也可以转化为电能。

为了成像探头发射简短的超声波。一般来说,二维探头发射 2~4 个波长的超声波。如图 1.6 示出脉冲波的长度越短,轴向分分辨力越好。因

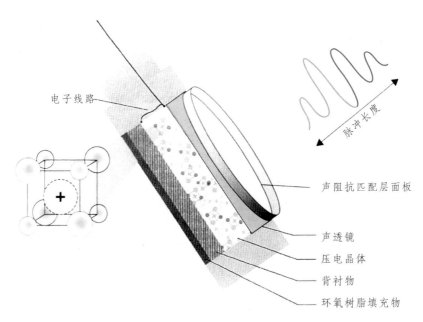

图 1.5　探头元件:产生声脉冲。电子插头产生的交流电短暂传输导致压电晶体矩阵内的带电粒子振动。背衬块缓冲晶体的振动,使脉冲长度变短;此例中,有四个波长范围。声透镜聚焦声能。面板包括食管声阻抗匹配层材料,避免不必要的反射,保证良好的声波传输。环氧树脂填充以固定探头内的元件。

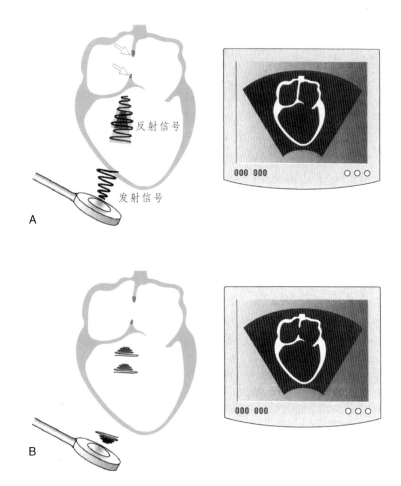

图 1.6　脉冲长度对轴向分辨力的影响。(A)探头发射长脉冲波。由于脉冲波的长度长于房间隔缺损的长度(箭头)，房间隔缺损两端的反射就会模糊,缺损就不会探查到,因此,二维超声(右图)不会发现房缺。(B)脉冲长度较短,短于房间隔缺损的长度,则可以清楚地显示出缺损(右图)。

此波长越短,脉冲波的长度越短,轴向分辨力就越好。

三维超声

近场和远场

超声探头发射三维超声声束，类似于一个三维光柱(图 1.7)。该声束的物理特性取决于以下因素：

1. 检查心脏的特定部位；

2. 超声能量的强度分布；

3. 系统的侧向(边对边)和厚度(上缘对下缘)分辨力。

声束细可以提高分辨力，提高声束反射强度,减少伪像。一般来说,声束呈矩形,包括两个主要区域：近场(Fresnel)和远场(Fraunhofer)。近场的声束控制和图像分辨力最好，而且声能也更为集中，产生的回声越强和图像的分辨力越好。

在近场区,声束较窄。近场长度与探头直径成正比，与波长成反比：

$$Ln=D^2 / 4\lambda \qquad [7]$$

近场区远端超声束分散形成的是远场区,分散角度(θ)与探头的直径(D)成反比：

$$\sin\theta=1.22\lambda/D$$

因此,高频率(λ 较小)的大探头可以产生更好的声场,即长而窄的近场和较少的远场分散。

聚焦

聚焦能够使声束变窄，可以通过以下三种

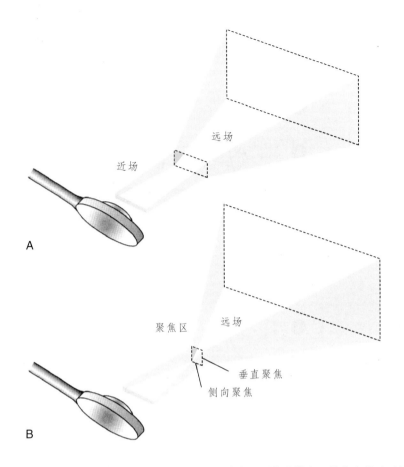

图 1.7　三维声束。超声探头发射三维声束。这种投影区域的大小对图像分辨力和伪像有着重要的影响。一般来说窄的较好。(A)未聚焦声束 近场声束窄，远场分散。(B)聚焦声束 聚焦可以在侧向和上下方向上都产生窄的声束。因此组织的图像分辨力在聚焦区得以提高。非聚焦区，声速很快分散，成像质量下降。

途径获得：

1. 将压电晶体做成凹面；
2. 在晶体前放置声透镜；
3. 应用电子相控阵探头。

在聚焦区声束窄，提高了成像质量。然而，声束在聚焦区以外发散，减少了声能的强度，从而图像质量下降。

电子束聚焦：相控阵

现代超声成像系统允许检查者调节聚焦区深度从而改善图像质量。单晶体探头发射半球状波形，将几个晶体并列线形排列，每一个晶体产生的声波相互作用产生一个窄的前向波（图1.8A）。在中心区的电子激发晶片产生一个凹面波聚焦声束于感兴趣距离之前，通过电子激发阵列末端的晶片可以进一步聚焦声束（图1.8B）。

认识到选择聚焦深度的优点和缺点是很重要的。下文将讨论声束形状对确定成像系统分辨力的重要性。

分辨力

评价超声系统的分辨力需要讨论三个参数：沿超声声束轴向上物体的分辨力(轴向分辨力)，沿水平方向上物体的分辨力 (侧向分辨力)，以及垂直于声束方向上物体的分辨力(垂直分辨力)。

轴向分辨力

轴向分辨力是指分辨声波轴向方向上两个目标的能力。轴向分辨力取决于声脉冲的带宽。带宽是共振频率，也就是中心频率。高带宽脉冲的特点是短持续时间的高频率信号，可以产生最好的轴向分辨力。如图 1.6 所示，高频率短脉

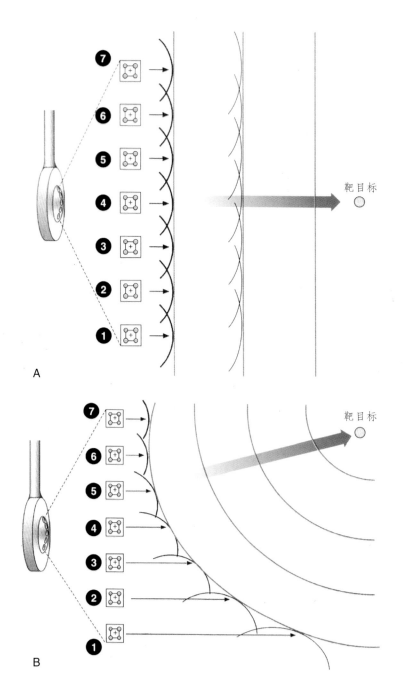

图 1.8　相控阵探头。(A)7 个晶片线阵排列。每一个半球形的波产生一个平的、前向的波阵面。(B)相控阵探头。晶片有序激发:晶片 1 首先开始,接着晶片 2,3 等依次激发,从而使声束角度朝向靶目标。注意晶片 7 和 8 在晶片 6 之前激发,产生凹形波阵面,从而声束向靶目标聚焦能量。电子改变方向和聚焦声束是相控阵的主要优势。

冲超声提供最好的轴向分辨力。一般原则是,轴向分辨力大约是波长的 1.5 倍。因此,频率为 7.5 MHz 的探头的轴向分辨力是 0.3 mm。提高轴向分辨力不会花费高成本。脉冲越短,能量越低,因此穿透和返回的回声较低。与此同类似,

高频率声波会很快衰减,因此,检查者必须根据成像的要求选择参数条件。

侧向分辨力(水平分辨力)

　　侧向分辨力是指分辨水平排列的、与声束轴线垂直的两个目标的能力。声束宽度是侧向

分辨力的基本决定因素。声束宽度是使两个物体产生"斑点"图像的宽度，而窄声束可以分辨每一个目标。信号频率和探头大小影响侧向分辨力，传统心脏超声探头声束宽度接近于"深度50"，如 10 cm 深度时宽度约为 2 mm。

垂直分辨力

垂直分辨力是超声分辨垂直排列的，与声束轴线垂直的两个目标的能力。尽管二维图像似乎显示一层薄的心脏组织切面，但实际上它是整个声束厚度上信息的平均显示。因此，声束越窄，系统垂直分辨力越好(图 1.7)。信号频率和探头大小影响垂直分辨力，但是传统的心脏探头声束厚度接近于"深度/30"。相应的，10 cm 深度时声束厚度接近于 3.3 mm。值得注意的是，轴向分辨力精确度约为 50%，好于侧向和垂直分辨力。

分辨力的优化

探头大小、信号频率、聚焦长度以及感兴趣区组织的深度之间的相互作用决定了声束的宽度和厚度。在近场区或者聚焦区声束最窄，远场区则分散。因此分辨力在近场区较好，而在远场区较差。延长近场区的因素，例如高频率探头和加大探头直径，可以提高侧向和垂直分辨力。聚焦减少声束宽度可以提高聚焦区的侧向和垂直

分辨力。但是聚焦通常使聚焦区外的声束发散，因此相应降低了侧向和垂直分辨力，这些因素解释了为什么偏向于选择高频率探头（波长较短）接近感兴趣区靶目标，因为这样可以提高侧向和垂直分辨力。这个方向上良好的分辨力可以在轴平面上进行更精确的测量。

外部声束

旁瓣

线阵探头除了产生前向传播的超声能量外，主声束轴线之外还产生一些额外的声束（图1.9）。这些额外的声束叫做旁瓣。探头将旁瓣的反射当做主瓣反射处理将明显影响图像质量，结果成像平面轴线以外的结构错误地出现在二维图像上。

副瓣

副瓣是多阵列探头产生的旁瓣。每一个晶片都可以作为一个声源，当这些单个的声波在同一时相出现，并远离声束主轴，就产生了副瓣。副瓣的位置是可预测的，因为它与晶片的位置和超声波信号的波长有关。

旁瓣伪像

旁瓣和副瓣都比主瓣的能量低，一般不会明显影响超声心动图图像。但是当旁瓣和副瓣

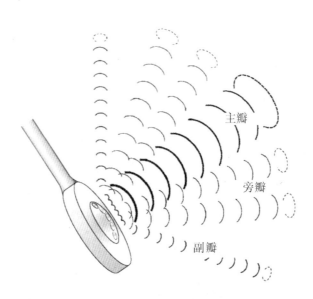

图 1.9　旁瓣。超声探头发射的超声能量有一个典型的模式。每个波前的相互干涉加强了轴线上的能量，称为主瓣。但是这种干涉也能导致超声束在轴线以外的瓣，这就是旁瓣和副瓣。这些瓣的反射导致图像质量的下降和伪像。

遇到强反射表面时(导管、假体、钙质),足够的能量就会反射回探头产生旁瓣伪像。探头认为这些反射来自于主瓣而将它们同主瓣的信息一同处理。为了减少这些伪像,检查者应当降低增益,尽量减少这些弱声束产生的强反射。为了区分真正的组织与伪像,应当改变声窗,因为伪像不会在多切面同时出现。

信号接收和处理

将反射回的超声信号转换为精确的心脏图像是一个复杂的过程,包括接收返回的超声脉冲、电子处理以及显示。为了优化图像的采集和避免伪像引起误诊,有必要了解这些步骤的基本原理。

探头发生与接收模式

超声探头首先作为一个信号发生器,然后作为一个声信号接收器。振子将电信号传递给压电晶体,这决定了声脉冲的发射频率。瞬时发射超声波后,探头转为接收模式接收组织反射回来的超声波。

电子处理

放大器:增益调节

晶片将返回探头的回波从声能转化为射频电子信号。声能的大部分在传播过程中损失,因此电子信号必须在它被处理前放大。放大器由系统增益控制。此外,由于信号衰减与距离成正比,从远处组织返回的信号将比近处组织返回的低 12~30 dB。时间–增益补偿使检查者根据组织离探头远近的不同,有选择地放大信号。基于这些特点,远处靶目标和弱反射体的信号强度被放大,使它们与近处组织相匹配。

压缩与显示

放大和时间增益–补偿电子信号必须在回声电子信号在显示器上显示之前进行处理。这些射频电子信号有一个超过 100 dB 的动态范围,这个范围太大以至于不能显示。为了缩小动态范围,常进行两个处理。首先,抑制电路滤过低振幅信号,低振幅信号通常代表背景噪音或者斑点,剩余的信号被压缩,从而显示出高振幅和低振幅无件。然后数字扫描转换器转换电子信号为标准视频模式被显示。

前处理与后处理

数字扫描转换器需要将模拟电子信号数字化,这样经处理然后才能转换为视频模式。这一过程为检查者控制图像数据的显示提供了两个重要的可能性。调节影响模–数转换的前处理,以及调节影响数–模转换的后处理,超声心动图检查者可以调节图像。比如,这些调节可用于增强组织边缘或者提高弱反射组织的轮廓。此外,超声心动图检查者可根据检查的条件和个人偏好进行有选择的调节。

显示方式

黄金法则:时间就是距离

超声成像是基于反射信号的延迟时间和振幅(图 1.10)。由于组织的声速相对恒定,所以超声波在组织中传播到返回的时间是由成像组织到探头的距离决定的:

$$距离 = 速度 \times 时间 \qquad [9]$$

声波在软组织中的传播速度是 1540 m/s,探头与反射体的传播时间是:

$$传播时间 = 13 \ \mu s/cm \qquad [10]$$

通过计算声波传播和返回之间的时间间隔,超声心动图系统可以精确地计算出某一结构所在的位置。

振幅型

最初的显示模式是振幅模式(A 型),返回的信号为显示器垂直轴线上一连串的水平波峰。水平波峰与反射组织的距离及反射回声的强度相关。

辉度型

目前成像是基于辉度模式(B 型)技术,并非水平波峰,反射回声的振幅表现为显示器垂直轴线上不同辉度的像素。辉度与反射信号的强度相关。

运动型

运动型超声(M 型)通过叠加一连串采集的 B 型图像来显像,并加入一些临时信息。在心率较快的情况下,M 型超声能提供一维的、"冰锥"形图像,并可以高频率地更新心脏的 B 型图像,

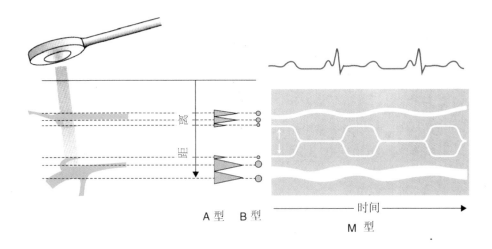

图 1.10　显示方式。超声声束通过主动脉瓣。振幅型(A 型)显示表现为水平波峰。辉度型(B 型)显示,波峰被不同辉度的像素代替。运动型(M 型)显示表现为连续 B 型图像来显示心脏的运动。"矩形"为正常开放和关闭的主动脉瓣。

进行实时动态显像。认识到在"发射下一个能量的脉冲之前探头必须首先接收先前发射脉冲的反射能量"是非常重要的。B 型图像的更新频率叫做帧频, 它可以通过以下方式计算:1 s/回波时间。M 型图像帧频非常高(>2000 帧/s),与其他技术相比, 它可以提供更高的动态信息。但是,M 型图像仅仅可以显示轴线上的运动信息,仅能提供有限的心脏解剖图像。由于它良好的动态和轴向分辨力,M 型超声成为检查心脏时间变化信息的最好模式。

二维超声心动图

　　二维超声心动图是 B 型超声心动图的修正, 而且是超声心动图检查的主要部分。与在单一方向上重复发射声脉冲不同,二维超声心动图探头顺序发射超声脉冲通过心脏解剖结构。二维图像可以显示心脏的断层信息,不同于 M 型超声, 它可以显示心脏形态以及侧向的运动(图 1.11)。

二维扫描系统

　　电子和机械系统的发展能够使声束对感兴趣区域扫描。通常, 探头包括许多的晶片或元件, 呈相邻线性排列。每一个晶片发射的单个声波组合成一个统一的前向波, 较单个晶片发射

波有更好的聚焦和方向性。此外,通过电子激发每一个晶片, 可以改变发射时间,因此,相控阵的波束不需要移动探头就可以精确改变方向。较机械探头来说, 电子系统的优势在于无需移动部件,声束容易操控(方向偏转、聚焦、声束变窄), 因此它成为超声心动图扫描的重要技术。常用的电子扫描系统是线阵扫描和扇形扫描。

线阵扫描

　　线阵扫描应用数个晶片组成的长探头。每组晶片被有序的激发。每组晶片的激发直接显示其前方的结构, 而每组晶片的有序激发则可显示整个探头前方的心脏结构。但是其缺点是探头表面应该足够大, 从而能够有效覆盖较广的解剖区域。线阵探头常用于血管和产科检查。

扇形扫描

　　超声心动图检查中, 最常应用的是相控阵探头。这是一个可以精确计算每个晶片激发时间的电子系统, 能够使扫查声束呈弧形通过预设区域。通过对探头元件的激发顺序的改变,可以很容易使声速变窄、偏转方向以及进行聚焦(图 1.8)。电子控制声束形呈弧形扇面技术能够让我们开发出 TEE 和经胸超声心动图需要的较小的探头。

二维成像

扇形成像

为了产生二维图像，超声心动图系统记录第一组脉冲形成的 B 型超声数据，发射下一个声束，记录返回的信号等，直到形成整个扇面图像。一般来说，扇面图像分为 30°~90°。记录每一个 B 型扫描线的方向，使信息可以显示在显示屏的正确位置上。二维扫查重复了整个扫描过程以便更新图像和捕捉动态信息。每个图像称为 1 帧。二维图像每帧通常需要 100~200 个扫描线，从而帧频为 30~60 帧/s。由于这个速率明显低于 M 型超声心动图，因此二维图像在显示动态信息上没有 M 型精确。

图像质量和动态调节

二维图像的质量受到操作者控制等相关因素的影响，而这些因素在成像质量和提供动态信息上有很重要的作用。条件预设亦依赖于检查者的操控。

脉冲重复频率　是声脉冲每秒钟传播的频率。脉冲重复频率越大，在既定的时间内扫描线束越多。由于组织越深，需要的时间越长，所以脉冲重复频率与深度呈负相关。

帧频　是每秒钟扫查的频率。每帧包含了 1~2 个感兴趣区的扇扫。两次扇扫的信息能够交错的提高图像质量。高帧频提高了动态信息的捕捉。通常，帧频大于 30 帧/s 可以实现较好的实时动态显像(例如，主动脉瓣的启闭)。帧频依赖于扫描深度 (深度决定了每个扫描线被接收所需的时间)以及扇面宽度(扇面宽度增加需要更多的扫描线数)。也就是说，提高扇面宽度和扫查深度将会减低帧频。

扫描线密度　即每一扇区扫描线的数量，对图像质量有很大的影响。线密度应该保持在每度 1.5~2.2 线。扫描线数加倍将会使侧向分辨力加倍，但是会导致帧频下降。通过在一个扇区角度内计算每次扇扫时扫描线的数量，我们可以得到扫描线密度。扇面角度增大，扫查的范围就会增加，就会降低线密度。由于相控阵探头产生的是一个扇形切面，因此在离探头近的地方，线密度和侧向分辨力较好，远处相应下降。

图像质量和动态调节

显然，超声心动图操作者必须在图像的大小和帧频间作选择。如果帧频过高(100 帧/s)，每帧的扫描线数就会减少，线密度就会下降。尽管图像的时间分辨力提高，但空间分辨力下降。我们不主张在一个较大的图像上评价几个结构，因为这样会降低帧频和图像质量。我们主张注重对每个感兴趣结构的检查都选择最好的切面，选择较近的区域。减小扇面角度和深度能够

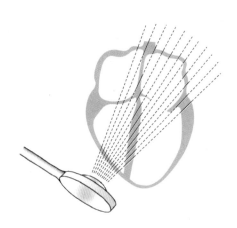

图 1.11　扫描线。二维相控阵超声心动图的扇形角度。每条虚线代表单个 B 型扫描线(灰度模式)。任何组织与扫描线相互作用产生反射(黑斑)；但是，扫描线之间的结构并没有缺失，是因为超声心动图系统将相邻的信号平均化来补充这个缺损。相应地，扫描线越密集，图像质量越好。相控阵扫描线与线之间的距离随着远离探头而加大。

提高运动信息,但不会降低侧向分辨力。当我们需要较高帧频时,应该考虑 M 型显示,可以在较好的轴向分辨力基础上提供动态图像。因此,M 型超声心动图是二维超声和彩色多普勒超声心动图的重要补充。

总结

二维超声心动图基于超声波与患者间的相互作用。在超声脉冲的产生、接收、显示过程中,发生了一系列复杂的事件。忽视图像产生的物理基础的超声心动图检查者,会遇到常见的两种误诊原因:图像信息不足和伪像。了解成像原理的检查者可以选择最好的图像及仪器设置,有选择地对感兴趣区及特定组织进行成像。没有任何一个患者条件或者超声心动图系统是完美的,而是检查者必须在明确诊断的前提下,对一些矛盾的图像调节进行取舍,比如在图像动态变化与图像质量上进行折中。我们将在第 21 章讨论检查者和仪器之间的重要关系。

参考文献

Geiser EA. Echocardiography: physics and instrumentation. In: Marcus ML, Skorton DJ, Schelbert AR, et al., eds. *Cardiac imaging*, 2nd ed. Philadelphia: WB Saunders, 1991.

Weyman A, ed. *Principles and practice of echocardiography*, 2nd ed. Philadelphia: Lea & Febiger, 1994:3–55.

▶ 问　题 ◀

1. 以下关于声波的描述错误的是(　　)。
   a. 声波是物理媒介的振动　　　　　　　　　b. 波长与频率呈负相关
   c. 声波在软组织内的速度相对恒定,约为 1540 m/s　d. 高频率声波的吸收较少

2. 以下关于超声波反射的描述正确的是(　　)。
   a. 二维超声显像包括镜面反射及散射　　　　b. 漫反射来源于大的、规则的界面
   c. 当超声声束与组织界面垂直时镜面反射最强　d. 当组织界面与声束成零度角时,反射最强
   e. a 和 c

3. 下列关于超声声束反射的说法错误的是(　　)。
   a. 声波在组织界面通过时产生反射　　　　　b. 反射与两种组织之间的声阻抗直接相关
   c. 超声声束的反射角与入射角大小相同,方向相反　d. 空气反射性较强,因为它的声阻抗较高

4. 下列关于声衰减的描述错误的是(　　)。
   a. 它由摩擦引起　　　b. 它由散射引起　　　c. 它由声束扩散引起　　　d. 液体吸收声能更快

5. 下列关于波长与频率的描述错误的是(　　)。
   a. 高频超声的分辨力较高　　　　　　　　　b. 超声声束的分辨力随着波长的增加而增加
   c. 低频超声的吸收较高频超声少　　　　　　d. 超声频率越高,近场范围越大

6. 下列关于超声声束的描述错误的是(　　)。
   a. 声束在近场更加聚集　　　　　　　　　　b. 声束宽度决定了轴向分辨力
   c. 声束宽度决定了侧向分辨力　　　　　　　d. 聚焦会增加远场声束的发散

7. 分辨力(　　)。
   a. 会随着聚焦而增加　　　　　　　　　　　b. 在高频/短波长声束条件下会更佳
   c. 在近场会更佳　　　　　　　　　　　　　d. 包括了轴向、侧向及垂直分辨力
   e. 以上都正确

8. 下列说法错误的是(　　)。
   a. 声束变窄会增加侧向分辨力　　　　　　　b. 频率越高,分辨力越好,显像越深

c. 聚焦会增加近场的分辨率,但是会增加声束扩散　　　　d. 声束宽度与声波的频率相关

e. 近场的分辨力最佳

9. 下列关于超声心动图显像的说法错误的是(　　　)。

a. M型超声使用水平基线在垂直方向上的变化来表示组织的结构特点与轴向位置

b. M型超声的特点是心脏运动的轴向高分辨力显像与动态显示

c. M型超声显像不仅显示轴向(垂直方向上)的运动而且显示侧向结构

d. 二维显像可显示侧向与轴向结构

e. 二维显像的帧频较M型显像低很多

10. 关于扇扫系统,下列正确的是(　　　)。

a. 一个阵列包括一个单独的换能器单元,并能够在目标区域进行机械移动

b. 线阵扇扫能够通过一个小的换能器发射口进行扫描,因此它非常适合于通过一些小的孔径进行扫查(如超声心动图声窗)

c. 相控阵扫描发射扇形的扫查声束

d. 相控阵扫描与线阵扫描都不易产生旁瓣或副瓣现象

e. 相控阵扫描时的多振元电子激活可以控制超声声束,但不能聚焦

答案见书后。

第 2 章　二维超声检查

Joseph P. Miller

本章的目的是揭示超声心动图的成像并提供一种逐步进行图像获取的方法。在初学者的眼中,学习和应用经食管超声心动图(TEE)似乎是一个不可逾越的任务。通过这种渐进的方法,你将很快掌握 TEE 的成像技巧,并为术中决策提供有价值的帮助。

成像平面和方位

理解成像平面的方位对图像的获取和所显示的心脏解剖结构是至关重要的。尽管 TEE 受限于食管与胃的位置及容积,但通过改变超声声束的位置和方向,依然可以对心脏结构进行很好的观察[1-6]。

探头放置

TEE 探头的放置与胃管的放置相类似。最简单的方法就是用左手抬起下颌,使用一个咬口器(颌抬高器),用右手插入探头。探头可持续的轻度加压进入,然后从左至右轻微的反复试探直至发现食管的开口。如果遇到阻力,最常见的原因是头和颈部的过度仰伸。当探头的顶端通过了喉与咽环肌,会出现突破感,此时可停止探头的推进。探头位于食管上段平面。

探头操作

通过不同的操作可以改变 TEE 探头的位置和方向(图 2.1)。探头进入的深度可在探头入口处对探头柄进行调整:深入或后撤。通过管体上标示的深度可控制探头进入的深度。在扫查心脏时,探头的位置可从食管上段一直深入到胃内。在食管上段平面,靠近 TEE 探头的心脏结构是大血管;在食管中段切面(ME)则是左房;在经胃底平面(TG),最接近的心脏结构则是左室。因此,依靠对深度的控制探头成像的心脏结构依次是大血管、左房和左室。

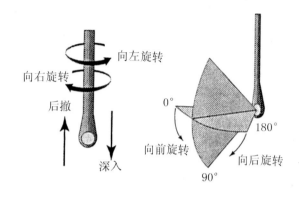

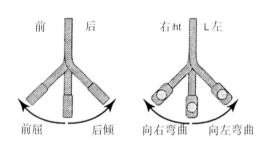

图 2.1　在图像获取过程中描述操作探头及晶片的术语。(From Shanewise JS, Cheung AT, Aronson S, et al. ASE/SCA guidelines for performing a comprehensive intraoperative multiplane transesophageal echocardiographic examination: recommendations of the American Society of Echocardiography for Intraoperative Echocardiography and the Society of Cardiovascular Anesthesiologists Task Force for Certification in Perioperative Transesophageal Echocardiography. *Anesth Analg* 4999;89:870 –884, with permission.)

通过左右手动旋转管体可以控制超声声束的方向,调整探头手柄上的大盘旋钮还可前屈或后倾探头。而手柄上的小旋钮则可以将探头向左侧或右侧弯曲。这些操作动作可精确控制超声声束的方向以便清晰显示感兴趣区域。

多平面成像角度

TEE 探头最初应用于临床的时候只能进行单平面或双平面(交叉平面)扫查。该显像平面与管体长轴垂直，与传统的经胸超声心动图短轴相对应。第二代双平面探头能够显示两个互相垂直的切面：标准横切面和长轴切面。目前，大多数成人 TEE 探头都使用多平面探头。通过探头手柄旋转电子晶片扫查角度，当探头管体在某一个位置时可以选择性地从 0°~180° 进行扫查。这种旋转能力在图像获取上具有很多优势，但同时会使初学者感到困惑。

经验丰富的专家依赖两点来快速获取各种方位的图像。第一，单独的成像切面，超声图像通常来源于食管或者胃，并垂直地投影到探头上。因此，图像扇形区域的顶点显示的是距离 TEE 探头最近的心脏结构。通常，扇形图像的顶点位置（即距离探头最近）显示的是心脏后部的结构，而那些接近扇形图像远端弧形面的结构（即距离心脏最远）则是心脏前部的结构。第二，图像朝向左侧或者右侧则依赖于探头旋转的角度。简单的定位方法就是将自己的右手置于胸前，手掌向下，拇指伸开指向左前方，其余的指头指向右前方。这是 0° 时探头扫查的方位，扫查线是从小手指方向至拇指方向即由右至左进行扫查。因此，小手指对应的心脏右侧的结构将被显示在显示屏的左侧（图 2.2）。这种由右向左的

显示方式与胸部 X 线的显示方式类似。

扫描晶片旋转显像的角度呈顺时针方向。例如，当显像平面为 90° 时，相当于将手顺时针旋转 90°（小手指朝下）（图 2.3）。

因此，扫描可以从后向前对心脏结构进行扫查（长轴方向）。

探头角度调整与成像平面控制的联合操作能为心脏成像提供非常有效的帮助（图 2.4）。例如，轻轻地回撤探头并旋转至 40° 的平面可以显示主动脉瓣短轴切面（图 2.5）。相反，将探头深入到胃底并前屈探头，晶片调至 0° 显示左室短轴（图 2.6）。

检查的目的

TEE 检查，无论是全面还是简单的扫查，都应当显示相应的心脏结构。每一个心脏的腔室和瓣膜都应该在两个相互垂直的切面上清楚显示。必须显示所有心脏的节段。只有这样才有助于确诊任何明显的异常，并减少由于伪像引起的误诊。

超声心动图检查者进行 TEE 检查的方式不尽相同。部分医生一开始就直接扫查那些已知需要检查的病变结构，而另一些医生则在检

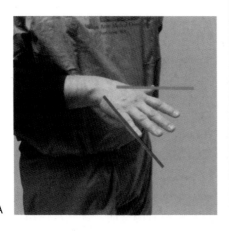
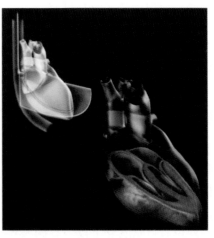

图 2.2　(A) 如文中所述，利用手进行探头方位演示，图示 0° 平面。红线和绿线与图 2.2B 中所示的线相对应。(B) 图的顶端显示了经食管探头在食管中段平面获取四腔切面的示意图。TEE 置于左房后方的食管内。显像平面类似前向的楔形。多条扫描线从患者左侧（扇形切面的绿色边缘）至患者右侧（红色边缘）来回扫描。最终在显示屏上绿色边缘显示于屏幕的右侧，红色边缘显示于屏幕的左侧。在图像的底部，示意图上一部分处理为透明状态，则显示了四腔心切面方向上的心脏结构。

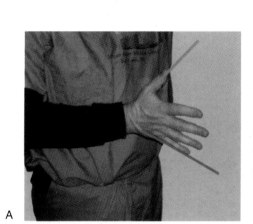
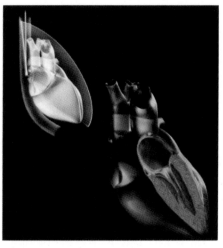

图2.3　(A)如文中所述,利用手模拟探头方位,图示90°平面。红线和绿线与图2.3B中相应的线对应。(B)图的顶端显示了经食管探头在食管中段平面获取四腔切面的示意图。探头的位置与图2.2描述的一致。然而,此图中扇扫切面的绿色缘顺时针旋转,位于头侧,而红色缘位于尾侧。如前所述,在显示屏上绿色边缘显示于屏幕的右侧,红色边缘显示于屏幕的左侧。在图像的底部,示意图上一部分处理为透明状态,则两腔心切面方向上的心脏结构被显示。

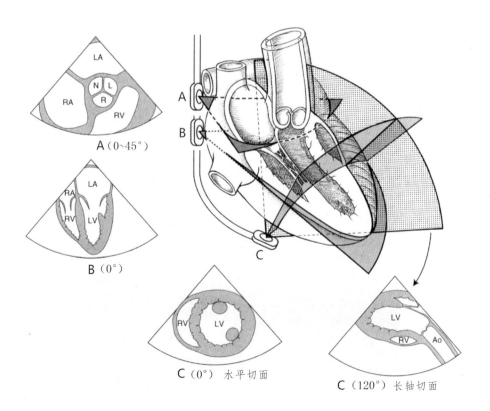

图2.4　通过简单的操作,经食管超声探头(TEE)能够提供心脏解剖结构的多切面图像。在食管中段切面探头逐渐推进可显示主动脉瓣短轴切面(**A**),随后是心脏各腔室的长轴切面(**B**)。进一步的推进并前屈探头(**C**)可显示左室短轴。旋转探头晶片角度可以扩展TEE探头显像的能力。此图中,调整探头晶片角度至120°,可显示左室及其流出道。LA:左房;RA:右房;N:无冠瓣;L:左冠瓣;R:右冠瓣;RV:右室;LV:左室;Ao:主动脉。

查感兴趣结构之前进行系统的心脏结构扫查。通常从 TG 切面开始扫查左室，因为常见的异常均由此切面检出。每种方法都有其优点和缺点，没有绝对完美的方法。然而，任何一种方法必须对所有心脏结构进行完整的检查。ASE 和 SCA 联合公布了全面术中多平面 TEE 检查的指南[7]。然而,对于一些特殊的异常需要非常规切面进行扫描,而对于指南描述的所有 20 个切面是否都需要获取则没有达成共识。

检查时，探头在食管中逐渐推进来扫查评价心脏结构，而逐渐回撤探头则来扫查评价主动脉。这种方法减少了对 TEE 探头的操作,因此缩短了检查的时间。同时作者发现探头进入的深度是确认心脏内部结构可信赖的标尺。这种受欢迎的方法能够确定那些已知的心内结构的解剖或病变结构情况,并显示所有标准的切面。该渐进式的推进或回撤的方法可以系统地扫查心脏结构（避免了对显示切面定位的不确

切），并能对相关联的其他心脏结构进行比较容易的描述。对主动脉病理解剖的评价可通过对探头深度的调整来实现，该方法在出院患者的长期随访中有重要的价值，但我们认为其在术中应用价值不大。

全面检查

食管中段升主动脉短轴观

TEE 探头从最开始的位置进入食管，而不是进入到主动脉瓣切面，探头轻度推进直到主动脉近端被显示。旋转探头角度直到真正的主动脉短轴得以显示，此时探头角度通常在 0°~45°。主肺动脉分支得以显示,右肺动脉位于图像后方,与近端主动脉垂直(图 2.7)。

该切面可用于确定肺动脉漂浮导管的放置,也可用于观察肺动脉血栓栓塞。

食管中段升主动脉长轴观

从短轴切面，探头角度旋转至长轴切面显

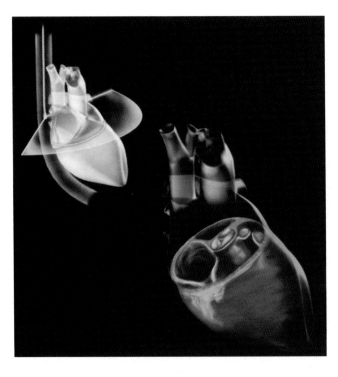

图 2.5　图的顶端显示了经食管探头在食管中段平面获取主动脉瓣短轴观的示意图。探头位于食管但较图 2.2 和图 2.3 有轻度的上移。当主动脉瓣瓣叶可显示时,探头晶片从 0°调整至 40°左右,此时真正主动脉瓣横断面显示。扫描线从扇形切面的绿色边缘(屏幕的右侧)至红色边缘(屏幕的左侧)来回扫描,从而产生图像。在图像的底部,示意图上一部分处理为透明状态,则食管中段主动脉瓣短轴观方向上的心脏结构被显示。

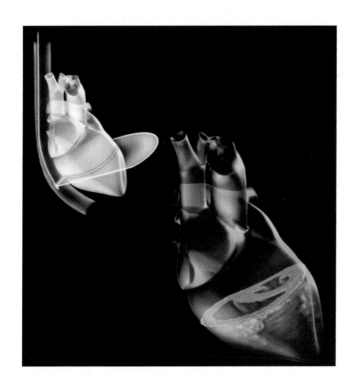

图 2.6　图的顶端显示了经食管探头在经胃平面获取中部心腔短轴切面的示意图。探头伸入胃内,并前屈与胃壁紧密接触。显像时探头晶片旋转角度为 0°。扫面线从扇形切面的绿色边缘(屏幕的右侧)至红色边缘(屏幕的左侧)来回扫描,从而产生图像。在图像的底部,示意图上一部分处理为透明状态,则显示经胃中部心腔短轴切面方向上的心脏结构。

探头设置	基本诊断应用	显示结构
·角度:约 10°~30°	·主动脉硬化	·主动脉横断面(0°)
·深度:约 12 cm	·主动脉夹层、扩张	·肺动脉
探头调节	·肺动脉病变	(主干和近端右肺动脉)
·中位	(栓子、扩张等)	SVC:上腔静脉

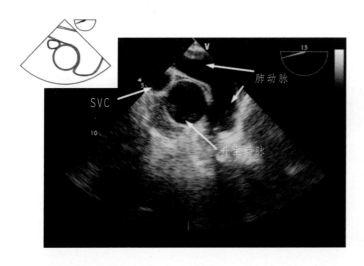

图 2.7　食管中段升主动脉短轴观。

示近端主动脉。该切面可以用来确认近端主动脉的夹层,观察隐静脉桥血管情况,以及升主动脉桥血管的吻合口情况(图 2.8)。

食管中段主动脉瓣短轴观

探头深入直到主动脉瓣叶被显示。然后在此平面基础上旋转晶片大约 45° 可以获得食管中段主动脉瓣短轴观。在此切面上,显示主动脉瓣叶的大小,主动脉与心房腔的比例,以及瓣叶的运动、有无瓣叶的钙化等。

该切面最常用来观察主动脉瓣的一般形态(例如,二叶还是三叶),并观察有无主动脉瓣狭窄存在。同时可观察主动脉与心房的相对大小。房间隔缺损或卵圆孔未闭时可对房间隔进行观察。除此之外,还可观察因心房压力升高引起的房间隔偏移(图 2.9)。

食管中段右室流入–流出道观

食管中段主动脉瓣短轴观显示完成后,其余三个可在主动脉瓣纵轴切面获得。第一个切面是食管中段右室流入–流出道切面。在食管中段主动脉瓣短轴观,不移动探头,旋转探头晶片的角度至约 60°~90°。可见该切面能够显示三尖瓣、右室流出道以及肺动脉近端。可见右房约在

扇形切面的 10 点钟左右,三尖瓣约在 9 点左右,右室腔则在 6 点左右,肺动脉瓣及肺动脉在 3 点左右。

该切面主要用来评价右室腔及肺动脉瓣环的大小,并对肺动脉瓣进行评价。对于应用多普勒测量三尖瓣口血流来讲,此切面往往优于食管中段四腔心切面。在早期的成人先天性心脏病手术中,对右室流出道和肺动脉瓣的评价可提供重要的诊断信息。

如果肺动脉漂浮导管显示的肺动脉波形不够清晰,该切面可帮助确定漂浮导管的位置。如果肺动脉导管的位置正常,我们可在肺动脉近端看见因超声声束反射显示的线样强回声(图 2.10)。

食管中段主动脉瓣长轴观

食管中段主动脉瓣长轴观可通过在食管中段短轴切面基础上旋转探头晶片角度至约 110°~130° 获得。为了优化图像显示效果,可轻微地朝患者右侧旋转探头。当左室流出道、主动脉瓣及升主动脉近端充分显示时,该切面即完全获得。除了主动脉瓣,我们还可以观察流出道、冠状静脉窦及窦管交界部。

探头设置	基本诊断应用	显示结构
•角度:约 100°	•主动脉粥样硬化	•升主动脉长轴
•深度:约 10~12 cm	•主动脉夹层	•右肺动脉横断面
探头调节	•升主动脉扩张	
•中位		

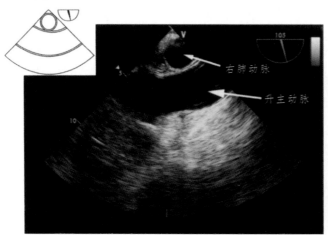

图 2.8　食管中段升主动脉长轴观。

探头设置
- 角度:约 25°~45°
- 深度:~10 到 12 cm

探头调节
- 中位

基本诊断应用
- 主动脉狭窄
- 瓣膜形态诊断

显示结构
- 三个瓣叶[a]
- 交界部(AV)
- 对合点(AV)
- [a] 除外先天异常

缩写
RA:右房
LA:左房

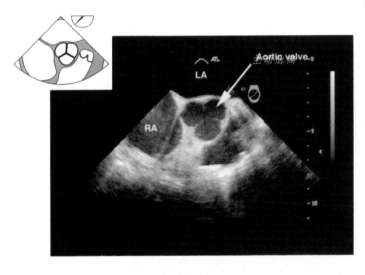

图 2.9　食管中段主动脉瓣短轴观。

　　该切面主要用来评价主动脉瓣功能、瓣环以及窦管交界部的大小。我们也可观察升主动脉近端是否有钙化、扩张以及突出的动脉粥样硬化斑块。该切面的一个重要缺点是不能显示升主动脉远端的主动脉插管位置。二维检查主动脉瓣功能结束后,医生还可以应用彩色多普勒进行检查(图 2.11)

食管中段双房上下腔静脉观

　　将探头在食管中段主动脉长轴观的基础上向右旋转则获得食管中段双腔静脉观,并将晶片角度调小约 5°~15°,即可使图像显示最佳。此切面显示重要结构包括左房和右房,下腔及上腔静脉,房间隔及右心耳。轻度的调节探头深度及晶片角度,可显示三尖瓣或冠状静脉窦(图 2.12)。

　　该切面主要用来检查增大的心房腔,是否存在卵圆孔未闭和房间隔缺损,以及检测房内残余气体。当观察房间隔是否连续完整有疑问时,可使用彩色多普勒或超声微气泡造影。

　　在肺动脉漂浮导管置入时如果导管进入右室遇到困难,使用该切面有助于引导操作。肺动脉漂浮导管的长度约为 20 cm,可膨胀并逐渐推进。当漂浮导管进入上腔静脉近端时,我们可以发现它逐渐进入右房。超声可引导肺动脉导管顺时针或逆时针弯曲朝向三尖瓣推进,其位置约在右房 7 点钟左右,而下腔静脉则位于 9 点左右。

食管中段四腔心观

　　在食管中段双腔静脉观的基础上,显像角度调整至 0°,然后探头深入至二尖瓣水平。在横切平面的基础上,食管中段四腔心观即可获得(图 2.13)。该切面将显示心脏的所有腔室。探头轻度后倾,晶片角度约为 0°~10°左右。当三尖瓣瓣环径线显示为最大时,此时为标准的食管中段四腔心观。需要观察的重要结构包括左房、左室、右房、右室,以及二尖瓣、三尖瓣,心肌的间隔及侧壁。如果左室流出道的一部分及主动脉瓣被显示 (即为所谓五腔心观)(图 2.14),

探头设置
· 角度:约 50°~70°
· 深度:约 10~12 cm
探头调节
· 中位

基本诊断应用
· 肺动脉瓣病变
· 肺动脉病变
· 右室流出道病变
（如瓣下狭窄）

显示结构
· 肺动脉瓣
· 三尖瓣
· 主肺动脉(至少肺动脉瓣以远 1 cm)
· 从三尖瓣到肺动脉瓣的右室壁

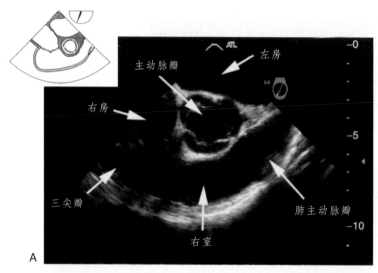

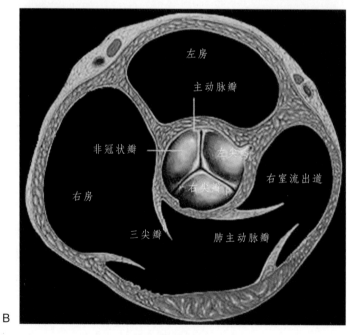

图 2.10 (A)食管中段右室流入-流出道观。(B)相应解剖图解。读者应该对这张图和附近的超声心电图作比较,以便更好地理解心脏解剖。

探头设置
- 角度:约 115°~130°
- 深度:约 8~10 cm

探头调节
- 中位

基本诊断应用
- 主动脉瓣病变
- 主动脉病变
  (升主动脉和根部)
- 左室流出道病变

显示结构
- 左室流出道(至少瓣下 1 cm)
- 主动脉瓣(各瓣叶大小相近)
- 升主动脉(至少窦管交界以远 1 cm)

缩写
LA:左房　　LOVT:左室流出道
LV:左室　　ROVT:右室流出道

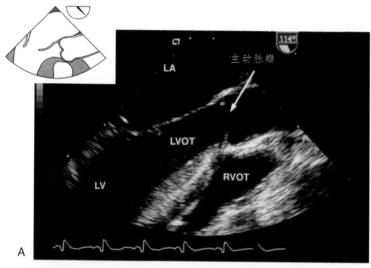

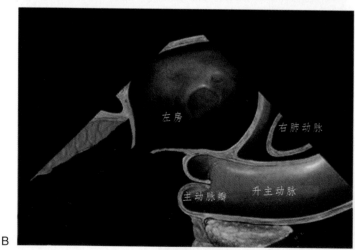

图 2.11　(A)食管中段主动脉瓣长轴观。(B)相应解剖图解。

然后后倾探头轻度推进或者旋转探头晶片 5°~10°即可显示食管中段四腔心观。需要记住的是,主动脉瓣和左室流出道是位于前方的结构, 这些操作能够显示位置靠后的食管中段四腔心观。

食管中段四腔心观是 TEE 中最具有诊断

探头设置
• 角度 : 约 105°~120°
• 深度 : 约 8~10 cm
探头调节
• 中位

基本诊断应用
• 房间隔缺损
• 肿物
缩写
LA : 左房
RA : 右房
SVC : 上腔静脉
IVC : 下腔静脉

需要显示结构
• 右房游离壁 (如心耳)
• 上腔静脉 (至少包括右房入口处)
• 房间隔
• 下腔静脉 (常看不到)

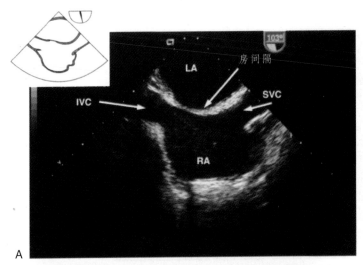

A

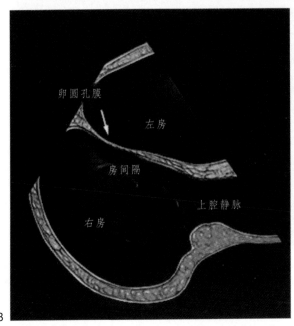

B

图 2.12 (A) 食管中段双房上下腔静脉观。(B) 相应解剖图解。

探头设置	基本诊断应用	显示结构
·角度:约 105°~10°	·房间隔缺损	·左房(LA)
·深度:约 12~14 cm	·心腔扩大/功能异常	·左室(LV)
探头调节	·左室节段性室壁运动	·右房(RA)
·中位-后屈	(室间隔和侧壁)	·右室(RV)
	·二尖瓣病变	·二尖瓣
	·三尖瓣病变	·三尖瓣(最大瓣环径)
	·心内气体检查	

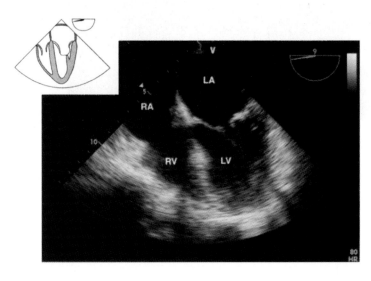

图 2.13　食管中段四腔心观。

价值的切面。该切面主要用于评价各腔室的大小和功能,二尖瓣和三尖瓣的功能,左室间隔及侧壁的局部室壁运动情况。该切面的另一个重要的用途是观察体外循环手术时聚集在心室腔的气体。气体在超声下显示为聚集在间隔与心尖联合部的小气泡。二维切面观察后,使用彩色多普勒观察二尖瓣及三尖瓣情况,检测是否存在瓣膜关闭不全及狭窄。

食管中段二尖瓣交界区观

食管中段四腔心观将探头晶片角度旋转约 60°,从而显示二尖瓣 P1-A2-P3 区。在这个切面上,左室后内侧乳头肌和前外侧乳头肌以及连接在乳头肌和瓣叶上的腱索均可显示。轻度的顺时针或逆时针旋转探头,并适度深入或后退探头优化图像,以便能将二尖瓣解剖结构最大限度地显示出来。

该切面在定位结构性二尖瓣病理改变时尤其重要(图 2.15)。

食管中段两腔心观

从食管中段二尖瓣交界区观继续旋转探头晶片角度至 60°~90°,即能获得食管中段两腔心观。该切面显示的标志性特征是左心耳的出现以及右心结构的消失,从该切面我们可以观察到左室前壁和下壁。有时需要向右转动管体调整腔室的显示,而此时是显示左室心尖的最佳切面。与前壁、下壁中间段的收缩运动相比,左室心尖的机械活动相对较低,心室收缩时呈现"V"字形。如果心尖收缩时位置上升,左室明显缩短,此时显示的不是真正的左室心尖,因此探头位置必须进行调整。该切面是左室血栓或心尖部运动减低的最佳观测切面。

该切面主要用于评价左室功能(尤其是心

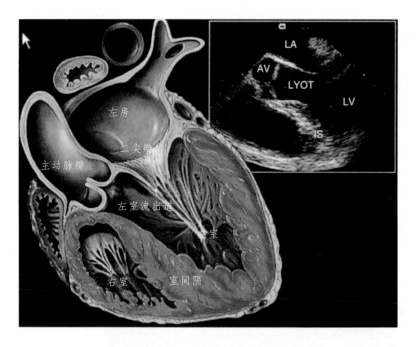

图 2.14　食管中段五腔心观解剖对照。LA:左房;LV:左室;AV:主动脉瓣;LVOT:左室流出道。

图像设置	基本诊断应用	显示结构
·角度:约 60°~75°	·二尖瓣病变定位	·二尖瓣(P1,P3 和 A2)
·深度:约 12 cm		·乳头肌/腱索
探头调节		·左房
·中位		·左室

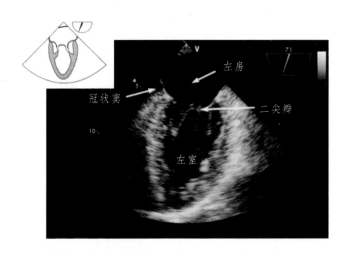

图 2.15　食管中段二尖瓣交界区观。

尖)和前壁及下壁的运动。同时也能用于观察左室心尖及左心耳的血栓。该切面还常用于检测位于冠状静脉窦里的逆行灌注导管。正常情况下该切面约 9 点位置可见位于房室沟的导管强回声(图 2.16)。

探头设置
- 角度:约 80°~100°
- 深度:约 12~14 cm

探头调节
- 中位

基本诊断应用
- 左心耳团块或血栓
- 心尖病变
- 左室收缩功能障碍
- 左室局部室壁运动
(前壁和下壁)

显示结构
- 左心耳
- 二尖瓣
- 心尖(左室最大长度)

缩写
LA:左房
LV:左室
MV:二尖瓣

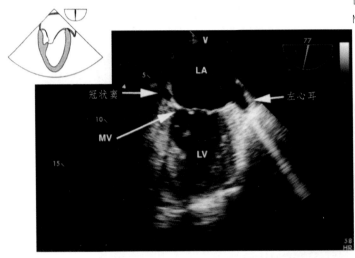

图 2.16　食管中段两腔心观。

食管中段左室长轴观

评价完食管中段两腔心观,探头继续旋转至约 120°可以显示左室流出道。略微旋转和前屈探头可以显示流出道的最大径。这个切面通常类似于食管中段主动脉瓣长轴观;但是,左室流入道和流出道与左室腔的大部分都能显示。

该切面能够对二尖瓣及左室流出道进行评价。除此之外,还能对前间隔及下后壁局部室壁运动与整体功能进行评价(图 2.17)。

经胃左室基底段短轴观

从食管中段长轴探头晶片角度调整至 0°,继续推进探头并前倾,然后回撤获得经胃左室基底段短轴观。这个切面通常难以获得。如果没有获得二尖瓣"鱼口"图像,前行探头至经胃中短轴切面然后回撤前倾的探头出现经胃(TG)左室基底段短轴观(图 2.18)。

经胃乳头肌中部左室短轴观

探头前倾并回撤直至接触到胃壁获得经胃乳头肌中部左室短轴观。该切面关键结构除了显示前内侧和后外侧乳头肌,还要显示该处的左室壁和心室腔。真正的左室短轴横断面是两个乳头肌大小要相近。显示这个切面要经过两步。第一步,探头深度调整;第二步,探头曲度调整。合适的深度是聚焦到后内侧乳头肌,这组乳头肌最接近于声窗的顶端。如果能够看到腱索,就说明探头太浅,应该继续深入。如果看不到乳头肌,可能探头太深应该回撤。当探头深度合适,应调整探头曲度使前外侧乳头肌出现在正确的位置。如果看到前外侧腱索,探头就过分前倾了,应放松探头手柄上的大操作盘使乳头肌出现在正确的位置。

通过这个切面可以估测左室收缩功能,左室容积和局部室壁运动。探头右旋可以看到右室(图2.19)。

经胃两腔心观

完成经胃乳头肌中部左室短轴观后,角度转至约 90°获得经胃两腔心观;可以显示左室长轴,心尖在图像左侧而二尖瓣位于右侧。这个切面诊断主要用来分析局部室壁运动情况。由于垂直于声束,这个位置也是观察二尖瓣瓣下结

探头设置

· 角度：约 110°~130°

· 深度：约 12~14 cm

探头调节

· 中位

缩写

LA：左房

LV：左室

RVOT：右室流出道

基本诊断应用

· 二尖瓣病变

· 左室流出道病变

· 左室局部室壁运动
（前间隔和后壁）

显示结构

· 左房

· 二尖瓣

· 左室

· 左室流出道

· 主动脉瓣和近端升主动脉

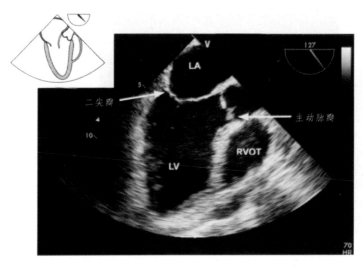

图 2.17　食管中段左室长轴观。

探头设置

· 角度：约 0°

· 深度：约 12 cm

探头调节

· 中位-前倾

基本诊断应用

· 左室收缩功能障碍（基底段）

· 二尖瓣病变

缩写

A1,A2,A3,P1,P2,P3：二尖瓣叶和二尖瓣边的 Carpentier 命名法（定义描述见第 8 章）

A：前叶　P：后叶

前侧区/边　中间区/边　后侧区/边

显示结构

· 二尖瓣叶

· 二尖瓣瓣下装置

· 左室基底段

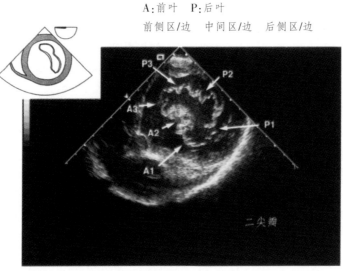

图 2.18　经胃左室基底段短轴观。

构的较好切面(图 2.20)

经胃左室长轴观

从 TG 两腔心观,探头大约旋转 120°,左室流出道和主动脉瓣出现在图像 4 点的位置。这

个切面有利于获得主动脉瓣和左室流出道频谱 (图 2.21)。

经胃右室流入道观

从 TG 长轴探头向患者右侧旋转 (顺时针

探头设置	基本诊断应用	显示结构
• 角度:约 0°	• 血流动力学不稳定	• 左室腔
• 深度:约 12 cm	• 左室(LV)扩大	• 左室壁(至少 50%可见到心内膜)
探头调节	• 左室肥厚	• 乳头肌(大小几乎相等,可与室壁
• 前屈	• 左室收缩功能障碍	相区别)
	• 左室局部室壁运动(中间节段)	

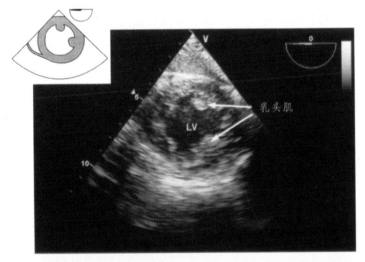

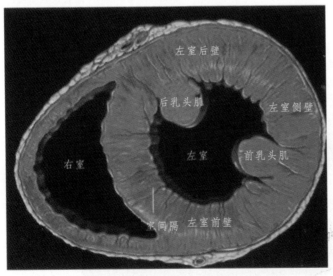

图 2.19　(A)经胃乳头肌中部左室短轴观。(B)TG 中短轴切面解剖图示。

方向)直到出现右室流入道图像。这个切面有助于评价右室壁厚度和三尖瓣病变(图 2.22)。

经胃底深部左室长轴观

探头晶片角度转回 0°，继续推进至左室心尖部，然后最大限度前屈探头，并轻退获得深部长轴切面。通常需要探头左侧屈。这个切面可得到主动脉瓣和左室流出道频谱。旋转晶片以获得多普勒成像的最佳角度(图 2.23)。

主动脉检查

降主动脉短轴观

评价完心室后，探头晶片角度归为 0 度，探头柄朝向患者左侧并轻退探头直到降主动脉横切面出现(降主动脉短轴观)。主动脉体积较小并且接近食管内的 TEE 探头，是我们显像时需要注意的重要因素。因此，下一步操作是优化主动脉图像。首先，图像深度减小，以放大主动脉图像。其次，近场的时间增益补偿必须调高，因为近场增益在心脏检查中通常设置在比较低的水平。最后，可以增加探头频率以提高分辨力。作者的经验是，这些设置的改变使主动脉斑块较调节前显示的更清楚。慢慢向外退探头，主动

脉逐步显示，当主动脉图像由横断面变为伸长时，探头已经到达主动脉弓水平(图 2.24)。

食管上段主动脉弓长轴观

在主动脉弓水平，探头向右旋转以便观察远端升主动脉和弓的长轴。这个切面通常有助于评价升主动脉远端，尤其是套管插入处的钙化和(或)粥样斑块(图 2.25)。

食管上段主动脉弓短轴观

将晶片成像角度调至 90 度获得食管上段主动脉弓短轴观。略向左右调整探头柄可以观察到主动脉弓的钙化、扩张和异物。在主动脉弓短轴切面 3 点钟的位置可以看到大血管的起始部。在此切面可以看到无名静脉和左锁骨下动脉。肺动脉平行于声束故可以获得很好的多普勒频谱(图 2.26)。

降主动脉长轴观

完成主动脉弓切面后，探头慢慢前行，获得降主动脉长轴切面。当探头前行时，略向左右旋转探头可以更好的检查主动脉壁(图 2.27)。

手术室中快速检查方案

手术室通常是忙碌、潮热的环境。麻醉师任

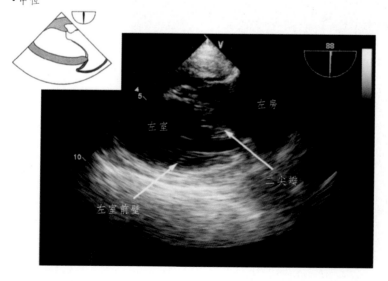

探头设置
- 角度：约 90°
- 深度：约 12 cm

探头调节
- 中位

基本诊断应用
- 左室收缩功能障碍
  (前壁和下壁：基底段和中间段)

显示结构
- 二尖瓣叶
- 二尖瓣瓣下装置
- 左室(前壁和下壁：基底段和中间段)

图 2.20　经胃两腔心观。

探头设置

- 角度：约 110°~130°
- 深度：约 12 cm

探头调节

- 中位−朝左

基本诊断应用

- 左室收缩功能障碍
  （前间隔和下后壁）
- 主动脉瓣多普勒频谱

显示结构

- 二尖瓣叶
- 二尖瓣瓣下装置
- 左室（前间隔和下后壁：
  基底段和中间段）
- 左室流出道（LVOT）
- 主动脉瓣和近端升主动脉

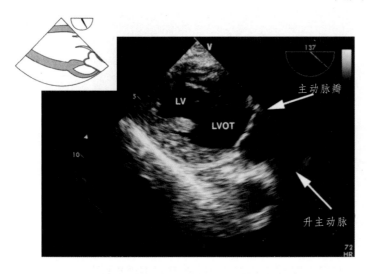

图 2.21　经胃左室长轴观。

探头设置

- 角度：约 110°~130°
- 深度：约 12 cm

探头调节

- 中位−朝右

显示结构

- 右房（RA）·三尖瓣·三尖瓣瓣下装置·右室（RV）

基本诊断应用

- 右室（RV）收缩功
  能障碍
- 三尖瓣病变

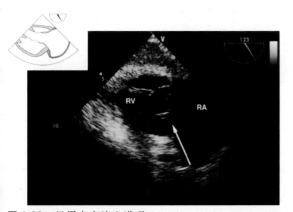

图 2.22　经胃右室流入道观。

探头设置

- 角度：约 0°
- 深度：约 16 cm

探头调节

- 前倾

基本诊断应用

- 主动脉瓣病变
- 左室流出道
  （LVOT）病变
- 主动脉流出频谱

显示结构

- 左室
- 主动脉瓣
- 升主动脉

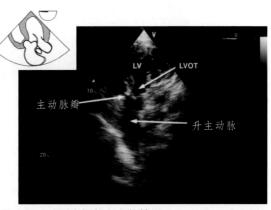

图 2.23　经胃底深部左室长轴观。

探头设置	基本诊断应用	显示结构
·角度:约 0°	·主动脉粥样硬化	·降主动脉横断面(0°)
·深度:约 6 cm	·主动脉夹层	
探头调节		
·中位		

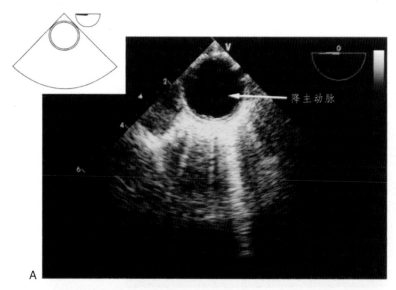

降主动脉

A

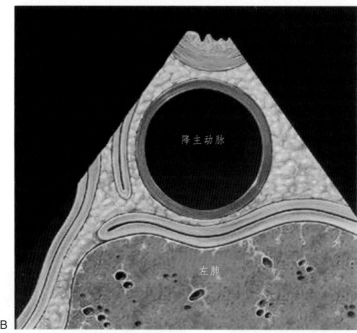

降主动脉

左肺

B

图 2.24　降主动脉短轴观。

务繁重且通常不仅处理麻醉而且同时操作超声心动图。综合全面检查在这样的环境下难以实现,尤其是血流动力学不稳定的时候。在这样的情况下,简短、有针对性的检查更为合适。图

2.28 介绍了检查顺序,需要 3~5 分钟时间,并且集中于需要立即治疗的病变结构。所有的腔室和瓣膜(除了肺动脉瓣)至少能够在两个切面上显示。基于以上切面发现的基础上,对特殊病理

探头设置
- 角度:约 0°
- 深度:约 10 cm

探头调节
- 朝右

基本诊断应用
- 主动脉粥样硬化
- 主动脉夹层
- 测量远端升主动脉内径
- 观察主动脉套管位置

显示结构
- 远端升主动脉/主动脉弓

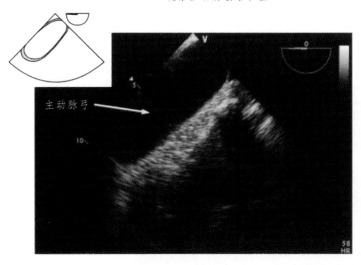

图 2.25　食管上段主动脉弓长轴观。

探头设置
- 角度:约 90°
- 深度:约 10 cm

探头调节
- 中位

基本诊断应用
- 主动脉粥样硬化
- 主动脉夹层

显示结构
- 主动脉弓横断面
- 主肺动脉(通常不能很好显示)

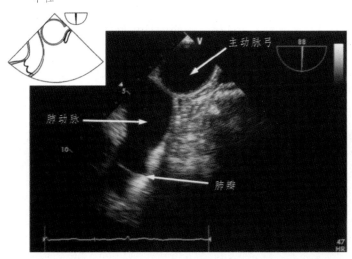

图 2.26　食管上段主动脉弓短轴观。

探头设置	基本诊断应用	显示结构
•角度:约90°	•主动脉粥样硬化	•降主动脉长轴切面(90°)
•深度:约6 cm	•主动脉夹层	
探头调节	•主动内球囊反搏(IABP)	
•中位	的放置	

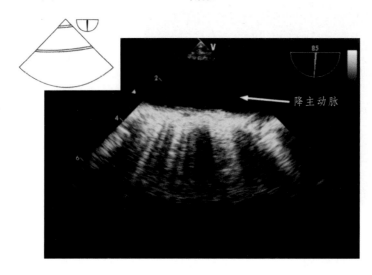

图 2.27　降主动脉长轴观。

改变再应用二维和多普勒技术进一步检查。在术中和重症监护的环境下,简短检查将扮演重要角色。

总结

掌握二维超声心动图检查需要对常规切面图像的了解并有实践经验。没有两个患者的解剖结构是完全相同的,临床获得的图像同书本的示例是有差别的。一些 TEE 影像无法从某些患者身上获得。通常问题出在图像的方位上。为了使自己把握解剖方位,最好将图像返回 0 度,因为在此断面上更容易辨认一些解剖结构。此外,辨别图像顶端的结构,这个结构可能是大血管(多数是主动脉)、左房、或者左室。然后,推进或回撤探头直到能识别图像上的重要结构 (例如主动脉瓣)。最后,根据识别的结构旋转切面。这样,未知的结构就能够通过它与邻近解剖的相互关系而辨别。

这一章节描述了获得相关解剖系统、有效的检查方法。不论是进行简短的或者是综合系统的检查,都应遵循可解释和可重现的顺序。跳跃拾重的习惯会导致漏掉一些切面,漏诊临床上重要而未被发现的异常。

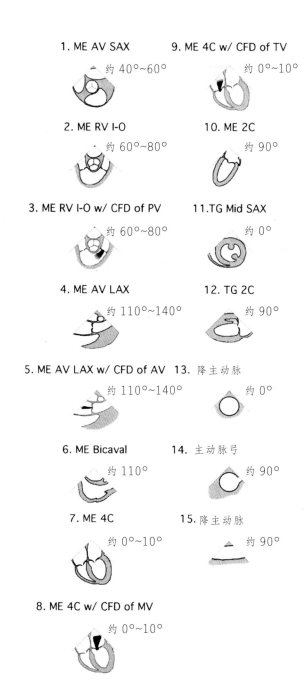

图 2.28　作者推荐的基本经食管超声心动图检查。ME:食管中段;AV:主动脉瓣;CFD:彩色多普勒血流成像;TV:三尖瓣;RV:右室;I-O:流入-流出道;PV:肺动脉瓣;TG:经胃;SAX:短轴;LAX:长轴;Desc:下降;2C:两腔;4C:四腔。(Modified from Miller JP,Lambert SA,Shapiro WA,et al.The adequacy of basic intraoperative transesophageal echocardiography performed by experienced anesthesiologists.Anesth Analg 2001;92:1103-1110)

参考文献

1　Sheikh KH, De Bruijn NP, Rankin JS, et al. The utility of transesophageal echocardiography and Doppler color flow imaging in patients undergoing cardiac valve surgery. *J Am Coll Cardiol* 1990;15:363-372.

2　Sheikh KH, Bengtson JR, Rankin JS, et al. Intraoperative transesophageal Doppler color flow imaging used to

3   Stevenson JG. Adherence to physician training guidelines for pediatric transesophageal echocardiography affects the outcome of patients undergoing repair of congenital cardiac defects. *J Am Soc Echocardiogr* 1999; 12:165–172.

4   Ungerleider RM, Kisslo JA, Greeley WJ, et al. Intraoperative echocardiography during congenital heart operations: experience from 1,000 cases. *Ann Thorac Surg* 1995;60(Suppl 3):S539–S542.

5   Savage RM, Lytle BW, Aronson S, et al. Intraoperative echocardiography is indicated in high-risk coronary artery bypass grafting. *Ann Thorac Surg* 1997;64:368–374.

6   American Society of Anesthesiologists. Practice guidelines for perioperative transesophageal echocardiography. A report by the American Society of Anesthesiologists and the Society of Cardiovascular Anesthesiologists Task Force on Transesophageal Echocardiography. *Anesthesiology* 1996;84:986–1006.

7   Shanewise JS, Cheung AT, Aronson S, et al. ASE/SCA guidelines for performing a comprehensive intraoperative multiplane transesophageal echocardiographic examination: recommendations of the American Society of Echocardiography Council for Intraoperative Echocardiography and the Society of Cardiovascular Anesthesiologists Task Force for Certification in Perioperative Transesophageal Echocardiography. *Anesth Analg* 1999;89:870–884.

8   Miller JP, Lambert SA, Shapiro WA, et al. The adequacy of basic intraoperative transesophageal echocardiography performed by experienced anesthesiologists. *Anesth Analg* 2001;92:1103–1110.

▶ 问　题 ◀

1. 经食管超声手柄上的大盘调节(　　)。
   a. 前屈或后倾　　　　b. 左或右弯曲　　　　c. 图像旋转　　　d. 图像深度
2. 经食管超声手柄上的小盘调节(　　)。
   a. 前屈或后倾　　　　b. 左或右弯曲　　　　c. 图像旋转　　　d. 图像深度
3. 在 0°标准图像中,图像右侧显示的是(　　)。
   a. 患者的左侧　　b. 患者的右侧　　c. 头侧　　　d. 尾侧
4. 在 90°标准图像中,图像右侧显示的是(　　)。
   a. 患者的左侧　　b. 患者的右侧　　c. 头侧　　　d. 尾侧
5. 食管中段主动脉瓣短轴切面主要用以(　　)。
   a. 诊断主动脉瓣狭窄　　　　　　b. 诊断主动脉瓣关闭不全
   c. 测量窦管交界　　　　　　　　d. 既有 a,又有 b
6. 观察左室心尖的最佳切面是(　　)。
   a. 食管中段两腔心观　　　　　　b. 经胃两腔心观
   c. 经胃底中部心腔短轴观　　　　d. 食管中段四腔心观
7. 在评价左室收缩功能的时候不常使用的是(　　)。
   a. 食管中段四腔心观　　　　　　b. 食管中段两腔心观
   c. 经胃乳头肌中部心腔短轴观　　d. 食管中段上下腔静脉观
8. 增加近场时间增益补偿对(　　)显示时至关重要。
   a. 左房　　　　b. 右房　　　　c. 左室　　　　d. 主动脉
9. 大血管分支(例如颈动脉、锁骨下动脉)的起源在(　　)能够看见。
   a. 食管中段四腔心观　　　　　　b. 降主动脉短轴观
   c. 降主动脉长轴观　　　　　　　d. 食管上段主动脉弓短轴观
10. 下列观察左心耳的最佳切面是(　　)。
   a. 食管中段上下腔静脉观　　　　b. 食管中段左室两腔心观
   c. 经胃左室中部短轴观　　　　　d. 经胃左室两腔心观
答案见书后。

第 3 章　左室收缩性能及病理

Susan Garwood

在所有的超声心动图适应证中，对左室(left ventricle, LV)收缩功能的评价可能是最常见的；部分原因是，它是最易理解的心脏功能指标，而且它已成为发病率和病死率的预测因子。实际上每次超声心动图检查多会评价左室收缩性能，即使它并不是检查的重点。美国超声心动图学会(The American Society of Echocardiography, ASE)建议每个完整的超声心动图检查都应包括 LV 腔大小和功能，并强调这些测量对临床决策的重要性[1]。

什么是心室收缩功能

LV 收缩功能描述了 LV 的收缩力。心脏肌纤维的收缩力用 Frank-Starling 关系曲线描述，即前负荷增加[指左室舒张末压(left ventricular end-diastolic pressure, LVEDP)]导致收缩力增加。因此，收缩力或收缩功能是负荷依赖性的，而且严格地说，应在前负荷和后负荷基础上评价。这在临床上常不可行，而且应用超声心动图进行真正负荷依赖性的 LV 收缩功能评价也很困难。因此，检查时的负荷状态常随收缩功能一起报告，如 LV 腔大小，可以是直径、面积或容积。LV 厚度或质量也常随收缩功能和 LV 腔大小一起报告，以完成对 LV 收缩性能的完整评价。

左室收缩性能的定量测量

LV 收缩性能可以用超声心动图定量或定性评价。有一系列描述 LV 收缩功能的指标，最常用的是射血分数。射血分数用数学公式表述为舒张期大小减去收缩期大小，再除以原来舒张期大小所得的分数，这个大小可以作为线性、面积或容积的测量。例如：

$$\{(LVEDV-LVESV)/LVEDV\}\times100\%$$

LVEDV(left ventricular end-diastolic volume)为 LV 舒张末期容积，而 LVESV(left ventricular

end-systolic volume)为 LV 收缩末期容积。男性和女性的射血分数正常都应≥55%。

在评价左室射血分数(left ventricular ejection fraction, LVEF)时，超声心动图可能十分有效且准确。但是，其准确性和可重复性依赖于操作者的个人技术和操作者间的测量差异。因此，推荐标准化测量，和 ASE 建议即使是有经验的超声工作者也应按照标准化测量方法定期复核这些定量评价[1]。

左室收缩功能的定量评价-线性测量

线性测量[不管是来自运动模式(M 型)，还是二维(2D 图像)]与面积或容积测量相比，操作者间的变异性最低，提供了对健康人收缩功能相当准确的评价，但是对于有心肌节段性异常的心脏病却不能代表 LV 的整体收缩功能。线性测量最好用 M 型描记，因为其比 2D 更高的脉冲重复频率提供了更好的时间分辨力。

心内缩短分数

心内缩短分数(%)

=\{(LVIDd-LVIDs)/LVIDd\}×100%

正常值：男性 25%~43%，女性 27%~45%[1]。

这一收缩功能定量指标的测量需要 LV 舒张末期内径 (LVIDd，也叫舒张末期直径 LVEDD)和 LV 收缩末期内径(LVIDs，也叫收缩末期直径 LVESD)。这些在乳头肌上方的经胃左室短轴观 (transgastric short axis, TG SAX)的 M 型中，从心内膜边界到心内膜边界(称为前缘到前缘)测量(图 3.1)[2]。

尽管缩短分数提供了 LV 收缩功能快速而简单的评价，但是它在诸如节段性室壁运动异常或室壁瘤形成的非对称性心室中不是具有代表性的测量方法[1]。

左室室壁厚度

正常值：男性 0.6~1.0 cm，女性 0.6~0.9 cm[1]。

测量 LV 壁厚度用经胃左室中部短轴观。

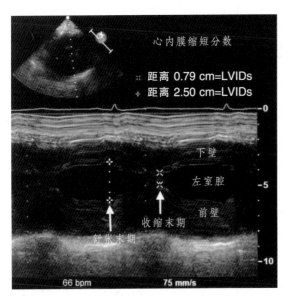

图3.1 经胃左室中部短轴观演示了用前缘到前缘的方法对心室腔直径的M型测量。LVIDd:左室舒张末期内径;LVIDs:左室收缩末期内径;LV:左室。

通常要得到舒张末期室间隔厚度 (septal wall thickness at end diastole, SWTd) 和舒张末期后壁厚度 (posterior wall thickness at end diastole, PWTd)。室间隔厚度是从室间隔右室面测到室间隔左室面,而后壁厚度是从心外膜面测到心内膜面(小心不要包括心包组织);在M型中是用前缘到前缘的方法[2],而在2D是用前缘到后缘的方法[1]。

室壁的相对厚度

室壁的相对厚度 (relative wall thickness, RWT)=(2×PWTd)/ LVIDd

或=(PWTd+ SWTd)/ LVIDd

正常值:男性0.24~0.42,女性0.22~0.42[1]。

RWT常用于LV肥厚患者。在经食管超声心动图(transesophageal echocardiography, TEE)中,常在经胃左室短轴观(在乳头肌上方)中测量并可用以上两个公式计算。RWT表示为小数并用于描述LV肥厚和重构。RWT≥0.42表示向心性肥厚 (室壁厚度增加但内径正常),而RWT<0.42表示离心性肥厚(心室内径扩大)。这两种肥厚的区别在于预后,即向心性肥厚较离心性肥厚有更高的心血管事件发生率。

左室收缩功能的定量评价——平面测量

面积测量较线性测量有更高的准确性,因

为在测量中具有更多的LV信息。

面积变化分数

面积变化分数(fractional area change, FAC)(%)=｛(LVAd–LVAs)/LVAd｝×100%

正常值:男性56%~62%,女性59%~65%[3]。

在收缩末期(left ventricular area at end systole, LVAs)和舒张末期(left ventricular area at end diasrole, LVAd)测量LV腔面积并用于计算FAC。这些测量最常用经胃左室中部短轴观得到,但当这一切面不是最理想的时候可用长轴切面代替。手动描记LV腔心内膜时忽略掉乳头肌。

取而代之的是,有自动边界检测则不再需要手动描记心腔面积,它提供了对LVAd、LVAs和FAC实时而逐搏的测量(图3.2)。组织和血液的声学特性由于产生了明显不同的背向散射,因此信号强度不同,从而可以对心内膜边界自动检测。在经胃左室中部短轴观中,软件包逐搏计算并显示了LV腔(血池)的面积,叠加到心室2D的显示上并计算FAC。超声工作者调整时间补偿增益,侧边增益和整体增益设置来保证自动边界显示,并能在整个心动周期中追踪到心内膜。例如,在短轴切面中室间隔及侧壁心肌纤维垂直对超声束造成衰减(或失落)减弱了背向散射和信号强度。因此,在这些区域调整侧

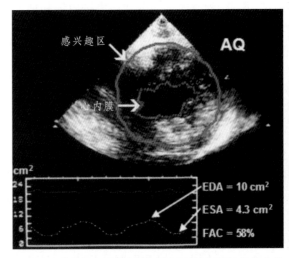

图3.2 经胃左室中部短轴观演示了对面积变化分数(下方)的自动边界检测测量(红线)。EDA:舒张末期面积;ESA:收缩末期面积;FAC:面积变化分数。

边增益补偿用于增强接收增益，从而使软件能更好地追踪到边界。

左室收缩功能的定量测量——左室容积

在收缩末期和舒张末期测量 LV 容积可以计算射血分数。但是，LV 收缩期容积本身就有预后价值。数值>70 ml 与发病率和病死率的危险度增加有关。

左室容积，应用线性测量的容积方程

有一系列用于从线性测量中得到三维(three dimension, 3D)LV 容积的公式。它们都基于模拟对称性 LV 形状的几何模型。

立方体公式　LV 容积(mL)=$(LVID_{minor})^3$

这一公式假设 LV 近似一个扁椭球体，其短轴(小轴,$LVID_{minor}$)等于长轴(或主轴 LV_{major})的一半(图 3.3)。小轴的测量可以在食管中段两腔心观或四腔心观或经胃两腔心观中二尖瓣腱索水平进行[1]。虽然立方体公式是最简单的公式，但由于它是立方体函数而高估了扩张心室的容积，这个公式存在测量误差。这是由于 LV 扩大主要沿短轴，从而变得更像球形。

应用平面测量的容积方程

同样，这些公式也基于近似对称性 LV 的几何模型。

1. 单平面椭球体

单平面椭球体方法：

LV 容积(mL)=$8×(LVA_{LAX})^2/3\pi LVID_{major}$

LV 容积假设为椭球体形状计算(图 3.4)。这一公式需要知道自长轴单切面(食管中段四腔心或两腔心，或经胃两腔)的长轴直径($LVID_{major}$)和相应的 LV 腔面积(LVA_{LAX})。LV 腔面积的基部边界最好用二尖瓣(mitral valve, MV)侧壁和间隔瓣环界点间的连线来描绘[1]。

2. 双平面椭球体

双平面椭球体方法：

$$LV 容积(mL)=(\pi LVID_{major}/6)×(4LVA_{SAX}/\pi LVID_{minor})×(4LVA_{LAX}/\pi LVID_{major})$$

这一模型纳入了 LV 主轴直径 $LVID_{major}$(得自食管中段四腔、两腔心观或经胃两腔心观等所有长轴切面)及得自相同图像的 LV 腔面积(LVA_{LAX})；加上得自乳头肌上方的经胃左室短轴观的 LV 小轴直径($LVID_{minor}$)；及相应的 LV 腔面积(LVA_{SAX})。

3. 半球-圆柱体或子弹公式

半球-圆柱体或子弹公式(子弹公式)：

LV 容积(mL)=$5/6×LVA_{SAX}×LVID_{major}$

这一模型认为 LV 近似一个子弹的形状(图 3.5)。容积用长轴直径($LVID_{major}$)和从经胃左室中部短轴观得到的 LV 腔面积(LVA_{SAX})计算。这个公式也叫做面积长度公式。

4. 碟片方法(改良的 Simpson 法则)

改良的 Simpson 法则：

$$LV 容积(mL)=(\pi/4)\sum_{(n=1-20)}(LVIDn_{minor(ME\ 2\ chmber)}×LVIDn_{minor(ME\ 4\ chmber)})×LVID_{major}/20$$

在这一方法中，LV 被描述为从 LV 基底到心尖的一摞 20 个碟片，好像一叠逐渐减小的硬币。计算需要的切面为食管中段四腔心观(图 3.6)和两腔心观。计算机软件包用面积×高度计算每一个碟片的容积并将它们相加得到 LV 的整体容积。LV 缩短会导致低估容积[1]。

由于测算双平面(面积用食管中段四腔和两腔心观得到)校正了变形，而且使数学假设最小化，因此碟片法作为 LV 容积测量的推荐方法，尤其是对那些有节段性室壁运动异常或室壁瘤的患者[1]。对于心尖部心内膜不能很好显示的病例，面积长度法则成为可选择的方法[1]。由于它假定 LV 为子弹形状，所以面积长度方法补偿了心尖部心内膜边界不能检出的问题。

左室收缩功能的定量方法——左室质量；线性测量

LV 质量的计算为包绕 LV 心外膜的容积减去 LV 腔容积。这就剩下了 LV 心肌容积，然后再乘以心肌组织的密度以计算 LV 质量。下面是 ASE 推荐的公式：

$$LV 质量(g)=0.8×[1.04×\{(LVID_{major}+PWT+SWT)^3-(LVID_{major})^3\}]+0.6\ g$$

对于所有原因的病死率和高血压及血压正常人群的心脏事件发生率而言，LV 质量的增加较 EF 降低是更强的预测因子。由于 LV 质量增加是体格大小的函数(除病态肥胖外)，因此 LV 质量最好表达为体表面积(BSA)的函数[1]。LV

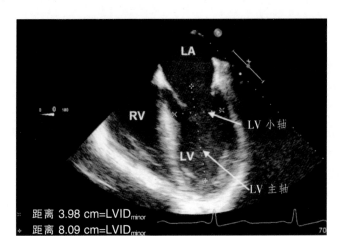

图 3.3　食管中段四腔心观演示了左室(LV)好像一个扁椭球体,其短轴(左室小轴内径[LVID$_{minor}$])等于长轴(或主轴 LVID$_{major}$)的一半。小轴用于立方体公式。LA:左房;RV:右室;LVID:左室内径。

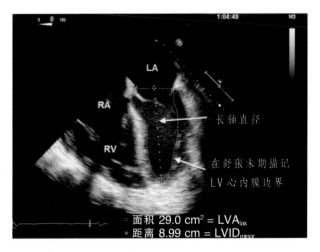

图 3.4　食管中段两腔心观演示了单平面椭球体公式需要的测量;长轴直径 (LVID$_{major}$) 和在相同长轴测量的左室 (LV)面积(LVA$_{LAX}$)。LA:左房;RA:右房;RV:右室。

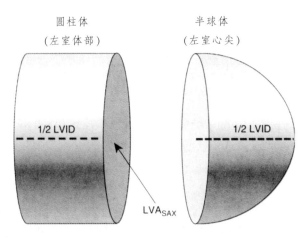

图 3.5　演示几何学的圆柱体加半球体如何近似左室(LV)的子弹形状。圆柱体的长度和半球体的半径均等于左室主轴内径(LVID$_{major}$)的一半。LVA$_{SAX}$:从短轴切面得到的左室面积。

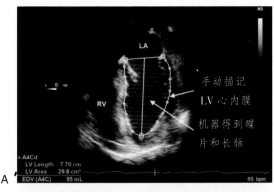

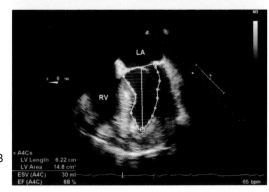

图 3.6　食管中段四腔心观演示用碟片法(改良的 Simpson 法则)测量左室(LV)来估测 LVEF。(A) 舒张末期食管中段四腔心观;手动描记心内膜,软件计算 LVID$_{major}$ 并将 LV 腔分为 20 个碟片。(B) 收缩末期食管中段四腔心观;和 A 一样进行相同的测量。这些测量也要求在食管中段两腔心观完成。LA:左房;RV:右室;EDV:舒张末期容积;ESV:收缩末期容积;EF:射血分数。

质量的正常值:女性是 67~162 g,而男性是 88~224 g。相对于 BSA 就变为女性是 43~95 g/m^2 而男性是 49~115 g/m^2 [1](表 3.1)。LV 质量和 RWT 一起可将患者分成肥厚的不同级别 [1](见下文的"左室肥厚")。

左室收缩功能的定量评价——左室质量,平面测量

用平面法测量 LV 质量时,不论是用面积长度法还是截面椭圆体法都可以[1,4]。目前大多数超声心动图机器携带的软件都能通过一种或两种方法来计算 LV 质量的软件。LV 可从经胃左室中部短轴观得到。面积用分别描记心外膜和心内膜边界得到。这两个面积的区别在于是否占有心肌。主轴长度从长轴切面得到,并用软件根据厂家提供的公式计算 LV 质量[1,4](图 3.7)。

左室收缩功能的定量评价——心室压升高的速率

已证实,心室压升高的速率(dP/dT)与收缩功能相关性良好。收缩力越大,心室压升高越快。以前这只能用创伤性 LV 心导管方法测量;但是连续波多普勒 (continuous wave Doppler, CWD) 测量二尖瓣反流 (mitral regurgitation, MR) 射流速度实现了左室和左房间的即刻压差的计算。有人认为左房压在收缩早期的变化可以忽略;因此,MR 速度曲线的升支主要反映 LV 压的升高。假如由于 LV 功能差使心室压升高的速率降低,MR 射流速度的上升速率也会降低。

进行 dP/dT 测量(图 3.8),要用 CWD 测量 MR 射流。取样点应先后放在 MR 速度频谱上 1 m/s、3 m/s 的位置并得到这两点之间的时间间期[5]。用简化的伯努利方程计算,压差为[4(3)^2]−[4(1)^2],即 32 mmHg。所以 dP/dt 是 32 mmHg 除以单位为秒的时间间期。正常值超过 1000 mmHg/s。

评价左室收缩功能的更新的超声心动图方法

三维超声心动图

三维超声心动图(three-dimentional echocar-

表 3.1　对照 Framingham 心脏研究的核磁共振成像的数据,美国超声
心动图学会(ASF)出版的超声心动图左室收缩指标的正常值

指标	[a]ASE(超声心动图)范围	[b]Framingham 心脏研究(MRI) 均数(95%上限)
左室壁厚度		
后壁厚度(mm)	♂6~10	♂9.9(11.2)
	♀6~9	♀8.7(9.8)
室间隔厚度(mm)	♂6~10	♂10.1(11.7)
	♀6~9	♀8.9(1.01)
左室容积		
LV 收缩末期容积(mL)	♂22~58	♂36.3(65.0)
	♀19~49	♀25.1(40.9)
LV 收缩末期容积/BSA(mL/m²)	♂12~30	♂18.1(30.8)
	♀12~30	♀14.8(24.0)
左室质量		
LV 质量(g)	♂88~244	♂115.1(201.4)
	♀67~162	♀103.0(134.0)
LV 质量/BSA(g/m²)	♂49~115	♂77.9(95.0)
	♀43~95	♀60.8(74.7)
LV 质量/身高(g/m)	♂52~126	♂88.6(114.0)
	♀41~99	♀63.6(81.9)
LV 质量/身高 $^{2.7}$(g/m$^{2.7}$)	♂20~48	
	♀18~44	

[a] Lang RM, Bierig M, Devereux RB, et al. Chamber Quantification Writing Group. American Society of Echocardiography′s Gyudekubes abd Stabdards Cinnuttee, Eyrioeab Assicuatuib if Echocardiography′s Guidelines and Standards Committee and the Chamber Quantification Writing Group, developed in conjunction with the European Association of Echocardiograhy, a branch of the European Society of Cardiology. *J Am Soc Echocardiogr* 2005;18(12):1440–1463.

[b] Salton CJ, Chuang ML, O′Donnell CJ, et al. Gender differences and normal left ventricular anatomy in an adult population free of hypertension. A cardiovascular magnetic resonance study of the Framingham Heart Study Offspring cohort. *J Am Coll Cardiol* 2002;39(6):1055–1060.

LV:左室;♂:男性;♀:女性;BSA:体表面积。

diography,3DE)的出现使超声心动图资料的采集和理解都产生了革命性的变化。目前有两种采集 3DE 图像的方法。一种方法利用一系列同时获得的 2D 图像重组成 3D 图像。这种方法需要"脱机"重组。第二种方法使用矩阵探头,扫描一个金字塔形的扇区并实时显示图像。

3DE 测量 LV 容积和质量的优点是采集并显示 LV 真实的形状,从而避免了使用数学模型。这意味着局部功能可以在整体评估时被包括进来,这样测量会更准确。而且,不会出现由于层面位置错误和假性缩短造成的不足。3DE 与成像的金标准[核磁共振成像(MRI)]高度相关,较 2DE 有更低的操作者本身和操作者间的变异[6]。3D 收缩性能的直观显示在各厂家间不

尽相同。LV 可能显示为原始图像、架构图或重建的容积数据(图 3.9)。

目前 3DE 的局限性在于重建耗时且需要规则的心脏节律。即使是"实时"成像也需要采集几个心动周期,所以不同于 2DE,在术中对实时的变化不能连续追踪。至于心外膜 3DE,目前矩阵探头太笨重,难以放进纵隔腔内进行长轴成像。而且,直接将探头放在心脏上可能引起对 LV 的某种压迫,类似局部室壁运动异常,使软件计算失去准确性。目前 3DE TEE 正在研发中。

组织多普勒成像

高时间分辨力的多普勒成像尤其适用于准确测量心脏某一位置的速度。当多普勒最初用

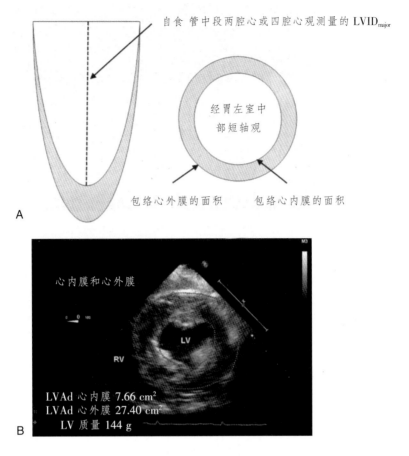

自食 管中段两腔心或四腔心观测量的 LVID$_{major}$

经胃左室中部短轴观

包络心外膜的面积　　包络心内膜的面积

A

心内膜和心外膜

LV

RV

LVAd 心内膜 7.66 cm²
LVAd 心外膜 27.40 cm²
LV 质量 144 g

B

图 3.7　左室(LV)质量计算。(A)图解平面法计算 LV 质量的表示切面和测量方法。(B)在经胃左室中部短轴观描记心内膜和心外膜,软件用左室主轴内径(LVID$_{major}$)(来自图 A 中长轴切面)和心肌组织密度计算 LV 质量。LVAd:在收缩末期测量的左室腔面积。

于测量血流时,使用了高通滤波屏蔽掉心肌、瓣膜结构和血管壁的低速度。相反,组织多普勒成像(TDI 或组织多普勒超声心动图,TDE)使用低通滤波屏蔽掉血流产生的高速度来测量心肌组织的速度。不同于典型的血流多普勒信号的高速度和低振幅, 心肌运动的特点是低速度和高振幅。组织运动产生大约 40 dB 的多普勒频移,高于血流多普勒信号而且速度很少超过 20 cm/s。为了记录室壁运动的低速度,应调低增益并绕开高通滤波。

采集图像时, 重要的一点是通过使图像扇形尽量窄, 可使帧频增加 (建议 >150/s,图 3.10),从而优化时间分辨力。同样重要的是选择合适的速度标尺。由于后处理图像分析时不能再改变帧频和速度标尺, 这些指标应在成像时优化。

在 TDI 中, 小的脉冲波取样容积在心肌朝向和背离探头移动时测量其速度。取样容积放在心脏节段的中部,测量此范围内的速度。并用传统方法显示瞬时速度, 即组织朝向探头运动为正。例如, 在食管中段四腔心观中的室间隔基底段, 收缩期当心脏收缩和增厚时房室环朝向心尖移动, 所以将背离探头移动而产生负向的频移。

由于是多普勒技术, 当交角与运动方向不平行时,TDI 会低估心肌速度[7]。虽然大多数超声平台都允许多普勒方程对入射角的校正,但并不推荐这么做[7]。反而在食管中段切面中推荐如此, 室壁应放在成像扇形的中心以更好地与入射角一致(图 3.10)。

在使用 TDI 时遇到的其他错误是由于在速度成像时邻近节段的速度引起的牵拉效应导

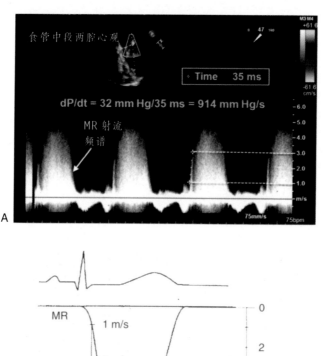

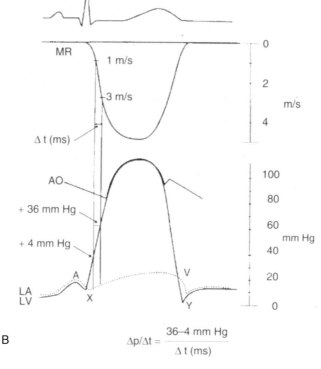

图 3.8　(A)dP/dt 的计算。将点放在二尖瓣反流(MR)射流频谱的 1 m/s 和 3 m/s 处测量左室(LV)和左房(LA)间从 4 mmHg 升高到 36 mmHg 的即刻压差的时间。(B)上方:心电图(ECG)。中部:MR 射流的多普勒轨迹(来自经胸方法)。下方:用导管方法测得的相同压力。CWD:连续波多普勒。(Part **B** from Pai RG, Bansal RC, Shah PM. Doppler-derived rate of left ventricular pressure rise. Its correlation with the postoperative left ventricular function in mitral regurgitation. *Circulation* 1990;82:514–520.)

致。例如,在食管中段四腔心观中,室间隔基底部没有运动的节段应将其长轴收缩速度定义为 0。但是,如果室间隔中段运动正常,牵拉效应会引起没有运动的基底段沿长轴移动。

通常,纵轴测量由基底段和中间段组成,得自食管中段两腔心和四腔心观。从心脏基底到心尖存在收缩速度的阶差。二尖瓣环的收缩期峰值纵轴速度(Sa)大于中间段的(Sm)。Sm 比整体收缩功能更具代表性。患者如有二尖瓣环钙化、人工瓣或成形环,会难以获得瓣环速度。心肌速度有年龄和性别依赖性(表 3.2)。经胸的研究中,LV 整体功能正常的患者其收缩期速度>

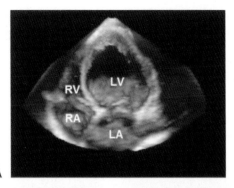

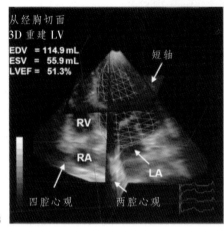

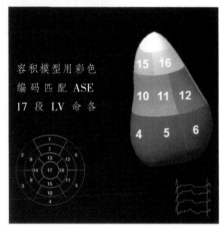

图 3.9　三维超声心动图(3DE)。(A)一个扩张左室(LV)的心尖四腔切面(经胸方法)的原始 3D 图像。(B)用架构图显示左室。(C)3D 显示用节段性室壁运动分析方法按 17 节段描述的左室,重建容积模型。RV:右室;RA:右房;LA:左房;EDV:舒张末期容积;ESV:收缩末期容积;LVEF:左室射血分数;ASE:美国超声心动图学会。(Courtesy of Philips.)

7.5 cm/s[8]而速度≤5.5 cm/s 则提示 LV 衰竭[9]。收缩期速度小于 3 cm/s 与两年内心脏性死亡的危险性显著增加相关[10]。(注意,因为经胸测量是从心尖部获得的,所以为正值。)

　　典型的 TDI 收缩期频谱(图 3.11)在等容收缩期为有两个部分的双相波 (IVCa 和 IVCb)及收缩期射血期间的单相波。IVCa 对应 MV 关闭时间,并代表心脏基底部的早期激动;前间隔的发生早于后部游离壁 20~30 ms[11]。瓣环处的心肌运动朝向心尖。第二波 IVCb 是由随后的心尖部收缩,使基底部在射血前向外膨胀引起的反向运动。收缩波直接朝向心尖运动,代表 LV 在射血期的收缩。

彩色组织多普勒

　　和传统多普勒以彩色编码提供血流的彩色图一样,组织多普勒也能用彩色编码显示心肌速度;红色表示正向速度而蓝色表示负向速度。这是在 2D 灰阶图像上实时显示彩色编码的心肌速度(见图 3.10)。

　　沿心室壁不同部位放置标记点会产生一幅相对于时间的速度图形, 称作曲线 M 型 (图 3.12)。这种彩色 TDI 的形式综合了空间分辨力和高的时间分辨力并能实时显示。对于同一个节段,组织多普勒测量即刻峰值速度,而彩色组织多普勒测量平均速度,因此后者数值较低。彩色组织多普勒优于组织多普勒之处,在于有能力利用空间信息并因此能评价局部和整体的 LV 功能。彩色组织多普勒优于 2D 超声心动图的地方是不需要清晰识别心内膜边界;平行于超声束的室壁回声失落不再是评价 LV 功能的限制。

应变及应变率

　　应变(ε)及应变率(strain rate,SR)来自 TDI

表 3.2 影响组织多普勒成像速度测量的因素

参数	组织多普勒速度(cm/s)			
心脏患者的年龄差异	<65 岁		>65 岁	
伴有轻微高血压健康个体的性别差异	平均 Sa=6.7±1.8[a]		平均 Sa=5.7±1.7[a]	
例如,纵轴速度梯度(健康个体)	男性		女性	
	Sa 侧壁=10.2(9.6~11.0)[b]		Sa 侧壁=2.9(8.4~9.5)[b]	
长轴速度阶差	室间隔	侧壁	后壁	前壁
(健康人)	Sa=5.7±1.6[a]	Sa=8.7±2.4[a]	Sa=6.4±1.1[a]	Sa=7.7±2.0[a]
	Sm=4.3±1.1[a]	Sm=7.9±2.4[a]	Sm=5.4±1.2[a]	Sm=6.3±2.2[a]
	Apex=3.1±1.0[a]	Apex=7.1±2.4[a]	Apex=4.2±1.4[a]	Apex=4.8±2.5[a]

[a] 平均值±标准差。[b] 平均值(95%可信区间)。Sa:二尖瓣环收缩速度;Sm:间隔中部收缩速度。
From Bountioukos M, Schinkel AF, Bax JJ, et al. Pulsed-wave tissue Doppler quantification of systolic and diastolic function of viable and nonviable myocardium in patients with ischemic cardiomyopathy. *Am Heart J*. 2004;148 (6):1079–1084 and Lim JG, et al. Am Heart J 2005;150(5):934–940; Kowalski M, Kukulski T, Jamal F, et al. Can natural strain and strain rate quantify regional myocardial deformation? A study in healthy subjects. *Ultrasound Med Bio*. 2001;27(8):1087–1097.

技术。应变测量局部心肌的形变(或称形状变化),而 SR 测量这一变化的速率。形变是内在收缩力和伴弹性改变的外在施加于组织的负荷之间复杂的相互作用的结果(表 3.3)。因此,前负荷和后负荷的变化以及心肌僵硬度的变化,是心肌形变的重要决定因素。因此,ε 和 SR 不是对收缩力的直接测量。

由于组织多普勒心肌速度可能受心脏整体运动(移动和旋转)和由相邻心肌节段的收缩产生的局部运动(牵拉)的影响,ε 和 SR 成像的应用克服了应用组织多普勒速度频谱这种固有的局限性。常规上,心肌长度的增加表示为正值,而心肌长度的减少表示为负值。在食管中段左室长轴观,当心室收缩时,长轴长度变小,ε 和 SR 数值为负。相反,在舒张期心室伸长,ε 和 SR 数值为正。但是,要注意的是在收缩期 LV 的短轴切面中,心肌增厚,所以测量到的心肌长度(厚度)增加,ε 和 SR 收缩期为正值;在舒张期心肌变薄则为负值。

现代超声心动图机器彩色编码的应变为:正应变显示成蓝色而负应变反转为红色(图 3.13)。要注意的是这与 TDI 彩色编码相反。没有运动的心肌组织大小没有变化(没有应变),则显示为绿色。因为 ε 和 SR 在局部测量心肌形变,并没有在 TDI 中易受牵拉影响的缺点;

ε 和 SR 对区分梗死和非梗死心肌中更有价值。在不停跳冠状动脉血管重建术的研究中,暂时性堵闭左前降支冠状动脉引起的缺血因前壁中段的 ε 降低而被检出,但没有被 TDI 速度或血流动力学监测检出[12]。

斑点追踪(组织追踪)

斑点追踪(或组织追踪)是利用常规的灰阶 2D 超声心动图图像计算心肌应变的一种新方法[13](图 3.14)。识别心肌区域内那些独特的声学标记点(斑点)的稳定图形并实时追踪,测量其运动的速度和方向。成像处理软件自动将操作者定义的感兴趣区细分为大约 20~40 个像素、包括这些斑点稳定图形的积木块。随后的数帧通过搜索每个积木块的新位置来自动分析。

表 3.3 应变和应变率的标准

	室壁	正常人的平均值
长轴应变(%)	侧壁、后壁、前壁、	18±5
	间隔	22±5
长轴应变率(/s)	前壁、间隔、	1.5±0.4
	侧壁、后壁	1.2±0.3

Adapted from Kowalski M, Kukulski T, Jamal F, et al. Can natural strain and strain rate quantify regional myocardial deformation? A study in healthy subjects. Ultrasound Med Biol 2001; 27(8):1087–1097.

这些声学标记点的逐帧位移(代表组织运动)提供了空间和时间数据，用于计算速度向量。当移得更远或靠得更近时，这些稳定斑点图形的暂时性变化就被识别出来，并且一系列局部应变向量也因长度/原长度的变化而计算出来。SR 也能通过斑点追踪计算得到。

因为这一方法不依靠多普勒速度测量，故斑点追踪计算的 ε 和 SR 不依赖于入射角。相对于得自 TDI 的由于角度依赖性仅能在特定的室壁测量的 ε 和 SR 而言，斑点追踪 ε 和 SR 能在 2D 超声心动图上直观看到的任何室壁测量。这一技术要求高的帧频和成像能力。

左室同步性

LV 收缩功能的重要组成是心室收缩的同步化。当 LV 收缩功能开始衰竭时，心肌节段收缩不同步，典型的是后壁和侧壁显示为延迟收缩。不同步是由传导系统本身的疾病（电不同步，典型的是左束支阻滞）或由阻断了 LV 内电脉冲的既往梗死的瘢痕造成的机械性不同步引起。LV 不同步的存在导致 LV 收缩不良，使 LV 容积改变但不能有效射血，造成每搏量更低。LV 不同步被认为是不良预后的重要预测因子，而且已证实纽约心脏学会 (New York Heart Association)分级Ⅲ和Ⅳ心衰竭的患者在心脏再同步化治疗 (cardiac resynchronization therapy, CRT)后得到改善[14]。

为了更好地识别出 LV 不同步的患者并预测那些对 CRT 有良好反应的人，有一系列超声心动图方法可用。M 型超声心动图已用于测量室间隔和后壁间的机械延迟（室间隔-后壁运动延迟），当室间隔和后壁的收缩期运动间的延迟大于 130 ms 时提示严重的 LV 不同步(图3.15)。

TDI 是不同步和 CRT 治疗前选择患者和随访的首选筛查工具。应用这一方法，室间隔和侧壁延迟大于 65 ms 预示 CRT 有反应[14](图3.16)。但是，正如在前文中提到的，由于牵拉效应，局部 TDI 速度并不提示一个节段是主动收缩，还是被动移动。这可解释用这种方法筛选出的患者高达 20%对 CRT 无反应的事实。这可能被克服：通过分析负荷试验中整个心动周期的速度频谱来克服，即存活心肌节段，可显示出收缩期速度的增加，而梗死和瘢痕区域却不增加。另外，TDI 可用于检出代表心肌在主动脉瓣关闭(AoV)后等容松弛时间(IVRT)间期内的收缩后缩短。这种不同步的形式对心室充盈和随后的射血有损害(见图3.13)。

心室病理学

心肌病

心肌病是一种常见诊断且包含多种心脏病(图3.17)。近期的重新分类将心肌病分为原发性心肌病(局限于遗传性、非遗传性或获得性的心脏疾病)和继发性心肌病(累及心脏是病程中的一部分，同时也影响其他器官的疾病)。

原发性遗传性心肌病

1.肥厚型心肌病(hypertrophic cardiomyopathy,HCM)　HCM 是以肥厚的、非扩张性的 LV 为特征的表现多样的遗传性心脏病，而不是继发于其他疾病如高血压或主动脉瓣狭窄。临床诊断依靠超声心动图在没有 LV 肥厚的其他原因的患者中发现 LV 壁增厚伴小 LV 腔而诊断。很多 HCM 患者在静息时或在激发状态下发生左室流出道(left ventricular outlet, LVOT)动力性梗阻。这种 LVOT 梗阻由二尖瓣前叶(anterior mitral leaflet, AML)贴向突出的室间隔形成的 MV 收缩期前向运动(SAM)产生。由此提出了几种理论用于解释 SAM，诸如 LVOT 动力性梗阻产生了 Venturi 效应引起 AML 贴向室间隔；继发于 LV 重塑的位置异常的乳头肌；异常 AML 延长并有更大的表面积促进其贴向室间隔。在 HCM 中超声心动图发现 SAM 包括：收缩期 AML 与室间隔接触，收缩中期向后侧方的伴有 SAM 的 MR 并持续到舒张期，彩色血流多普勒图的 LVOT 湍流，连续波中 LVOT 的收缩晚期峰值速度频谱，以及 M 型的 AoV 收缩期"切迹"(AoV 的提前关闭)。

HCM 有多种变化，但不变的是常染色体显性遗传的表达，而且可通过几种表型进行识别，如向心性肥厚(图3.18)、肥厚局限于室间隔或局限于 LV 心尖。HCM 局限于室间隔，可以是整个室间隔增厚、仅为基底段或中间段肥厚，也称作非对称性室间隔肥厚(ASH)

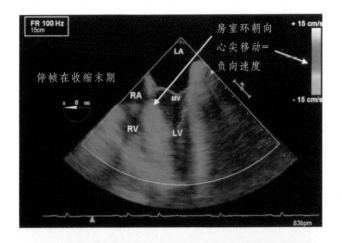

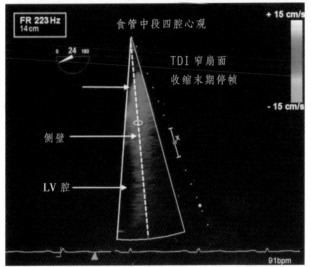

图 3.10　组织多普勒成像(TDI)。(A)食管中段(ME)四腔心观采集的全扇形 TDI;帧频是 100 Hz。(B)同一幅图但扇形变窄以提高帧频。注意帧频从 100 Hz 增加到 223 Hz。LA:左房;RA:右房;MV:二尖瓣;RV:右室;LV:左室。

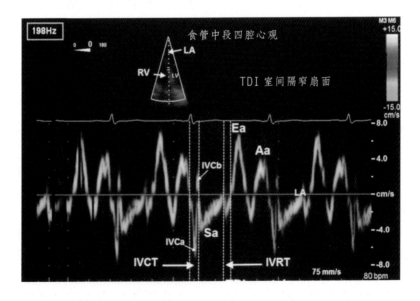

图 3.11　典型的左室二尖瓣环组织多普勒成像(TDI)。LA:左房;RV:右室;Ea:舒张早期组织峰值速度;Aa:心房(舒张晚期)组织速度;IVC:等容收缩期;Sa:二尖瓣环收缩期组织速度;IVCT:等容收缩时间;IVRT:等容舒张时间。

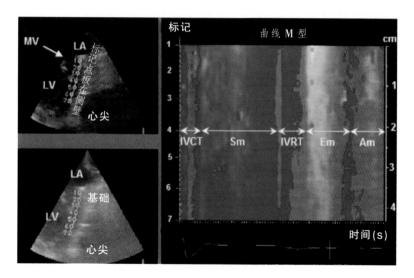

图 3.12 曲线 M 型。左下图:2D 食管中段四腔心观显示放置在左室(LV)侧壁的标记点。左上图:组织多普勒显像食管中段(ME)四腔显示放置在左室(LV)侧壁的标记点。右侧图:曲线 M 型,显示标记位置的相对于时间(x 轴)的组织平均速度(y 轴)。MV:二尖瓣;LA:左房;IVCT:等容收缩时间;Sm:收缩期组织速度;IVRT:等容舒张时间;Em:舒张早期组织速度;Am:舒张晚期组织速度。(From Maclaren G, Kluger R, Prior D, et al. Tissue Doppler, strain, strain, and strain rate echocardiography:principles and potential perioprative applications. *J Cardiothorac Vasc Anesth* 2006;20(4): 583–593.)

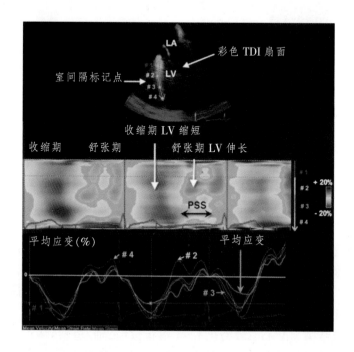

图 3.13 应变。上图:食管中段四腔心观,标记点放在室间隔上的彩色组织多普勒成像(TDI)。中图:显示为相对于时间(x 轴)的每一点(y 轴)的左室(LV)彩色编码的应变成像(形变);蓝色代表正应变(舒张期的伸长),而红色代表负应变(收缩期的缩短);绿色代表零应变(长度无变化)。要注意的是,心尖区域(#3,4)心肌在舒张期收缩(收缩后缩短)。下图:每一点的应变值及平均应变。LA:左房;PSS:收缩后缩短。

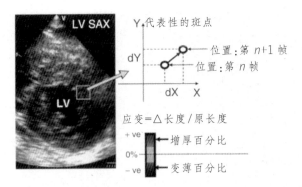

图 3.14　组织(斑点)追踪。将心肌的局部区域标记为方格。识别方格内的斑点(n)并逐帧追踪($n+1$);计算速度向量并用于导出应变。LV,左室;SAX,短轴。(From Suffoletto MS, Dohi K, Cannesson M, et al. Novel speckletracking radial strain from routine black-and-white echocardiographic images to quantify dyssynchrony and predict response to cardiac resynchronization therapy. *Circulation* 2006;113(7):960–968.)

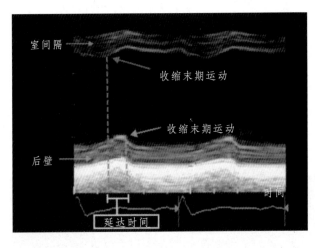

图 3.15　左室同步性。经胸的经胃左室短轴观 M 型显示室间隔和后壁。识别每个室壁的最大收缩并计算时间差。

或特发性肥厚性主动脉瓣下狭窄(IHSS)。非对称性是指室间隔相对于游离壁(后壁)的厚度比超过 1.4。尽管 HCM 的收缩功能常维持到疾病晚期,但是所有类型中 LV 不同步均常见。

2. 左室心肌致密化不全 (图 3.19) LV 致密化不全是一种先天性心肌病,是由 LV 胚胎发育不良所致,主要累及 LV 心尖,表现为粗大的肌小梁之间的深在窦状隙。因此,LV 心尖的横截面就像天然海绵的结构。LV 心肌致密化不全可能是孤立性的,或者可能伴有其他先天性心脏异常,比如复杂的发绀性先天性心脏病。LV 心肌致密化不全导致收缩功能障碍和心力衰竭,不过心律失常和猝死也是常见的临床表

现。血栓可能形成于窦状隙内并和 LV 腔相通,会产生栓塞事件。

原发性复合型(遗传性和非遗传性)心肌病

1. 扩张型心肌病 (dilated cardiomyopathy, DCM)(图 3.20) DCM 是一种发病率约在 1:2500 的常见心肌病;它是心衰竭的第三大病因,而且是患者需要心脏移植的最常见原因。

它以室壁厚度正常而心脏质量增加的 LV 扩大为特征。由于扩张优先沿短轴发生并且球形指数(长轴/短轴)从正常(>1.5)降低到接近 1,LV 变得更似球形。收缩功能的所有测量指标都降低,并且不同程度地存在 LV 不同步。

常见的相关表现是二尖瓣环扩张、二尖瓣叶开放降低、乳头肌位置异常导致的功能性

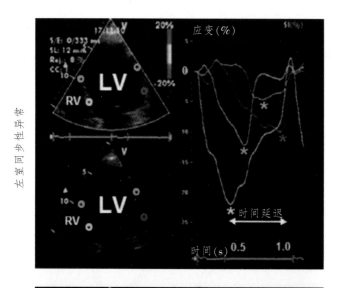

左室同步性异常

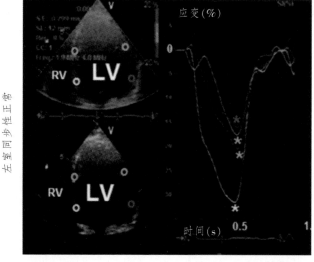

左室同步性正常

图 3.16　左室同步性。上图和下图的左侧描述低的左室射血分数(扩张型心肌病);标记点放在室间隔和侧壁。上图和下图的右侧描述每个标记点的应变波形。上图显示了室间隔和侧壁间应变的延迟(LV 同步性异常);因此,这位患者是心脏再同步化治疗的候选者。RV:右室;LV:左室。(Mele D, Pasanisi G, Capasso F, et al. Left intraventricular myocardial deformation dyssynchrony identifies responders to cardiac resynchronization therapy in patients with heart failure. *Eur Heart J.* 2006;27(9):1070–1078.)

MR,右室扩大,双房扩大,心尖部血栓,以及舒张功能障碍。

　　DCM 伴有心律失常、血栓栓塞性事件和心源性死亡增加。

　　人们发现,约 1/3 的 DCM 患者为家族性,最常见的是常染色体显性遗传。DCM 的表现型也可继发于感染性因素(尤其是病毒)、毒素(酒精、化疗药物、重金属)、自身免疫性疾病、胶原性血管疾病、嗜铬细胞瘤、神经肌肉性、线粒体性、内分泌紊乱、和营养不良。

　　2. 原发性限制型心肌病　原发性限制型心肌病以双室容积正常或下降,伴有双房扩大、室壁厚度正常,以及瓣膜正常、舒张性受损(限制性)和收缩功能正常或接近正常为特征。家族型和散发型两种形式均有报道。

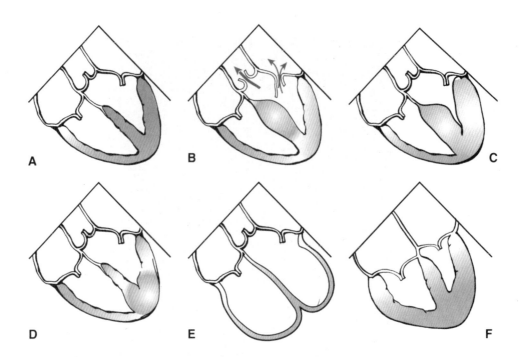

图 3.17　心肌病的类型。(A)正常。(B)室间隔肥厚型心肌病(HCM)。注意左室流出道(LVOT)梗阻引起 LVOT 压差增大,二尖瓣收缩期前向运动,以及二尖瓣反流。(C)向心性 HCM。后基底壁常不厚。(D)心尖型 HCM。(E)扩张型心肌病;扩张可以局限于左室,也可累及双室,伴或不伴有心房受累。(F)限制型心肌病。注意增厚的心室伴有小心腔和双房扩大。

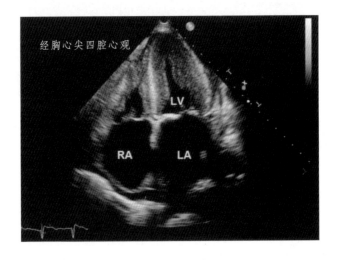

图 3.18　肥厚型心肌病。注意右室(RV)和左室(LV)均肥厚。RA:右房;LA:左房。(Courtesy of Philips.)

获得性原发性心肌病

1. *心肌炎*　心肌炎可能是由感染因子、药物、毒素和很多其他不是很常见的因素引起的急性或慢性炎症过程,典型的可导致 DCM 和心律失常。

2. Tako-Tsubo *心肌病（心尖球形征）* Tako-Tsubo 心肌病(图 3.21)得名于传统的章鱼网的日语一词，好似一个有细窄颈部和球形底部的竹篓子。这是一种进展迅速的心肌病，典型的是有 LV 中部和心尖节段的广泛心肌顿抑，

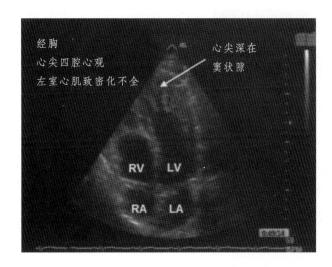

图 3.19 左室心肌致密化不全,显示心肌深在的窦状隙和粗大的肌小梁。RV:右室;RA:右房;LA:左房。(Murphy RT, Thaman R, Blanes JG, et al. Natural history and familial characteristics of isolated left ventricular non-compaction. *Eur Heart J*. 2005;26(2):187–192.)

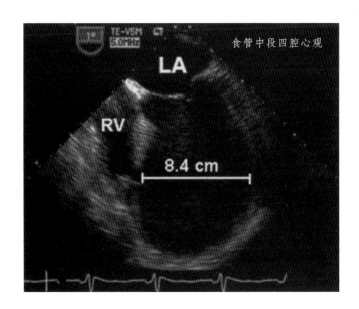

图 3.20 扩张型心肌病。LA:左房;RV:右室。

LV 下 1/2 至心尖都变得没有运动,或在收缩期反常运动呈球形膨出,类似广泛的梗死,而基底段收缩加强。明显伴有极度应激和循环中肾上腺素高水平,并且女性发病率高于男性。治疗潜在应激病因并控制交感神经失调,常会很快地全面恢复。

3. **围产期心肌病** 围产期心肌病是严重 DCM 的少见病因,可见于妊娠第三阶段到产后 5 个月的任意时间。预后不同,约半数患病妇女进展为持续性心力衰竭,而其他人则恢复到正常功能。

继发性心肌病

继发性心肌病的病因很广泛,包括浸润性疾病、贮积病、有毒物质暴露、炎症过程、遗传性和自身免疫性疾病。根据病程,可表现为肥厚或 DCM 的症状和体征。

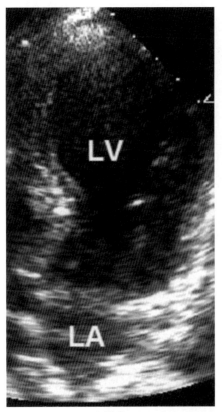

图 3.21 Tako-Tsubo 心肌病。LV：左室；LA：左房。

注意，其他的心肌病理过程和心室功能障碍，如心脏瓣膜病、先天性心脏病、缺血性心脏病和高血压没有纳入这一分类中[15]。因此，高血压引起的 LV 肥厚在下文"左室肥厚"一节讨论。

超声心动图在心肌病中的作用

尽管有症状心肌病患者的超声心动图所见有特殊的表型特征，但超声心动图还有下列更重要的一些作用。

1. 在有遗传性或家族性心肌病患者的家族成员中进行心肌病筛查　大多数遗传性心肌病直到成年早期都没有症状和体征。大多数传统超声心动图的收缩和舒张功能指标在症状出现前都无法区分心肌病患者和健康对照者。最近的 TDI、ε 和 SR 方法已证实对区分健康人、无症状 HCM 遗传携带者、和 HCM 全表型有帮助[16]。

2. 区分 HCM 和继发于系统性高血压的 LV 肥厚或运动员的 LV 肥厚　根据病史和体检区分这些疾病可能很困难。传统超声心动图指标仍然不能区分 HCM 和运动员心脏，或 HCM 和继发于系统性高血压的 LV 肥厚。基于 TDI 的更新的超声心动图方法可能对区分 HCM 和运动员心脏有帮助[17]。

3. 区分限制性心肌病和缩窄性心包炎（constrictive pericarditis, CP）　由于相似的临床表现和血流动力学所见，临床上鉴别限制性心肌病（restrictive cardiomyopathy, RCM，典型的为心脏淀粉样浸润）和 CP 常具挑战性。传统的 M 型和 2D 图像可能针对 CP 中心包明显增厚，或淀粉样变性（RCM）中 LV 回声强并呈颗粒样做出诊断（图 3.22）。已证实多普勒血流频谱对区分两种疾病有帮助，过瓣血流速度随呼吸的变化是最常用的诊断指标（表 3.4）。在 CP 中，心脏整体容积由心包决定。在自主吸气时，进入右房的血流增加右心容积，由于室间隔移向左室（可能看到室间隔扑动）而迫使左心容积对等下降。这些变化影响了通过三尖瓣（TV）和 MV 的 E 波（舒张早期充盈）。在吸气时，三尖瓣 E 波增加而二尖瓣 E 波降低。在呼气时，三尖瓣 E 波降低而二尖瓣 E 波增加。这些变化在吸气或呼气后的那个心动周期更明显。如果将脉冲波多普勒（pulse wave Doppler, PWD）扫描速度设在 150 mm/s，就能看到 E 波高度与呼吸一致的特征性波状升高和降低。注意机械辅助通气的患者也有互补的变化，这是由于正性吸气压力减少了到右心的血流，这样就引起三尖瓣 E 波降低而二尖瓣 E 波增加。呼吸的变化也见于健康人，但二尖瓣 E 波在吸气和呼气时变化百分比常小于 5%。二尖瓣 E 波在吸气和呼气时变化大于 25% 高度提示 CP。但是，呼吸的变化并不只见于 CP，而且也见于慢性阻塞性气道疾病的患者，但其变化约在 10%~15% 的范围内[18]。TDI 已经证实对区分 RCM 和 CP 的诊断有用。舒张早期二尖瓣环速度（Ea）截断值大于 8 cm/s 对区分 CP 和 RCM 的敏感度为 95%，特异度为 96%[19]。

左室肥厚

左室肥厚是心室对张力的代偿性适应。向心性肥厚指作为肌节并联复制后果的室壁增

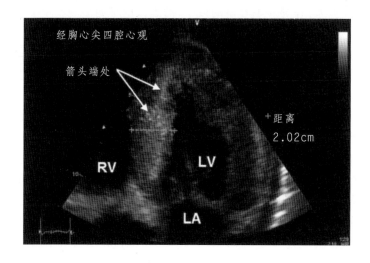

图 3.22　淀粉样限制型心肌病。RV:右室;LV:左室;LA:左房。

表 3.4　缩窄性心包炎和限制型心肌病的二维和多普勒特征

	缩窄性心包炎	限制型心肌病 [a]
二维超声心动图或 M 型		
心包增厚	+++	±
双房扩大	±	+++
LV 腔大小	±	小
室壁厚度	±	↑↑
心肌	正常	明亮,颗粒状
收缩功能	完整	减低
室间隔运动	室间隔"弹跳"=舒张早期快速前向运动;临床上=心包叩击。心室间相互依赖:吸气时室间隔移向 LV	没有心室间相互依赖
IVC 和肝静脉	扩大	扩大
二尖瓣反流	±	常有
三尖瓣反流	±	常有
多普勒所见		
E/A 比值	可能正常或<1	>2.2
MV 血流减速时间(ms)	正常低值	缩短(<150)
呼吸时二尖瓣 E 波变化	吸气时减低>25%而呼气时 [b] 增加(见于三尖瓣 E 波的互补变化)	正常(~5%)
吸气时 IVRT	↑↑	没有变化
肺静脉血流(左侧充盈模式)	吸气时 S≈D,呼气时 D 波↑	S<D,S/D 比值<0.5,深而宽的 a 波;没有呼吸变化
肝静脉血流(右侧充盈模式)	W 波形(显著 a 波、显著 y 降低),伴有呼吸变化(呼气时舒张期血流↓)	低钝的收缩期血流,心房反向波较深,可能在收缩期反转(2°到严重的 TR)

[a] 示例在晚期心脏淀粉样变性的表现。

[b] 自主呼吸的患者。在正性压力通气时模式会反转。

LV:左室;IVC:下腔静脉;E:舒张早期充盈;A:舒张晚期充盈;MV:二尖瓣;IVRT:等容舒张时间;TV:三尖瓣;W 波形:收缩晚期和舒张晚期的反流波;TR:三尖瓣反流。

厚,而没有明显的心腔扩大;它继发于心室的慢性压力负荷过重,比如系统性高血压和主动脉瓣狭窄。增加的射血阻力引起室壁张力的明显升高。向心性肥厚是减小室壁张力的代偿性反应(Laplace 定律)并使心室增加已升高的腔内压力对抗增加的后负荷以便有效收缩。心室向心性肥厚的其他生理性改变包括:等容松弛延长,导致舒张功能障碍的顺应性减低,以及当到达代偿极限时心功能的最终恶化。向心性肥厚的超声心动图分析包括确定 LV 厚度和 LV 质量,这都会在下文中描述(图 3.23)。

离心性肥厚是作为肌节连续复制后果的 LV 腔扩大或膨出,继发于心室的慢性容量负荷过重;主动脉瓣反流是典型例子。

左室真性室壁瘤

大多数 LV 室壁瘤位于心尖,并且常为前壁心肌梗死的后果。前壁心肌梗死后 90 天内,22%患者有 LV 室壁瘤[20]。在心肌梗死超过 3 个月后不再有新的室壁瘤出现。心肌梗死后最初

的 5 天内早期形成室壁瘤,病死率会增加。

二维特点

室壁瘤以膨出的无运动区域心肌变薄为特征。"真性"室壁瘤心肌明显变薄呈窄带状,借此与假性室壁瘤区分开(后文讨论)。如图 3.24 所示,在室壁瘤和正常心肌间可见平滑和逐渐的过渡,并且心肌逐渐圆钝呈一个有宽大颈部或开口的膨出、变薄的区域。室壁瘤开口大小和心室到室壁瘤最大径线的比值为0.9~1.0[21]。

相关发现

术中 TEE 对室壁瘤内血栓形成的检出有帮助。血栓显示为一个回声增强的区域,能够清晰地与心内膜分开。作为膨出的室壁瘤内血液淤滞的后果,这是一个常见现象。

左室假性室壁瘤

区分真性室壁瘤和假性室壁瘤很关键,因为假性室壁瘤有自发破裂的高发生率,因此需要外科矫正治疗[21]。假性室壁瘤表现为由心包包绕的慢性心室破裂。因此,假性室壁瘤是一个

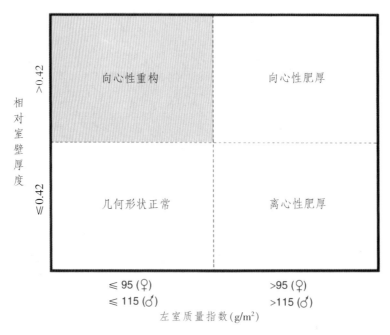

图 3.23　左室质量可与相对室壁厚度组合来将患者分类为左室(LV)肥厚的不同级别。TG:经胃;SAX:短轴;RV:右室;LV:左室。(From Lang RM, Bierig M, Devereux RB, et al. Chamber Quantification Writing Group. American Society of Echocardiography's Guidelines and Standards Committee. European Association of Echocardiography's Guidelines and Standards Committee and the Chamber Quantification Writing Group, developed in conjunction with the European Association of Echocardiography, a branch of the European Society of Cardiology. *J Am Soc Echocardiogy* 2005;18(12):1440–1463.)

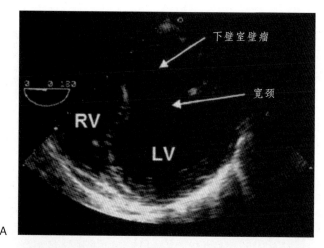

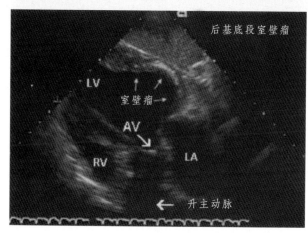

图 3.24　左室室壁瘤。(A)下壁真性室壁瘤的经胃左室中部短轴观。注意颈部宽大。(B)后基底部室壁瘤的经胃左室长轴观。注意颈部宽大和正常心肌到室壁瘤的逐渐过渡。RV：右室；LV：左室；AoV：主动脉瓣；LA：左房。

直接与心包腔相通的囊状结构。

二维特点

假性室壁瘤以出自心室腔的细窄出口（颈部）为特征，出口大小和室壁瘤最大直径的比值小于 0.5（图 3.25）。小颈部的大小很少超过室壁瘤囊最大内径的一半[22]。在收缩期，LV 腔减小而假性室壁瘤则逐渐扩张。

定量多普勒特点

多普勒超声心动图已证实对诊断疑难病例、显示假性室壁瘤和 LV 间双向血流有帮助。彩色血流多普勒超声心动图常显示收缩期出 LV 并进入假性室壁瘤腔的马赛克射流。在舒张期，这种马赛克图形见于 LV 内，证实了出入假性室壁瘤的湍流。也可能见到最大多普勒血流速度在呼吸之间的明显变化，即吸气引起最大血流速度的显著增加[22]。

相关发现

假性室壁瘤腔内的自发显影和血栓常见。

总结

LV 收缩功能是术中超声心动图最常做出的评价，并在测量时有很多指标可用。从 2D 灰阶成像到 3D 表达到基于 TDI 的更新方法，这些指标变化复杂。尽管 LV 收缩功能的主观和定性的评价已证实与定量测量和临床结果相关良好，但是 ASE 仍建议即使是最有经验的临床医生也要定期对实际工作中的测量进行检查校正。

LV 收缩功能的定量指标，如室壁厚度和 FAC，能被细心的操作者轻易获得，使有意义的数据可应用在日常工作中。目前的超声心动图

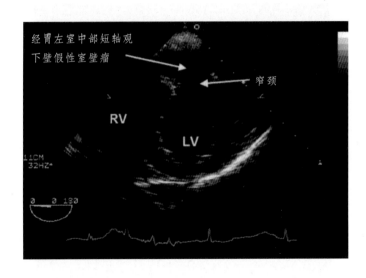

经胃左室中部短轴观
下壁假性室壁瘤
窄颈
RV
LV

图 3.25 左室假性室壁瘤。注意细窄的颈部不到与之平行的假性室壁瘤内径的一半。TG：经胃；SAX：短轴；RV：右室；LV：左室。

软件也能帮助快速获得某些更复杂但更准确的指标，如 LV 质量和容积。尽管更新的基于 TDI 的技术迅速成为超声心动图实验室关注的标准，但是它们的实用性还要在手术室中证实。

参考文献

1   Lang RM, Bierig M, Devereux RB, et al. Chamber Quantification Writing Group. American Society of Echocardiography's Guidelines and Standards Committee. European Association of Echocardiography. Recommendations for chamber quantification: a report from the American Society of Echocardiography's Guidelines and Standards Committee and the Chamber Quantification Writing Group, developed in conjunction with the European Association of Echocardiography, a branch of the European Society of Cardiology. *J Am Soc Echocardiogr* 2005;18(12):1440–1463.

2   Sahn DJ, DeMaria A, Kisslo J, et al. American Society of Echocardiography. Recommendations regarding quantitation in M-mode echocardiography: results of a survey of echocardiographic measurements. *Circulation* 1978;58(6): 1072–1083.

3   Skarvan K, Lambert A, Filipovic M, et al. Reference values for left ventricular function in subjects under general anaesthesia and controlled ventilation assessed by two-dimensional transoesophageal echocardiography. *Eur J Anaesthesiol* 2001;18(11):713–722.

4   Schiller NB, Shah PM, Crawford M, et al. Recommendations for quantitation of the left ventricle by two-dimensional echocardiography: The American Society of Echocardiography committee on standards, subcommittee on quantitation of two-dimensional echocardiograms. *J Am Soc Echocardiogr* 1989;2: 358–367.

5   Chung N, Nishimura RA, Holmes DR Jr, et al. Measurement of left ventricular dP/dT by simultaneous Doppler echocardiography and cardiac catheterization. *J Am Soc Echocardiogr* 1992;5(2):147–152.

6   Gopal AS, Keller AM, Rigling R Jr, et al. Left ventricular volume and endocardial surface area by three-dimensional echocardiography: comparison with two-dimensional echocardiography and nuclear magnetic resonance imaging in normal subjects. *J Am Coll Cardiol* 1993;22(1):258–270.

7   Quinones MA, Otto CM, Stoddard M, et al. Doppler Quantification Task Force of the Nomenclature and Standards Committee of the American Society of Echocardiography. Recommendations for quantification of Doppler echocardiography: a report from the Doppler Quantification Task Force of the Nomencla-

ture and Standards Committee of the American Society of Echocardiography. *J Am Soc Echocardiogr* 2002;15(2):167–184.

8　Alam M, Wardell J, Andersson E, et al. Effects of first myocardial infarction on left ventricular systolic and diastolic function with the use of mitral annular velocity determined by pulsed wave Doppler tissue imaging. *J Am Soc Echocardiogr* 2000;13(5):343–352.

9　Vinereanu D, Lim PO, Frenneaux MP, et al. Reduced myocardial velocities of left ventricular long-axis contraction identify both systolic and diastolic heart failure-a comparison with brain natriuretic peptide. *Eur J Heart Fail* 2005;7(4):512–519.

10　Wang M, Yip GW, Wang AY, et al. Peak early diastolic mitral annulus velocity by tissue Doppler imaging adds independent and incremental prognostic value. *J Am Coll Cardiol* 2003;41(5):820–826.

11　Garcia MJ, Rodriguez L, Ares M, et al. Myocardial wall velocity assessment by pulsed Doppler tissue imaging: characteristic findings in normal subjects. *Am Heart J* 1996;132(3):648–656.

12　Skulstad H, Andersen K, Edvardsen T, et al. Detection of ischemia and new insight into left ventricular physiology by strain Doppler and tissue velocity imaging: assessment during coronary bypass operation of the beating heart. *J Am Soc Echocardiogr* 2004;17(12):1225–1233.

13　Ingul CB, Torp H, Aase SA, et al. Automated analysis of strain rate and strain: feasibility and clinical implications. *J Am Soc Echocardiogr* 2005;18(5):411–418.

14　Bax JJ, Bleeker GB, Marwick TH, et al. Left ventricular dyssynchrony predicts response and prognosis after cardiac resynchronization therapy. *J Am Coll Cardiol* 2004;44(9):1834–1840.

15　Maron BJ, Towbin JA, Thiene G, et al. American Heart Association. Council on Clinical Cardiology, Heart Failure and Transplantation Committee. Quality of Care and Outcomes Research and Functional Genomics and Translational Biology Interdisciplinary Working Groups. Council on Epidemiology Prevention. Contemporary definitions and classification of the cardiomyopathies: an American Heart Association Scientific Statement from the Council on Clinical Cardiology, Heart Failure and Transplantation Committee; Quality of Care and Outcomes Research and Functional Genomics and Translational Biology Interdisciplinary Working Groups; and Council on Epidemiology and Prevention. *Circulation* 2006;113(14):1807–1816.

16　De Backer J, Matthys D, Gillbert TC, et al. The use of tissue Doppler imaging for the assessment of changes in myocardial structure and function in inherited cardiomyopathies. *Eur J Echocardiogr* 2005;6:245–250.

17　Palka P, Lange A, Fleming AD, et al. Differences in myocardial velocity gradient measured throughout the cardiac cycle in patients with hypertrophic cardiomyopathy, athletes and patients with left ventricular hypertrophy due to hypertension. *J Am Coll Cardiol* 1997;30(3):760–768.

18　Hatle LK, Appleton CP, Popp RL. Differentiation of constrictive pericarditis and restrictive cardiomyopathy by Doppler echocardiography. *Circulation* 1989;79(2):357–370.

19　Ha JW, Ommen SR, Tajik AJ, et al. Differentiation of constrictive pericarditis from restrictive cardiomyopathy using mitral annular velocity by tissue Doppler echocardiography. *Am J Cardiol* 2004;94(3):316–319.

20　Visser CA, Kan G, Meltzer RS, et al. Incidence, timing and prognostic value of left ventricular aneurysm formation after myocardial infarction: a prospective, serial echocardiographic study of 158 patients. *Am J Cardiol* 1986;57:729–732.

21　Brown SL, Gropler RJ, Harris KM. Distinguishing left ventricular aneurysm from pseudoaneurysm. A review of the literature. *Chest* 1997;111:1403–1409.

22　Roelandt JRTC, Sutherland GR, Yoshida K, et al. Improved diagnosis and characterization of left ventricular pseudoaneurysm by Doppler color flow imaging. *J Am Coll Cardiol* 1988;12:807–811.

▶ 问　题 ◀

1. 下列测量正常的是(　　)。
   a. 收缩末期容积大于 70 mL　　　　　　b. 65 岁男性的左室质量=150 g
   c. 后壁厚度=13 mm　　　　　　　　　d. 相对室壁厚度=0.32 cm

2. 患者有以下来自 M 型的左室(LV)测量结果:舒张期左室内径(LVID)5.2 cm,收缩期 LVID3.1 cm
   a. 计算缩短分数　　　　　　　　　　b. 通过这一测量,LV 功能正常吗

3. 经食管超声心动图(TEE)测量的(　　)与心室收缩性能有关。
   a. 收缩末期容积　　b. 射血分数　　c. 缩短分数　　d. 面积变化分数(FAC)　　e. 以上都正确

4. 有下壁室壁瘤的患者的左室容积最好用(　　)测量。
   a. 面积长度公式　　b. 立方体公式　　c. 碟片法

5. 如果你不能将患者的左室心尖的心内膜边界成像出来,你应该用(   )计算 LV 容积。

    a. 面积长度公式   b. 立方体公式   c. 碟片法

6. 下列 LV 假性室壁瘤的超声心动图表现错误的是(   )。

    a. 宽的颈口   b. 收缩期 LV 腔大小减小而假性室壁瘤膨大

    c. 假性室壁瘤腔内自发显影   d. 彩色多普勒显示进入假性室壁瘤的双向血流

7. 下列关于扩张型心肌病的表述错误的是(   )。

    a. 心室舒张末期容积增加   b. 存在严重的收缩功能障碍

    c. 只有左房(LA)和 LV 是扩大的   d. 可能有功能性二尖瓣反流(MR)

8. 在扩张型心肌病中,下列说法正确的是(   )。

    a. 典型地二尖瓣叶正常   b. 乳头肌的位置异常引起明显的 MR

    c. 瓣环扩张可能引起二尖瓣叶关闭不全 d. 二尖瓣叶开放可能减低

    e. 以上都正确

9. 下列关于非对称性肥厚型心肌病的表述错误的是(   )。

    a. 它是一种常染色体显性遗传疾病   b. 流出道梗阻发生在收缩期

    c. 可能有主动脉瓣的提前关闭   d. LV 后基底壁同样肥厚

10. 下列表述已提出作为非对称性 HCM 二尖瓣病理的解释的是(   )。

    a. 二尖瓣前向运动促使左室流出道(LVOT)梗阻

    b. "Venturi"效应可能见于狭窄的 LVOT,从而向室间隔牵拉前叶

    c. 乳头肌位置变化导致二尖瓣的收缩期前向运动

    d. 非对称性心室间隔肥厚的前叶扩张

    e. 以上都正确

11. 缩窄性心包炎最好用(   )与限制性心肌病鉴别。

    a. 射血分数   b. 临床表现   c. 呼吸时过二尖瓣血流频谱   d. 二维超声心动图

12. 下列关于 HCM 的表述错误的是(   )。

    a. 只有 HCM 的非对称性形式(也称作非对称性室间隔肥厚或特发性肥厚性主动脉瓣下狭窄)才有动力性流出道梗阻

    b. 左室不同步常见

    c. 组织多普勒成像在区分 HCM 和继发于高血压或 LV 肥厚或运动员心脏中优于传统超声心动图

    d. HCM 有不止一种的表型

13. 下列哪项超声方法不是源自组织多普勒成像的是(   )。

    a. 收缩期组织速度   b. 应变   c. 应变率   d. 组织追踪(斑点追踪)   e. 曲线 M 型

14. 食管中段四腔心观中,组织多普勒成像在二尖瓣环(室间隔)测量的收缩波是正的,还是负的?

15. 食管中段四腔心观中,在二尖瓣环(室间隔)测量的收缩期应变是正的,还是负的?

答案见书后。

第 4 章　心肌缺血的诊断

Martin J.London

围术期经食管超声心动图(TEE)是发现心肌缺血的重要监测工具，也能够快速而且具有决定性地指导抗缺血治疗。目前,定性识别节段性室壁运动异常(RWMA)是 TEE 用于临床发现心肌缺血的依据。虽然在不久的将来会有更新的技术可以更简便、更准确地进行定量分析,但引起 RWMA 最基本的生理基础不可能改变。

经食管超声心动图诊断心肌缺血的临床相关性

TEE 可能改善某些高危患者的预后[1]。然而，这种作用的大小仍然存在争议，这与 TEE 较其他术中监测方法[例如,心电图(ECG)肺动脉漂浮导管(PAC)所需费用较高，培训时间较长有关。早期关于 TEE 价值的研究，尤其是在血管外科术中，有些过于乐观,因为误认为新出现的术中 RWMA 能够辨别所有围术期发生心肌缺血的患者。然而，心脏病学研究最终证实了心肌缺血更为复杂的表现，尤其是心肌顿抑和心肌冬眠,这使即刻判断心肌活性更为复杂[2,3](表4.1)。最近研究表明，新出现的术中 RWMA 预测心肌缺血的价值较低，因为它们与术后的心肌缺血有关，而且在非心脏外科手术只为检测心肌缺血而进行 TEE 检测的热情也有所降低[4,5]。

相比之下,TEE 在冠状动脉搭桥术(CABG)中检测缺血及其他方面的应用越来越多[6]。因为流行病学研究显示 CABG 术后长期生存率与内科治疗或经皮冠状动脉介入治疗术相关（例如经皮经腔冠状动脉成形术)，尤其是在射血分数比较低的患者，临床上应用 TEE 监测高危缺血患者也越来越多[7]。而且,在不停跳冠状动脉搭桥术（OPCABG）的应用也越来越广泛。在OPCABG 中,TEE 有利于评价血管再通的早期效果，也许在评价外科手术并发症中更为重要

（例如,吻合不充分,心脏无法承受血管远端的暂时阻断，用心表固定器搬动心脏引起的血流动力学变化)[8,9]。

术中超声心动图医生应该对超声成像的原理、技术以及临床方面的知识有足够的了解，因为这与区分急性和慢性心肌缺血和梗死密切相关。虽然缺血和梗死是一系列病理生理变化的终点,但是应用 TEE 发现明显慢性心肌梗死生理学上的改变和形态学上的变化(例如，慢性室壁变薄、钙化和间隔破裂)很大程度地影响临床医生的治疗决策。虽然发现室壁慢性不可逆性心肌梗死对血流动力学的处理具有重要的提示,但是这些处理方法的改变却降低了 TEE 的敏感性和特异性。而且,在发生梗死的心肌节段或室壁瘤处发现血栓能够防止致命性脑血管事件的发生。

美国麻醉医师学会和美国心血管麻醉医师学会(ASA/SCA)关于围术期 TEE 临床应用指南确定了其仅为具有高危心肌缺血和梗死患者的Ⅱ级适应证（即支持的证据较Ⅰ类适应证弱，可能对改善临床预后有帮助，而且适应证不多)[10]。对评价心肌灌注、冠状动脉解剖或桥血管通畅性的使用率更低(Ⅲ类适应证,目前有很少的相关科学研究或专家支持)。即使监测技术对患者预后影响的临床研究逻辑上存在一定的困难，这些指南虽有些过时，但是进一步修订来升级适应证的可能性不大。然而，根据更新的技术进行有意义的临床研究会显示出 TEE 在缺血监测方面更为广泛的应用。

检测心肌缺血的生理基础

动物实验及人体临床试验表明，超声技术对发现受累冠状动脉灌注分布区心肌血流急剧降低导致的心肌局部运动降低非常敏感。这种变化较心电图上 S-T 段改变或由 PAC 观察到

表 4.1　目前假定的各种形式心肌缺血的特点

	传统缺血	抑顿心肌	冬眠心肌	预适应心肌
局部功能	降低,常与 CBF 降低成比例	降低	降低	预适应刺激期间可能降低,反复刺激受保护
冠状动脉血流	无运动或反常运动时显著降低	缺血减轻后部分或全部恢复	静息状态下中等程度降低或正常,负荷状态下降低	根据临床情况,OPCAB 期间降低
能量代谢	较低的 CBF 期间降低	正常到中等程度降低	降低与收缩能力下降低相关	预适应刺激期间降低
持续时间	数分钟至数小时	数小时至数周	数天至数月	刺激后数分钟至数小时
预后	足够严重时会导致心肌梗死	全部或部分恢复	血管重建以后全部恢复	降低缺血性梗死或缺血性损伤
围术期预示	大部分可治疗	常出现在 CPB 后	CPB 后显示可即刻改善	在 OPCAB 吸入性麻醉期间应用

CBF:脑血流;OPCAB:不停跳冠状动脉搭桥术;CPB:体外循环。

Modified from Opie LH.The multifarious spectrum of ischemic left ventricular dysfunction: relevance of new ischemic syndromes. *J Mol Cell Cardiol* 1996;28:2403-2414,with permission.

的充盈压升高还要早,因此可以进行早期诊断。虽然 ECG 对发现缺血也很敏感,但一些生理性因素降低了它的敏感性(例如束支传导阻滞,起搏器植入,Q 波或非 S-T 段改变),因此 TEE 至少在术中阶段对很多患者均有重要意义[11]。

　　发生心肌缺血后最为敏感的变化是收缩期室壁增厚降低或消失,正常情况下,收缩末期室壁厚度较舒张末期室壁厚度增加约 50%[12](图 4.1)。由于冠状动脉血流完全停止,收缩期室壁可能变薄,导致受累壁向外凸起(图 4.2)。然而,

由于心脏的功能是通过收缩期心内膜向心性运动将血液从缩小的心腔内排出,因此当参照正常室壁运动时,心内膜向心性运动降低是很容易识别的征象。同时也应该清楚在非受累区或非缺血区,可以出现心内膜的向心性运动增强(称为代偿性运动增强),用来补偿心脏局部功能不全所造成的每搏量下降。这也是为什么在发生心肌缺血后体循环的血流动力学变化出现较晚(尤其是较重)的一个根本原因,这种代偿性运动增强常出现在严重的局部心肌缺血时

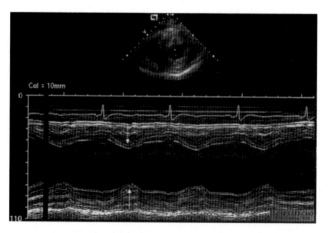

图 4.1　正常室壁的 M 型(运动型)超声。经胃底短轴(上方图)通过左室前壁(下方)和下壁(上方)的 M 型超声显示正常的心内膜运动和室壁增厚。收缩期起始于 QRS 波群的起点止于 T 波终点附近(箭头)。经食管超声心动图 M 型的有关信息可以提供有关室壁运动的时间信息,尤其当与心电图偶联时。

（矛盾运动）。

　　当进行室壁运动评分时，我们一定要考虑到多种因素，尤其是心脏在胸腔内的平动和转动。超声心动图医生应在同一时间内对室壁运动进行评分，对半定量的评分级别取得一致意见[13]（表 4.2 和表 4.3，图 4.3）。进行计算机分析时，可能受到这些因素的干扰，给分析带来一定的困难。目前，尽管出现了自动边界探测技术及改进的方法（例如彩色室壁运动分析技术），这种技术是基于对较低回声信号（组织背向散射）的探测，但是对室壁运动的目测分析在临床上仍是一种可行的评价方法[14]。

　　许多的实验研究均强调，通过心内膜运动的变化来判断心肌缺血很大程度上高估了低灌注心肌缺血的面积，而室壁的增厚更接近于心肌缺血的范围[15]。对这种高估最好的解释为异常心肌对邻近心肌的"牵拉效应"，同时伴有较为复杂的力学因素[16]。心内膜位移很大程度上高估了心肌缺血的范围。同时也应该注意到其他引起心内膜位移异常的与缺血相似的生理变化和形态学改变（下文会讨论）。然而，在这些情况下，收缩期室壁增厚是正常的。最后，认识到心内膜位移的幅度和室壁增厚的程度在心脏的不同节段或不同个体之间是不同的，同样重要[17]。

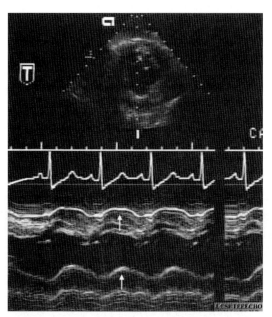

图 4.2　M 型超声的矛盾运动。慢性下壁心肌梗死的患者下壁（上方箭头）的矛盾运动（二维和 M 型超声上心肌回声增强）。方向与图 4.1 相一致。

表 4.2　心内膜运动与室壁增厚

心内膜运动	室壁增厚
优点	
依赖清晰的界限（心内膜）	不依赖于某个参照中心
	不受平动和转动的影响
整个左室的一周均可测量	不受左室形状的影响
缺点	
依赖于中心点	很难对左室的一周进行全面的定量测量，因为心外膜的边界很难确定
受左室的平动和转动的影响	往往是"全都或没有"现象。
	很难与其他成像方式进行比较（例如放射性核素检查或左室造影检查）

From Mann DL, Gillam LD, Weyman AE. Cross - sectional echocardiographic assessment of reginal left ventricular performance and myocardial perfusion. *Prog cardiovasc Dis* 1986;29:1, with permission.

表 4.3　RWMA 的定量评分

级别	心内膜位移 (%)	室壁增厚 (%)
正常	>30	30~50
运动减低		
轻度	10~30	30~50
重度	<10	<30
无运动	0	<10
矛盾运动	向外凸出	消失或收缩期变薄
运动增强	>"正常"	>"正常"

因此有必要用患者的基线状态作为对照。

　　冠状动脉血流和局部室壁功能之间的定量关系仍存在争议。由于心内膜下具有高代谢性以及对室内充盈压的升高敏感的特点，其对血流量的降低更为敏感，在早期即可显示室壁增厚的变化[12]。非外科手术情况下，心肌梗死常与位于心外膜的冠状动脉梗阻有关，取决于梗阻的部位和侧支循环建立的情况，最终导致透壁性或心内膜下心肌缺血。常被引用的一项心脏病学研究表明，透壁血流仅仅下降 20% 时，局部的心脏功能便可能停止[18]。这项观察是很多心脏病医生评价心肌存活性的基础，这是因为进行内科或外科干预治疗后，在静息状态下，RWMA 只能提供一点点关于心肌功能改善（例如，室壁运动转为正常）的信息。心肌的存活性常通过评价心肌的代谢（正电子发射体层摄

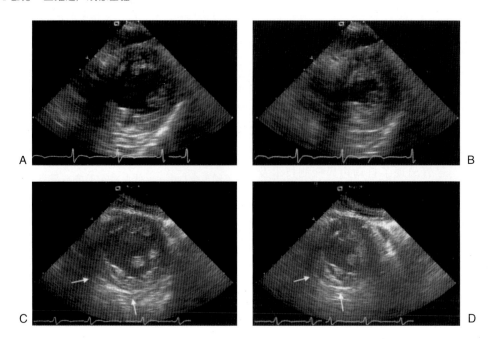

图 4.3 CPB 后，前间隔无运动。上方两幅图显示行冠状动脉搭桥术患者经胃左室短轴观从舒张末期(A)到收缩期末期(B)正常心内膜位移。下方两幅图像显示 CPB 后前壁及前间隔(箭头)无运动。(C)舒张末期。(D)收缩期末期。

影)，完好的微血管循环(锝成像、超声心肌灌注成像)，以及尤其是心脏麻醉医师很感兴趣的机械性心肌储备能力(多巴酚丁胺负荷试验)来测量。每一种方法均可以得到略微不同(或相互补充的)信息[19]。

在评价非心脏外科手术患者术前危险分层和 CABG 术后早期室壁运动的反应时，多巴酚丁胺负荷试验更为重要。在小剂量多巴酚丁胺的作用下，正常心肌运动增强，冠状动脉的血流增加[20]。多巴酚丁胺负荷状态下，出现室壁运动减少或无运动提示心肌缺血。慢性透壁性心肌梗死时，无论小剂量或大剂量多巴酚丁胺负荷试验，室壁运动均不增加。小剂量多巴酚丁胺某一阶段的室壁运动功能有改善时提示有存活心肌且伴有心室收缩功能的储备。双向反应，即低剂量多巴酚丁胺时有改善，高剂量多巴酚丁胺出现恶化是冬眠心肌的特点。我们的研究显示，在 CABG 期间血管重建术前、术中多巴酚丁胺负荷试验具有重要意义[21]。然而，在多数研究中心，多巴酚丁胺负荷试验或其他判定心肌活性试验在进行 CABG 术前常规进行。在体外循环(CPB)期间短期的心肌顿抑会对心肌活性的解

释产生干扰。虽然早期研究显示，在 CPB 结束时，新出现的 RWMA 是调整桥血管的指征，鉴于心肌出现抑顿的情况比较复杂，仅当外科医生怀疑可能存在技术问题时(例如，冠状动脉位于心肌内很难确定合适血管的位置，需要进行血管内膜切除术可能发生内膜剥脱)，新出现的 RWMA 提示应该返回 CPB。

尽管这些情况比较复杂，麻醉医师常会遇到一些缺血的情况，这种情况常由外科手术操作期间冠状动脉血流的变化 (例如，OPCAB 期间心脏的收缩)引起，或与由外科手术引发的血流动力学异常(例如低血压、心动过速、后负荷显著增加) 相关。在这些情况下，新出现的 RWMA 常与冠脉血流的急性变化相伴随，这种变化由交替改变的血流动力学引起，因此常需要立即处理。

超声心动图检测心肌缺血

心肌缺血的解剖定位：17 节段分段系统

左室 RWMA 的确切解剖位置对临床医生的治疗决策是很重要的，尤其是在定位可能的

冠状动脉异常以及对治疗效果进行评价时。准确的医疗记录在与外科医生及心脏内科医生的交流中非常重要。美国心脏学会(AHA)采纳的17节段分段系统在美国被广泛接受[22](图4.4至图4.7)。此分段方法将左室分为心尖段、中间段及基底段。基底段和中间段又分为6个节段，心尖段由于面积较小分为4个节段，左室心尖是最后一个节段。为了全面评价所有17个节段，需要5个成像平面：食管中段四腔心、两腔心和长轴观，经胃左室基底段和中间段观。

根据笔者的经验，经胃底左室基底段切面很难得到，由于此切面很接近左室的纤维性房室骨架，在解释此段室壁运动时也存在很大困难。因此，一些临床医生不使用此切面，取而代之的是食管中段的三个切面来评价左室基底段的运动。虽然这种方法至少可以观察到基底段6个节段中每个节段的一部分，但是此种方法仍不理想，因为看不到每个节段完整的半径。不过，如果在纵轴方向这些节段表现正常，其他节段可能也正常。得到真正的食管中段四腔心切面很重要，操作过程中必须旋转探头约10°来闪开左室流出道，这样可以显示室间隔的基底段。

虽然评价所有17个节段对于医生来说很费时，但是对有效地进行交流却是很重要的。

临床解决方案：心尖段成像

临床医生已经认识到在进行CABG术的患者常看到心尖部新出现的RWMA，而且在心肌梗死的并发症中，尤其是室壁瘤或血栓的形成，也常在心尖部观察到，这就要求在进行基线超声心动图检查时应仔细观察心尖部。

虽然在经胃左室短轴观的基础上后屈探头很容易(图4.8)，但是获得心尖段的横断面图像仍比较困难。因此，对心尖部的评价几乎只能在食管中段左室纵轴观进行。然而，TEE评价真正的心尖部仍存在一定局限性，而且TEE长轴图像存在假性缩短，这是因为声束位于真正左室心尖的上方[23]。经胸超声心动图(TTE)对左室心尖进行成像很容易，因为超声心动图医生可以在胸壁上自由移动探头，这也是TTE优于TEE的一个方面。即使存在这些局限，对于一位

有经验的超声心动图医生而言，完全可以完成心尖部的TEE成像。考虑到心尖在远场的图像，优化增益/时间增益补偿设置非常重要。为了优化左室心尖的成像质量，可以把焦点放在心尖部，选择与最佳分辨力相一致的成像频率(一般不超过6 MHz)，而且如果超声成像系统有放大模式，应使用"放大"模式。当食管中段成像切面图像质量不理想时，经胃左室长轴观对进一步评价左心室前壁和下壁很有价值，同时也是对经胃左室短轴切面的一种补充。然而，经胃左室长轴观对心尖部成像是不可行的。

冠状动脉灌注带

ASE采纳了对左室壁进行17个节段的分段方法，是因为冠状动脉在不同节段的分布相对固定(见图4.4至图4.7)。经胃左室短轴观深受欢迎的原因之一是在这一切面能观察到冠状动脉三个主要分支在左室的分布(除此之外，此切面是评价心腔面积和容积变化最简单的切面之一)。在图4.7中，四腔心观可以评价右冠状动脉，其分布区域为右室游离壁而非左室。因此，如果冠状动脉三个主要分支中有任何一支血流减少，我们就可以观察到新出现的RWMA。然而，如果缺血由这些血管远端的狭窄引起(例如心尖区的灌注)，那么在经胃左室短轴观的室壁运动可能是正常的，因此必须保持高度警惕并应用其他观进行仔细观察。

正常冠状动脉的解剖变异使其在室壁各节段的分布更为复杂。常见的变异是后降支的起源，其在右冠状动脉优势型起源于右冠状动脉，而在左冠状动脉优势型起源于左冠状动脉的回旋支。灌注带的大小因人而异，分布区的重叠现象也是很常见的，最常见的位置为下侧壁、下壁心尖段和侧壁心尖段。虽然后降支(下壁心尖段)或回旋支(侧壁心尖段)可以灌注心尖段，但是左前降支是灌注心尖段的常见分支。

室壁运动评分指数

对各种室壁运动异常形式给予一个整数评分(例如1分、2分等)，在对17个节段分别进行室壁运动评分之后，即可计算出左室整体的室壁运动评分(分数越高,室壁运动越异常)[13]。将所观察的各室壁节段评分总和除以所观察的

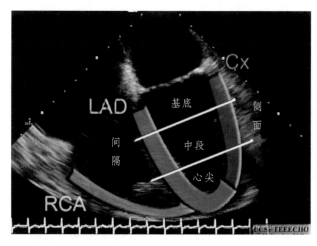

图 4.4   食管中段四腔心观显示解剖节段和灌注带。根据 ASE 超声心动图分类系统显示的食管中段四腔心观左室解剖节段。同时大致绘制出了左前降支（LAD）、回旋支（Cx）和右侧冠状动脉（RCA）。

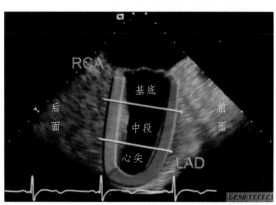

图 4.5   食管中段两腔心解剖节段和灌注带。根据 ASE 超声心动图分类系统显示的食管中段四腔心切面左室解剖节段。图片描述左前降支（LAD）和右侧冠状动脉（RCA）的灌注带。

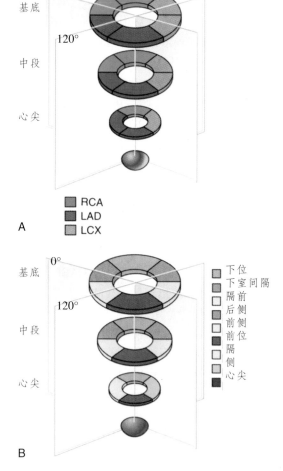

图 4.7   （A）经胃左室短轴冠状动脉分布区。RCA：右冠状动脉；LAD：左前降支；LCX：左回旋支。（B）心室 17 个节段的命名。(Adapted from Cerqueira MD, Weissman NJ, Dilsizian V, et al. Standardized myocardial segmentation and nomenclature for tomographic imaging of the heart. *Circulation* 2002；105：539.)

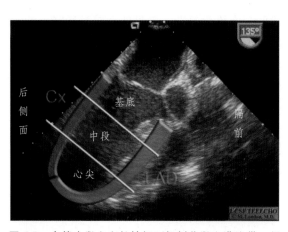

图 4.6   食管中段左室长轴切面解剖节段和灌注带。根据 ASE 超声心动图分类系统中的食管长轴切面左室解剖节段和灌注带。图中描述左前降支（LAD）和回旋支（Cx）的大致灌注带。

节段数即为室壁运动评分指数（所有的节段可能并不完全显示）。这种方法已经通过与其他室壁运动分析成像方法对比进行校正，尤其是锝灌注显像。然而，由于当血流下降仅仅累及室壁厚度的 25%时即可出现无运动，因此室壁运动评分指数和心肌活性之间的关系，尤其在急性心肌梗死的患者，并不是恒定的。即使是麻醉医师，也很少使用这种方法，而且关于这种评分方法在术中的应用价值，仍然没有相关文献提供依据。

缺血性二尖瓣反流

　　二尖瓣反流（MR）常见于急性、严重的心肌缺血；同时 MR 也为我们提供了关于病变严重程度的重要信息；更重要的是，当 MR 减轻时提示治疗有效。二尖瓣结构正常时，MR 的起源是中心性的，但常伴有明显的肺动脉高压。目前提出了多种关于 MR 的病因机制，包括急性心室扩张导致二尖瓣瓣叶对合不良，一组或两组乳头肌缺血性功能不全，乳头肌功能正常而室壁运动减少[24]。最近根据三维超声的研究显示乳头肌移位引起瓣环扩张，从而导致所谓的"徘徊现象"（loitering）（即在收缩早期二尖瓣瓣叶对合缓慢）[25]。可能会伴发严重的、全心的心内膜下缺血。依作者的经验，在急性、重度术中心肌缺血时，几乎都会发生 MR。因此，如果临床医生怀疑有心肌缺血，应该马上进行彩色多普勒血流显像以明确有无 MR 的存在。

　　对于心肌梗死，其他一些影响 MR 的因素包括：左室腔和瓣环的扩张，室壁瘤或假性室壁瘤（尤其位于基底段时），以及可能有生命危险的乳头肌的断裂。右冠状动脉或回旋支病变引起的心肌梗死常导致后内侧乳头肌断裂，因为后内侧乳头肌只有单支冠状动脉供血，而前外侧乳头肌是由双侧冠状动脉供血。

识别心肌梗死的并发症

　　明确慢性心肌梗死的超声表现和并发症很

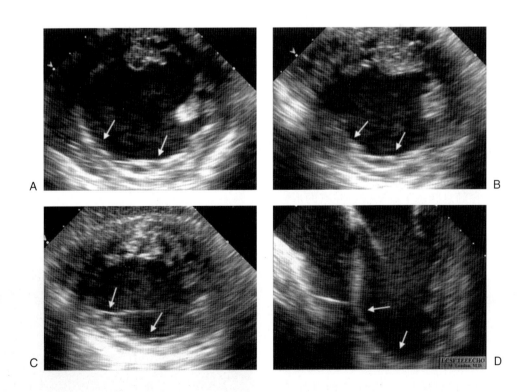

图 4.8　多切面显示慢性前间隔心肌梗死。前间隔大面积心肌梗死，特点为室壁变薄（箭头），多切面显示无运动。(A)经胃左室短轴基底段观。(B)经胃左室短轴中间段观。(C)经胃左室短轴心尖段观。(D)食管中段四腔心观。正常和梗死心肌之间可以看到明显的分界，如上方箭头所示。前侧乳头肌明显钙化。

重要,原因如下:

1. 心肌梗死常妨碍对受累缺血心肌的监测。

2. 如果没有注意到一些并发症,就会导致很严重的后果甚至有生命危险(例如,附壁血栓导致的脑血管事件的发生,破裂的假性室壁瘤引起的心包压塞)(表4.4 和图4.9)。

当心肌的厚度≤6 mm 时,提示即使进行冠状动脉血管重建之后,心肌的功能也无法恢复[26]。慢性心肌梗死的表现,包括纤维化或更晚期阶段的钙化,掌握这些表现对于与急性心肌缺血相鉴别诊断很重要。然而,在慢性期所见到的矛盾运动并没有急性心肌缺血所致正常室壁出现矛盾运动(室壁变薄)可怕,不过后者对治疗有效。

发现附壁血栓有一定的困难,因为在常规超声心动图检查过程中亦很难发现。附壁的薄层血栓常出现在广泛前壁心肌梗死,与室壁结合紧密有时很难识别。心尖部的血栓比较容易识别,因为血栓在心尖表现为独特的形状,偶尔表现为带蒂的团块状。在CABG 或瓣膜外科手术过程中,发现血栓尤为重要,因为左室引流可能使血栓游走,导致致命的后果。

临床解决方案:发现缺血

获取动态数字影像

为了监测新出现的RWMA,医生必须准确辨别收缩期或舒张期。虽然看起来这是个很简单的问题,实际上,这也存在一定的难度,尤其是如果患者在静息状态下心功能或左室的形态(尤其是左室肥厚)异常;另外,如果心室起搏(常在脱离体外循环时出现),以及负荷状态显著异常,辨别时相也有一定的难度。在超声心动图室使用的三导线ECG 监测在手术室内也应该常规使用,尤其当存储的图像为动态时,一定要有ECG 监测。当按压捕捉按钮时,通过收缩期R 波触发来获取图像。在没有R 波触发的情况下,应该存储1 s 或1 s 以上时间长度的图像。虽然这样足以获取多个完整的心动周期,但是在捕捉图像开始时缺乏确切的时间定位 (例如,收缩期的开始),这样在某一象限或分屏显示不同时间间隔的动态图像时,不能同步显示。

这也为对比分析带来很大的困难。

成像难点

很多的技术性或患者自身的因素不利于发

表4.4　急性心肌梗死的并发症

急性期
LV 收缩功能不全
破裂或断裂
游离壁破裂
室间隔缺损
乳头肌断裂
心外膜下室壁瘤
二尖瓣反流
左室扩张
乳头肌功能不全
乳头肌断裂
LV 血栓
心包积液/心包压塞
RV 心肌梗死
LV 流出道梗阻
慢性期
梗死部位膨出
室壁瘤
真性室壁瘤
假性室壁瘤
LV 血栓

LV:左室;RV:右室。

Adapted from Oh JK, Seward JB, Tajik AJ. *The echo manual*, 2nd ed. Philadelphia: Lippincott Williams & Wilkins, 1999:77.

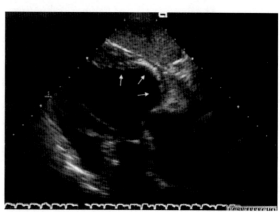

图4.9　下壁基底段室壁瘤。经胃左室长轴观显示左室下壁基底段室壁瘤(箭头)。心肌回声增强伴有纤维化。

现缺血心肌。最常见的技术因素是心内膜的"回声失落"，常见于与声束平行的室壁节段。在这种情况下，使用声学造影剂可以显示心内膜的轮廓。然而，由于造影剂的费用和存储等问题，在手术室内使用造影剂并不常见。心尖的假性缩短使 TEE 不能对心尖部进行准确成像。根据笔者的经验，仔细调整探头，心尖是可以显示的。经胃左室短轴切面，如果探头的方向发生倾斜，对室间隔的节段定位将会不准确，因为此时左室流出道的一部分进入了成像平面。发现这种情况并不难，因为左室腔形状发生了倾斜，不是圆形的。

负荷状态异常

负荷状态异常是常见的患者自身因素之一，负荷状态异常可以是容量性的也可以是压力性的，其对新出现的 RWMA 的解释会产生干扰[27]。在高容量性或继发于严重高血压的后负荷增加的情况下，室壁运动明显减低，这很容易在超声心动图上发现。因为所有的室壁受到均等的影响，所以随着压力或容量的下降，室壁运动迅速恢复正常。血容量减低时也可以影响超声心动图的表现，因为低血容量加重了心内膜位移的不一致性，会引起原本无运动的节段表现是矛盾运动，仅在有明显的低血容量时才出现。然而，在慢性液体转移的病例，检查医生无法得到作为正常容量时的参考图像。因此，麻醉后（要注意在诱导期容量的显著改变）应该即刻获取基础状态下的超声图像，以便与后面的图像进行对比。

室壁运动异常的其他原因

左室明显肥厚的患者 TEE 成像较难，而且观察室壁运动的改变也不容易。因为左室腔的面积可能下降，所以观察心内膜的位移变化也越来越困难。在不利于超声观察的肥厚型心肌病病例，心肌呈毛玻璃样改变，很大程度上加大了对室壁运动评价的难度。心室起搏，尤其是开胸心脏外科手术放置心外膜下起搏导线，对观察室壁运动会产生影响。早期的研究显示室间隔运动异常在脱离 CPB 后很常见，由心外膜不再受束缚引起，或由起搏器的安装而加重。然而在笔者的临床实践中，由于这些原因引起的室壁运动异常很难与心肌缺血鉴别的情况并不

多见。

右室心肌缺血和心肌梗死

右心室是心脏结构中比较复杂而且很重要的一部分，常被忙碌的术中超声心动图医生忽视。虽然右室功能异常和缺血在成人常规外科临床实践中不多见，但是一旦出现，很难进行治疗。因为右室位于胸腔内前方，而且室壁薄，其对心肌储备功能不全比左室更为敏感，尤其在 CPB 复温期间。当出现严重的右室衰竭，而且右心室缺乏对变力性药物或血管扩张剂的反应时，需要置入肺动脉内球囊反搏泵或右室的辅助装置。

右冠状动脉灌注大部分的右心室，不过左前降支的圆锥支供应右室游离壁的一小部分[28]。患有严重的慢性阻塞性肺疾病和冠心病的患者在 CABG 期间更容易发生右室心肌缺血或右室衰竭。右室心肌缺血常伴有三尖瓣反流，而且在右心衰竭时三尖瓣反流更为严重。检查右室心肌缺血推荐的成像切面为食管中段四腔心切面，不过在其他成像切面也可以显示部分右室，如经胃底切面。右室扩张是很常见的，当不伴有肺动脉高压时可诊断为右室心肌缺血。

临床应用

应用术前超声数据来指导术中监测

临床医生会对特殊患者的术前超声心动图结果进行仔细考虑而进行术中 TEE 监测。显然，对术前超声心动图检查结果进行仔细评估可以与患者当前的任何变化进行直接对比，尤其是新出现的或恶化的 RWMA，心室功能进一步降低和 MR。术前多巴酚丁胺负荷试验的结果有助于识别易发生心肌缺血的危险心肌，提醒医生应进行密切的术中监测[29]。

术中监测的一些建议

术中的一些因素对某些患者的监测计划会产生影响。患者、医生和具体术式等变量也应该考虑在内。根据手术部位使用的成像平面、患者的体型和其他一些机械性因素对 17 节段的评

价均有影响。手术难度和医生观察 TEE 可利用的时间也是主要因素。鉴于 TEE 对不同类型手术患者预后产生不同的影响，建议在麻醉后尽可能的情况下立即对室壁所有节段、瓣膜的功能以及心室收缩能力进行全面而系统的检查。心脏外科手术在 CPB 下进行还需要进行一些额外的检查，即在 CPB 使用前及脱离 CPB 后即刻进行检查。不同的临床医生对进行动态监测的成像平面有不同的选择，有的选择经胃底左室中间段观，此平面可以对心室腔的面积和室壁运动进行快速的评价；而有的选择食管中段长轴观，尤其是四腔心或五腔心观，这些切面可以连续观察二尖瓣结构和心尖部的运动。

首次冠状动脉搭桥术(体外循环下)

正如前文所述，虽然外科医生手术操作的速度要求对高危的解剖部位进行简要的检查，但是在手术期间仍然建议在多个时间点对室壁运动进行仔细评价。CABG 手术期间短暂性缺血的原因很多，使用 TEE 有利于寻找原因(表4.5)。

二次冠状动脉搭桥术

进行二次冠状动脉搭桥手术的患者在建立体外循环前很容易发生心肌缺血，尤其是对已有桥血管进行操作时，在剥离期间很容易产生损伤，其内可能有一些斑块碎屑很容易形成栓子，导致严重的心肌缺血。另外，血流动力学紊乱，尤其是低血压和心动过速，当伴随多支阻塞的桥血管时，容易诱发心肌缺血。

不停跳冠状动脉搭桥术

OPCAB 的应用发展迅速，同时也为麻醉处理带来新的挑战。当外科包扎材料置于心脏后方或将心脏提起充分暴露冠状动脉时，均不利于 TEE 成像[9]。在进行左前降支吻合时，由于心脏位移较小，所以心脏 TEE 成像较为理想。然而，在进行回旋支和右冠状动脉切开时，图像很差，而且经胃底成像平面无法获取。食管中段四腔心或五腔心观常显示左室明显扭曲，但是此成像切面常为唯一的选择。幸运的是，最新的心

表固定器避免了外科包扎材料置于心脏的后方，有利于 TEE 成像。

由于在手术期间心表固定器对心脏产生牵拉，室壁运动常表现为整体异常，因此对局部室壁运动进行分析确定是否存在缺血心肌是不可靠的。对每支血管进行预适应刺激仍存有争议，并不是每位外科医生均应用这种方法。对于那些应用预适应刺激的外科医生而言，评价室壁运动（无稳定器）对刺激的反应仍有一定的帮助。完成吻合后很短的一段时间内观察到新出现的 RWMA 也较常见，这可能是由心肌抑顿引起的[8]。然而，这种改变很快会消失，如果没有消失，需要再次检查吻合口或应用多普勒超声检查桥血管的通畅情况。

经心肌血管重建术

经心肌血管重建术是一种新的(有争议)方法，对那些不适合进行常规搭桥手术的心肌区域使用激光将心肌穿透数个约 1 mm 的孔道（大约 $1/cm^2$）[30]。减轻心绞痛的机制仍存争议，不过有人认为血管再生是主要原因。这些患者是发生心肌缺血的高危患者，而且发生心肌梗死的区域已经损害了心室的功能。必须对左室的每个节段进行全面细致的检查以发现缺血心肌。在手术过程中，超声心动图医生负有重要的责任，当激光穿透整个心肌厚度时，应及时告知

表 4.5　CABG 期间急性心肌缺血的原因

CPB 前缺血
血流动力学异常(常见于心动过速、低血压)
突发室颤
主动脉插管期间缺血(常见于低血压)
桥血管粥样斑块脱落(二次 CABG)
CPB 后缺血
低心输出量状态
桥血管异常(内膜剥脱，血栓导致的血管闭塞，桥血 　　管吻合到静脉上，桥血管过短或闭合胸腔时桥血 　　管迂曲)
源于心尖或肺静脉的气体栓塞(常见于右冠状动脉 　　分布区)
突发室颤

CPB:体外循环;CABG:冠状动脉搭桥术。

外科医生，而且通过观察左室腔内出现气泡很容易判断(图 4.10)。由于激光灼烧太深或时间太长会损伤二尖瓣腱索或其他瓣器结构，所以超声监测任务非常重要。因此，在一系列的激光打孔治疗前后，必须使用二维或多普勒成像对二尖瓣和主动脉瓣进行细致的检查。

瓣膜外科手术

在瓣膜外科手术期间也会发生心肌缺血，常继发于伴随的冠状动脉疾病或发生栓塞。后者常由源于心尖部或肺静脉的气体引起[31]。因为右冠状动脉位于前方，在主动脉根部约 90°的方位，左室内大量的气体会引起右冠状动脉分布区心肌发生缺血。迅速发现冠状动脉气体栓塞非常重要，因为它可以通过挤压排除气体进行及时治疗，而且可以应用高剂量的苯福林或及时返回体外循环。由于瓣膜修复或置换的难度较大，需要长时间的体外循环或瓣膜修复失败，在心输出量较低的状态下，心内膜下心肌灌注不足会引起心肌缺血。

总结

发现心肌缺血对临床医生非常重要，因为患者的老龄化以及冠心病的发病率正在增加。心肌缺血所涉及的一些临床范畴，如解剖、生理、检查技巧和特殊的术式在这里均已谈到。这些只是一些最为基本的因素，随着超声心动图技术的不断提高（尤其是背向散射技术和组织多普勒技术），这些方法仍需进一步改进。新的技术将有利于更早地发现心肌缺血，最终会改善患者的预后。

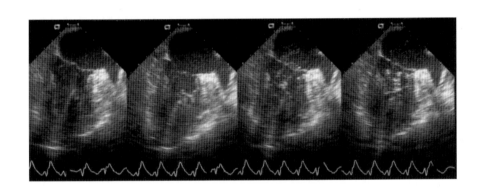

图 4.10 经心肌激光血管重建术系列图像显示激光束穿过心肌进入左室，前壁基底段进入点可以看到气泡(食管中段两腔心)。心电图上可以看到暂时损伤性改变。

参考文献

1 Savage RM, Lytle BW, Aronson S, et al. Intraoperative echocardiography is indicated in high-risk coronary artery bypass grafting. *Ann Thorac Surg* 1997;64:368–373; discussion 373–374.

2 Kloner RA, Jennings RB. Consequences of brief ischemia: stunning, preconditioning, and their clinical implications: part 1. *Circulation* 2001;104:2981–2989.

3 Kloner RA, Jennings RB. Consequences of brief ischemia: stunning, preconditioning, and their clinical implications: part 2. *Circulation* 2001;104:3158–3167.

4 London MJ, Tubau JF, Wong MG, et al. S.P.I. Research Group. The natural history of segmental wall motion abnormalities in patients undergoing noncardiac surgery. *Anesthesiology* 1990;73:644–655.

5 Dodds TM, Burns AK, DeRoo DB, et al. Effects of anesthetic technique on myocardial wall motion abnormalities during abdominal aortic surgery. *J Cardiothorac Vasc Anesth* 1997;11:129–136.

6 Morewood GH, Gallagher ME, Gaughan JP, et al. Current practice patterns for adult perioperative transesophageal echocardiography in the United States. *Anesthesiology* 2001;95:1507–1512.

7   Eagle KA, Guyton RA, Davidoff R, et al. ACC/AHA guidelines for coronary artery bypass graft surgery: executive summary and recommendations: a report of the American College of Cardiology/American Heart Association Task Force on Practice Guidelines (committee to revise the 1991 guidelines for coronary artery bypass graft surgery). *Circulation* 1999;100:1464–1480.

8   Malkowski MJ, Kramer CM, Parvizi ST, et al. Transient ischemia does not limit subsequent ischemic regional dysfunction in humans: a transesophageal echocardiographic study during minimally invasive coronary artery bypass surgery. *J Am Coll Cardiol* 1998;31:1035–1039.

9   Mathison M, Edgerton JR, Horswell JL, et al. Analysis of hemodynamic changes during beating heart surgical procedures. *Ann Thorac Surg* 2000;70:1355–1360.

10   *Anesthesiology.* Practice guidelines for perioperative transesophageal echocardiography. A report by the American Society of Anesthesiologists and the Society of Cardiovascular Anesthesiologists Task Force on Transesophageal Echocardiography 1996;84:986–1006

11   London MJ, Kaplan JA. Advances in electrocardiographic monitoring. In: Kaplan JA, Reich DL, Konstadt SN, eds. *Cardiac anesthesia*, 4th ed. Philadelphia: WB Saunders, 1999:359–400.

12   Gallagher KP, Kumada T, Koziol JA, et al. Significance of regional wall thickening abnormalities relative to transmural myocardial perfusion in anesthetized dogs. *Circulation* 1980;62:1266–1274.

13   Schiller NB, Shah PM, Crawford M, et al. Recommendations for quantitation of the left ventricle by two-dimensional echocardiography. American Society of Echocardiography Committee on Standards, Subcommittee on Quantitation of Two-Dimensional Echocardiograms. *J Am Soc Echocardiogr* 1989;2:358–367.

14   Koch R, Lang RM, Garcia MJ, et al. Objective evaluation of regional left ventricular wall motion during dobutamine stress echocardiographic studies using segmental analysis of color kinesis images. *J Am Coll Cardiol* 1999;34:409–419.

15   Buda AJ, Zotz RJ, Pace DP, et al. Comparison of two-dimensional echocardiographic wall motion and wall thickening abnormalities in relation to the myocardium at risk. *Am Heart J* 1986;111:587–592.

16   Homans DC, Asinger R, Elsperger KJ, et al. Regional function and perfusion at the lateral border of ischemic myocardium. *Circulation* 1985;71:1038–1047.

17   Pandian NG, Skorton DJ, Collins SM, et al. Heterogeneity of left ventricular segmental wall thickening and excursion in two-dimensional echocardiograms of normal human subjects. *Am J Cardiol* 1983;51:1667–1673.

18   Lieberman AN, Weiss JL, Jugdutt BI, et al. Two-dimensional echocardiography and infarct size: relationship of regional wall motion and thickening to the extent of myocardial infarction in the dog. *Circulation* 1981;63:739–746.

19   Oh JK, Seward JB, Tajik AJ. Stress echocardiography. *The echo manual*, 2nd ed. Philadelphia: Lippincott Williams & Wilkins, 1999:91–101.

20   Lualdi JC, Douglas PS. Echocardiography for the assessment of myocardial viability. *J Am Soc Echocardiogr* 1997;10:772–780.

21   Aronson S, Dupont F, Savage R, et al. Changes in regional myocardial function after coronary artery bypass graft surgery are predicted by intraoperative low-dose dobutamine echocardiography. *Anesthesiology* 2000;93:685–692.

22   Cerqueira MD, Weissman NJ, Dilsizian V, et al. Standardized myocardial segmentation and nomenclature for tomographic imaging of the heart. *Circulation* 2002;105:539–542.

23   Smith MD, MacPhail B, Harrison MR, et al. Value and limitations of transesophageal echocardiography in determination of left ventricular volumes and ejection fraction. *J Am Coll Cardiol* 1992;19:1213–1222.

24   Kono T, Sabbah HN, Rosman H, et al. Mechanism of functional mitral regurgitation during acute myocardial ischemia. *J Am Coll Cardiol* 1992;19:1101–1105.

25   Glasson JR, Komeda M, Daughters GT, et al. Early systolic mitral leaflet "loitering" during acute ischemic mitral regurgitation. *J Thorac Cardiovasc Surg* 1998;116:193–205.

26   Cwajg JM, Cwajg E, Nagueh SF, et al. End-diastolic wall thickness as a predictor of recovery of function in myocardial hibernation: relation to rest-redistribution Tl-201 tomography and dobutamine stress echocardiography. *J Am Coll Cardiol* 2000;35:1152–1161.

27   Seeberger MD, Cahalan MK, Rouine-Rapp K, et al. Acute hypovolemia may cause segmental wall motion abnormalities in the absence of myocardial ischemia. *Anesth Analg* 1997;85:1252–1257.

28   Bowers TR, O'Neill WW, Grines C, et al. Effect of reperfusion on biventricular function and survival after right ventricular infarction. *N Engl J Med* 1998;338:933–940.

29   Boersma E, Poldermans D, Bax JJ, et al. Predictors of cardiac events after major vascular surgery: role of clinical characteristics, dobutamine echocardiography, and beta-blocker therapy. *JAMA* 2001;285:1865–1873.

30   Lee LY, O'Hara MF, Finnin EB, et al. Transmyocardial laser revascularization with excimer laser: clinical results at 1 year. *Ann Thorac Surg* 2000;70:498–503.

31   Orihashi K, Matsuura Y, Sueda T, et al. Pooled air in open heart operations examined by transesophageal echocardiography. *Ann Thorac Surg* 1996;61:1377–1180.

▶ 问　题 ◀

1. TEE 在不停跳冠状动脉搭桥术(OPCAB)中的应用是(　　　)。
   a. 评价冠状动脉的吻合情况　　　　　　b. 评价患者对血管阻塞的耐受能力
   c. 评价心脏位置改变引起的血流动力学变化　　　d. 以上均正确

2. TEE 检测心肌缺血最敏感的指征是(　　　)。
   a. 收缩期室壁增厚率降低　　　　　　　b. 收缩期室壁变薄
   c. 心内膜位移减少　　　　　　　　　　d. 室壁代偿性运动增强

3. 关于多巴胺负荷试验,下列阐述错误的是(　　　)。
   a. 低剂量时使正常心肌运动增强
   b. 新出现的运动降低提示心肌缺血
   c. 低剂量时心肌运动改善,高剂量时恶化的双相反应称为心肌顿抑
   d. 慢性透壁性心肌梗死对低剂量多巴酚丁胺没有反应

4. 关于数字动态影像下列阐述错误的是(　　　)。
   a. 超声心动图设备配备心电图监测
   b. 存储动态图像由心电图的 P 波触发
   c. 在没有心电图的情况下,至少存储 1 s 或 1 s 以上时间的图像长度
   d. 心室的收缩状态在起搏心律时很难判断

5. ASE 和 SCA 采纳的心室分为 17 个节段需要观察下列各切面,不需要观察的是(　　　)。
   a. 食管中段四腔心观
   b. 食管中段两腔心观
   c. 食管中段左室长轴观
   d. 经胃左室基底段短轴观
   e. 经胃左室中段短轴观

6. 下列方法对显示左室心尖没有帮助的是(　　　)。
   a. 在经胃左室短轴观后屈探头
   b. 优化远场增益和时间增益补偿设置
   c. 将焦点置于心尖处
   d. 在食管中段四腔心观提高探头的成像频率

7. 在 CABG 手术期间,常使用经胃底左室中间段短轴切面进行监测,是因为(　　　)。
   a. 很容易确定心腔容积的变化
   b. 三支主要的冠状动脉灌注左室的分布区均可显示
   c. 乳头肌可以作为参考点来确定评价的是哪一支冠状动脉的分布区
   d. 以上均正确

8. 在应用 TEE 诊断心肌缺血时,在成像过程中可能遇到的困难不包括(　　　)。
   a. 心内膜回声失落　　　　　　　　　　b. 图像质量差
   c. 经胃左室短轴观方向倾斜　　　　　　d. 心尖部假性缩短

9. 下列与室壁运动异常有关的是(　　　)。
   a. 高血容量　　　　　　　　　　　　　b. 低血容量
   c. 肥厚型心肌病　　　　　　　　　　　d. 心室起搏

e. 以上均正确

10. 下列所述,慢性缺血性二尖瓣反流的发生机制不包括(   )。

  a. 心室扩张瓣二尖瓣对合不良   b. 乳头肌断裂

  c. 一组或两组乳头肌缺血性功能不全   d. 支持正常乳头肌的室壁节段运动降低

答案见书后。

第 2 部分

多普勒超声心动图基础

第 5 章 多普勒技术及操作技巧

Albert C. Perrino

二维超声心动图能以高分辨力显示运动着的心脏结构。然而尽管二维图像可以显示最复杂的解剖细节,却无法观察到血流。心腔和大血管内的血流在二维图像中简单地表现为黑色。这一局限性对超声心动图的诊断能力提出严峻挑战。多普勒超声检查克服了对血流评价的局限性。它的彩色血流显示为超声心动图医师提供了生动的血流图像。另外,频谱多普勒提供了定量血流大小和方向的工具。由于多普勒评估是定量的,因此它提供了一个在许多情况下可以对疾病严重程度进行分级的方法,而此时二维超声心动图只能提示存在异常。掌握多普勒检查技术是围术期超声心动图医师培训的重要部分。

多普勒频移

多普勒检查与二维成像是基于完全不同的原理。正如在下文将要提到的,这种区别使得进行多普勒检查时,必须改变方法及操作技巧。很多情况下,在相同的解剖区域,多普勒检查需要的切面和图像频率与二维成像完全不同。为获得心脏结构感兴趣区形态和功能的最佳评估,我们对这两种方法的物理原理和区别具有足够的认识是非常重要的。

多普勒效应

如第 1 章所述,二维成像基于超声波反射的强度和时间延迟。要确定血流速度,多普勒系统检查的是红细胞反射回的超声波频率的变化。我们应用红细胞运动来估测血流速度的能力可追溯到奥地利物理学家克里斯琴·多普勒的实验。小号手在高速行驶的火车上演奏一段特定音高的曲调,以检测运动对声音频率的影响。当列车通过时,另一组音乐家在站台上演奏相同的曲调。正如多普勒所预料的,这两个曲调

听起来是不同的。这种音调的变化,称为多普勒效应,它的发生是因为物体的移动导致声波沿物体运动的方向被压缩,而沿与物体运动相反的方向被拉伸。

信号频率和血流

红细胞在血流中运动时反射声波。通过将超声信号发射于血流中,并接收由红细胞反射回来的频率变化,多普勒超声心动图能够评估血流的方向和速度。

图 5.1 显示了多普勒效应原理在心脏中的应用。当超声发射到血液中,它被大量的红细胞散射,一小部分散射朝着探头方向反射回来。反射回探头的回声强度与反射超声的微粒数目相关。如果血细胞比容增加,有更多的界面可以用来反射,从而使超声信号增强。但是这种效应是自限性的,因为当血细胞比容超过 30%,反射信号就会由于破坏性的干涉作用而减弱。现代超声心动图设备能检测的多普勒信号在较宽的血细胞比容范围之上。

如果红细胞是静止的,因为没有多普勒频移发生,反射信号与发射信号的频率相同。这种情况与二维超声心动图相似。当血流朝向超声探头运动,反射信号由于红细胞的运动被压缩,它的频率要高于发射信号的频率。相反地,当血流背离超声探头,探头接收到的反射信号频率要低于发射信号的频率。这种由于多普勒效应导致超声信号频率改变的技术术语叫做调制。通过分析调制的信号,可以检测红细胞运动的方向和速度。

多普勒分析

多普勒公式:将频移与速度联系起来

多普勒公式描述了超声频率与血流速度之

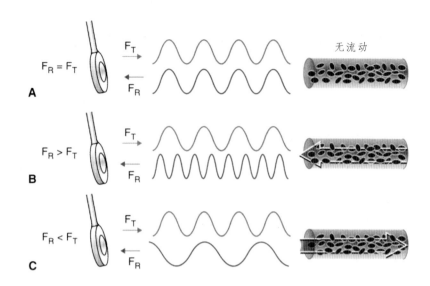

图 5.1 检测血流:红细胞运动对超声频率的影响。物体的运动改变反射超声信号的频率。(A)从静止目标反射的超声信号与发射信号的频率相同。(B)当红细胞朝向探头运动时压缩声波信号,使反射回来的频率增加。(C)当红细胞背离探头运动时,反射的超声频率降低。这种对反射超声波的频率调制被用来检测血流。F_T:发射信号频率;F_R:反射信号频率。

间的关系(图 5.2):

$$\Delta f = v \times \cos \theta \times 2f_t / c$$

这里 Δf 是发射频率和接收频率之差,v 是血流速度,c 是声波在血液中的传播速度(1540 m/s),θ 是超声束与血流之间的入射夹角。

从概念上讲,这个公式可以简单地理解为超声频率的改变直接与两个变量相关:血流速度和 $\cos\theta$。公式中的其他因素,声波在血液中的速度(c)和发射频率(f_t)都是常数。多普勒信号的变化只与沿声束方向的血流速度成分有关(即 $v\cos\theta$)。例如,当超声束的方向与血流平行时,观察到的 Δf 完全反映整个血流速度($\cos\theta=1$)。当超声束的方向与血流不平行时,Δf 因 $\cos\theta$ 的影响而减小。如图 5.3 所示,当声束发散角度较小时,对 Δf 的影响有限。但是,当角度大于 30° 时,$\cos\theta$ 值会急剧下降。当声束方向与血流方向垂直时(90°,$\cos90°=0$),血流的运动不再能由多普勒系统评价($\Delta f=0$)。

声束方向的影响

声束角度对多普勒测量的影响有重要的临床意义。在临床实践中,超声系统测量频移以计

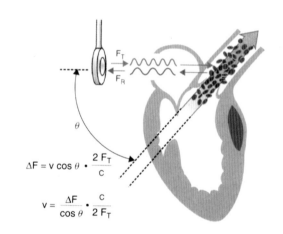

图 5.2 血流速度计算:多普勒公式。多普勒公式计算血流速度基于两个变量:多普勒频移(ΔF)和超声束与血流夹角的余弦值。多普勒频移由超声心动图仪计算,但是 $\cos \theta$ 未知,需要由超声心动图医师手工操作来进行估测。v:血流速度;F_T:发射信号频率;F_R:反射信号频率;ΔF:F_T 和 F_R 之差;c:声波在组织中的速度;θ:超声束与血流之间的入射角。

算血流速度。将多普勒公式重新排列,血流速度可以如下导出:

$$v = \Delta f / \cos\theta \times c / 2f_t$$

声束与血流的夹角是不容易确定的。虽然

血管的二维图像允许超声心动图医师估计血流在 X 平面和 Y 平面的角度，但在 Z 平面的方位仍然无法确定。评估这样带有疑问的角度在遇到偏心性血流时会更加复杂，比如二尖瓣反流。大多数多普勒系统默认 $\cos\theta$ 的值为 1，这是假定超声心动图医师放置的声束方向与感兴趣区血流方向接近平行。这一方法的优点是多普勒信号较强，且由于夹角较小时余弦曲线呈平台状态使误差较低。因此，在临床实践中，放置探头应尽量使声束与血流接近平行，以确保准确的速度计算。图 5.3 显示了在临床实践中要求声束角度与血流方向的夹角在 30°以内的原理，因为只有这样才能使与角度相关的误差保持在15%以内。假定超声束方向与血流平行是多普勒速度计算中的一个常见误差。因为余弦曲线的形状，当声束与血流夹角大于 30°时，会明显低估血流速度(图 5.4)。但是，即使 30°的标准在某些情况下也不能接受。例如，当记录主动脉瓣狭窄这样非常高速的血流时，即使是 15%的低估也会产生很大的速度误差，会导致低估主动脉瓣狭窄的严重程度。

经食管超声心动图检查的临床注意事项

1. 调节 TEE 探头使多普勒声束方向与血流方向平行经常是一个很大的挑战。不像调整经胸探头，可以在胸壁上自由移动以达到合适的方位，TEE 探头的位置受到食管与胃的限制。

2. 二维成像中应用的标准切面常常不适宜多普勒评估。获得最佳二维图像的方法是调整声束使之垂直于感兴趣结构，以得到强的镜面样反射。相反，获得最佳的多普勒测量要求声束与血流平行，以避免低估血流速度。能够提供最佳二维结构图像的切面通常只能提供有限的血流信息，且导致探测不到异常血流。图 5.5 说明了这一原理在检测主动脉瓣时的应用。

分离多普勒频移

多普勒系统为确定由红细胞产生的频移，就必须首先将红细胞调制的回声与所有其他组织反射产生的非频移回声区别开来(图 5.6)。解调过程常通过比较返回的回声以及与发射信号有相同相位和 90°相位差的内部参考信号来完成，这个过程被称为"正交解调"。一旦多普勒信号被分离，它的频率成分就能通过快速傅立叶转换技术确定。这种方法将解调的多普勒信号转换为它所含的一个个频率成分。此过程类似于在一组声乐和弦之中鉴别出单个的和音。在每个时间点，这种分析提供探测到的频率范围(即速度)和它们的强度(即以这一速度运动的红细胞数量)。

多普勒数据的表达

声频播放

心脏和大血管内血流产生的多普勒频移在千赫兹的范围，主动脉瓣狭窄高速射流产生的多普勒频移在 20 kHz 量级。因为这些频率在听阈范围内，大多数超声心动图仪为操作者提供了音响系统来放大和播放声音信号。通过倾听播放的多普勒频率的音量和音调，超声心动图医师可以精确放置多普勒声束来记录理想的血流信号。通常，当信号达到最高频率和最大响度时，即为理想的位置。柔和的低分贝信号提示多普勒声束没有瞄准，只扫过了一小部分血流。另外，多普勒信号的音质和音调对诊断也有帮助。例如，当检查跨主动脉瓣的血流时，粗糙、高调的信号可诊断为由主动脉瓣狭窄导致的高速湍

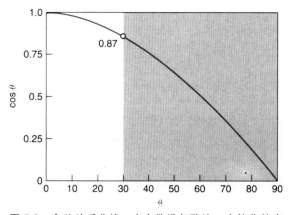

图 5.3　余弦关系曲线。大多数设备默认一个简化的多普勒公式，$\cos\theta$ 被忽略。根据这一假设，多普勒声束与血流接近平行，因此 $\cos\theta$ 值可以忽略不计。但是在声束与血流夹角大于 30°时，余弦曲线下降支变陡，导致严重低估血流速度。θ：声束方向与血流之间的夹角。

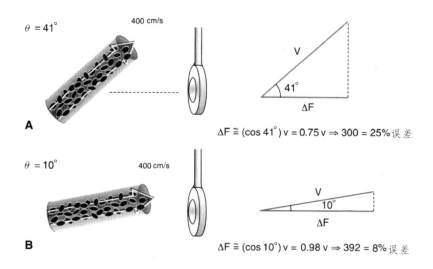

图 5.4　声束方向不平行时低估血流速度。(A)夹角为 41°时，血流速度在超声束方向的矢量成分只占总值的 75%。因此，基于 ΔF 估测的血流速度将导致临床难以接受的对真实流速 25% 的低估。(B)夹角为 10°时，血流速度在超声束方向的矢量成分为 92%，这时忽略 $\cos\theta$ 可导致临床能接受的对流速 8% 的低估。ΔF：F_T 和 F_R 之差；θ，超声束与血流方向之间的夹角。

流，它与由正常主动脉瓣的层流产生的平滑、低调的信号形成鲜明对比。应用听到的多普勒信号指导声束位置放置是有经验的超声心动图医师特有的技能，这种技能的发展一直是所有被培训者的目标。

频谱显示

将多普勒数据呈现为时间-速度图称为频谱显示(图 5.7)。在每个时间点上，显示由傅立叶转换探测的速度频谱。为测量血流速度，由心

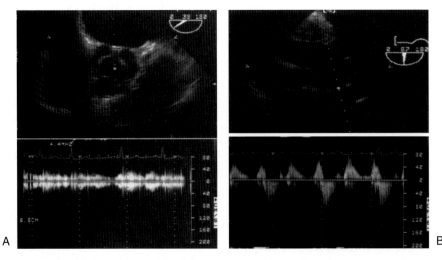

图 5.5　比较二维成像和多普勒血流测定的切面选择。(A)食管中段主动脉瓣短轴观的二维超声(上)，提供了高清晰度瓣叶结构和活动的图像。因为此切面血流方向与超声束方向垂直，用连续波多普勒测量血流速度(下)会显著低估流速。(B)重新放置探头得到经胃左室长轴观(上)，此时超声束方向与左室流出道和升主动脉平行，提供了很好的连续波多普勒血流速度测量(下)。

肌运动发出的低速信号被滤掉而不被显示（这种"组织多普勒"信号的应用在第 3 章和第 7 章中介绍）。有较大振幅（响度）的频率被标记为较亮的像素。频谱显示的时间分辨率很高，可以评价每个心动周期的血流，是定量测定心血管血流动力学的基础。峰值速度、加速度 $(\Delta v / \Delta t)$ 和时间–速度积分（由一个心动周期的速度–时间曲线下面积代表）是从频谱显示中容易获得的一些重要的测量（这些测量在临床超声心动图中的应用检测详见第 6 章）。

　　尽管从频谱显示中计算速度很方便，但对一些超声心动图医师而言还是要有所警惕。只

有遵循多普勒技术的根本原则时，测量才会是准确的。首先，多普勒声束必须恰当放置以记录目标血流。例如，声束位置的轻微改变决定显示的频谱速度是代表二尖瓣狭窄的高频射流束，还是沿其周围的低速血流。其次，多普勒声束方向必须与目标血流的方向平行。诊断中的错误经常与没有遵循这些基本要求有关。

　　检查频谱显示常常会发现较差的超声技巧。高质量信号产生通常被称为"干净包络"的频谱模式，表现为边界清楚，像素明亮并有清晰的峰。当缺乏这些特征时，超声心动图医师不会接受频谱显示的数据，而是通过改变探头位置

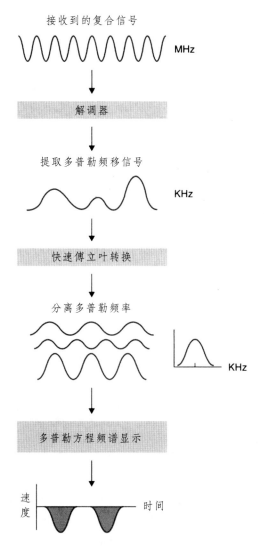

图 5.6　大海捞针。从接收到的复合信号中，提取低频率低振幅的多普勒信号是一个技术上的挑战。它需要几个步骤，包括解调和快速傅立叶转换。一旦信号被分离，多普勒频率就能被分析和显示。

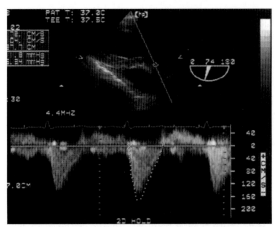

图 5.7　多普勒频谱显示。在经胃左室长轴观应用连续波多普勒获得通过左室流出道和主动脉的血流。时间–速度图在 y 轴显示了由多普勒计算出来的速度，朝向探头的血流为正向波，背向探头的血流为负向波。由操作者测量速度波形的面积，机器的分析软件包计算出速度–时间积分、平均速度和峰值速度。

或图像切面来改善多普勒信号(图 5.8)。轻微改变探头的位置和角度能够解决在获取血流信号时遇到的困难。从这点考虑，除了坚持不懈的努力和经验的积累没有其他方法。

多普勒技术

两种多普勒技术，即脉冲波和连续波多普勒，常用来评估血流。全面了解每种技术的优缺点对选择一个最适合临床应用的方法是至关重要的。

在临床实践中，脉冲波和连续波多普勒经常与二维成像联合使用。二维图像用来确定感兴趣区，引导超声心动图医师在脉冲多普勒检查中精确放置取样容积，或者在连续波多普勒中调整声束方向。

脉冲波多普勒

脉冲波探头使用单个晶片既作为超声波的发射器，又作为接收器。如在二维成像中描述的脉冲回波系统，脉冲波多普勒系统朝向靶目标发射一个短暂的超声脉冲，然后切换至接收模式来接收返回的声波信号。由于组织中的声速(c)是常数，一个信号从发射到达靶目标至返回探头的时间延迟只取决于它离靶目标的距离(d)：

$$时间延迟 = 2d/c$$

因此，从距探头较远位置反射回来的信号需要更长的时间间隔。因为超声脉冲的发射，脉冲波探头的电子电路只有在一个预定的时间间期过去之后才能接收返回的声波信号。以这种方式，只有那些在特定深度或距离的信号才能被选择进行评价，这一过程称为"时间闸路"。需要铭记的是，探头发射的是一个三维声束，这一点很重要。因此，由时间闸路程序接收的这小部分反射声波与一个特定位置的血流容积相对应，称为取样容积。脉冲长度，等于波长与每个声脉冲包含的周期数的乘积，决定取样容积的长度。取样容积的宽度和高度与探头的大小、信号频率和声束聚焦相关。

脉冲多普勒临床注意事项

因为红细胞散射超声信号，所以返回探头多普勒反射信号只代表发射信号的一部分。因此，返回的信号比来自组织的强镜面反射要弱得多。相应地，临床医生要在好的距离分辨力(即一个小的取样长度)和准确的速度测量之间进行权衡。与二维超声心动图优先考虑轴向分辨力、短脉冲长度的首选设置相反，大多数超声心动图医师更愿意选择大的多普勒取样容积(长度>10 mm)以提高速度测量的准确性，大的取样容积可以为解调提供更多的波长。信噪比的增加会产生一个更强的多普勒信号。

总之，脉冲波多普勒允许超声心动图医师选择取样容积的位置和大小，以测定不同位置的血流速度。这种选择一个取样容积从而记录血流速度的能力是超声心动图诊断功能的重大进展。

脉冲多普勒系统的处理过程

脉冲多普勒系统使用超声发射和接收的重复模式。探头发出一个短暂爆发的超声脉冲之后，等待与选择测定距离相对应的一段时间，然后接收从取样容积返回的信号。探头随即发射另一组脉冲，再等待与接收，依此类推。仪器重复产生超声脉冲的速率称为脉冲重复频率(PRF)。脉冲波系统等待返回信号的时间越长，PRF 越低。因为声波在组织中的传播速度是一个常数，PRF 直接与取样容积的深度相关。PRF 与电影摄像机的帧频是类似的。与一个电影胶

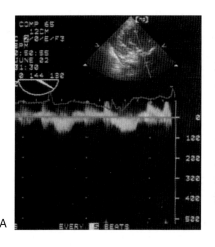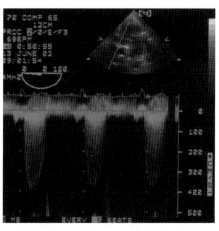

图 5.8　寻找射流核心。**(A)** 尽管经胃左室长轴观有高质量的二维图像，但通过瓣膜血流的多普勒探查无法记录到主动脉瓣狭窄的高速血流。毛刷样低速信号波无法清晰地确定峰值速度。**(B)** 调整探头位置获得经胃底深部左室长轴观，多普勒记录发现一个 400 cm/s 的高速射流，提示了主动脉瓣狭窄。注意如果超声心动图医师从最初 A 图中获得的信号来诊断则有潜在的误诊风险。

卷中的多帧记录相似，每个超声脉冲与血流相互作用的时间很短暂，然后正如一系列电影帧可以表现运动一样，一系列的脉冲循环可以连续地分析评价血流。解调过程检测从一系列脉冲中返回的声波信号，来确定多普勒频移和计算血流速度。

脉冲多普勒的局限性

因为多普勒数据是间歇性收集的，所以脉冲波多普勒能够准确测量的最大频率和血流速度是有限的。这个最大频率等于 PRF 的一半，被称为尼奎斯特 (Nyquist) 极限。图 5.9 以一个轨道运转彗星为例解释了尼奎斯特极限的原理。相似的效应在电影动画的制作中也可以看到，当帧频较慢时，一个快速旋转的轮子看起来像是向相反的方向转动。在多普勒频移超过尼奎斯特极限时，返回信号的分析变得模棱两可，因此速度是无法确定的。这种频率高于尼奎斯特极限的模棱两可的信号称为混叠，在频谱显示中表现为在基线另一侧的信号，通常被称作倒错 (图 5.10)。脉冲系统的间歇性取样只能分析小于 1/2 脉冲重复频率的频率。

最大化脉冲多普勒速度测量

超声心动图医师有几个可利用的技巧使脉冲波系统的速度测量能力达到最大化。

1. 第 1 个临床原则是选择切面使探头的位置最接近取样容积。减少离靶点的距离能增加 PRF，从而提高测量的速度。

2. 第 2 个临床原则是选择低发射频率，较低的发射频率有两个主要优点：

(1) 因为 $f_r = f_t + \Delta f$，所以对于任何给定的血流速度，解调的回声都将是一个较低频率。因此，测量增高的血流速度时不产生混叠，而同样情况若用较高的发射频率就会产生混叠。

(2) 由于在组织中衰减较小，低频率可产生较强的信号。这一点是很重要的，因为多普勒信号比用于二维成像的信号要弱得多。图 5.11 显示了靶距离和发射频率对多普勒系统速度测定的重要性。

3. 第 3 个临床原则是适当放置频谱显示的基线，以便在感兴趣的方向上显示最大的速度范围。图 5.12 显示了基线调节的实际应用。

超声心动图技术还试图发展高频率脉冲波多普勒来应对脉冲多普勒在测量速度方面的局限性。这种方式牺牲了一部分空间分辨力，换来了测量高速血流的能力。高频率脉冲多普勒的原理是在第 1 个信号返回之前，发射第 2 个或第 3 个脉冲信号。以这种方式，PRF 以 2 倍或 3 倍地增加，能够测量更高的血流速度。但是，应

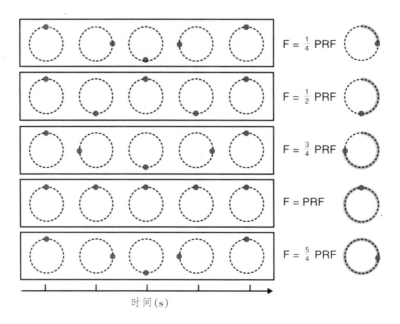

图 5.9　尼奎斯特错觉。1/2 脉冲重复频率的尼奎斯特极限适用于任何基于间歇性观测的系统中。本图示出轨道彗星在每个观察点的位置。彗星的轨道速度从顶行到最下一行逐渐增加。在较低的 1/4PRF 的轨道速度时,一系列观测恰当描绘了彗星呈顺时针的运动。当彗星的速度增加,轨道速度达到 3/4PRF 时,它看起来像是在逆时针运动。当轨道速度等于 PRF 时,它看起来根本没动。在轨道速度达 5/4PRF 时,它好像是以 1/4PRF 的较低速度在运行。

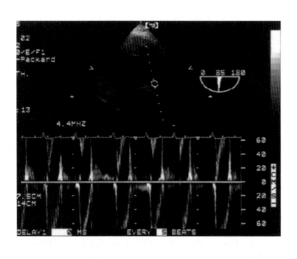

图 5.10　混叠伪像。速度一旦超过尼奎斯特极限时就会出现混叠伪像。在这个例子中,脉冲多普勒的取样容积放在左室流出道,当频谱信号的峰值速度超过 70 cm/s 时,混叠产生并显示在基线的另一方向,这种情况称为倒错。

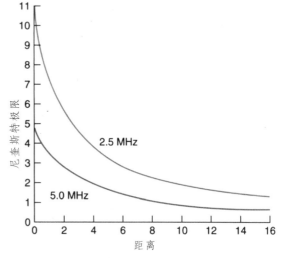

图 5.11　距离和频率对尼奎斯特极限的影响。超声心动图医师可控制的、能将多普勒信号混叠风险减至最小的两个重要参数是靶距离和发射频率。当探头向靶目标靠近或发射频率降低时,脉冲波尼奎斯特极限充分增加,使得高速血流信号能够被准确测量。

用高频率脉冲多普勒时,操作者不能确定反射的回声来自预定目标,还是更近一些的其他位置。

尽管技术发展,尼奎斯特极限仍是脉冲波

多普勒测量高速血流的主要障碍,比如跨狭窄瓣膜和先天性心脏病。针对此局限性,人们设计

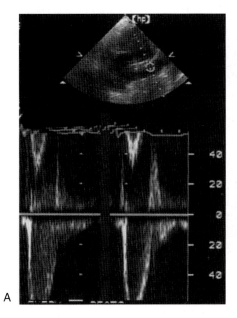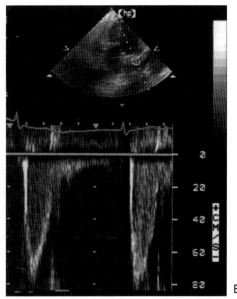

图 5.12 基线调节在脉冲波多普勒混叠中的作用。(A)速度基线放置在显示屏中间,信号在 50 cm/s 处出现混叠。(B)基线被调节到最上端,尼奎斯特极限增加,使背离探头的血流速度超过 80 cm/s 而频谱信号不出现混叠。

出了一种高速血流多普勒评估的替代性方法,这就是连续波多普勒。

连续波多普勒

连续波多普勒技术避免了脉冲波多普勒系统最大测量速度的限制。连续波系统的探头由两组晶片组成,一个连续性发射,而另一个连续接收反射的超声信号。由于连续性接收多普勒信号,因此不受尼奎斯特极限的限制,血流速度极高时也可以被准确记录。一个连续波探头可以测量的速度超过 7 m/s,因此有助于测量狭窄性瓣膜疾病伴随的高速血流。脉冲波和连续波技术的其他区别也是很重要的。由于不像脉冲波多普勒那样由时间闸路控制,连续波多普勒接收通过声束路径的所有血流的反射信号。与脉冲多普勒获得的包络干净有空窗的频谱不同,连续波多普勒的频谱特征性地被沿声束路径记录到多种流速所充填(图 5.13)。因此,连续波多普勒主要用于测量由频谱包络线边缘所代表的声束路径中的最高流速。

彩色血流图

彩色血流图同时提供血流和心脏解剖结构

的动态显示。要实现这些非凡的影像,要结合二维超声成像和脉冲波多普勒技术。用于彩色血流成像的脉冲波多普勒与先前讨论的有两点重要差别。第一,彩色血流图不是记录一个单一的、由操作者选择的取样容积处的血流,而是沿每条扫描线进行多个脉冲波容积取样来确定速度。当声束扫过扇形切面的时候,沿每条扫描线获得多个取样容积的记录。这种方法提供的血流数据与二维图像获得的结构数据进行匹配。第二,对从每一个取样容积得来的多普勒速度数据进行彩色编码,并叠加于二维灰阶图像之上。广泛接受的编码模式是,红色代表血流朝向探头,蓝色代表血流背离探头。除了血流方向之外,血流速度也改变血流图显示。不同的流速显示为不同的色调:朝向探头的高速血流显示为黄色,背离探头的高速血流显示为蓝绿色。湍流区域的血流方向不一致,显示为绿色。

能够提供实时的、结合血流和结构信息的显像能力,使彩色血流显像有助于评价瓣膜功能、主动脉夹层和先天性心脏病。但是,在临床应用时必须注意一些重要事项。因为彩色血流图依赖脉冲波多普勒测量,因此易受混叠伪像的影响。事实上,彩色血流比传统脉冲多普勒

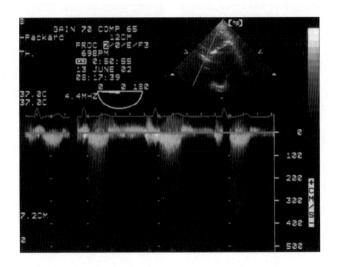

图 5.13　连续波频谱信号。脉冲波多普勒只获得取样容积处的血流记录,而连续波多普勒却探测沿整个声束方向的血流。图的上半部分:显示多普勒声束从深部胃底切面发射。图的下半部分:获得的频谱信号显示出两个清晰的峰,一种通常被称为双包络线的形式。在 400 cm/s 处的主峰是从通过主动脉的那部分声束记录得来的,由主动脉瓣狭窄导致的高速射流。100 cm/s 处的次峰代表左室流出道的血流速度。

在更低的速度时产生混叠,因为有一部分信号必须被用来产生图像,从而降低了 PRF。图 5.14 显示了彩色血流图的混叠。在准确测量速度的极限(比如朝向探头的亮黄色),进一步增加血流速度可显示为蓝绿色,之后为深蓝色,再后为深红色。在高速射流束中,可发生几个循环的彩色混叠,表现为红和蓝色相间的虎斑纹形式。因为综合获取多个多普勒样本并与成像处理器分享获取时间,彩色血流图显示的速度缺乏传统脉冲波多普勒的保真性。彩色多普勒血流图不能像传统多普勒技术一样精确地测量血流速度,也不能追踪心动周期中血流速度的变化。由

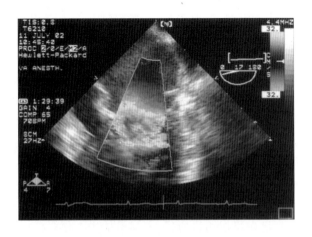

图 5.14　混叠的彩色显示。通过二尖瓣口的血流在舒张早期(食管中段四腔心观)产生的混叠。左房的血流在进入二尖瓣口时加速,彩色编码表现为深蓝色转变成淡蓝色,并达到 32 cm/s(尼奎斯特极限),如彩色棒上所示。结果,当速度在瓣叶尖端水平达到最快时,混叠信号编码为亮黄色,之后为红色。血流一旦到达左室,减速至尼奎斯特极限之下,便又被超声心动图系统恰当地编码为蓝色。(见彩图)

于这些局限性，彩色血流图常用来确定异常血流位置和范围，随后即应用传统多普勒方法来测定。

总结

多普勒超声心动图极大地扩展了临床超声心动图的诊断能力。脉冲波和连续波多普勒信号的多普勒频谱显示可定量检测血流速度，被广泛地应用于评价收缩、舒张性能和瓣膜功能。彩色血流图使心脏血流得以显示。多普勒超声心动图更多的临床应用在下一章将会详细描述。临床医生必须留意这些技术的基本原理，以获取最佳的多普勒信号，并避免由于错误测量而得出的不恰当的诊断。

参考文献

Hatle L, Angelsen B. *Doppler ultrasound in cardiology*. Philadelphia: Lea & Febiger, 1985.

Nishimura RA, Miller FA, Callahan MJ, et al. Doppler echocardiography: theory, instrumentation, technique, and application. *Mayo Clin Proc* 1985;60:321–343.

Quinones MA, Otto CM, Stoddard M, et al. Recommendations for the quantification of Doppler echocardiography: a report from the Doppler Quantification Task Force of the Nomenclature and Standards Committee of the American Society of Echocardiography. *J Am Soc Echocardiogr* 2002;15:167–184.

Weyman A. *Principles and practice of echocardiography*. Philadelphia: Lea & Febiger, 1994.

▶ 问　题 ◀

1. 下列关于多普勒超声心动图的描述错误的是(　　)。

   a. 接收的多普勒信号强于二维信号

   b. 克里斯琴·多普勒(Christian Doppler)是一个瑞典的超声心动图技师

   c. 多普勒速度测量基于信号频率的改变

   d. 多普勒速度测量基于来自血浆的反射

2. 在临床实践中，多普勒频移是(　　)。

   a. 一般在 2.5~7.5 MHz　　　　　　　　　b. 小于 1 MHz

   c. 与尼奎斯特极限无关　　　　　　　　　d. 血流方向垂直于超声束时为负值

3. 不影响多普勒频移的因素是(　　)。

   a. 发射频率　　　　　b. 血流速度　　　c. 超声束的入射角　　　　d. 靶目标距探头的距离

4. 快速傅立叶转换应用于(　　)。

   a. 脉冲波而不是连续波信号　　　　　　　b. 识别多普勒频移

   c. 识别多普勒频移的频率成分　　　　　　d. 从弱的多普勒信号中去除噪声

5. 下列关于脉冲波多普勒的描述错误的是(　　)。

   a. 它需要两个分离的晶片　　　　　　　　b. 它有助于识别特殊区域的血流

   c. 它能够测量的最大血流速度是有限的　　d. 它是彩色血流图的基础

6. 下列操作对纠正混叠信号没有帮助的是(　　)。

   a. 调制基线　　　　　　　　　　　　　　b. 将探头位置靠近靶目标

   c. 增加发射频率　　　　　　　　　　　　d. 应用高频率脉冲多普勒

7. 尼奎斯特极限与(　　)直接相关。

   a. 血流速度　　　　　b. 压力阶差　　　c. 脉冲重复频率　　　　d. 红细胞质量

8. 下列关于彩色血流图的论述正确的是(　　)。

   a. 它易于产生混叠　　　　　　　　　　　b. 它是测量高速血流的理想选择

    c. 它基于连续波技术　　　　　　　　d. 它提供非定量信息

9. 解调过程(　　　)。

    a. 滤出掉多普勒信号的噪声　　　　　b. 识别多普勒频移

    c. 对彩色血流多普勒是不必要的　　　d. 对连续波多普勒是不必要的

10. 一个频谱显示为锐利的密集的边缘(　　　)。

    a. 提示狭窄性病变的诊断　　　　　　b. 提示来自强反射体的超声信号,如一个近处的钙化瓣膜

    c. 保证声束与血流平行　　　　　　　d. 提示比较恰当的血流记录

答案见书后。

第 **6** 章　定量多普勒和血流动力学

Andrew Maslow、*Albert C.Perrino*

> 如果你能测量你所说的并用数字表达它,你就对它有了一些了解;但是当你不能用数字表达它时,你的知识便是不足和不能令人满意的。
>
> ——Lord Kelvin

血流动力学是针对血流及与它相关的动力学的研究。本章旨在描述多普勒超声心动图在定量评价血流动力学方面的应用。虽然二维超声心动图显示心脏的大小和运动,但它不能够评价心脏的血流和压力。多普勒超声心动图可以提供很好的血流动力学评估,堪与很多侵入性的检查相媲美。因此,关于血流、腔室压力、瓣膜疾病、肺血管阻力(PVR)、心室功能(收缩和舒张)以及解剖缺损的定量多普勒评价是超声心动图检查的一个重要组成部分。

多普勒评估的准确性依赖于将邻近的血流干扰降至最小,以及使超声束与感兴趣区血流平行的能力。传统上讲,经胸超声心动图更具优势,因为它能够提供多个声窗和角度来记录血流。多平面经食管超声心动图(transesophageal echocardiography,TEE)提高了 TEE 评价心脏的声窗和角度数量,因此为准确地评估血流动力学带来了极大的方便。

血流容积计算

多普勒测量每搏量和心输出量

原理

很多情况下临床医生希望了解血容量情况。心输出量(cardiac output,CO)和每搏量(stroke volume, SV)是人们熟知的例子。重要的是,不要将流速与流量混淆,前者指血液流动的速率(以 cm/s 表示),后者指流过血流的数量(以 cm^3/s 表示)。在任何时间点的血容量(Q)等于血流速度(v)与管腔的横截面积(CSA)的乘积。

$$Q = v \times CSA$$

应用超声心动图测定血容量时,需要多普勒测量瞬时的血流速度和二维测量 CSA。

在临床上,一个心动周期搏出的血液容量称为每搏量(SV),它也是心脏功能状况的一个重要参数。要测量 SV,应先从频谱显示中描画收缩期瞬时血流速度,超声心动图系统内部的软件包会计算出时间-速度积分 (time–velocity integral, TVI),用 cm 表示(图 6.1)。从概念上说,TVI 代表累积的距离, 通常被称为搏出距离,即红细胞在收缩射血时期流动的距离。用搏出距离乘以血液流过的管腔(比如主动脉、二尖瓣、肺动脉)的横截面积(以 cm^2 表示),即可得到 SV(以 cm^3 表示)[1-7]。CO 即以每分钟通过的立方厘米的血液容量表示,可以用 SV 与心率(heart rate, HR)的乘积来估算。

多普勒测量每搏量的超声心动图技术

用 TEE 测量 SV 和 CO 最好是在左室流出道(left ventricular outflow tract, LVOT)或者主动脉瓣(aortic valve, AoV)[1-7]。这些部位为临床超声心动图工作者提供了一些优势。第一,整个被射出的 SV 通过这些结构,却还没有到达更远端的血管,因此可以计算总的 SV。第二,多普勒频谱记录通常评价的仅是血管总横截面积中的一小部分血流,因此 SV 的计算是假设所测量的速度能够反映通过血管横截面的血流平均速度。这一假设在血流为层流并以同样的速度通过整个血管时最准确,即一种被称为钝的或平坦剖面的情形(图 6.2)。因为血流在收缩期沿着被截断的 LVOT 加速,速度剖面表现为钝、均一的形式,而不是在升主动脉或肺动脉中表现的抛物线形式。因为降低了抽样血流速度不能反映平均血流速度的风险,因此 LVOT 和 AoV 具有吸引力。第三,LVOT 和升主动脉是更接近环形的,心动周期中横截面积变化较小。多平面 TEE

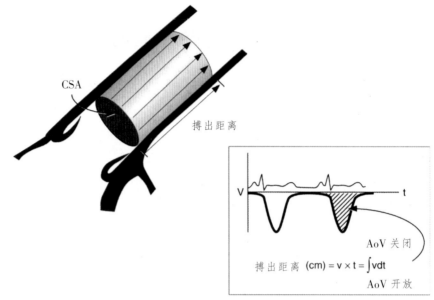

每搏量(mL)=搏出距离×CSA

图 6.1   每搏量的测定。结合面积和速度测量可以估测血容量。此例中,用通过升主动脉的血流来测定每搏量。对一个心动周期中的多普勒血流速度进行时间积分(称为时间–速度积分),计算搏出距离。应用二维超声心动图测量横截面积。这两个计算结果的乘积,概念上为一圆柱体,便是每搏量。CSA:横截面积;AoV:主动脉瓣。

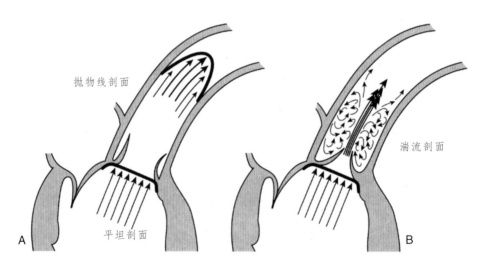

图 6.2   常见的血流剖面。(A)当血流进入截断的 LVOT 时,血流加速产生"平坦的"剖面,流速均一。当血流进入升主动脉,壁的摩擦效应以及弯曲的管道导致非对称的、抛物线形的流速剖面。(B)当血流被迫通过一个狭窄开口时,层流会被湍流取代。此病例中,主动脉瓣狭窄产生了一个被湍流包裹的窄的高速射流束。

在这些位置为多普勒血流测量和二维超声心动图 CSA 测量都提供了很好的声窗。一些临床研究证实,由 TEE 测量获得的 CO 与热稀释法相关性较好[1-3,5-7]。

从经胃(TG)左室长轴观和经胃底深部左室长轴观能够获得最可靠的 LVOT 或跨主动脉瓣的血流,因为这时血流几乎与声束平行。通过轻微调整探头位置和多平面的角度仔细记录血流,以获得最佳的多普勒信号至关重要。要寻找呈现密集频谱信号的最大速度剖面。

计算左室流出道每搏量

1. 脉冲波多普勒取样容积放置在 LVOT 最靠近 AoV (经胃左室长轴观和经胃底深部左室长轴观)的位置。

2. LVOT 的 CSA 最好从食管中段 (ME) LVOT 观获得。通过测量 LVOT 直径可由以下公式计算 CSA:

$$CSA_{LVOT}= \pi(直径/2)^2$$

计算跨主动脉瓣每搏量

1. 在经胃左室长轴或经胃深部左室长轴观 (图 6.3)使连续波多普勒声束通过 AoV 开口。

2. 瓣膜的 CSA 最好在收缩中期观察到开口呈等边三角形时,二维面积法进行测量[6]。AoV 在食管中段主动脉瓣短轴观可观察到横截面,通过逐帧回放找到收缩中期的瓣膜。测量等边三角形的开口得出有效 CSA。

计算右心每搏量

右侧的血流和直径可以从主肺动脉或二尖瓣二者之一来分析。在上纵隔大血管水平的高位食管声窗获得主肺动脉图像后(图 6.4),或者在经胃声窗,通过在 110°~150° 旋转角度并向右转动 TEE 探头获得右室流出道 (right ventricular outflow tract, RVOT) 图像之后 (图 6.5),开始进行脉冲波或连续波多普勒测量。在所有病例,都要寻找最大的速度曲线。将取样容积放置二尖瓣环水平测量通过 MV 的血流,获得跨二尖瓣的 TVI,然后再乘以二尖瓣环的面积。与 LVOT 和升主动脉的直径相比,主肺动脉和 MV 的直径在心动周期中变动较大,这种测量不如 LVOT 和 AoV 的测量可靠[4]。另外,MV 开口不是圆形的,它的大小在舒张期改变。

反流容量

反流容量是在单个心动周期从反流性病变返回的血流数量。收缩期通过一个反流瓣膜的总 SV 要多于正常瓣膜。对于一个反流瓣膜,总 SV 等于反流容积加上传输至周围循环的 SV。反流容积能够由通过反流瓣膜的整个前向血流和通过参考瓣膜的整个前向血流之间的差值来计算。

反流容积=通过反流瓣膜的前向血流-通过参考瓣膜的前向血流

在二尖瓣反流 (mitral regurgitation, MR) (不存在严重的主动脉瓣疾病)时,通过 AoV 的 SV 被当做真实的 SV。

反流容积 $_{MV}$=通过 MV 的前向血流-通过 AoV 的前向血流

$$RV_{MV}(mL)=SV_{MV}-SV_{AoV}$$

但是,因为 MV 口不是圆形的[4],并且它的直径在心动周期中发生改变,所以二尖瓣血流

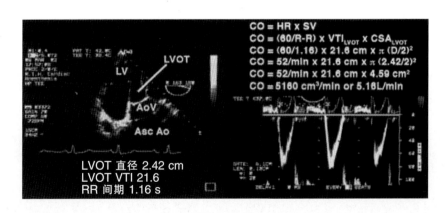

图 6.3 计算心输出量:主动脉瓣方法。通过左室流出道(LVOT)的心输出量(CO)由心率(HR)乘以每搏量(SV)来计算。后者等于 LVOT 横截面积(CSA_{LVOT})和 LVOT 时间-速度积分(TVI_{LVOT})的乘积。HR 由 60 除以一个心动周期的时间距离或 R-R 间期获得。假设开口为圆形测量 CSA[$(\pi(D/2)^2)$]。LVOT 的直径在食管中段 LVOT 长轴观测量。时间-速度曲线从经胃底深部左室流出道观,通过旋转超声心动图经食管探头从 0~165° 扫查获得。LV:左室;AoV:主动脉瓣;As Ao:升主动脉。

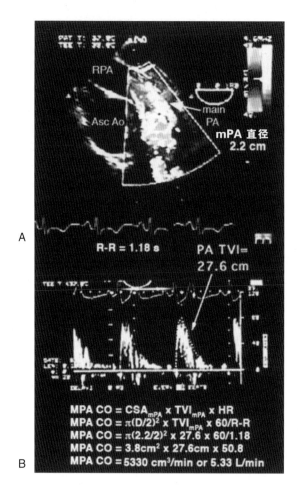

图 6.4 (A,B)通过主肺动脉(主 PA;MPA)的心输出量(CO)由心率(HR)乘以每搏量(SV)来计算。后者等于主肺动脉横截面积(CSA$_{mPA}$)与 MPA 时间–速度积分(TVI$_{mPA}$)的乘积。HR 由60除以一个心动周期的时间距离或 R–R 间期获得。假设开口为圆形测量 CSA[$\pi(D/2)^2$]。时间–速度曲线和 mPA 直径从如图 A 所示的经食管上纵隔观获得。RPA:右肺动脉;As Ao:升主动脉;mPA:主肺动脉。(见彩图)

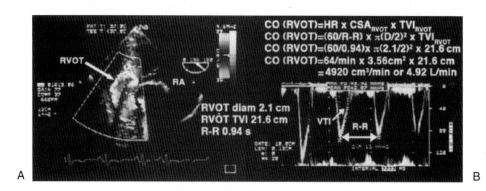

图 6.5 (A,B)通过右室流出道(RVOT)的心输出量(CO)由心率(HR)乘以每搏量(SV)来计算。后者等于 RVOT 横截面积(CSA$_{RVOT}$)和 RVOT 时间–速度积分(TVI$_{RVOT}$)的乘积。HR 由 60 除以一个心动周期的时间距离或 R–R 间期获得。假设开口为圆形测量 CSA[$\pi(D/2)^2$]。时间–速度曲线和 RVOT 直径从经胃右室流入道/流出道观获得。RA:右心房。(见彩图)

测量中存在一定误差。

同样的，主动脉瓣反流容积可以如下计算：

反流容积 $_{AV}$=通过 AoV 的前向血流 − 通过 MV 的前向血流

反流分数可简单表示为反流容积与通过病变瓣膜的整个 SV 的比值，通常以一个百分数表达：

反流分数(%)=反流容积/前向血流容积

测量瓣膜反流程度的其他技术将在第 8 章和第 11 章中讨论。

心内分流

肺循环与体循环 SV 的比值，即 Q_p/Q_s，对评价分流程度和指导治疗非常重要。心内分流通过计算 SV 来评价[8]。通过测量左侧(LVOT 或 AoV)和右侧(PA 或 RVOT)的 SV，可以测定 Q_p/Q_s：

Q_p/Q_s=SV $_{右心系统(如 PA、RVOT)}$/SV $_{左心系统(如 LVOT、AoV)}$

这些测量通常要结合二维和彩色多普勒数据，对先天性病变进行一个完整的评估。

瓣膜面积：连续方程

连续方程的基础是质量守恒原理，它常用来测量 AoV 面积[9]（图 6.6B）。连续方程明确地指出，通过一处(比如 LVOT)的血液容积等于通过另一处(比如 AoV)的血液质量或容积。当然，这一原理的应用前提是必须没有介于其间的其他通道。应用前面讨论过的容积测量原理，连续方程可以应用于临床。

$$血流容积_1 = 血流容积_2$$
$$CSA_1 × TVI_1 = CSA_2 × TVI_2$$
$$CSA_1= CSA_2 × TVI_2/ TVI_1$$

主动脉瓣(AoV)面积的计算：

$$Area_{AoV}= Area_{LVOT} ×(V_{LVOT} /V_{AoV})$$
$$Area_{AoV}=π (D_{LVOT}/2)^2 ×(V_{LVOT} /V_{AoV})$$

D_{LVOT} 是 LVOT 的直径，V_{LVOT} 是 LVOT 的速度。

TEE 评价 LVOT 和主动脉血流以及 LVOT 直径在前面"多普勒测量每搏量和心输出量"一节中介绍过。连续方程也是近端等速度表面法评估的基础，后者在第 9 章将详细介绍。

心腔内压力和压力阶差：伯努利方程

压力阶差被用来估测心腔内压力，并评估

瓣膜病(如主动脉瓣狭窄)、间隔缺损、流出道异常（如 LVOT 梗阻）以及重要的血管病理情况（如缩窄）。当血流通过一个狭窄的开口时，血流会加速。速度的增加与狭窄程度相关。伯努利方程描述了血流速度的增加与跨狭窄口压力阶差的关系[13]：

$$\Delta P=1/2\rho(v_2^2-v_1^2)+\rho(dv/dt)dx + R(v)$$
$$\text{对流加速度}\quad\text{流动加速度}\quad\text{黏性摩擦}$$

P 是指通过的压力阶差（mmHg），ρ 是血液的密度($1.06×10^3$ kg/m³)，v_1 是感兴趣区近端的峰值血流速度(m/s)，v_2 是通过感兴趣区的峰值血流速度(m/s)。

在临床实践中，伯努利方程通过忽略流动加速度效应，黏性摩擦和感兴趣区近端的血流速度(v_1)而被简化，因为：

1. 临床测量关心的是峰值速度。在血流达峰时，流动加速度实际上是不存在的，因此可以被忽略。

2. 黏性摩擦只有在狭窄口不连续且面积小于 0.25 cm² 时才是重要的。通常认为血流是连续通过面积大于此的开口，因此黏性摩擦在伯努利方程中也可以被忽略。

3. 在临床上有意义的病变，v_2 都远远大于 v_1，因此($v_2^2-v_1^2$)约等于 v_2^2。

忽略这些因素就产生了简化的伯努利方程。

简化伯努利方程：$\Delta P=4v_2^2$

因此，临床超声心动图借助于直接测量通过感兴趣区的血流峰值速度得到压力阶差（图 6.6A）。

为计算压力阶差，脉冲波多普勒取样容积或连续波多普勒取样线要直接通过感兴趣区。测量的峰值速度被带入简化的伯努利方程($\Delta P=4v_2^2$)来估计压力阶差。当血流速度较高(≥ 1.4 m/s)时，最好选用连续波多普勒，以避免脉冲波多普勒可能发生的混叠。定位多普勒声束是必要的，这样它才能记录到射流的最高速度；否则，会严重低估压力阶差。为得到最高的血流速度，最好从多个声窗进行记录。另外，评价呼气末多个血流频谱(窦性心律时 3~5 个，心律失常时 10 个心动周期)可提高准确性。简化的伯努利方程是临床超声心动图大多数压力阶差计算的基础。

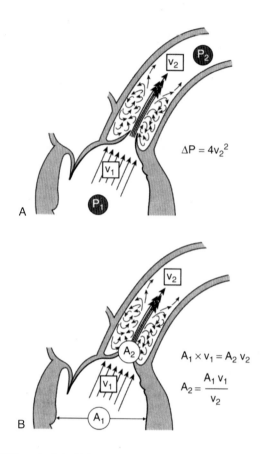

图 6.6　计算压力阶差和瓣口面积。(A)伯努利方程。简化的伯努利方程指出,通过狭窄口的压降$(P_2-P_1=\Delta P)$等于4倍的高速射流速度的平方。P_1:狭窄近端的压力;v_1:狭窄近端的血流速度;P_2:狭窄远端的压力;v_2:通过狭窄口的血流速度。(B)连续方程。连续方程经常被描述为"进多少出多少"原理。相应地,狭窄近端的血流$(A_1×v_1)$应该等于通过狭窄口的血流$(A_2×v_2)$。A_1:狭窄近端区域的横截面积;v_1:狭窄近端的血流速度;A_2:狭窄口的横截面积;v_2:通过狭窄口的血流速度。

瓣膜病的评估

伯努利方程最常用于测量跨狭窄瓣膜的压力阶差。这一应用在图6.6A中示出。瓣膜狭窄的评估在第9章和第12章中作详细讨论。

另外,跨瓣膜压力阶差降低的速度与病变的严重程度相关[14]。压力减半时间是指跨瓣峰值压差降低50%所需的时间。通常,开口越大,压力减半时间越短,因为这时压力会更快地达到平衡。测量压力减半时间可以帮助评估二尖瓣狭窄和主动脉瓣反流(见第9章和第12章)。

心腔内压力测定

结合多普勒测量反流束得到的压力阶差和已知或估计的感兴趣腔室近端或远端压力,可以估测心腔内和肺动脉压力(表6.1)。因为准确性依赖于超声束与血流的平行程度,所以中心性反流的速度比偏心性反流能被更准确地评估。

右室收缩压和肺动脉收缩压

应用简化的伯努利方程,三尖瓣反流(tricuspid regurgitant, TR)的峰值速度被用来计算右心室(right ventricle, RV)和右心房(right atrium, RA)间的压力阶差[15]。将连续波多普勒取样线平行于反流束放置来获得TR峰值速度。用RV-RA压力阶差加上已知或估计的右房压(RAP)或中心静脉压(CVP),可以估测右室收缩压(RVSP)。在没有明显肺动脉瓣狭窄或

表 6.1　心肺动脉压力测量

压力	公式
RVSP 或 PASP	$=4(v_{TR}^2)+RAP$
PAMP	$=4(v_{early\ PI})^2+RAP$
PADP	$=4(v_{late\ PI})^2+RAP$
LAP	$=SBP-4(v_{MR})^2$
LVEDP	$=DBP-4(v_{AI\ end})^2$

RVSP:右心室收缩压;PASP:肺动脉收缩压;v:峰值速度;TR:三尖瓣反流;RAP:右房压;PAMP:肺动脉平均压;PI:肺动脉瓣关闭不全;PADP:肺动脉舒张压;LAP:左房压;SBP:收缩压;MR:二尖瓣反流;LVEDP:左室舒张末压;DBP:舒张压;AI:主动脉反流。

RVOT 梗阻的患者,RVSP 和肺动脉收缩压(PASP)是近似的(图 6.7):

$$RVSP 或 PASP(mmHg)= 4v_{TR}^2 + RAP(mmHg)$$

TEE 检查应用食管中段 RV 流入道观,将探头从 0~110°旋转。在很多患者,将探头提高到冠状静脉窦水平,来自左心房(left atrium,LA)的干扰会降到最小,所以多普勒声束在 LA 的后面。

肺动脉平均压和肺动脉舒张压

这些压力由肺动脉瓣反流 [肺动脉瓣关闭不全(PI)]的血流频谱测定[15,16](图 6.8)。将连续波多普勒取样线平行放置于反流束,舒张早期

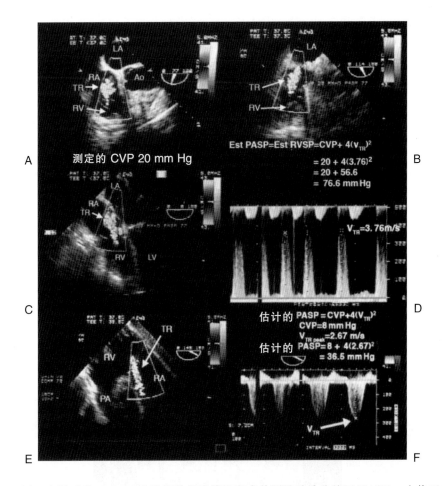

图 6.7　(A~D)用三尖瓣反流(TR;v_{TR})速度频谱的峰值速度来估测肺动脉收缩压(PASP)。由修正的伯努利方程($4v^2$)来计算,然后再加上测定的中心静脉压(CVP),这个病例为 20 mm Hg。应用连续波多普勒从不同的食管中段声窗获得 TR 速度频谱。(A)右室流入道观。(B)110°~120°右室流入道观。(C)四腔心观。(D)时间–速度积分的多普勒显示。(E,F)用三尖瓣反流(TR;v_{TR})速度频谱的峰值速度来估测 PASP。由修正的伯努利方程($4v^2$)来计算,然后再加上测定的中心静脉压(CVP),在这个病例为 8 mm Hg。应用连续波多普勒从经胃右室流入道/流出道观获得 TR 速度频谱。LA:左心房;RA:右心房;Ao:主动脉;LV:左心室;RV:右心室;RVSP:右室收缩压。(见彩图)

峰值速度用来测量 PA 与 RV 之间的舒张早期压差。因为 RA 压在舒张早期与 RV 压相同,这一压差加上已知或估计的 RA 压可得出肺动脉平均压(PAMP):

$$PAMP=4(v_{early\ PI})^2 + CVP$$

肺动脉舒张压(PADP)可以在同一个血流频谱中应用晚期峰速度来估测:

$$PADP=4(v_{late\ PI})^2 + CVP$$

应用经胃声窗,通过从 110~150° 旋转探头并结合向右转动探头来记录肺动脉瓣反流。

左房和左室压

这些压力由应用伯努利方程或检查通过 MV 的血流模式导出[17](图 6.9)。

要测量左房压(LAP),先得到 MR 血流频谱的峰值速度,然后由已知的体循环收缩压(SBP)减去计算的压差,前者在没有主动脉瓣疾病或流出道梗阻时近似于左室(LV)收缩压:

$$LAP=SBP-4(v_{MR})^2$$

通常标准食管中段切面提供超声束和 MR 血流的最佳取向。

左室舒张末压

左室舒张末压(LVEDP)应用主动脉瓣反流[主动脉瓣关闭不全(AI)]的速度频谱来评估[18](图 6.10)。将连续波多普勒取样线平行于反流束放置可获得舒张末期血流速度。体循环舒张压(DBP)减去从舒张末期血流速度计算的主动脉–左心室压差即得到 LVEDP:

$$LVEDP=DBP-4(v_{AI\ end})^2$$

AI 血流频谱通过经胃声窗的 AoV 和 LVOT 切面,特别是经胃深部左室长轴观获得。

LA 和 LV 压力还能通过跨二尖瓣和肺静脉的血流速度模式来评估[19-25]。这种方法将在第 7 章详细讨论。

血管阻力

心脏功能涉及多方面的内容,包括前负荷、

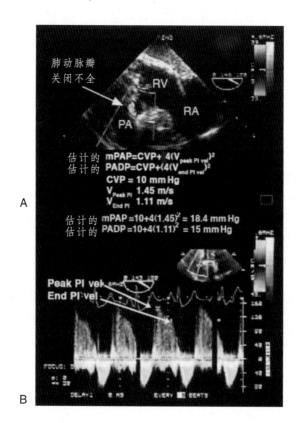

图 6.8　(A,B)应用肺动脉瓣反流(PI)时间–速度积分测定峰值速度和晚期速度来估测肺动脉平均压和舒张压。通过经胃右室流入道/流出道观对肺动脉瓣进行多普勒评估,通常在 110°~150° 旋转并向右转动探头获得。RA:右心房;RV:右心室;PA:肺动脉;CVP:中心静脉压。(见彩图)

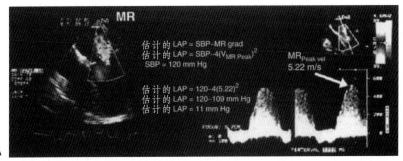

图 6.9 (A,B)用二尖瓣反流(MR)频谱的峰值速度($v_{MR\ Peak}$)来估测左房压(LAP)。它代表收缩期左心室与左心房之间的压差(LV–LA 压差)。LAP 应用修正的伯努利方程($4v^2$)计算,然后用测量的体循环收缩压(SBP)减去计算的压差值。在这个患者,测量的 SBP 为 120 mmHg。MR 血流频谱应用连续波多普勒从食管中段四腔观获得,但是也可以从其他一些食管中段切面来评价。(见彩图)

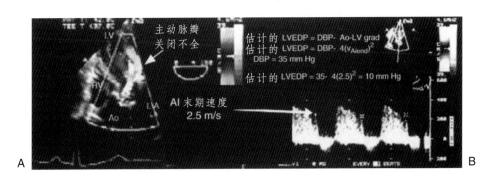

图 6.10 (A,B)用主动脉瓣反流(AI)频谱的舒张末速度来估测左室舒张末压(LVEDP)。它代表舒张期主动脉与左心室之间的压差(Ao– LV 压差)。LVEDP 应用修正的伯努利方程($4v^2$)计算。然后用测量的体循环舒张压(DBP)减去计算的压差值。在这个患者,测量的 DBP 为 35 mmHg。AI 血流频谱应用连续波多普勒从经胃深部左室流出道观获得。LV:左心室;RV:右心室;Ao:主动脉;LA:左心房。(见彩图)

收缩力和后负荷,后者称为阻力。虽然血流阻力可以通过测量血流和压力定性地评价, 但这不能代替定量评估。遗憾的是,超声心动图直接测量血管阻力是难以实现的。但是,有一些相对简单的技术可以使超声心动图医生评估体循环和肺循环的阻力。

Abbas 等通过二尖瓣反流峰值速度(v_{MR} m/s)和左室流出道的多普勒血流时间–速度积分(TVI_{LVOT} cm)的比值,能够评价体循环血管阻力(SVR:正常 10~14 Wood 单位[WU])是正常的,还是升高的[26]:

$$v_{MR}/\ TVI_{LVOT}$$

当 $v_{MR}/\ TVI_{LVOT}>0.27$ 时,SVR>14 WU。其敏感性为 70%,特异性为 77%。当 $v_{MR}/\ TVI_{LVOT}<0.2$ 时,SVR<10 WU, 它有 92%的敏感性和 88%的特异性。这些测量的基础是认为 v_{MR} 代表体循环速度,而 TVI_{LVOT} 代表前向血流量。一些因素会降低这一测量的准确性, 包括严重的二尖瓣和(或)主动脉瓣疾病。

PVR 也可以通过一些多普勒技术来评估。与 Abbas 等评价 SVR 相似,PVR 可以通过计算三尖瓣反流的峰值速度(v_{MR} m/s)和右室流出道多普勒血流时间–速度积分(TVI_{RVOT})的比值来估算。PVR 可以由以下公式获得:

$$PVR=(v_{TR}\ /TVI_{RVOT})\times 10 + 0.16\ ^{[27]}$$

0.2 是患者 PVR 高于或低于 2 WU 的截点

值，即 $v_{TR}/TVI_{RVOT}<0.2$ 时估计 PVR 低于 2 WU。

获得 PVR 的其他方法包括测量 RVOT 多普勒血流频谱的一些指标[28]：

$$PVR=0.156 + 1.54 \times[(PEP/AcT)/TT]$$

此公式中，PVR 与右室流出道血流频谱的射血前期时间（PEP）、加速时间（AcT）和整个收缩时间（TT）相关。

Ebeid 等比较了测量 PA 压和血管阻力的主肺动脉多普勒血流频谱的一些指标[29]，包括 AcT、右室射血前时间（RVPEP）、右室射血时间（RVET）和 TVI_{RV}。分析包括：比较单独的指标和一些比值，如

$$RVPEP/RVET \text{ 和 } RVPEP/TVI_{RV}$$

结果表明以上两个比值和 PVR 有显著相关性。RVPEP/RVET 能够识别 PVR 正常（RVPEP/RVET<0.3）和 PVR 升高（RVPEP/RVET>0.4）的患者，而不管肺动脉压力如何。RVPEP/TVI_{RV} 和 PVR 的相关性更准确，当比值<0.4 m/s 可以筛选 PVR<3 WU 的患者，比值在 0.4~0.6 m/s 与 PVR 在 3~7.5 WU 相对应，比值≥0.6 m/s 提示 PVR≥7.5 WU，这些数据有>90% 的准确性。

最后，Shandas 等结合 M 型和彩色多普勒超声心动图，通过测量 RVOT 或肺动脉流出血流的传播速度（RVOT V_{prop}）来评价 PVR[30]。在建立体外模型的方法学之后，作者在 11 个患者中验证了他们的假设。RVOT V_{prop} 越高，PVR 越低。$RVOT_{prop}>18$ cm/s 对应于 PVR<6 WU。在体外实验中，RVOT Vprop 的截点值为>15 cm/s。在两个模型中，好像 RVOT $V_{prop}>20$ cm/s 始终对应 PVR≤2 WU。

心脏节律

脉冲波多普勒超声心动图在评价心脏节律方面有价值。特别是多普勒分析二尖瓣血流和左心耳血流有助于评价心率、节律和心房功能。如第 7 章中详细讨论的，正常的二尖瓣血流分析表现为早期（E 波）和晚期（A 波）心房收缩成分。后者表示了心房收缩对心室前负荷的贡献。两个波都存在表明为窦性或房室性节律。左心耳的速度频谱也有助于诊断心房节律紊乱。正常的左心耳频谱包括一个心房收缩期的正向波。

总结

多普勒超声心动图的定量血流动力学评估提供了一系列测量：瓣口面积、压力阶差、腔室压力、血流、阻力和心率/节律。这些测量在评价瓣膜疾病中必不可少。超声心动图医生应该为定量多普勒建立一个对临床有用、可靠和易于实时操作的系统方法。结合二维超声心动图检查，这些定量技术将提供关于心脏功能的丰富信息。

参考文献

1　Savino JS, Troianos CA, Aukburg S, et al. Measurements of pulmonary blood flow with transesophageal two-dimensional and Doppler echocardiography. *Anesthesiology* 1991;75:445–451.

2　Gorcsan J III, Diana P, Ball BS, et al. Intraoperative determination of cardiac output by transesophageal continuous wave Doppler *Am Heart J* 199;13:171–176.

3　Maslow AD, Haering J, Comunale M, et al. Measurement of cardiac output by pulsed wave Doppler of the right ventricular outflow tract. *Anesth Analg* 1996;83:466–471.

4　Stewart WJ, Jiang L, Mich R, et al. Variable effects of changes in flow rate through the aortic, pulmonary, and mitral valves on valve area and flow velocity: impact on quantitative Doppler flow calculations. *J Am Coll Cardiol* 1985;6:653–666.

5　Muhiuden IA, Kuecherer HF, Lee E, et al. Intraoperative estimation of cardiac output by transesophageal pulsed Doppler echocardiography. *Anesthesiology* 1991;74:9–14.

6　Darmon PL, Hillel Z, Mogtader A, et al. Cardiac output by transesophageal echocardiography using continuous-wave Doppler across the aortic valve. *Anesthesiology* 1994;80:796–805.

7　Perrino AC, Harris SN, Luther MA. Intraoperative determination of cardiac output using multiplane transesophageal echocardiography: a comparison to thermodilution. *Anesthesiology* 1998;89:350–357.

8　Valdes-Cruz LM, Horowitz S, Mesel E, et al. A pulsed Doppler echocardiographic method for calculating pulmonary and systemic blood flow in atrial level shunts: validation studies in animals and initial human experience. *Circulation* 1984;69:80–86.

9 Blumberg FC, Pfeifer M, Holmer SR, et al. Quantification of aortic stenosis in mechanically ventilated patients using multiplane transesophageal Doppler echocardiography. *Chest* 1998;114:94–97.

10 Bargiggia GS, Tronconi L, Sahn DJ, et al. A new method for quantitation of mitral regurgitation based on color flow Doppler imaging of flow convergence proximal to regurgitant orifice. *Circulation* 1991;84:1481–1489.

11 Rodriguez L, Thomas JD, Monterroso V, et al. Validation of the proximal flow convergence method: calculation of orifice area in patients with mitral stenosis. *Circulation* 1993;88:1157–1165.

12 Rittoo D, Sutherland GR, Shaw TR. Quantification of left-to-right atrial shunting defect size after balloon mitral commissurotomy using biplane transesophageal echocardiography, color flow Doppler mapping, and the principle of proximal flow convergence. *Circulation* 1993;87:1591–1603.

13 Nishimura RA, Miller FA, Callahan MJ, et al. Doppler echocardiography: theory, instrumentation, technique, and application. *Mayo Clin Proc* 1985;60:321–343.

14 Nakatani S, Masuyama T, Kodama K, et al. Value and limitations of Doppler echocardiography in the quantification of stenotic mitral valve area: comparison of the pressure half-time and the continuity equation methods. *Circulation* 1988;77:78–85.

15 Come PC. Echocardiographic recognition of pulmonary arterial disease and determination of its cause. *Am J Med* 1988;84:384–393.

16 Lee RT, Lord CP, Plappert T, et al. Prospective Doppler echocardiographic evaluation of pulmonary artery diastolic pressure in the medical intensive care unit. *Am J Cardiol* 1989;64:1366–1377.

17 Gorcsan J III, Snow FR, Paulsen W, et al. Noninvasive estimation of left atrial pressure in patients with congestive heart failure and mitral regurgitation by Doppler echocardiography. *Am Heart J* 1991;11: 858–863.

18 Nishimura RA, Tajik AJ. Determination of left-sided pressure gradients by utilizing Doppler aortic and mitral regurgitation signals: validation by simultaneous dual catheter and Doppler studies. *J Am Coll Cardiol* 1988;11:317–331.

19 Oh JK, Appleton CP, Hatle LK, et al. The noninvasive assessment of left ventricular diastolic function with two-dimensional and Doppler echocardiography. *J Am Soc Echocardiogr* 1997;10:46–70.

20 Nishimura RA, Housmans PR, Hatle LK, et al. Assessment of diastolic function of the heart: background and current applications of Doppler echocardiography. Part II Clinical Studies. *Mayo Clin Proc* 1989;64: 181–194.

21 Nagueh SF, Kopelen HA, Quinones MA. Assessment of left ventricular filling pressures by Doppler in the presence of atrial fibrillation. *Circulation* 1996;94:138–145.

22 Temporelli PL, Scapellato F, Corra U, et al. Estimation of pulmonary wedge pressure by transmitral Doppler in patients with chronic heart failure and atrial fibrillation. *Am J Cardiol* 1999;83:724–727.

23 Moller JE, Poulsen SH, Songderfaard E, et al. Preload dependence of color M-mode Doppler flow propagation velocity in controls and in patients with left ventricular dysfunction. *J Am Soc Echocardiogr* 2000;13:902–909.

24 Garcia MJ, Ares MA, Asher C, et al. An index of early left ventricular filling that combined with pulsed Doppler peak E velocity may estimate capillary wedge pressure. *J Am Coll Cardiol* 1997;9:448–454.

25 Gonzalez-Viachez F, Ares M, Ayuela J, et al. Combined use of pulsed and color M-mode Doppler echocardiography for the estimation of pulmonary capillary wedge pressure: an empirical approach based on an analytical relation. *J Am Coll Cardiol* 1999;34:515–553.

26 Abbas AE, Fortuin D, Patel B, et al. Noninvasive measurement of systemic vascular resistance using Doppler echocardiography. *J Am Soc Echocardiogr* 2004;17:834–838.

27 Scapellato F, Temporelli PL, Eleuteri E, et al. Accurate noninvasive estimation of pulmonary vascular resistance by Doppler echocardiography in patients with chronic heart failure. *J Am Coll Cardiol* 2001;37:1813–1819.

28 Bermejo J, Garcia-Fernandez MA, Torrecilla EG, et al. Effects of dobutamine on Doppler echocardiographic indexes of aortic stenosis. *J Am Coll Cardiol* 1996;28:1206–1213.

29 Ebeid MR, Ferrer PL, Robinson B, et al. Doppler echocardiographic evaluation of pulmonary vascular resistance in children with congenital heart disease. *J Am Soc Echocardiogr* 1996;9:822–831.

30 Shanda R, Weinberg C, Ivy D, et al. Development of a noninvasive ultrasound color m-mode means of estimating pulmonary vascular resistance in pediatric pulmonary hypertension. *Circulation* 2001;104:908–913.

▶ 问 题 ◀

1. 下列论述错误的是( )。

a. 心腔内压力可以用多普勒超声心动图评估

b. 心腔内压力可以用多普勒超声心动图间接测量

c. 心腔内压力可以用伯努利方程评估

d. 心腔内压力可以用多普勒超声心动图直接测量

e. 心腔内压力可以用多普勒超声心动图获得的血流频谱估测

2. 多普勒评价每搏量(SV)(　　)。

a. 不论开口形状如何都能准确进行　　　　　　b. 最好用通过二尖瓣(MV)的血流估测

c. 可以用来评价肺循环–体循环血流量　　　　　d. 只能用脉冲波多普勒测量

e. 不需要二维超声心动图测量

3. 下列关于多普勒测量心腔内压力的论述错误的是(　　)。

a. 肺动脉(PA)收缩压和平均压可以通过肺动脉反流频谱获得

b. PA 收缩压和右室(RV)收缩压可以是相等的

c. 压力阶差与已知的感兴趣腔室的近端或者远端压力相关

d. LV 舒张压通过应用 MV 反流频谱来测定

e. 如果近端血流速度(v_1)较高,则用简化伯努利方程得出的结果可能不准确

4. 多普勒测量血流速度必须重复并计算平均值是考虑到(　　)。

a. 操作者误差　　　　　　　　　　b. 三房心

c. 每个心搏间的变异　　　　　　　d. TEE 中应用更高的探头频率

e. 应用连续波多普勒

5. 测量 SV 的准确性顺序(从最好到较差)(　　)。

a. PA,左室流出道(LVOT)、肺静脉　　　　　b. LVOT,MV,肺静脉

c. LVOT,肺静脉,MV　　　　　　　　　　　d. LVOT,PA,MV

e. MV ,PA,LVOT

6. 中心压力的直接测量(　　)。

a. 包括应用反流血流　　　　　　　　　　　b. 包括肺动脉瓣反流频谱的舒张末峰值速度

c. 不能用超声心动图完成　　　　　　　　　d. 需要一个已知的或估计的压力

e. 包括二维超声心动图而不是多普勒超声心动图

　　患者 72 岁,已知有房间隔缺损(Q_p:Q_s=1.8)和轻度右室功能降低,正在进行腹主动脉瘤外科手术。在释放主动脉阻断夹时,心率(HR)升至 100 bmp,血压(BP)降至 80/40(平均 53) mmHg,动脉氧饱和度降至 91%。中心静脉压为 15 mmHg。TEE 检查提示左室(LV)收缩功能正常,中度 RV 功能不全,中度三尖瓣反流(TR 峰值速度 3 m/s),轻度二尖瓣反流(MR 峰值速度 4 m/s),轻度主动脉瓣(AoV)反流(晚期 AI 峰值速度 0.5 m/s,早期 AI 峰值速度 3 m/s)。左室流出道(LVOT)直径 2.0cm,时间–速度积分(TVI)是 10 cm,峰值速度是 1.0 m/s。跨主动脉瓣峰值速度是 1.4 m/s。主肺动脉(MPA)直径是 2.2 cm,TVI 是 10 cm。

7. 释放主动脉阻断夹后下列说法正确的是(　　)。

A. 估计 PA 收缩压大约 50 mmHg　　　　　　B. AoV 面积大约 2.2 cm^2

C. 多普勒估测 LV 舒张末压为 15 mmHg　　　D. 多普勒估测 LV 舒张末压为 4 mmHg

a. A,B 和 C　　　b. A 和 C　　　c. B 和 D　　　d. D　　　e. A,B,C 和 D

8. 关于问题 7 中的病例下列论述错误的是(　　)。

a. 体循环心输出量是 3.14 L/min　　　　　　b. 体循环每搏量是 31.4 mL/beat

c. Q_p/Q_s 约为 12　　　　　　　　　　　　　d. 主肺动脉心输出量是 3.00 L/min

e. 动脉的失饱和与血流动力学的改变,可能由于 RV 功能不全加重及通过房间隔缺损的右向左分流

　　一个 12 岁的女孩进行脊柱后侧凸的脊柱矫正手术时体循环血压(BP)降低到 65/40(平均 48)mmHg,心率从 90 bpm 上升到 120 bpm。中心静脉压为 10 mm Hg。TEE 检查提示 RV 和 LV 功能呈高动力,瓣膜功能正常。LVOT 直径 2.0 cm, TVI 是 15 cm。三尖瓣反流的峰值速度为 1 m/s。

9. 下列论述错误的是(　　)。

　　a. 这个患者发生了过敏反应
　　b. PA 舒张压不能由给出的数据来估测
　　c. 心输出量为 5.65 L/min
　　d. 估测肺动脉收缩压大约为 6 mmHg
　　e. 这个患者发生了肺栓塞

　　一个 75 岁的老年男性,麻醉后出现低血压(BP 65/40 mmHg;HR 90 bpm)。TEE 检查提示 LV 功能正常,RV 中度低动力。LV 腔较小。有中度的 AI 和轻度的二尖瓣反流(MR)。LVOT 直径为 2.0 cm, 峰值速度 1.0 m/s。跨 AoV 峰值速度是 4.0 m/s,TVI 是 30 cm。

10. 下列论述正确的是(　　)。

　　A. 左室流出道面积是 3.14 cm²
　　B. 主动脉瓣面积是 0.78 cm²
　　C. 体循环心输出量是 2.11 L/min
　　D. 体循环每搏量是 23.4 mL/beat

　　a. A,B 和 C　　　　b. A 和 C　　　　c. B 和 D　　　　d. D　　　　e. A,B,C 和 D

答案见书后。

第 7 章 超声心动图评价心室舒张功能的实用方法

Stanton K.Shernan

相对于收缩期,心动周期的舒张期时相仅仅是近期才作为整体心脏性能的一个重要的、独立成分得到适当的认识。舒张期不再被简单地当做介于心室每次收缩之间的主动充盈阶段。充分的心室充盈实际上除了心房收缩对于舒张晚期的重要贡献外,还依赖于在心室松弛、顺应性和收缩功能之间的一个复杂的相互作用。

在 20 世纪 60 年代心导管技术出现后,随着 80 年代早期引入脉冲波多普勒 (pulse wave Doppler, PWD),心室力学和心室舒张成分的定量评价取得快速发展。超声心动图的相对可行性、安全性和实用性在近几十年来帮助描绘出了舒张功能障碍、这一多种心脏紊乱,如急性和慢性充血性心力衰竭 (congestive heart failure, CHF)等的重要病理生理组成[1]。另外,多普勒超声心动图模式已用于预测功能分级和预后[2]。近来的超声心动图研究也已说明,舒张功能障碍可能促进了围术期的血流动力学不稳定和心脏手术的不良后果[3]。对于了解常规和更新的超声心动图方法在评价心室充盈和舒张功能障碍中的重要性和应用,本章阐述了实用性的方法。

舒张功能障碍的相关临床

CHF 是美国住院患者中最常见的诊断,每年有 72 万人为此住院[4]。近一半的 CHF 患者有舒张功能障碍和正常的射血分数[5]。舒张功能障碍随年龄增长而增加,特别是在患有高血压心脏病的老年人群[5]。尽管舒张性心力衰竭 (diastolic heart failure, DHF) 患者的预后好于那些收缩功能障碍的患者,但其死亡率仍是年龄和性别匹配的健康人群的 4 倍[6]。因此,舒张功能障碍对医疗保健行业提出了一个重要而相对临床的挑战。

社区中 DHF 的相对高发也是围术期监护医生关注的问题,因为很多这样的患者会到手术室进行心血管治疗。已有报道说,术前的舒张功能障碍在 30%~70% 的心脏外科手术患者存在, 并和难以脱离体外循环(cardiopulmonary bypass, CPB)、更频繁的应用变力性药物,以及发病率增加独立相关[3,7]。CPB 后,与缺血-再灌注损伤、低体温、代谢紊乱或心肌水肿有关的急性或进行性舒张功能障碍, 可能会发展并持续数分钟到数天[8]。术前识别出高风险的患者并在术中监测舒张功能, 可能会有助于建立预防疾病的治疗策略, 包括使用有直接或间接松弛作用的药物[9],便于脱机和减少围术期发病率。

舒张期生理学基础

心动周期的舒张期定义为自主动脉瓣关闭到二尖瓣关闭的间期(图 7.1)。舒张期可进一步分为一个最初的等容松弛期间, 继之为左室(left ventricle, LV)的早期快速充盈,其占舒张期充盈的 80%~90%,静息期和最终的心房收缩期[10]。舒张期左室充盈依赖于一系列因素的相互作用,包括心室松弛、舒张期抽吸、心肌黏滞力、心包的束缚、心室间相互作用、二尖瓣血流动力学、负荷异质性、胸膜腔内压、心率/心律和心房功能[11]。

舒张功能障碍常在临床上被定义为心室在低压力时充盈的能力受损, 并常包括心室松弛和(或)心腔顺应性的异常。LV 松弛与钙离子从细胞质中到肌浆网中再螯合有关, 这需要通过一个复杂的能量依赖的过程解离可收缩成分,从而使肌原纤维回复到他们收缩前的原长度[12]。心室松弛在经典上是用尖端配有压力计的高精度导管,测量在收缩期收缩后的等容舒张期内 LV 压的下降速率和间期(图 7.2A)[13]。尽管已被指出有局限性,松弛的时间常量(τ)仍是临床上和实验室中都被接受的评价等容松弛性的技术[12]。LV 腔的顺应性取决于心室的被动能力, 即在舒张

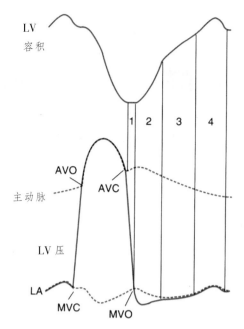

图 7.1　心动周期的舒张相。在等容松弛期①,左室(LV)压在主动脉瓣关闭(AVC)后迅速降低。当 LV 压降到低于左房(LA)压时,二尖瓣开放(MVO)启动早期 LV 快速充盈②。LA 和 LV 间压力平衡导致在静息期③过二尖瓣血流减少,直到对 LV 舒张末期容积正常有少于 20% 贡献的心房收缩期④。舒张期的结束是在等容收缩期前二尖瓣关闭(MVC)和使 LV 射血的主动脉瓣关闭(AVC)。(Reproduced with permission from Plotnick GD. Changes in diastolic function–difficult to measure, harder to interpret. *Am Heart J* 1989;118:637–641.)

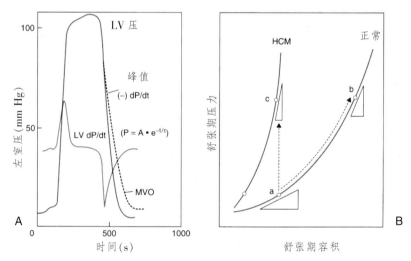

图 7.2　(A)左室(LV)松弛可由创伤性方法评价,通过测量左室压相对于时间的一次阶差($-dP/dt_{min}$),或更好地,通过显示出的方程计算 LV 压等容期减速支的时间常数(τ)。τ 的增加(短划线)通常表示,LV 松弛性受损(心肌缺血、肥厚性心肌病、负性变力)并可伴有充盈减低和心脏功能减低。P:LV 压;A:在$-dP/dt_{min}$ 的 LV 压;t:在$-dP/dt_{min}$ 的时间;e:自然对数;MVO:二尖瓣开放。(Modified with permixxion from Zile M, Smith V, Relaxation and diastolic properties of the heart. In:Fozzard H, Haber E,Jennings R, eds. The heart and cardiovascular system: scientific foundations, 2nd ed. New York: Raven Press, 1991:353–1367.)(B) LV 压力–容积(P-V)关系。LV 顺应性(dV/dP)由画在 P-V 曲线一个特殊点上的切线描述。LV 顺应性降低导致 LV 充盈压升高,或者为当心肌僵硬度增加时压力–容积(P-V)曲线上向左上的抬高(点 a-c),或者为当容积增加时曲线上更陡直的部分(点 a-b)。HCM:肥厚性心肌病。(Reproduced with permission from Zile M, Smith V. Relaxation and diastolic properties of the heart. In:Fozzard H,Haber E, Jennings R, eds. The heart and cardiovascular system:scientific foundations. New York; Raven Press,1991:1353–1367.)

期充盈中压力与容积变化间的指数关系(dV/dP)(图 7.2B)[13]。

左房(left atrium,LA)对左室舒张末期容积(left ventricular end-diastolic volume,LVEDV)的贡献也是充盈的重要决定因素。LA 不仅是血液存储器和被动导水管,还是在舒张末期收缩的动力泵。LA 对 LV 舒张期充盈的贡献在年轻健康者中常少于 20%,但在伴有舒张早期功能障碍的 LV 充盈减少患者中可能达 50%。

超声心动图对左室舒张功能的评价

传统上,舒张功能的直接评价需要创伤性的测量(准确性高、在心室内、有微压力计的导管)或高精度技术(三维声纳微测量法、心脏核磁共振成像、超高速计算机断层扫描)[12]。肺动脉导管术对评价心脏整体功能有帮助;但是,舒张功能的评价因无法直接测量 LV 压力、容积或跨二尖瓣血流而受限。相比较之下,超声心动图提供了一种相对安全、实用和非创伤性的评价舒张功能的方法。

二维和 M 型超声心动图

通过二维(2D)超声心动图的综合检查评价 LV 射血分数和 LVEDV 可以得到评价舒张功能的间接依据。对于有症状的患者,没有扩大但肥厚的 LV 和收缩功能正常的超声心动图表现提示有症状患者存在 DHF。LA 增大(>4 cm)常伴有 LV 充盈压升高[14]。

多普勒超声心动图评价左室充盈:过二尖瓣血流

多普勒超声心动图测量跨二尖瓣血流[跨二尖瓣多普勒血流 (transmitral Doppler flow,TMDF)]速度对于评价舒张功能提供了有价值的信息。将取样容积放置于二尖瓣尖可记录到 PWD 的 TMDF 速度(图 7.3)。典型的 TMDF 速度频谱是一个双相波。最初的峰值血流速度(E波)发生在舒张早期充盈,而后的峰值血流速度(A 波)发生在心房收缩期。介于二者间的静息期血流常为微量,因为 LV 在此时相内几乎不充盈。从 TMDF 频谱中可得到多个舒张功能参数,并和舒张功能的经典测量方法相关,这

些方法包括血管造影术、放射性核素技术和心室内压力的直接测量(表 7.1)[12,15]。

TMDF 速度取决于跨二尖瓣压差(transmitral pressure gradient,TMPG),后者决定于诸多因素,包括心率、心律、充盈早期负荷、心房收缩力、二尖瓣病变、心室间相互作用、心室内在的松弛状态和心室顺应性等变量[6]。由于自然老化,任何既定的 LV 压力下 LV 松弛延迟,会产生更低的初期 TMPG,从而导致相应比例的早期充盈减少(E 波峰值速度更低)以及更多的、代偿性的晚期充盈(A 波峰值速度更高),并在 LV 舒张期流入血量中占到 35%~40%。相反地,在年轻人中更有效的 LV 松弛和弹性回缩会伴

表 7.1　正常人舒张功能充盈血流动力学的左室和右室多普勒超声心动图指标

	年龄 21~49 岁	年龄 ≥50 岁
左室流入道血流		
E 波峰值(cm/s)	72(44~100)	62(34~90)
A 波峰值(cm/s)	40(20~60)	59(31~87)
E/A 比值	1.9(0.7~3.1)	1.1(0.5~1.7)
DT(ms)	179(139~219)	210(138~282)
IVRT(ms)	76(54~98)	90(56~124)
肺静脉		
S 波峰值(cm/s)	48(30~66)	71(53~89)
D 波峰值(cm/s)	50(30~70)	38(20~56)
S/D 比值	1.0(0.5~1.5)	1.7(0.8~2.6)
A 波峰值(cm/s)	19(11~27)	23(-5 到 51)
右室流入道血流		
E 波峰值(cm/s)	51(37~65)	41(25~57)
A 波峰值(cm/s)	27(11~43)	33(17~49)
E/A 比值	2.0(1.0~3.0)	1.3(0.5~2.1)
DT(ms)	188(144~232)	198(152~244)
上腔静脉		
S 波峰值(cm/s)	41(23~59)	42(18~66)
D 波峰值(cm/s)	22(12~32)	22(12~32)
A 波峰值(cm/s)	13(7~19)	16(10~22)

两个正常人年龄组的心室舒张功能的多普勒超声心动图指标的正常参考值。数据表示为平均值(可信区间)。E:舒张早期血流速度;A:伴有心房收缩的心房舒张晚期血流速度;DT:减速时间;IVRT:等容松弛时间;S:收缩期血流速度;D:舒张期血流速度。

Reproduced with permission from Cohen G, Pietrolungo J, Thomas J, et al. A practical guide to assessment of ventricular diastolic function using Doppler echocardiography. *J Am Coll Cardiol* 1996;27:1754.

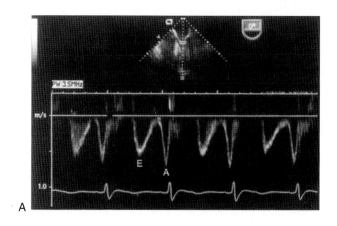

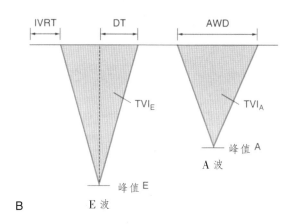

图 7.3　(A)用经食管超声心动图得到的过二尖瓣多普勒血流(TMDF)速度频谱。TMDF 频谱是将脉冲多普勒取样容积放在二尖瓣(MV)尖得到的。早期左室(LV)充盈的最早快速相(E)后面为最少血流的一个可变时期(静息期)和最终在心房收缩期的舒张晚期充盈 A。(B) 画有舒张功能相关指标的 TMDF 频谱图解。几个 LV 舒张功能的指标可从 TMDF 频谱中得到包括 E 和 A 波峰值速度与比值,E 和 A 波时间速度积分(TVI:每个多普勒包络线下的面积)和相应的 E/A TVI 比值,A 波间期(AWD),E 波减速时间(DT:从 E 波峰值到零基线的时间间期),以及等容舒张时间(IVRT:从心室流出血流终止到过二尖瓣 LV 流入血流出现的时间)。

有更大的初期 TMPG 和 LV 早期的优势充盈,以及心房收缩的贡献减少(10%~15%)。但在有 LV 顺应性降低的患者中,TMPG 升高主要是由于左房压(left atrial pressure, LAP)的进行性升高。因此,LV 松弛性和顺应性的变化以及导致的 LAP 变化改变了 TMPG 和其所致的 TMDF 频谱。等容松弛时间 (IVRT:isovolumic relaxation time, 从收缩期心室流出血流停止到左室流入血流出现的时间)也受舒张功能变化影响。缩短的 IVRT(<60 ms)提示二尖瓣提前开放和患者的 LAP 上升。延迟的二尖瓣开放 (IVRT>110 ms)发生在 LV 松弛性受损时。减速时间(DT:

deceleration time, E 波峰值速度到零线的间期)通常反映平均 LAP 和 LV 顺应性[16]。相对短的 DT (<140 ms)见于 LV 顺应性降低的患者,而 DT 延长则表示 LV 松弛性降低。

在进行性舒张功能障碍中观察到的多普勒 LV 充盈频谱是由于 LV 松弛性和顺应性的变化所致。大多数心脏生理学异常中,舒张期充盈的早期异常为超出年龄导致的心肌松弛性受损。受损的 LV 松弛发生于心肌缺血/梗死、LV 肥厚、肥厚性心肌病和浸润性疾病早期[17]。典型地,伴有松弛性减低的 TMDF 频谱以 IVRT 延长和 TMPG 减小为特征(图 7.4)[18]。因此,LV 松弛性受损引起 MV 在松弛完全前开放,E 波峰值速度较 A 波峰值速度降低(E/A<1)。另外,因为 LA-LV 间压差需要更长的时间达到平衡,LV 松弛时间延长并导致 DT 延长[11]。由于相对高的左房前负荷,在心房收缩期继发的代偿性血流增加,这就是 A 波峰值速度、速度时间积分和间期增加的原因。因此,松弛性受损的 TMDF 速度频谱以 "E/A 倒置"(E 波峰值速度降低和 A 波峰值速度增加),IVRT 延长,以及 DT 延长为特征。

伴有明显的 LV 顺应性降低和 LAP 严重增加的舒张功能障碍常被描述为 "限制性"LV 充盈异常[17]。伴有 LV 舒张功能障碍的限制性模式的 TMDF 频谱以升高的 LAP 引起的 E 波峰值速度较 A 波峰值速度增加为特征(图 7.4)[18]。尽管舒张功能障碍进展时松弛性受损与顺应性降低同时存在,继发的左室舒张末期压力(left ventriaular end-diastolic pressure, LVEDP)升高仍导致了 LAP 明显上升和 E 波峰值速度增加,同时舒张早期非常快速的充盈。DT 也异常地缩短,早期过二尖瓣血流进入顺应性差的 LV 导致 LA 和 LV 间压力的迅速平衡,甚至伴有舒张期二尖瓣反流[17]。最终,A 波峰值速度和间期因心房收缩力差和左室压快速升高而减少,从而

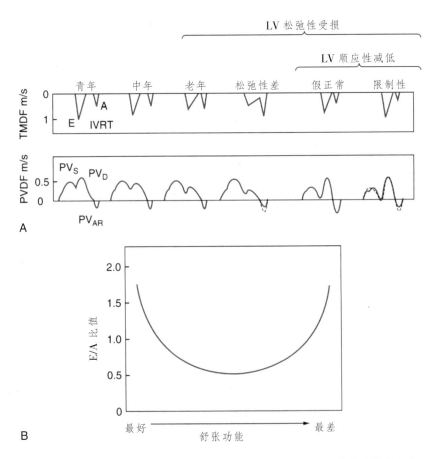

图 7.4　(A)进行性左室(LV)舒张功能障碍对跨二尖瓣多普勒血流(TMDF)和肺静脉多普勒血流(PVDF)速度频谱的影响。需要记住的是,所有 TMDF 和 PVDF 频谱的脉冲多普勒指标从正常进展到舒张功能障碍时,均表现为抛物线样分布。跨二尖瓣压差由于有力的 LV 松弛和弹性回缩在正常年轻人中最初是升高的,松弛性受损后减低,最终在 LV 舒张功能障碍的限制性模式中由于 LV 舒张来压升高导致左房压升高而再次上升。限制性的变化也见于肺静脉(PV)频谱。E:E 波;A:A 波;IVRT:左室等容松弛时间;PV_{AR}:舒张晚期前向速度;PV_{S1}:收缩期第一个组分;PV_{S2}:收缩期第二个组分;PV_D: 舒张期组分。(B) 伴有进行性舒张功能障碍的跨二尖瓣 E/A 速度比值的抛物线样分布。(Modified with permission from Appleton C, Hatle L, The natural history of left ventricular filling abnormalities: assessment by two-dimensional and Doppler echocardiography. Echocardiography 1992;9:437–457.)

提前终结了晚期的二尖瓣血流。因此,限制性的TMDF速度频谱以E波峰值速度增大和A波峰值速度减少(E/A比值>2.0)伴IVRT和DT缩短为特征。

典型地,舒张功能障碍的进展过程是从松弛性受损到限制性病理生理状态。在这一转变中,TMDF频谱可以表现为好似正常LV充盈的假正常模式(图7.4A)[18]。当LV顺应性降低时逐渐升高的充盈压和受损的松弛性之间的平衡产生了"正常"的早期TMPG,假正常充盈模式正是代表了这种舒张功能障碍的中期。因此,对于不同程度的舒张功能障碍,E/A速度比的模式好似一个抛物线的形状,从年轻的运动员中所见的有力的LV松弛形式,到最终严重的舒张功能障碍时大同小异的限制性形式(图7.4B)。介于其间的是舒张功能障碍的假正常阶段,以E波和A波峰值速度、IVRT和DT均为正常值为特征。对一个跨二尖瓣血流假正常的患者,利用头高脚低位、部分体外循环、Valsalva动作[19]或服用硝酸甘油减低前负荷可能会揭示出隐含的LV松弛性受损[20]。健康人对减低前负荷的反应常为E波和A波速度的等比例降低[17]。减低前负荷也对舒张功能障碍的分级有帮助[20]。举个例子,如果前负荷减低,限制性模式不转变为假正常模式,则认为是"不可逆的终末阶段"[10]。

多普勒超声心动图评价左房充盈:肺静脉血流

评估LA充盈尤其是同时有TMDF数据时可对评价LV舒张功能提供重要的数据。典型的肺静脉多普勒血流 (pulmonary venous Doppler flow, PVDF)频谱包括可能为单相或双相(尤见于LAP低时,很可能是由于心房松弛和二尖瓣环运动的时间分离)的收缩期前向速度(图7.5)[21]。第一个收缩期成分,PV_{S1},取决于LA松弛和继之的压力下降。随后的峰值PV_{S2},反映了右室(right ventricle, RV)每搏量、LA顺应性、心室收缩早期对LAP的效应和任何伴随的MR。另外,还有发生于舒张期即跨二尖瓣血流后较大的前向速度(PV_D),而LA作为PV和LV间的开放性通道。舒张晚期反向速度,也称作肺静脉的心房反向血流(Pulmonary venous a-trial flow reversal, PV_{AR}),发生于LA收缩期,并取决于LA收缩力,心率,以及LA、PV及LV的顺应性[6]。

正常情况下,PV收缩期峰值振幅和TVI(时间速度积分,time velocity integral)相等或略高于相应的PV_D数值(见表7.1)[15]。收缩期分数(收缩期TVI除以收缩期和舒张期TVI之和)减少至小于40%,与升高的平均LAP相关[22]。另外,正常的PV_{AR}间期(约90~115 ms)相等或小于过二尖瓣A波间期(约120~140 ms)[16]。总体上,与回到PV的反向血流相比,LA收缩导致了更大的前向血流量到顺应性良好的LV。PV_{AR}速度超过二尖瓣A波、达35cm/s或间期超过了二尖瓣AWD(A wave duration, A波间期) 30 ms常提示LVEDP随年龄有升高[23]。

分析PVDF有助于在评估不同阶段舒张功能障碍时评价TMDF(见图7.4)。伴有LV松弛性受损的PVDF频谱以与二尖瓣E波同步降低的PV_D速度和代偿性升高的PV_S速度的收缩期优势模式为特征。相反地,收缩期前向速度在LV充盈为限制性时降低,这是因为升高的LAP和降低的LV顺应性导致了收缩期低钝模式。尽管类似于跨二尖瓣E波速度的快速降低,PV_D DT常缩短,但更大比例的前向血流仍发生在舒张期。PV_{AR}的速度和间期在限制性病理生理状态时可能会由于LV顺应性降低和相应的LAP上升(促进前向血流)而延长。或者,PV_{AR}速度可能会由于心房机械性衰竭而在有严重的不可逆性限制性充盈的患者中变小[24]。假正常的PVDF速度频谱常以收缩期相对低钝和PV_{AR}间期较二尖瓣AWD延长为特征(见图7.4),这取决于LAP和LV顺应性降低程度。此时,PVDF频谱有助于区分正常和假正常的TMDF频谱。但是,对于健康年轻人和运动员,并不依赖于LA对LV充盈的重要贡献,LA更像一个"被动通道",PV_S低钝较常见[24]。

在左房和左室多普勒血流频谱中生理性变量的影响

在非手术和手术患者群体中,TMDF和PVDF频谱对评价LV舒张功能是有用的。但是由于前负荷、后负荷、心率和心律对峰值速度及

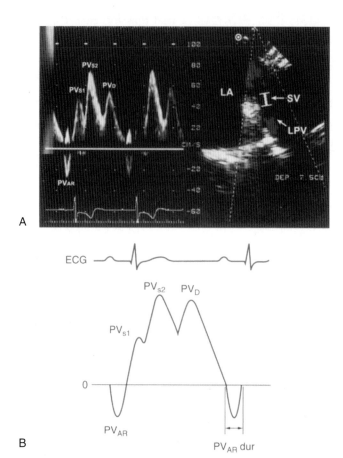

图 7.5　(A) 肺静脉多普勒血流速度(PVDF)频谱。左房(LA)充盈可将脉冲多普勒取样容积(2~4 mm)放在连接 LA 的肺静脉口内约 1.0 cm 处评价。(见彩图)(B) 画有舒张功能相关指标的 PVDF 频谱图解。从 PVDF 得到的左室(LV)舒张功能指标包括 S/D 峰值速度比值,反 A 波的峰值速度和间期。LPV:左肺静脉;SV:取样容积;ECG:心电图; PV_{S1}:收缩期第一个组分; PV_{S2}:收缩期第二个组分; PV_D:舒张期组分; PV_{AR}:舒张晚期前向速度; PV_{ARdur}: PV_{AR} 波间期。

早期和晚期充盈比例的不可避免的影响,围术期的超声心动图指标的应用有限[25]。前负荷增加常伴有二尖瓣 E 波峰值速度的成比例增加,IVRT 缩短和 DT 陡直。前负荷降低时会有相反变化。由于 LAP 升高和跨 MV 容积血流速率增加,二尖瓣反流可能产生 E 波增加的 TMDF 速度频谱。由于舒张期充盈发生在 LV 压力-容积曲线更陡直的部分,孤立性 LV 收缩功能障碍可能也会伴有跨二尖瓣 E 波峰值速度增高和 A 波减低[26]。最后,PWD 取样容积的放置和呼吸模式也可能影响 TMDF 频谱[27]。

心动过速引起过二尖瓣 E 波和 A 波速度融合,以及 A 波速度和间期假性增加、尤其是 E 波在 A 波速度上>20 cm/s 时[6]。节律和同步性障碍时也会伴有 TMDF 和 PVDF 频谱的独特变化。比如,心房扑动会在 TMDF 频谱中表现为"扑动波"。在心房颤动(atrial fibriuation, AF)的患者中,跨二尖瓣 A 波和 PV_{AR} 波缺失,E 波峰值速度和 DT 随心动周期长度变化而变化。AF 也可能伴有 PV_{S1} 缺失,以及 PV_{S2} 相对于优势性 PV_D 降低[28]。E 波速度的峰值加速度[29],二尖瓣 E 波 DT 缩短,以及 PV_D 的间期和初始斜率减速时间可能仍与 AF 时 LV 充盈压升高有关[28]。

更新的评价左室舒张功能的超声心动图技术:二尖瓣环多普勒组织成像和彩色 M 型的跨二尖瓣传播速度

多普勒组织成像评价二尖瓣环运动

近来,更新的评价 LV 舒张功能的超声心动图技术已有报道，据说它更不易受急性负荷状态变化的影响。二尖瓣环运动用多普勒组织成像(Doppler tissue imaging, DTI)评价，这是一种用低速度、高振幅的信号，消除与血流有关的高速度的技术，并提供了较高的时间和速度范围分辨率[30]。阐述应用 DTI 评价二尖瓣环运动的早期研究，用的是经胸超声心动图和心尖部四腔及两腔的声窗。经食管超声心动图(transesophageal echocardiography, TEE)探头获得的食管中段四腔心观也是在二尖瓣环侧壁位点放置取样容积(2.5~5 mm)的适宜窗口(图 7.6)。另一种方法是，二尖瓣环室间隔位点也可用于评价，但是其组织速度较低且 LV 流出道的血流速度可能影响组织多普勒频谱[31]。PWD 多普勒声束要尽可能平行于 LV 的长轴运动方向。重要的是，要知道这些记录下来的速度不仅代表在二尖瓣环水平这一特定节段的心肌纤维缩短和伸长的速率，也受有关心脏结构移动和旋转的那些速度的影响[32]。使用最低的壁滤波和最小的优化增益用于消除由跨二尖瓣血流产生的血流速度信号。最后，Nyquist 极限、扫描速度和多普勒频谱的大小都应按最佳可视性调整。

二尖瓣环 DTI 频谱有一个与射血分数相关的收缩期成分[31]和好似 TMDF 频谱镜像但组织速度明显较低的双相舒张期成分(8~15 cm/s)。

最初的舒张早期组织速度(E′)和二尖瓣血流几乎同时开始，只不过它的峰值早于二尖瓣 E 波峰值速度并在 LV 血流终止前结束[33]。在没有整体几何扭转和严重的节段性室壁运动异常时，E′反映了与左室容量变化有关的组织速度，并主要受心肌松弛性和弹性回缩的速率影响。在健康人，E′峰值速度大于其后的倾向于反映 LA 收缩功能的舒张期组织速度(A′)[34]。

已证实 E′与 τ 相关，这一发现支持其数值作为 LV 松弛性的指标[30]。E′和 E′/A′也经研究证实类似于跨二尖瓣血流速度随年龄降低并在病理性 LV 肥厚时减低[31,32]。但是在进行性舒张功能障碍中，DTI 评价的二尖瓣环运动和二尖瓣血流速度的一致性在松弛性受损与升高的充盈压共存时出现分裂。在表现为假正常[32]或限制性二尖瓣多普勒血流速度频谱[33]的 LVEDP 升高的患者中，E′始终降低提示其有一定的负荷非依赖性(图 7.7)。实际上，与 TMDF 或 PVDF 频谱的任一或联合指标相比，研究表明 E′是最好的区分正常和假正常模式的鉴别手段[30]。而且，对于输入生理盐水或硝酸甘油引起的前负荷改变，E′峰值速度和 E′/A′速度比均没有明显变化[34]。因此，E′是测量 LV 舒张功能对前负荷相对不敏感的指标，并可能在围术期负荷状态明显改变时尤其有用。

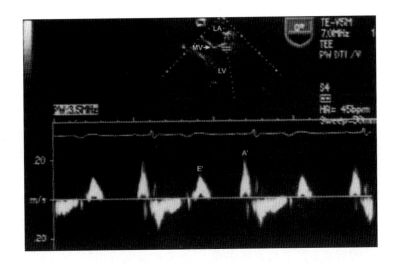

图 7.6　组织多普勒成像(DTI)评价的二尖瓣环运动。脉冲多普勒取样容积放在二尖瓣环侧壁位点以得到 DTI 频谱。二尖瓣环 DTI 频谱为包括舒张早期(E′)和晚期(A′)组织速度的舒张期双相成分。LA:左房;LV:左室。

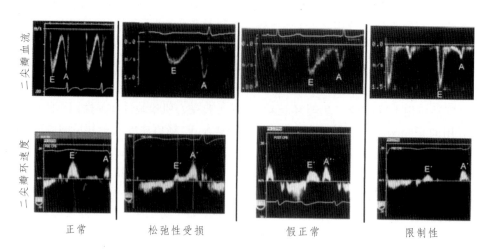

图 7.7　伴有进行性左室舒张功能障碍的二尖瓣血流(E,A)和二尖瓣环速度(E′,A′)的模式。尽管在松弛延迟时 E/A 和 E′/A′ 都降低,但舒张功能障碍进展时二者失去一致性。E′/A′ 在假正常和限制性模式中始终降低,这支持了 E′ 作为左室(LV)松弛性测量指标的实用性,以及对前负荷代偿的相对不敏感。

彩色 M 型跨二尖瓣传播速度

　　LV 主动松弛的出现并不是同步的,最早开始于心肌的心尖节段,并作为舒张早期回缩的主要动力[35]。LV 早期松弛产生回吸力并在二尖瓣口水平开始形成心室内压力阶差。这一压差于舒张早期在 LV 中部保持,并能加速血流,促进其向心尖的连续充盈[35]。

　　由心室快速松弛推动的 LV 血流峰值速度的传播速率能用彩色 M 型多普勒超声心动图评价。尽管标准的 PWD 只允许血流速度在单一空间位置中进行时间上的分布,但是彩色 M 型多普勒超声心动图则提供了这些速度在空间及时间上的分布,并能用于描绘从二尖瓣口到 LV 心尖的前向传播波的斜率(Vp)[32]。血流在心室内传播的速度(Vp)能从彩色前向波的斜率得到(图7.8)。已证实 Vp 与 τ 间呈显著负相关,并且提示 LV 快速松弛(短 τ)促进了从基底到心尖更快的 LV 充盈的传播[36]。另外,LV 最小压和 LVEDP 均升高的患者有较低的 Vp[35]。因此 Vp 成为评价 LV 舒张功能的有用工具。

　　获得 LV 充盈的彩色 M 型多普勒图像的技巧是常用经胸的心尖长轴声窗。当 M 型多普勒取样线能平行于跨二尖瓣血流的彩色血流多普勒(color flow Doppler, CFD)显像时,TEE 食道中段四腔心观也能观察 Vp。Vp 的测量起点在二尖瓣环,要沿湍流速度斜坡,理想的是朝向 LV 心尖延伸 3~4 cm[32]。观察前向彩色波最好沿血流方向调整基线,增加扫描速度并调整深度。

　　据报道在健康年轻人中,彩色 M 型 Vp 在 55~100 cm/s[36]。LV 松弛性受损导致心室最小压降低,因此使早期充盈的传播受损(图 7.9)。对比标准的多普勒充盈指标,Vp 相对独立于前负荷,但是当松弛性[37]和收缩性能[38]改变时则有反应。因此,当舒张功能从正常到进行性舒张功能障碍时,TMDF 和 PVDF 往往呈抛物线样分布,而 Vp 在假正常和限制性 LV 充盈时均降低。而且,利用不同方法(部分体外循环、下腔静脉(IVC)堵闭、静脉给硝酸甘油、吸入硝酸戊酯、Valsalva 动作、垂头仰卧位、举高腿部)改变前负荷时,伴有跨二尖瓣 E 波峰值速度、E/A 速度比和 E 波减速度均有变化,但 Vp 几乎不变[38-40]。有趣的是,E 波峰值速度/传播速度(E/VP)比值可能对估测 LAP[38]有用,并与 AF 患者 LV 充盈压直接相关[29]。有人指出,Vp 在体外和非体外冠状动脉旁路移植术后明显改善[41]。因此,如同 E′,Vp 也是 LV 舒张功能测量中一个对前负荷相对不敏感的指标,且在围术期负荷状态明显改变时特别有用[7]。

应变和应变率

　　应变成像是一种来自 DTI(用低速度和高

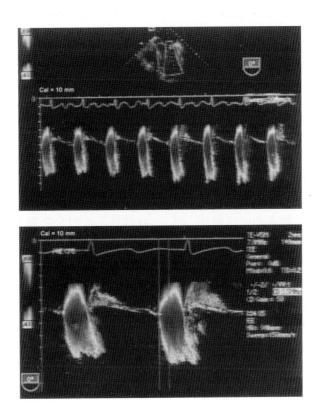

图 7.8 跨二尖瓣彩色 M 型多普勒血流传播速度(Vp)可在经食管的食管中段四腔心观,通过二尖瓣流入区中心放置 M 型光标,并测量湍流速度起始的斜坡得到。(见彩图)

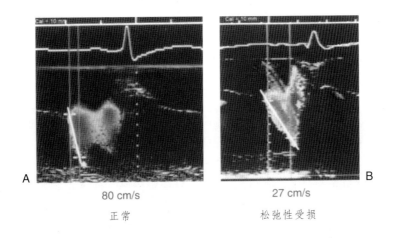

80 cm/s

正常

27 cm/s

松弛性受损

A

B

图 7.9 和正常人(A)相比,跨二尖瓣彩色 M 型传播速度(Vp)在左室松弛性受损时降低(B)。(见彩图)

振幅信号确定心肌两点间的速度阶差）的较新的超声心动图技术[42,43]。应变(strain, S)是和应力（张力）功能一样的组织形变，而应变率(strain rate, SR)用于衡量组织形变速率。LV 舒张期变形可用应变成像分析，而 Vp 可描述早期和晚期充盈。Stoylen 等观察了 26 例高血压患者，其收缩功能正常，舒张功能受损，并证实舒张期峰值 SR 和 Vp 均降低[44]。另外，Hoffman 等证实在缺血性 LV 功能障碍的患者中，在存活和非存活心肌节段间分析 SR 检出了舒张功能的多处不同[45]。SR 和 S 成像均有角度依赖性。然而，它们通常用于长轴切面来测量 LV 沿超声束在长轴上的缩短（收缩功能）和伸长（舒张功能）。因此，不同于 DTI,S 和 SR 均相对独立于移动和旋转运动。因此，应变成像可能有在围术期评价舒张功能中超出传统超声心动图之外的优点。

右室舒张功能

RV 舒张功能的间接证据可用综合性 2D 超声心动图检查获得 RV 质量或容积。然而，全面评价 RV 舒张功能还需要多普勒超声心动图评价三尖瓣血流速度(图 7.10A)。三尖瓣多普勒血流 (transtricuspid Doppler flow, TTDF) 速度受 LV 充盈的相同生理学变量影响，只不过由于更大的三尖瓣(tricuspid valve, TV)环而更低。直接比较 LV 和 RV 血流速度也揭示出它们在时程和涉及呼吸变化的不同之处。在自主吸气时，胸腔内负压导致右房(right atrium, RA)容量增加，随后，RV 舒张期充盈速度与呼吸末数值相比加大 20%[26]。LA 和 LV 充盈实际上相较呼气末在自主吸气时降低。在舒张功能障碍的患者中，这些呼吸变化的相关模式更为放大。我们推测，正压通气(positive pressure ventilation, PPV)和自主通气相比会有对 TTDF 相反的作用。

RV 舒张功能的超声心动图评价也包括具有相同轮廓和成分的肝静脉 (hepatic venous, HV)、下腔静脉(inferior vena cava, IVC)和上腔静脉(superior vena cava, SVC)的 RA 流入血流速度。肝静脉呈切线汇入肝内 IVC,并能在食管中段、两腔心声窗向右前旋转 TEE 探头而观察到。正常 HV 多普勒频谱(图 7.10B)的特征为①

继心房收缩后的小反流波 (AR 波)；②在 SVC 和 IVC 允盈心房中形成的前向收缩相(S 波)并受 TV 环运动、RA 松弛性和三尖瓣反流(tricuspid regurgitation, TR)影响；③收缩末期受 RA 和 RV 顺应性影响的第二个小反流波 (V 波)；和④RV 充盈中 RA 作为被动通道时形成的第二个前向充盈相(D 波)[26]。

舒张期 RV 功能障碍表现为 TMDF 频谱随 LV 松弛性和顺应性的变化，三尖瓣峰值 E 波和 A 波速度、E/A 比值及 DT 相同的相关变化[46,47]。肝静脉反流积分之和与前向血流积分之和的比值(TVI_A+TVI_V/TVI_S+TVI_D)在 RV 舒张功能障碍或明显 TR 时均增加，但似乎受前者影响更大[48]。另外，在自主吸气时三尖瓣 DT 明显缩短和 HV 血流的舒张期 V 和 A 反流波优势，提示 RV 顺应性明显降低及舒张期充盈压明显升高 (图 7.10C)[6]。IVC 直径随自主吸气的变化也可反映右房压(right atrial pressure, RAP)。总体而言，低 RAP(0~5 mmHg)伴有小 IVC(直径<1.5 cm)和其原直径在自主吸气时塌陷大于 50%。相反，RAP 明显升高 (>20 mmHg) 则伴有肝静脉和 IVC 扩张，以及随呼吸其直径几乎无变化[26]。已在患有肺动脉高压 (pulmonary hypertension, PHT)，甚至没有 PHT 的有症状 CHF 患者中证实有舒张期 RV 功能障碍 (较低的 TV-E 波峰值速度，较低的 E/A 比值，以及 RV-IVRT 延长)，这提示心室间相互依赖性在 RV 充盈受损时的可能作用[49]。

心包疾病：缩窄性心包炎和心包填塞

心包疾病 (包括缩窄性心包炎(constrictive pericarditis, CP) 和由积液产生的心包填塞(pericondial tamponade, PT)) 均可妨碍舒张期血流。尽管胸部 X 线照相和核磁共振显像对诊断心包疾病有用，但是超声心动图仍对描述其病理生理学表现起主要作用。2D 超声心动图通过识别增厚、纤维化和钙化的心包回声并联合室间隔异常运动、LV 后壁舒张期低平和 IVC 扩张，从而帮助 CP 诊断[50]。另外，2D 超声心动图识别心包积液常显示可能含有血栓的无回声区。尽管很少量(<25 mL)且局限性的积液难以被观察到，伴有 PT 病理生理学状态的更大量积

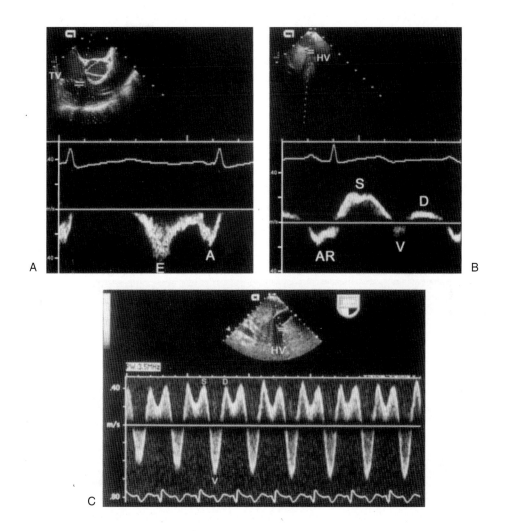

图 7.10　(A)正常跨三尖瓣多普勒血流速度频谱。(B) 正常肝静脉多普勒血流速度频谱。(C) 右室顺应性减低的患者的收缩末期肝反向血流优势波(V)。TV:三尖瓣;HV:肝静脉;S:收缩期前向血流;D:右室充盈的前向血流;E:舒张早期速度;A:舒张晚期速度;AR:心房收缩反向血流。

液常有其他的 2D 超声心动图和 M 型表现,包括整个心动周期中存在的积液,心脏典型的"摆动性运动",RV 舒张早期塌陷,RA 舒张晚期到收缩早期内陷以及室间隔运动异常[50]。

　　CP 和 PT 的诊断包括识别心房左心室多普勒血流频谱随呼吸的明显变化。正常情况下,在自主呼吸时,胸膜腔内压在心包腔及心腔内传播相等。然而,胸膜腔内压的传播却在 CP 患者僵硬增厚的心包和大量心包积液时被阻挡。因此,LA 和 LV 充盈压差在自主吸气时降低,导致肺静脉舒张期前向速度减小,MV 开放延迟,IVRT 延长,以及二尖瓣 E 波速度减小[28,51]。同样,在自主呼气时 LA 和 LV 充盈压差相对升

高,是 LA 和 LV 多普勒血流速度相应增加的原因。放大 CP 和 PT 中心室间相互作用是右侧心腔内血流交替变化的原因, 导致了在自主吸气时三尖瓣 E 波速度的增加。另外, 呼气时 HV 前向速度减低而反流速度增加[52]。因为伴 PPV 的胸膜腔内压变化与那些有自主呼吸的相反,机械通气逆转了在 CP 中 LA 和 LV 血流速度随呼吸变化的模式[53]。因此,心房和心室多普勒血流频谱随呼吸变化的表现是确立血流动力学上明显心包疾病诊断的有用技术。

　　仅从确定 LV 和 LA 多普勒血流速度来区分限制和缩窄可能是困难的,因为这两种异常都可表现为类似舒张期 LV 限制性充盈的频谱[52]。

但是,在呼吸时 LV 和 RV 不一致的压力变化常在限制性心肌病时观察不到。因此,CP 可用 TMDF 和 PVDF 随呼吸显示的变化来与限制性心肌病相鉴别[54]。而且,正常收缩功能的 CP 患者和限制性心肌病患者相比,前者有更快的 Vp[55] 和正常或升高的 E'[56]。

总结

最佳心脏做功要求有正常的舒张功能。心室充盈受损和心腔僵硬度增大是伴有 CHF 的病理生理学的一个主要原因。舒张功能障碍在心血管外科患者中比较普遍,并可能增加围术期发病率。超声心动图对诊断舒张功能障碍的发生、程度和病因提供了一种有效且无创的手段(图 7.11 和表 7.2)。尽管传统多普勒超声心动图测量心房和心室血流速度仍是一个完整检查中的重要组成部分,但是包括二尖瓣环 DTI 和彩色 M 型跨二尖瓣 Vp 的更新技术可能对负荷状态的变化较不敏感。在不久的将来,可用于诊断舒张功能障碍的更灵敏、更便捷有效的超声心动图技术将对围术期治疗手段的发展提供帮助。

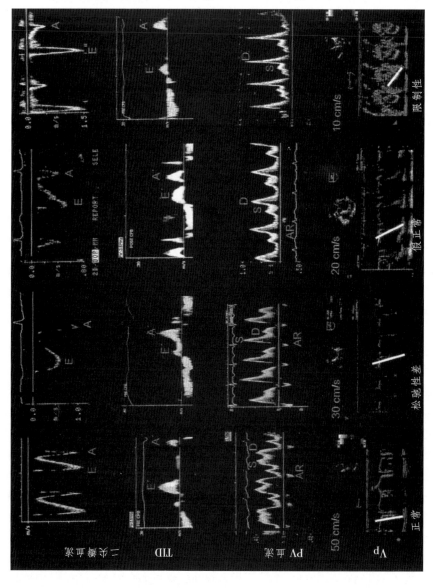

图 7.11　舒张功能的多普勒超声心动图测量。Vp:跨二尖瓣彩色血流传播速度;PV:肺静脉;TDI:组织多普勒成像;E:过二尖瓣早期多普勒峰值血流速度;A:过二尖瓣晚期多普勒峰值血流速度;E':二尖瓣环早期组织多普勒速度;A':二尖瓣环晚期组织速度;S:收缩期肺静脉多普勒血流速度;D:舒张期肺静脉多普勒血流速度;AR:肺静脉的心房反向血流。

表 7.2　左室舒张功能障碍的多普勒超声心动图指标的数值

	正常 (年轻人)	正常 (成人)	松弛性受损	假正常充盈	限制性充盈
E/A(cm/s)	>1	>1	<1	1~2	>2
DT(ms)	<220	<220	>220	150~200	<150
IVRT(ms)	<100	<100	>100	60~100	<60
S/D	<1	≥1	≥1	<1	<1
PV_{AR}(cm/s)	<35	<35	<35	≥35[a]	≥25[a]
Vp(cm/s)	>55	>45	<45	<45	<45
E′(cm/s)	>10	>8	<8	<8	<8

[a] 除外心房机械性衰竭。E/A：左室 (LV) 充盈的早期–晚期比值；DT：LV 充盈早期的减速时间；IVRT：等容松弛时间；S/D：肺静脉收缩期–舒张期血流比值；PV_{AR}：肺静脉的心房收缩峰值反向速度；Vp：过二尖瓣彩色 M 型传播速度；E′：二尖瓣环舒张早期组织速度。(Reproduced with permission from Garcia M, Thomas J, Klein A. New Doppler echocardiographic applications for the study of diastolic function. *J Am Coll Cardiol* 1998;32:872.)

参考文献

1　Grossman W. Diastolic dysfunction in congestive heart failure. *N Engl J Med* 1991;22:1557–1564.

2　Pinamonti B, Lenarda A, Sinagra G, et al. Restrictive left ventricular filling pattern in dilated cardiomyopathy assessed by Doppler echocardiography: clinical, echocardiographic, and hemodynamic correlations and prognostic implications. *J Am Coll Cardiol* 1993;22:808–815.

3　Bernard F, Denault A, Babin D, et al. Diastolic dysfunction is predictive of difficult weaning from cardiopulmonary bypass. *Anesth Analg* 2001;92:291–298.

4　Yusef S, Thom T, Abbott RD. Changes in hypertension treatment and congestive heart failure mortality in the United States. *Hypertension* 1989;13 Suppl:174–179.

5　Vasan R, Larson M, Benjamin E, et al. Congestive heart failure in subjects with normal versus reduced left ventricular ejection fraction: prevalence and mortality in a population-based cohort. *J Am Coll Cardiol* 1999;33:1948–1955.

6　Appleton C, Firstenberg M, Garcia M, et al. The echo-doppler evaluation of left ventricular diastolic function: a current perspective. In: Kovacs S, ed. *Cardiology clinics.* Philadelphia: WB Saunders, 2000:513–546.

7　Djainani G, Ti L, Mackensen B, et al. Color m-mode propagation velocity identifies patients with diastolic dysfunction during coronary bypass surgery. *Anesth Anlag* 2001;92:SCA74.

8　De Hert S, Rodrigus I, Haenen L, et al. Recovery of systolic and diastolic left ventricular function early after cardiopulmonary bypass. *Anesthesiology* 1996;85:1063–1075.

9　Doolan L, Jones E, Kalman J, et al. A placebo-controlled trial verifying the efficacy of milrinone in weaning high-risk patients from cardiopulmonary bypass. *J Cardiothorac Vasc Anesth* 1997;11:37–41.

10　Plotnick GD. Changes in diastolic function—difficult to measure, harder to interpret. *Am J Heart J* 1989;118:637–641.

11　Nishimura R, Tajik A. Evaluation of diastolic filling of left ventricle in health and disease: doppler echocardiography is the clinician's Rosetta stone. *J Am Coll Cardiol* 1997;30:8–18.

12　Pagel P, Grossman W, Haering J, et al. Left ventricular diastolic function in the normal and diseased heart: perspectives for the anesthesiologist. *Anesthesiology* 1993;79:836–854.

13　Zile M, Smith V. Relaxation and diastolic properties of the heart. In: Fozzard H, Haber E, Jennings R, et al. *The heart and cardiovascular system: scientific foundations,* 2nd ed. New York: Raven Press, 1991:1353–1367.

14　Appleton C, Galloway J, Gonzalez M, et al. Estimation of left ventricular filling pressures using two-dimensional and Doppler echocardiography in adult patients with cardiac disease: additional value of analyzing left atrial size, left atrial ejection fraction and the difference in duration of pulmonary venous and mitral flow velocity at atrial contraction. *J Am Coll Cardiol* 1993;22:1972–1982.

15　Cohen G, Pietrolungo J, Thomas J, et al. A practical guide to assessment of ventricular diastolic function using Doppler echocardiography. *J Am Coll Cardiol* 1996;27:1753–1760.

16　Little W, Ohno M, Kitzman D, et al. Determination of left ventricular chamber stiffness from the time for deceleration of early left ventricular filling. *Circulation* 1995;92:1933–1939.

17　Oh J, Appleton C, Hatle L, et al. The noninvasive assessment of left ventricular diastolic function with two-dimensional and Doppler echocardiography. *J Am Soc Echocardiogr* 1997;10:246–270.

18　Appleton C, Hatle L. The natural history of left ventricular filling abnormalities: assessment by two-dimensional and Doppler echocardiography. *Echocardiography* 1992;9:437–457.

19　Dumesnil J, Gaudreault G, Honos G, et al. Use of Valsalva maneuver to unmask left ventricular diastolic function abnormalities by Doppler echocardiography in patients with coronary artery disease or systemic hypertension. *Am J Cardiol* 1991;68:515–519.

20　Hurrell D, Nishimura R, Ilstrup D, et al. Utility of preload alteration in assessment of left ventricular filling pressure by Doppler echocardiography: a simultaneous catheterization and Doppler echocardiographic study. *J Am Coll Cardiol* 1997;30:459–467.

21　Nishimura R, Abel M, Hatle L, et al. Relation of pulmonary vein to mitral flow velocities by transesophageal Doppler echocardiography: effect of different loading conditions. *Circulation* 1990;81:488–497.

22　Kuecherer H, Muhiudeen I, Kusumoto F, et al. Estimation of mean left atrial pressure from transesophageal pulsed Doppler echocardiography of pulmonary venous flow. *Circulation* 1990;82:1127–1139.

23　Yamamoto K, Nishimura R, Burnett J, et al. Assessment of end-diastolic pressure by Doppler echocardiography: contribution of duration of pulmonary venous versus mitral flow velocity curves at atrial contraction. *J Am Soc Echocardiogr* 1997;10:52–59.

24　Appleton C, Hatle L, Popp R. Relation of transmitral flow velocity patterns to left ventricular diastolic function: new insights from a combined hemodynamic and Doppler echocardiographic study. *J Am Coll Cardiol* 1988;12:426–440.

25　Nishimura R, Abel M, Hatle L, et al. Assessment of diastolic function of the heart: background and current applications of Doppler echocardiography: Part II Clinical Studies. *Mayo Clin Proc* 1989;64:181–204.

26　Otto C. Echocardiographic evaluation of ventricular diastolic filling and function. In: Otto C, ed. *Textbook of clinical echocardiography*, 2nd ed. Philadelphia: WB Saunders, 2000:132–152.

27　Oka Y, Kato M, Strom J. Mitral valve. In: Oka Y, Goldiner P, eds. *Transesophageal echocardiography*. Philadelphia: JB Lippincott Co, 1992:99–151.

28　Oh J. Assessment of diastolic function. In: Oh J, ed. *The echo manual*, 2nd ed. Philadelphia: Lippincott Williams & Wilkins, 1999:45–57.

29　Nagueh S, Kopelen H, Quinones M. Assessment of left ventricular filling pressures by Doppler in the presence of atrial fibrillation. *Circulation* 1996;94:2138–2145.

30　Farias C, Rodriguez L, Garcia M, et al. Assessment of diastolic function by tissue Doppler echocardiography: comparison with standard transmitral and pulmonary venous flow. *J Am Soc Echocardiogr* 1999;12:609–617.

31　Nagueh S, Middleton K, Kopelen H, et al. Doppler tissue imaging: a noninvasive technique for evaluation of left ventricular relaxation and estimation of filling pressures. *J Am Coll Cardiol* 1997;30:1527–1533.

32　Garcia M, Thomas J, Klein A. New Doppler echocardiographic applications for the study of diastolic function. *J Am Coll Cardiol* 1998;32:865–875.

33　Garcia M, Rodriguez L, Ares M, et al. Differentiation of constrictive pericarditis from restrictive cardiomyopathy: assessment of left ventricular diastolic velocities in longitudinal axis by Doppler tissue imaging. *J Am Coll Cardiol* 1996;27:108–114.

34　Sohn D, Chai I, Lee D, et al. Assessment of mitral annulus velocity by Doppler tissue imaging in the evaluation of left ventricular diastolic function. *J Am Coll Cardiol* 1997;30:474–480.

35　Takatsuji H, Mikami T, Urasawa K, et al. A new approach for evaluation of left ventricular diastolic function: spatial and temporal analysis of left ventricular filling flow propagation by color m-mode Doppler echocardiography. *J Am Coll Cardiol* 1996;27:363–371.

36　Brun P, Triboiulloy C, Duval A, et al. Left ventricular flow propagation velocity during early filling is related to wall relaxation: a color M-mode Doppler analysis. *J Am Coll Cardiol* 1992;20:420–432.

37　Garcia M, Smedira N, Greenberg N, et al. Color M-mode Doppler flow propagation velocity is a preload insensitive index of left ventricular relaxation: animal and human validation. *J Am Coll Cardiol* 2000;35:201–208.

38　Garcia M, Ares M, Asher C, et al. An index of early left ventricular filling that combined with pulsed Doppler peak E velocity may estimate capillary wedge pressure. *J Am Coll Cardiol* 1997;29:448–454.

39　Moller J, Poulsen S, Sondergaard E, et al. Preload dependence of color M-mode Doppler flow propagation velocity in controls and in patients with left ventricular dysfunction. *J Am Soc Echocardiogr* 2000;13:902–909.

40　Garcia M, Palac R, Malenka D, et al. Color M-mode Doppler flow propagation velocity is a relatively preload-independent index of left ventricular filling. *J Am Soc Echocardiogr* 1999;12:129–137.

41　Ng K, Popovic Z, Troughton R, et al. Comparison of left ventricular diastolic function after on-pump versus on-pump coronary artery bypass grafting. *Am J Cardiol* 2005;95:647–650.

42　Sutherland G, Di Salvo G, Claus P, et al. Strain and strain rate imaging: a new clinical approach to quantifying regional myocardial function. *J Am Soc Echocardiogr* 2004;17:788–802.

43　Gilman G, Khanderia B, Hagen M, et al. Strain and strain rate: a step-by-step approach to image and data acquisition. *J Am Soc Echocardiogr* 2004;17:1011–1020.

44　Stolyen A, Slordahl S, Skjelvan G, et al. Strain rate imaging in normal and reduced diastolic function: comparison with pulse Doppler tissue imaging of the mitral annulus. *J Am Soc Echocardiogr* 2001;14:264–274.

45　Hoffmann R, Altiok E, Nowak B, et al. Strain rate analysis allows detection of differences in diastolic function between viable and nonviable myocardial segments. *J Am Soc Echocardiogr* 2005;18:330–335.

46　Klein A, Hatle L, Burstow D, et al. Comprehensive Doppler assessment of right ventricular diastolic function in cardiac amyloidosis. *J Am Coll Cardiol* 1990;15:99–108.

47　Spencer K, Weinert L, Lang R. Effect of age, heart rate and tricuspid regurgitation on the Doppler echocardiographic evaluation of right ventricular diastolic function. *Cardiology* 1999;92:59–64.

48　Nomura T, Lebowitz L, Koide Y, et al. Evaluation of hepatic venous flow using transesophageal echocardiography in coronary artery bypass surgery: an index of right ventricular function. *J Thorac Cardiovasc Anesth* 1995;9:9–17.

49　Yu C, Sanderson J, Chan S, et al. Right ventricular diastolic dysfunction in heart failure. *Circulation* 1996;93:1509–1514.

50　Feigenbaum H. Pericardial disease. In: Feigenbaum H, ed. *Echocardiography*, 5th ed. Baltimore: Williams & Wilkins, 1994:556–588.

51　Klein A, Cohen G, Pietrolungo J, et al. Differentiation of constrictive pericarditis from restrictive cardiomyopathy by Doppler transesophageal echocardiographic measurements of respiratory variations in pulmonary venous flow. *J Am Coll Cardiol* 1993;22:1935–1943.

52　Burstow D, Oh J, Bailey K, et al. Cardiac tamponade: characteristic Doppler observations. *Mayo Clin Proc* 1989;64:312–324.

53　Abdalla I, Murray D, Awad H, et al. Reversal of the pattern of respiratory variation of Doppler inflow velocities in constrictive pericarditis during mechanical ventilation. *J Am Soc Echocardiogr* 2000;13:827–831.

54　Schiavone W, Calafiore P, Salcedo E. Transesophageal Doppler echocardiographic demonstration of pulmonary venous flow velocity in restrictive cardiomyopathy and constrictive pericarditis. *Am J Cardiol* 1989;63:1286–1288.

55　Rodriguez L, Ares M, Vandervoort P, et al. Does color M-mode flow propagation differentiate between patients with restrictive vs. constrictive physiology? [Abstract] *J Am Coll Cardiol* 1996;27:268A.

56　Rajagopalan N, Garcia M, Rodriguez L, et al. Comparison of Doppler echocardiographic methods to differentiate constrictive pericarditis from restrictive cardiomyopathy [Abstract]. *J Am Coll Cardiol* 1998;31:164A.

▶ 问　题 ◀

1. 下列左室舒张功能障碍的模式在急性心肌梗死中最常见的是（　　）。
   a. 限制性　　　　　b. 假正常　　　　　c. 缩窄性　　　　　d. 松弛性差

2. 在自主吸气时，心包填塞患者三尖瓣和二尖瓣多普勒血流频谱的 E 波峰值速度更可能显示的变化是（　　）。

	E 波峰值速度	
	三尖瓣	二尖瓣
a.	增加	减少
b.	减少	减少
c.	减少	增加
d.	增加	增加

3. 相对于左室舒张功能障碍的松弛性差的模式，限制性模式以下列过二尖瓣多普勒血流速度的等容舒张和 E 波减速时间的变化为特征的是（　　）。

	过二尖瓣多普勒血流速度	
	等容舒张时间	E 波减速时间
a.	增加	增加
b.	增加	减少
c.	减少	增加
d.	减少	减少

4. 升高的肺静脉 AR 波/二尖瓣 A 波间期比值与下列相符的是（　　）。
   a. 升高的左房顺应性　　　　　b. 降低的左房压
   c. 升高的左室舒末压　　　　　d. 降低的肺静脉顺应性

5. 有双相收缩期成分的肺静脉多普勒血流速度频谱，最早的前向速度（PV_{S1}）与（　　）心动周期成分最相关。

　　a. 左房松弛　　　　　　　　b. 左室收缩　　　　　　c. 左房收缩　　　　　　d. 左室顺应性

6. 相对于正常成人数值,左室舒张功能的限制性模式显示了多普勒超声心动图速度(　　)。

	肺静脉 收缩期/舒张期比值 速度比值	二尖瓣环 组织多普勒成像 峰值 E 速度(E′)	跨二尖瓣彩色 M 型 传播速度(Vp)
a.	增大	增大	减小
b.	减小	减小	小
c.	增大	增大	增大
d.	减小	减小	增大

7. 下列多普勒超声心动图测量时房颤患者左室充盈压升高的最好预测指标是(　　)。

　　a. PV_{AR}/MV_A 间期比值增大　　　　　　　　b. 肺静脉舒张期血流减低

　　c. 过二尖瓣峰值 E 波速度增大　　　　　　　　d. 跨二尖瓣 E 波减速时间减低

8. Valsalva 动作的用处是倒转假正常左室流入道频谱到(　　)跨二尖瓣多普勒血流速度模式。

　　a. 正常　　　　　　　　b. 限制性　　　　　　c. 松弛性差　　　　　　d. 缩窄

9. 跨二尖瓣彩色 M 型传播速度(Vp)最可能在(　　)下降低。

　　a. 使用艾司洛尔　　　　　　b. 头高脚低位　　　　　　c. 使用硝酸甘油　　　　d. Valsalva 动作

10. 相对于其他传统多普勒超声心动图对舒张功能的测量,下列对应变成像最独特的是(　　)。

　　a. 角度依赖性　　　　　　　　　　　　　　b. 独立于心脏的旋转和平移运动

　　c. 使用组织速度的测量　　　　　　　　　　d. 也能用于评价收缩功能

11. 在自主吸气时用(　　)超声心动图测量结果最支持右室顺应性减低和充盈压升高的诊断。

　　a. 跨三尖瓣 E 波减速时间延长　　　　　　　b. 肝静脉血流的舒张期优势

　　c. 肝静脉 AR 波速度时间积分减少　　　　　　d. 下腔静脉(IVC)吸气时塌陷大于 50%

答案见书后。

第3 部分

经食管超声心动图在瓣膜疾病及外科手术中的应用

第 **8** 章　二尖瓣反流

A. Stephane Lambert

经食管超声心动图（transesophageal echocardiography，TEE）已经成为心脏外科手术室内的一项监护标准，使麻醉医生在外科治疗决策中具有重要的作用。在这一作用下，术中评价二尖瓣反流(mitral regurgitation，MR)更赋有挑战性。然而，术中TEE评价MR对手术的进程及患者的预后却具有重要的影响。

解剖

二尖瓣有两个瓣叶，一个较大的前叶和一个较小的后叶(图8.1)。前叶约占二尖瓣表面积的2/3。后叶呈C型，盘绕在前叶周围，约占二尖瓣周长2/3。前后叶瓣叶在前外侧和后内侧交界处会合。解剖学上，后叶可分为三个小叶，而前叶自身没有小叶。在分析二尖瓣不同TEE切面图像时，要时刻铭记二尖瓣瓣叶的对合线呈半环形，而不是线形。瓣叶由二尖瓣环围绕，瓣环是具有动态变化性能的纤维肌性环。二尖瓣环

呈马鞍形，收缩期瓣环直径缩小对瓣叶的正常关闭具有重要的作用。在不同的疾病中，二尖瓣瓣环可以扩张或趋于扁平，使二尖瓣瓣叶上的应力增加并影响二尖瓣的功能[1]。二尖瓣瓣叶通过腱索附着在两组乳头肌上，分别为前外侧乳头肌和后内侧乳头肌。每一组乳头肌发出腱索附着在瓣叶上。收缩期，乳头肌收缩腱索拉紧，防止瓣叶脱入左房。腱索有三种类型。一级腱索附着在瓣叶边缘，二级腱索附着在瓣叶体部，三级腱索附着在后叶基底部。二尖瓣前叶纤维与主动脉瓣相延续，此区域亦被称为纤维体或十字交叉。注意到这种关系非常重要，因为其中一个瓣膜的手术可能对另一个瓣膜的功能产生损伤。

命名

关于二尖瓣瓣叶的命名，文献中有三种命名方法。经典的解剖学命名是根据瓣叶的解剖

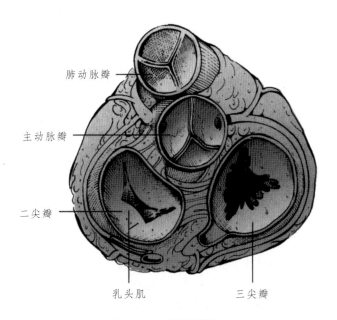

图 8.1　二尖瓣解剖。

肺动脉瓣

主动脉瓣

二尖瓣

乳头肌　　　三尖瓣

位置将二尖瓣的后叶分为三个小叶，前外侧小叶、中间小叶和后内侧小叶[2]。前外侧小叶距离左心耳最近。而对前叶的任何部分却没有特殊的描述。超声心动图医生最常使用的命名方法是 Carpentier 方法[3]。这种方法将后叶的三个小叶定义为 P1，P2，P3，P1 距离左心耳最近。将前叶对应于后叶的部位定义为 A1（与 P1 相对），A2（与 P2 相对），A3（与 P3 相对）。美国超声心动图学术委员会采纳这种命名方法并应用于术中 TEE；心血管麻醉医生学术委员会将这种命名作为术中 TEE 的认证标准，均刊登在"全面的术中多平面 TEE 检查指南"中[4]。第三种命名方法，常被称为 Duran 命名法[5]，这种方法通过瓣叶附着在乳头肌的位置描述二尖瓣。此种方法将二尖瓣后叶分为三个小叶，P1、PM（中间）、P2，这里 P1 最靠近左心耳。PM 小叶又分为外侧的 PM1 和内侧的 PM2。Duran 将前叶分为两个区域，为 A1 和 A2 区，分别与后叶的小叶相对应。瓣叶的交界分别定义为 C1（在 P1 和 A1 之间）和 C2（在 P2 和 A2 之间）。这种命名方法的理由在于将附着在前外侧乳头肌上的二尖瓣各部定义为 1 区，而将附着在后内侧乳头肌上的二尖瓣各部定义为 2 区。二尖瓣分区三种命名方法示意图见图 8.2[6]。

每一家医疗机构或任何一组医生可能更倾向于其中的某一种命名方法。使用哪一种分类方法并不重要，重要的是医疗组每一个成员对所使用的分类方法意见一致即可。读者应该对三种方法有综合的理解以免发生误解。例如 P2 在 Carpentier 和 Duran 命名方法中所指的二尖瓣区域是不同的。

二尖瓣反流的病因学和发病机制

MR 可以根据病因分类（表 8.1），或更简单一些，根据导致反流的病理生理机制分类。Carpentier 建议根据瓣叶的活动度对 MR 进行分类[7,8]（图 8.3）。

• 第 1 种类型，MR 的原因常为瓣环扩张但瓣叶活动正常。在这些病例中，MR 反流束是中央性的。少见的机制包括由感染性心内膜炎引起二尖瓣瓣叶裂、瓣体瘤、穿孔或破坏。

• 第 2 种类型，二尖瓣瓣叶活动过度，反流束常背离患病侧。二尖瓣瓣叶活动过度程度如图 8.4 所示。波浪状（或扇贝状）是指二尖瓣部分瓣叶在收缩期突向瓣环水平之上，但是对合点仍在瓣环下。脱垂常用来描述二尖瓣瓣尖收缩期位于瓣环之上，引起 MR。连枷样运动是指瓣缘收缩期自由飘入左房侧，常为一个或多个腱索断裂的结果。严重脱垂和连枷样运动有时难鉴别，因为超声心动图可能看不到断裂的腱索。这只是学术认识上的差异，而对血流动力学改变和外科治疗的方法，二者是相同的。

• 第 3 种类型，是指瓣叶活动受限，进一步分为 3a 和 3b 两个亚型。在 3a 类型中，活动受限为"结构性"（常为风湿性），而且瓣叶的活动在收缩期和舒张期均受累。在 3b 类型中，活动

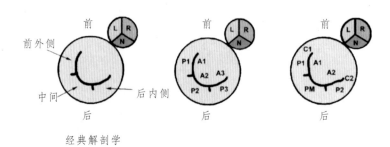

图 8.2　二尖瓣分区不同命名方法示意图。从左房面显示二尖瓣与主动脉瓣之间的关系。详细分区见正文。

（Adapted from Lambert AS, Miller JP, Merrick SH, et al. Improved evaluation of the location and mechanism of mitral valve regurgitation with a systematic transesophageal echocardiography examination. *Anesth Analg*. 1999 Jun;88（6）:1205–1212.）

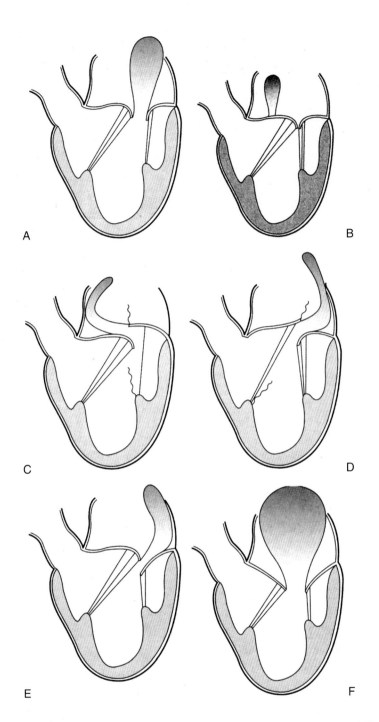

图 8.3 根据瓣叶的活动度，二尖瓣反流的 Carpentier 分类。第 1 种类型，瓣叶活动正常，二尖瓣反流呈中心性。第 2 种类型，二尖瓣瓣叶活动过度，二尖瓣反流背离病变侧。第 3 种类型，二尖瓣活动受限，又分为 3a(结构性)和 3b(功能性)两个亚型。在第 3 种类型中，如果只有一个瓣叶受累，反流束沿患侧走行；如果两个瓣叶同时受累，反流束可以是中心性的。(Courtesy Dr. Gregory M.Hirsch.)

受限为"功能性"，由于左室扩张和(或)乳头肌移位，收缩期二尖瓣瓣叶受到牵拉，导致二尖瓣对合不良。冠心病常为 3b 类型 MR 的病因，称

为缺血性 MR(ischemic MR)。在 3b 类型中，舒张期瓣叶活动是正常的。在第 3 种类型中，如果只有一个瓣叶受累，反流束常沿患侧走行；如果

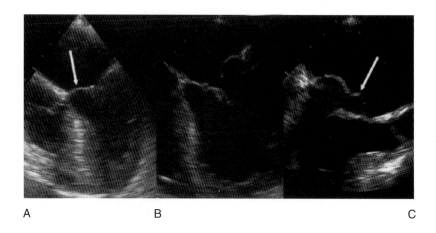

A   **B**   **C**

图 8.4 瓣叶活动过度。(A)波浪状(或扇贝状)是指部分瓣叶在收缩期突向瓣环水平之上,但是对合点仍在瓣环下。(B)脱垂是指二尖瓣瓣尖收缩期位于瓣环之上,引起二尖瓣反流。(C)连枷样运动是指瓣缘收缩期自由飘入左房侧(箭头)。

由于病变进展两个瓣叶同时受累,反流束可以是中心性的。这是在 3b 类型中常见的情况,因为一组乳头肌同时支持两个瓣叶。结构性瓣叶活动受限常常伴有某种程度的二尖瓣狭窄。乳头肌缺血(僵硬)也可能暂时限制瓣叶活动,引起对合不良。

用经食管超声心动图来评价二尖瓣反流的三个步骤

在进行二尖瓣外科手术时,术中 TEE 评价 MR 需要我们回答三个基本的问题:①MR 的

表 8.1 二尖瓣反流的原因

先天性
　　心内膜垫缺损
　　其他先天性心脏病(例如,矫正型大动脉转位)
黏液样变性
　　风湿性(常伴有二尖瓣狭窄)
心内膜炎
　　细菌性,病毒性等等
心肌病
　　扩张型(缺血性,特发性,EtOH,药物相关性)
　　肥厚型
其他
　　系统性红斑狼疮
　　风湿性关节炎
　　强直性脊柱炎

EtOH:酒精性。

严重程度? ②MR 的机制和病变的部位? ③可以进行瓣膜修复吗?

步骤 1:二尖瓣反流的严重程度

MR 的严重程度分为轻微、轻度、中度和重度,这与血管造影的 1+,2+,3+,4+相对应。心脏的二维超声检查(见第二章基本检查)常常可以提供明显 MR 的线索。这些线索可以是直接的,例如较大的对合缺失或瓣叶的结构异常;也可以是间接的,例如重度 MR 的血流动力学后果为左房左室容量负荷过重,或肺动脉高压的征象(右室扩张,右室肥厚,室间隔平坦,肺动脉扩张,三尖瓣反流)。详细的二尖瓣二维超声检查对二尖瓣病变的定位非常重要,下面将讨论这个问题。

因为彩色多普勒对 MR 的敏感性和特异性较高,所以其为 MR 最为简便且最好的筛查方法,同时也能对 MR 的严重程度进行半定量的评价。根据反流束的一般表现(大小和深度)常可以粗略估计 MR 的严重程度,但是这些表现高度依赖于机器的设置和接收腔的压力,常使我们难以判断。"有经验的视觉判断"也只能判断出轻度或重度病例。在一组 82 例患者的研究中,94%的心血管疾病患者 MR 面积(RJA)和左房面积(LAA)的比率与心导管 MR 严重程度有很好相关性[9]。RJA/LAA>40%在心导管上为重度

反流。然而,这种方法也有很大的局限性[10-12],因此不能仅通过多普勒反流束的大小来判断二尖瓣反流的严重程度。

　　反流束最窄的部分,称为"缩流颈(vena contracta)",可以通过测量缩流颈的直径来判断反流的程度,当直径≥5.5 mm 时,与心导管测量的重度反流相关性很好[13](图 8.5)。如果使用 7 mm 作为重度 MR 的截断值会更有帮助,因为此时特异性强,但是敏感性大幅下降[14]。

　　反流束的方向也很重要,其不仅仅是病因学的线索,也是严重程度的一个征象。中心性反流可由瓣环扩张或心室功能不全引起,偏心性反流(图 8.6)常常由二尖瓣结构本身异常引起的,在进行血管重建之后,反流程度改善不明显。而且,偏心性反流常提示我们要进行仔细的检查:首先,反流束有足够的能量沿着左房壁行走一定的距离,当没其他方法可以用来证明时,应该考虑到存在明显的血流动力学异常[15]。其次,沿房壁走行的反流束容易引起"孔达效应或附壁效应(coanda effect)",根据物理学原理,吸附在房壁的反流束看起来可能比其实际大小要小。最后,当没其他方法可以用来证明时,贴壁的反流束应该认为是重度的。

　　如前面所谈到的,由彩色多普勒得到的定量评价很大程度上依靠仪器的设置(翻转速度,脉冲重复频率,帧频等等)。这在第 5 章彩色多普勒有进一步阐述。

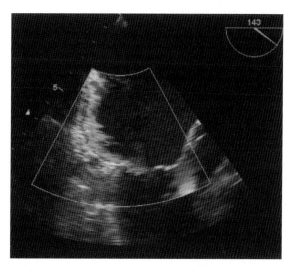

图 8.6　中心性二尖瓣反流。食管中段四腔心观二尖瓣彩色多普勒血流成像,可见重度 MR 沿左房内侧壁走行达房顶部。当没有其他可靠的方法能够判断反流的严重程度时,应该认为沿房壁走行的偏心性 MR 是重度反流。(见彩图)

　　频谱多普勒对二尖瓣可以进行半定量评价。反流束的峰值速度是左室和左房之间收缩期压力阶差的函数,CW 所测反流信号的强度与血细胞的数量成正比(见第 5 章多普勒)。CW 频谱上浓密的反流束且呈尖锐的包络线形状提示左心室大部分的血液返回左房内。相反,反流束的信号较弱且呈不完整的包络线形状提示反流分数较小。

　　脉冲多普勒对肺静脉血流的评价也很重要,为常规评价 MR 的一部分。肺静脉正常的脉冲多普勒频谱为收缩期和舒张期均为前向血流信号(图 8.7A)。明显反流可以引起收缩期肺静脉血流频谱变钝或反向,这一表现为显著 MR 的可靠征象[16](图 8.7B)。然而,虽然肺静脉的反向血流具有特异性,但并不是发现 MR 敏感的方法。没有收缩期肺静脉血流频谱变钝或反向这一征象时,并不能排除重度 MR,尤其是在慢性缺血的患者,左房顺应性较大,较好地削弱了反流束的能量。表 8.2 总结了轻度、中度、重度MR 的多普勒参数。

　　最后,应该知道在上述的评价方法中,没有一种方法自身足以诊断重度 MR,但是作为一组评价方法,它们可以提高诊断的准确性。第 14 条参考文献综述了应用多种技术评价 MR

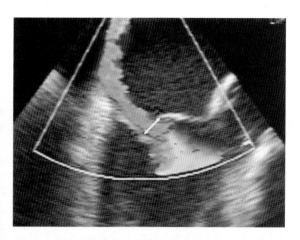

图 8.5　缩流颈的测量。食管中段四腔心观面二尖瓣彩色多普勒血流图像,反流束基底部宽度与二尖瓣反流的严重程度相关。(见彩图)

表 8.2　轻度、中度和重度二尖瓣反流的多普勒和定量参数

	轻度	中度	重度
多普勒参数			
反流面积/LA 面积	<20%	–	>40%
CW 的密度	–	–	浓密、完整
肺静脉血流	–	收缩期变钝[a]	收缩期反向[a]
定量参数			
缩流颈宽度(mm)	<3	3~6.9	≥7
反流容积(mL)	<30	30~60	≥60
反流分数(%)	<30	30~50	≥50
EROA(cm²)	<0.20	0.20~0.40	≥0.40

[a] 收缩期变钝和收缩期反向具有特异性但敏感性不高。详细请看正文部分。LA:左房;CW:连续多普勒;EROA:有效反流口面积。

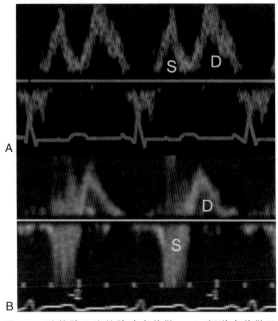

图 8.7　肺静脉血流的脉冲多普勒。(A)频谱多普勒显示肺静脉正常收缩期和舒张期前向血流频谱。(B)显示重度二尖瓣反流时典型的收缩期反向血流频谱。可以看到反向血流频谱 S 峰不是层流,这是由重度二尖瓣反流引起的。

的严重程度。

更准确的评价 MR 需要进行一些数学计算,在本章以后的部分会谈到。

步骤 2:二尖瓣反流的机制是什么和病变的部位在哪里

全面系统的二尖瓣二维超声检查

一旦发现有明显的 MR,需要明确 MR 的机制和病变的确切部位,以便制定合适的外科治疗计划。MR 的几种机制在前面已经谈到。明确病变的确切位置需要进行系统的二维超声检查。系统检查有很多的方法。Lambert 等建议对二尖瓣进行 6 个切面的系统检查。这一系列的切面在一项小样本的研究中得以证实,97%的患者能够被判断出正确的脱垂部位[6]。在一项回顾性研究中,Foster 等也报道了在以往记录的双平面 TEE 图像上辨别二尖瓣病变部位具有较高的准确性[17]。最后,在美国超声心动图学会/心血管麻醉医生学会关于如何进行一项全面 TEE 检查的指南中,Shanewise 等推荐一种通过旋转探头的方法,而且对一些术语进行了规范化[4]。

所有三种检查方法均可以对二尖瓣进行全面、系统的检查。鼓励读者熟读那三篇参考文献。最后,笔者认为对二尖瓣检查最好的方法是结合前面谈及的三种方法。问题的关键是得到二尖瓣每一个部分的所有切面,以及应用内部可识别的心脏标志对每一个区域进行定位。因

此,推荐使用下面描述的检查顺序(如图 8.8 所示):

1. 在食管中段四腔心观,探头晶片置于 0°时开始检查,此时二尖瓣位于屏幕的中央。二尖瓣的前叶在内侧,靠近主动脉瓣;后叶在外侧。轻轻回撤[17]或前屈[6]探头使左室流出道进入扫查平面,此切面显示二尖瓣靠前的部分(A1/A2,P1/P2)。相反,推进[17]或后屈[6]探头时,左室流出道在扫查平面中消失,此切面可以显示二尖瓣靠近后方的部分 (A2/A3,P2/P3)。因此,通过轻轻地前屈或后屈探头,探头晶片置于 0°时即可以观察完整的二尖瓣。值得注意的是:由于存在解剖变异,笔者认为,仅在探头晶片置于 0°时,对于一般的超声心动图医生而言,并不能总是很好地辨别 P1 和 P2 或 P2 和 P3。

2. 通过旋转成像平面来得到食管中段二尖瓣交界区观,此切面常在晶片置于 60°~90°时得到[4]。此切面显示 P1 在外侧,P3 在内侧,不同大小的 A2 在中间位置。在二尖瓣瓣叶之间可见两个口,源于二尖瓣半月形对合。交界区是否存在病变以及病变的严重程度可以在此切面进行评

价。

3. 接下来,通过继续旋转探头晶片至80°~100°可以得到食管中段两腔心观。另外,通过向左或向右旋转探头的手柄可以得到三个重复性很好的切面,可以对二尖瓣每个分区进行进一步的评价。

4. 之后,旋转探头晶片至约130°~150°得到食管中段左心长轴观。此切面可以得到通过二尖瓣前后叶中部的图像,对A2和P2的识别可靠的帮助[4]。由于此切面横过马鞍形二尖瓣环的顶部,避免了在食管中段四腔观面时出现的假阳性,所以也是评价二尖瓣脱垂的最佳切面。

5. 最后,探头继续推进到达胃底,得到经胃左室基底段短轴观[4,6](见图2.18)。此切面对诊断瓣叶裂和穿孔很有帮助,而且彩色多普勒可以提供有关反流束起源的一些信息。

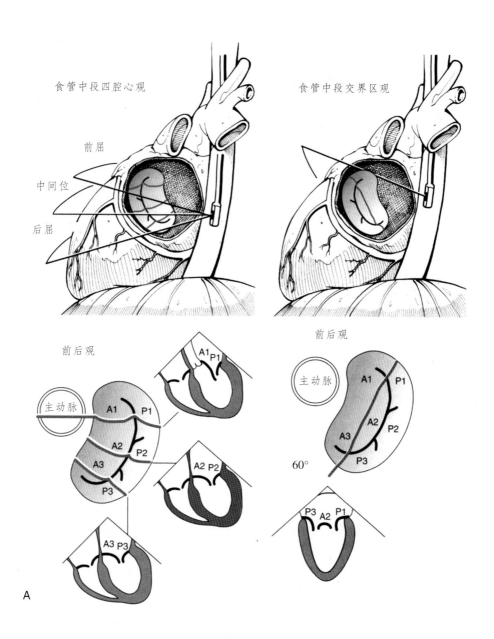

图 8.8 食管中段二尖瓣检查顺序。操纵探头调整成像的角度可以更好地评价二尖瓣瓣叶的解剖。**(A)**晶片0°时前屈或后屈探头显示二尖瓣交界区部位(左);晶片置于60°时位于显示的二尖瓣部位。

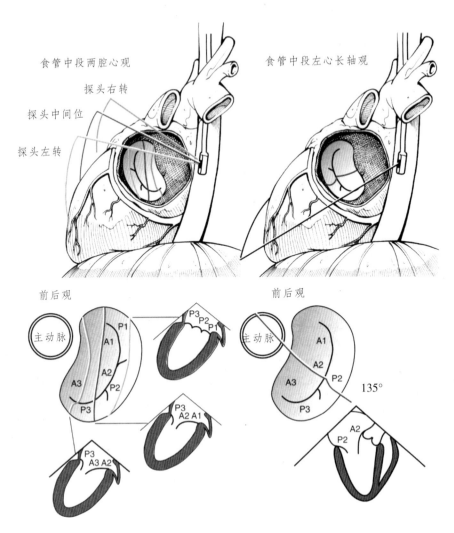

图 8.8(续)　(B)左右旋转探头显示二尖瓣的不同部位(左);晶片置于 135°时显示的二尖瓣部位(右)。(见彩图)

　　从扫查技术上讲,只有当声束通过二尖瓣中部时才能得到前面谈到的经典的成像平面。事实上,从食管中段交界区切面或食管中段左室长轴切面进一步旋转探头,可以从一些连续的切面中得到有关二尖瓣三维立体结构的一些额外信息,但对于初学者来说,可能产生误导。例如,在交界区切面轻轻地向右侧旋转探头可以显示更多的前叶,不仅仅显示 A2 区,可以显示出 A1 和 A3 区。探头向左侧旋转将会显示出更多的 P2 区,不仅仅是前面谈到的 P1 和 P3 区。同样,在长轴切面,当扫描线位于中部时,显示 A2 和 P2 区,但是轻轻向右侧旋转探头则显示 A3 和 P3 区,向左侧旋转则显示 A1 和 P1 区。

　　当我们掌握了检查技巧时,即可在很短的时间内完成二尖瓣系统而全面的检查。前面所推荐的一系列切面足够用来评价二尖瓣的每个分区;从笔者的经验来看,这种方法的准确性很高,一致性也很好。无论这一系列的检查切面是什么,对于任何一项检查而言,均应该具有一致性和系统性。与超声心动图的其他方法一样,可重复性很重要,而且通过不断深入认识二尖瓣的正常解剖结构变异,将有助于我们对异常病变的判断。

步骤 3:瓣膜可以被修复吗

　　已经证明二尖瓣修复有很多的优点[18,19],

但是其可行性依靠 MR 的部位、程度和发生机制。一些病变，例如后叶中间小叶的脱垂，修复很容易，但是如果病灶累及前叶或同时累及两个瓣叶，以及瓣叶钙化或纤维化，这些都将使手术难度增加[18,20,21]。最终决定是否进行瓣叶修复手术的是外科医生，而且，对超声心动图医生而言，重要的是要知道外科医生优先考虑什么以及他们的能力。有关瓣膜修复的内容在第 10 章有详细阐述。

二尖瓣的定量评价

应用连续性方程可以计算出反流容积，反流分数（regurgitant fraction，RF）和反流口面积（effective regurgitant orifice area，EROA）。关于这种方法的详细阐述，请看第 6 章的血流动力学评价。

• 反流容积是指舒张期进入左室的血液数量与收缩期射入主动脉内血液的数量之间的差值。计算通过 LOVT 的每搏量（$VTI_{LOVT} \times Area_{LVOT}$）和舒张期二尖瓣前向每搏量（$VTI_{MV} \times Area_{MV}$），然后用舒张期二尖瓣前向每搏量减去通过左室流出道的前向每搏量，即得到反流容积。另外，也可以使用流经肺动脉的血流量来计算。由于二尖瓣舒张期开放口呈卵圆形，而不是圆形，而且舒张期瓣口面积是变化的，因此计算反流容积有一定的困难。基于这些原因，笔者推荐使用近端等速表面积法（proximal isovelocity surface area，PISA）来计算反流容积，方法见下文。

• RF（左室的血液在收缩期反流回左房的百分比）为反流容积除以舒张期通过二尖瓣的前向血流的容积（即总体的每搏量）。

• EROA 可以通过 PISA 法来计算。这种方法也可以应用在评价二尖瓣口狭窄的程度，在第 9 章有详细的阐述。简而言之，PISA 法利用血流动力学的原理，反流的血液均将通过反流口。在血流接近反流口时，血细胞沿一系列向心性半球体加速，通过彩色多普勒可以观察到当达到翻转速度时（Nyquist 极限），多普勒血流颜色由红色变为蓝色（图 8.9），这样为我们提供了血流颜色发生翻转时的血流速度和球体的半径。通过血流颜色发生翻转时的血流速度和球体的半径，我们可以计算此半径上的血流量（即

面积×速度=$2\pi r^2 \times$Nyquist 极限）。然后我们通过 CW 测量 MR 峰值速度来计算 EROA：

$$EROA = \frac{2\pi r^2 \times Nyquist\ 极限}{MR\ 速度}$$

PISA 法是建立在一些假设的基础上得到的，因此这种方法也具有局限性[22]：首先假设了反流口是圆形的，这与实际不相符。而且，这种方法将表面积估测为 $2\pi r^2$ 假设 PISA 的壳体为真正的半球体，而不是圆锥体或扁平壳体。Utsunomiya 等将翻转半径调节到 11~15 mm，此时建立的 PISA 壳体最接近真正的半球体[23]。Nyquist 极限和彩色基线应该适当调节以便使误差减少到最小。另外，对于偏心性反流，应该进行角度矫正，与第 9 章二尖瓣狭窄章节所描述的一样。

最后，当临床条件满足时，可以应用简化的 PISA 公式。的确，当 Nyquist 极限为 40 cm/s，而且跨反流束的压差为 100 mmHg 时，公式可以简化为：

$$EROA = \frac{r^2}{2}$$

测量反流容积，反流分数和反流面积时需要很多时间，在手术室内由于时间紧促常无法进行常规测量。由于这种原因，这些参数在轻度或重度 MR 时不常使用。然而，这些参数是我们对 MR 进行定量测量的参数，而且，这些参数对一些临界的患者很重要，也是重要的研究工具。

表 8.2 总结了轻度、中度和重度 MR 一些常

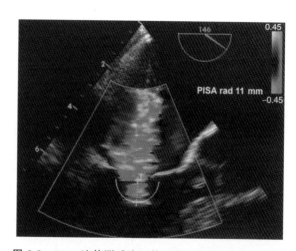

图 8.9 PISA 法估测反流口的面积。测量血流颜色发生翻转时半球体的半径，在 PISA 方程中应用。（见彩图）

用的定量参数[14]。

评价二尖瓣反流的一些困难

患有二尖瓣疾病的患者常伴有心脏扩张和心脏解剖结构的扭曲。这使 TEE 检查更为困难，因为这种解剖结构的变形改变了二尖瓣不同断面的常规表现。前负荷、后负荷、心肌收缩力和顺应性发生改变时对 MR 的表现均有明显的影响。在手术室内，这些因素受常规麻醉的影响。一些作者研究发现在麻醉状态下 MR 至少减轻一个级别[24-26]。这种差异在连枷样二尖瓣时似乎不是很明显，但是在功能性 MR 时很明显[25]。Gisbert 等报道常规麻醉对 MR 的影响可以通过给予苯福林来消除[26]。其他瓣膜的变化情况对 MR 也有影响，例如在 MR 患者伴有显著的主动脉瓣狭窄时，常在进行主动脉瓣置换后，MR 的程度随左心室内压力降低而减轻。最后，这些因素在手术过程中会发生突然多次的改变。因此，当超声心动图医生评价 MR 程度时，应该时刻考虑到检查时一些临床因素的影响。

功能性二尖瓣反流

二尖瓣瓣叶结构正常时，也可以存在 MR，称为"功能性 MR"。功能性 MR 常出现在长期左室功能不全的患者。虽然瓣环扩张为功能性 MR 发生机制之一，但是大部分属于 Carpentier 类型中的 3b 型。功能性 MR 的常见原因为缺血性心肌病，但是其他形式扩张型心肌病也可以引起。功能性 MR 重要的临床意义在于与患者预后不良相关。其发生机制是多因素的。病变因素包括以下几个方面：

1. 节段性室壁运动异常和室壁局部扩张（常为室壁瘤）常累及左室的前壁和下壁。左室的几何形状重塑而且左室的球形度增加。

2. 左室和二尖瓣器之间的不匹配会导致两组乳头肌之间的距离增加，而且，乳头肌相对于

瓣叶的方向发生改变。

3. 上述情况可以导致二尖瓣瓣叶受到牵拉，最终使瓣叶对合受累引起关闭不全。

4. 也可以出现瓣环扩张，常发生在瓣环的前后径。

5. 最后，如果心室功能下降，那么二尖瓣收缩期闭合力降低对瓣叶的对合不良也发挥了重要的作用。

术前是评价功能性 MR 的最佳时间。如前面提到的，普通麻醉影响心脏负荷状态，在麻醉状态下低估 MR 程度。结构性 MR 情况下，麻醉状态下反流看起来似乎不多，但是二尖瓣结构异常仍然存在。然而在功能性 MR，几乎不存在二尖瓣结构的异常，那么负荷状态降低可能误导临床医生无法正确判断反流程度，这对患者的预后不利。

当在手术室内评价 MR 时，同样也要遵守一些原则：

• 解剖、解剖、解剖：排除 MR 的结构原因，例如，瓣叶脱垂。

• 仔细观察瓣叶受牵拉的状态（收缩期瓣叶没有回到瓣环平面）或其他限制瓣叶关闭的原因、二尖瓣的瓣环径、乳头肌的位置和乳头肌附着区域的室壁运动状态。

• 观察左室整体的大小和形状。

功能性 MR 的外科治疗方法仍存在一些争议，在第 10 章二尖瓣修复的有关内容中有详细阐述。

总结

术中 TEE 是决定二尖瓣外科手术方案不可缺少的一部分，而且，也是评价 MR 的标准。详细全面的二尖瓣检查使我们能够明确二尖瓣病变的性质和确切的部位。

二尖瓣术后即刻，即可得到评价结果，如果有必要可以进行进一步的修复。这将在第 10 章二尖瓣修复中进行讨论。

参考文献

1　Salgo IS, Gorman JH III, Gorman RC, et al. Effect of annular shape on leaflet curvature in reducing mitral leaflet stress. *Circulation* 2002;106(6):711–717.

2　Cheitlin MD, Finkbeiner WE. Cardiac anatomy. In: Chatterjee K, Cheitlin MD, Karliner J, et al. *Cardiology, an illustrated text*. Philadelphia: JB Lippincott Co, 1991:1.9–1.10.

3　Carpentier AF, Lessana A, Relland JY, et al. Loulmet: the "physio-ring": an advanced concept in mitral valve annuloplasty. *Ann Thorac Surg* 1995;60:1177–1185.

4　Shanewise JS, Cheung AT, Aronson S, et al. ASE/SCA guidelines for performing a comprehensive intraoperative multiplane transesophageal echocardiography examination: recommendations of the American Society of Echocardiography Council for Intraoperative Echocardiography and the Society of Cardiovascular Anesthesiologists Task Force for Certification in Perioperative Transesophageal Echocardiography. *Anesth Analg* 1999;89:870–884.

5　Kumar N, Kumar M, Duran CM. A revised terminology for recording surgical findings of the mitral valve. *J Heart Valve Dis* 1995;4:70–75.

6　Lambert AS, Miller JP, Merrick SH, et al. Improved evaluation of the location and mechanism of mitral valve regurgitation with a systematic transesophageal echocardiography examination. *Anesth Analg* 1999;88:1205–1212.

7　Carpentier AF. Cardiac valve surgery-the "French correction". *Jpn J Thorac Cardiovasc Surg* 1983;86:323–327.

8　Stewart WJ, Currie PJ, Salcedo EE, et al. Evaluation of mitral leaflet motion by echocardiography and jet direction by Doppler color flow mapping to determine the mechanisms of mitral regurgitation. *J Am Coll Cardiol* 1992;20:1353–1361.

9　Helmcke F, Nanda NC, Hsiung MC, et al. Color Doppler assessment of mitral regurgitation with orthogonal planes. *Circulation* 1987;75:175–183.

10　Cape EG, Yoganathan AP, Weyman AE, et al. Adjacent solid boundaries alter the size of regurgitant jets on Doppler color flow maps. *J Am Coll Cardiol* 1991;17:1094–1102.

11　Simpson IA, Valdes-Cruz LM, Sahn DJ, et al. Doppler color flow mapping of simulated *in vitro* regurgitant jets: evaluation of the effects of orifice size and hemodynamic variables. *J Am Coll Cardiol* 1989;13: 1195–1207.

12　Stevenson J. Two-dimensional color Doppler estimation of the severity of atrioventricular valve regurgitation: important effects of instrument gain setting, pulse repetition frequency and carrier frequency. *J Am Soc Echocardiogr* 1989;2:1–10.

13　Tribouilloy C, Shen WF, Quere JP, et al. Assessment of severity of mitral regurgitation by measuring regurgitant jet width at its origin with transesophageal Doppler color flow imaging. *Circulation* 1992;85:1248–1253.

14　Zoghbi WA, Enriquez-Sarano M, Foster E, et al. American Society of Echocardiography. Recommendations for evaluation of the severity of native valvular regurgitation with two-dimensional and Doppler echocardiography. *J Am Soc Echocardiogr* 2003;16(7):777–802.

15　Schiller NB, Foster E, Redberg RF. Transesophageal echocardiography in the evaluation of mitral regurgitation. The twenty-four signs of severe mitral regurgitation. *Cardiol Clin* 1993;11:399–408.

16　Pu M, Griffin BP, Vandervoort PM, et al. The value of assessing pulmonary venous flow velocity for predicting severity of mitral regurgitation: a quantitative assessment integrating left ventricular function. *J Am Soc Echocardiogr* 1999;12:736–743.

17　Foster GP, Isselbacher EM, Rose GA, et al. Accurate localization of mitral regurgitant defects using multiplane transesophageal echocardiography. *Ann Thorac Surg* 1998;65:1025–1031.

18　David TE, Armstrong S, Sun Z, et al. Late results of mitral valve repair for mitral regurgitation due to degenerative disease. *Ann Thorac Surg* 1993;56:7–12.

19　Spencer FC, Galloway AC, Grossi EA, et al. Recent developments and evolving techniques of mitral valve reconstruction. *Ann Thorac Surg* 1998;65:307–313.

20　Alvarez JM, Gray D, Choong C, et al. Repair of the anterior mitral leaflet. *Aust N Z J Med* 1993;23:279–284.

21　Cosgrove DM, Stewart WJ. Mitral valvuloplasty. *Curr Probl Cardiol* 989;14:359–415.

22　Simpson IA, Shiota T, Gharib M, et al. Current status of flow convergence for clinical applications: is it a leaning tower of "PISA"? *J Am Coll Cardiol* 1996;27(2):504–509.

23　Utsunomiya T, Doshi R, Patel D, et al. Calculation of volume flow rate by the proximal isovelocity surface area method: simplified approach using color Doppler zero baseline shift. *J Am Coll Cardiol* 1993;22(1): 277–282.

24　Grewal KS, Malkowski MJ, Piracha AR, et al. Effect of general anesthesia on the severity of mitral regurgitation by transesophageal echocardiography. *Am J Cardiol* 2000;85(2):199–203.

25　Bach DS, Deeb GM, Bolling SF. Accuracy of intraoperative transesophageal echocardiography for estimating the severity of functional mitral regurgitation. *Am J Cardiol* 1995;76(7):508–512.

26　Gisbert A, Souliere V, Denault AY, et al. Dynamic quantitative echocardiographic evaluation of mitral regurgitation in the operating department. *J Am Soc Echocardiogr* 2006;19(2):140–146.

▶ 问　题 ◀

1. 下面关于二尖瓣解剖的表述正确的是(　　　)。
    a. 二尖瓣后叶有真正的小叶,而前叶没有　　　　　　　　b. 收缩期二尖瓣瓣环径缩小
    c. 二尖瓣前叶比后叶大　　　　　　　　　　　　　　　　d. 前叶与主动脉瓣有共同的附着点
    e. 上述均正确

2. 下列解剖部位最靠近左心耳(LAA)的是(　　　)。
    a. Carpentier P2　　　　　b. Duran P2　　　　　c. Duran A2　　　　　d. Duran C2

3. 下列二尖瓣分区接受前外侧乳头肌的腱索的是(　　　)。
    a. Duran A2　　　　　b. Duran P2　　　　　c. Duran C2　　　　　d. Carpentier P2

4. 缺血性心脏病可以伴随(　　　)MR。
    a. 1 型　　　　　　　b. 2 型　　　　　　　c. 3a 型　　　　　　d. 3b 型

5. 在典型的 P2 脱垂时,MR 的方向是(　　　)。
    a. 中心性　　　　b. 前内侧　　　　c. 后外侧　　　　d. 前外侧　　　　e. 后内侧

6. 在重度 MR 患者,下列看不到的是(　　　)。
    a. 收缩期肺静脉血流反向　　　　　　　　　　b. 0.5 cm² 的反流口面积
    c. 缩流颈的宽度 0.4 cm　　　　　　　　　　d. 反流面积与左房面积之比大于 50%

7. 在评价 MR 时,PISA 法的缺点是(　　　)。
    a. 假设反流口是圆形的　　　　　　　　　　　b. 需要进行角度矫正
    c. 假设红细胞沿一系列的真正的半球面加速　　d. 以上均是

8. "孔达效应"是(　　　)。
    a. 附壁反流束在彩色血流多普勒图像上看起来比实际上要轻
    b. 附壁反流束在彩色血流多普勒图像上看起来比实际上要重
    c. 附壁反流束在彩色血流多普勒图像上表现为中心性,而实际则不是
    d. 附壁反流束缩流颈假性变窄

9. 降低翻转速度(Nyquist 极限)会导致以下结果,除了(　　　)。
    a. 反流束更大　　　　　　　　　　　　　　　b. 缩流颈更宽
    c. 近端血流汇聚壳更大(近端等速表面积)　　　d. 计算的 ROA 更大

10. 下列可以更好地显示二尖瓣交界区切面的是(　　　)。
    a. 0°~30°　　　　　b. 60°~90°　　　　　c. 90°~120°　　　　　d. 120°~150°
答案参见书后。

第 9 章　二尖瓣狭窄

Colleen Gorman Koch

19 世纪 Jean Nicholas Corvesart 医生建立了通过叩诊检查心脏疾病的方法。他将二尖瓣狭窄(mitral stenosis，MS)的舒张期震颤描述成"将手放在心前区便能感觉到的，一种难以描述的特殊的水一样的急流，这种急流通过障碍物就好像水通过一个不够大的出水口"[1]。早在 1898 年，D.W.Samways 在一篇发表在 *The Lancet* 中的名为"心脏运动：性能与作用" 的文章中讨论了对一些最严重的 MS 病例进行手术的可行性[2]。近代心脏病领域，心脏病导管介入提供了 MS 的血流动力学信息并评估其严重程度。Popovic 等[3]对 1985 例单纯瓣膜狭窄的病例应用术前有创测量血流动力学研究其时间相关趋势。在 8 年的研究中，心脏导管成为瓣膜手术的常规检查，但需首先探查冠状动脉解剖。通过超声心动图无创测量血流动力学的方法出现之后这种通过导管有创测量的数量显著下降，现今，二维和多普勒超声心动图可以对 MS 患者进行全面的评价从而取代了心导管检查[4]。

二尖瓣解剖

从形态学上讲，二尖瓣装置由左房壁、二尖瓣环、前后叶、腱索、前后组乳头肌及左室心肌构成[5,6]。瓣膜组织可分为两个交界区，前外侧交界和后内侧交界以及两个瓣叶：前叶和后叶。前叶近于三角形，基底部附着约 1/3 的瓣环，与心脏的纤维支架相连接，同时与主动脉瓣左冠瓣及无冠瓣的一半有纤维连接。后叶与瓣环的附着缘较前叶长。后叶游离缘的自然分叶状改变可以帮助定位各个扇叶[5]。尽管前叶长于后叶且两者的附着有差别，但表面积几乎一样大。一般来说，有 120 根腱索附着于二尖瓣叶下，连于两个瓣叶与乳头肌之间，腱索之间的区域成为左房左室间的第二个孔道[6]。

二尖瓣口面积约为 4~6 cm²。面积小于 2 cm²

时可以导致跨瓣压差轻度提高，小于 1.4 cm² 就会导致明显的跨瓣压差的提高，即出现 MS 临床表现[7-9]。

二尖瓣狭窄的病因学

导致 MS 临床表现的病因有：风湿性心脏病，左房黏液瘤，瓣环严重钙化，血栓形成，降落伞形二尖瓣，先天性 MS，二尖瓣瓣上环以及三房心[6,10]。图 9.1 和图 9.2 为一巨大左房黏液瘤堵塞瓣口。

成人最常见的 MS 多为风湿性心脏病[3,6,9]。风湿性二尖瓣狭窄的病理特点包括交界处粘连、挛缩、瘢痕形成、瓣叶组织或瓣下装置的弥漫性增厚以及瓣叶的钙质沉积，病程的进展导致了有效瓣口面积的减少，也包括瓣叶纤维变性和钙化导致的僵硬。随着瓣口面积的减少，跨瓣压差及左房压力的增大将导致肺动脉高压合并三尖瓣反流及右室功能异常[6,8-10]。

经食管超声评价二尖瓣狭窄

此章节包括 MS 诊断方法的简明摘要。

二维超声心动图

二维经食管超声 (transesophageal echocardiography，TEE)比任何一种方法都能更清楚地从多切面观察到 MS 的解剖。基于风湿性 MS 的病理特征，超声需要对以下关键特征进行评价：瓣叶的增厚程度、钙化的数量，瓣下结构累及的情况，瓣叶活动幅度减低以及腔室形态和功能的总体变化情况[11]。也能评价一些相关情况，如其他瓣膜结构的受累情况和肺动脉高压。二尖瓣不同程度的增厚和钙化可以导致瓣叶回声增强，钙化所致的声影可能会阻碍对远处组织的观察。在此情况下，TEE 的优势在于可以从其他切面观察，从而可以避开声影的影响。标准的食

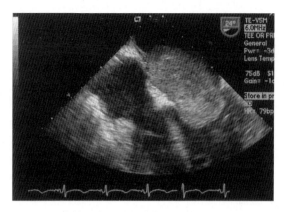

图 9.1　经食管超声心动图食管中段四腔心观显示一个大小约 3×6 cm 左房血栓,并引起有症状的二尖瓣狭窄。左房血栓在舒张期可见通过二尖瓣脱向左室侧。

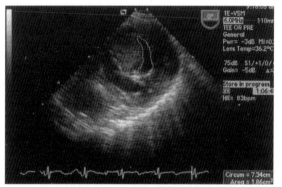

图 9.2　经胃左室短轴观显示左房黏液瘤占据了二尖瓣瓣口的一大部分。舒张期测量二尖瓣瓣口面积约 1.86 cm²。

管中段图像(食管中段四腔心观、交界区观、二腔心观、左室长轴观)帮助评价心脏病变的范围。腱索可以表现出不同程度的增厚和挛缩。经胃(transgastric,TG)左室长轴观可以提供瓣下装置累及情况的最佳信息。图 9.3 是关于风湿性 MS 的二维经食管超声心动图检查。风湿性心脏病可以导致不同程度的二尖瓣活动受限。二维 TEE,僵硬的瓣叶活动表现为移动的减低和舒张期前叶的圆顶样改变。圆顶样改变的出现是前后叶交界粘连的结果,导致瓣叶活动受限或瓣口异常狭窄。最大活动度位于瓣叶中间部分,前叶弧形的形态于舒张期凸向左室流出道[12,13]。图 9.3 描述了舒张期二尖瓣前叶圆顶样改变或曲棍球棒样改变。

超声心动图评分系统

1988 年,Wilkins 等[11]创建了超声心动图评分

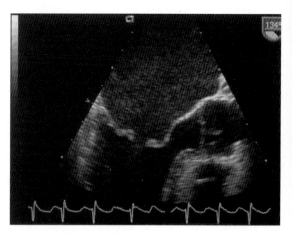

图 9.3　食管中段左室长轴观显示风湿性心脏病时舒张期二尖瓣前叶"圆顶征",左房增大。二尖瓣瓣叶增厚,尤其是瓣缘,随着钙盐沉积,回声增强。

系统评价二尖瓣形态以及评判球囊扩张治疗是否成功。四项评分系统分值为 0~4 分,总分为 0~16 分。四个组成部分评价了二尖瓣病理改变与风湿性心脏病的关联:瓣叶活动的减低、瓣叶增厚、瓣下装置增厚、钙化。研究指出,高分(>11)表示典型晚期的瓣叶改变,不太适合球囊扩张;低分(<9)则尤其适合行球囊扩张[11]。表 9.1 为评分系统,描述了每一等级及其包括的四项内容。尽管这一系统是为了术前评价球囊扩张术的患者创建的,同样可以用于有效引导 TEE 检查风湿性 MS。

根据 MS 的程度和病程,正常的腔室大小会发生变化。左房面积扩大与慢性容积和压力负荷过大有关。由于低流速状态,可出现自发显影或血栓形成。Daniel 等[14]将左房自发显影描述为"流动的云雾状回声在左房以螺旋形或圆形缓慢卷曲"。他们发现,左房自发显影可以有效评价 MS 存在血栓形成的危险。TEE 比经胸超声心动图更容易发现自发显影。因为左房自发显影提示血液淤滞并能作为血栓形成的预警,故全面扫查左房,排除血栓形成十分关键[14,15]。图 9.4 为食管中段切面显示左心耳血栓图像。

风湿性 MS 同样影响左室舒张功能。Liu 等[16]证明对于单纯风湿性 MS 的患者,左室舒张顺应性降低。顺应性下降与受腱索牵拉僵硬的瓣膜装置功能受限有关,在二尖瓣球囊成形术后

表 9.1　超声心动图评分系统

分级	形态	瓣下装置增厚情况	瓣叶增厚	钙化
1	活动性良好,仅瓣尖部活动轻度受限	二尖瓣瓣叶下轻度增厚	瓣叶厚度大致正常 (4~5 mm)	仅回声增强
2	瓣叶中部和基底部活动正常	增厚的腱索累及上 1/3	瓣缘增厚 (5~8 mm)	局限在瓣缘的散在回声增强
3	瓣叶基底部在舒张期前向运动	增厚的腱索累及远侧 1/3	整个瓣叶增厚 (5~8 mm)	回声增强累及至瓣叶的中部
4	舒张期瓣叶没有或仅有轻度的前向运动	所有腱索结构显著增厚并挛缩,延伸至乳头肌	所有瓣叶组织的显著增厚 (>8~10 mm)	回声增强累及至瓣叶的绝大部分

其功能可以很快逆转。严重的单纯二尖瓣狭窄患者的左室收缩功能与同年龄对照组是基本相同的。慢性左房压升高可以导致肺血管结构改变,导致肺动脉高压并最终导致右心衰竭[8,9]。TEE 可以评价不同程度的右心衰竭和三尖瓣反流。因此我们必须进行全面的二维超声和多普勒 TEE 检查从而排除这些相关的病理改变和其他瓣膜的病理改变。

生理学评价

压差测定

正常的血流通过二尖瓣的速度小于 1.3 m/s。可以根据伯努利方程利用通过狭窄瓣膜的血流速度计算出压差[17,18]:

$$PG=4v^2$$

v 代表瞬时血流速度。

这个等式忽略了血流加速度和黏滞性。由于流速在狭窄远端时明显快于狭窄近端,所以接近端的初始流速可以被忽略[17,18]。在食管超声四腔心、二腔心或长轴观应用连续多普勒(continuous-wave Doppler, CW)测量通过瓣口的血流速度。通过手动描记舒张期频谱轮廓,可进行平均压差测量,单位为毫米汞柱。图 9.5 为食管中段四腔心观应用 CW 对 MS 患者二尖瓣跨瓣平均压差的测量。有一点需要指出当存在严重的二尖瓣返流时由于压差的增高会出现高估狭窄的情况[4]。当声束与真实血流方向夹角增大(大于 20°)时会低估压差[17,19]。用彩色多普勒通过观察血流方向调整声束角度可以减少这样的误差[19]。一般来说,平均压差>10 mmHg 时提示严重狭窄[20](表 9.2)。

瓣口面积的计算

MS 的程度通过二尖瓣瓣口面积减小的程度来估计。我们用二维平面法和多普勒法测量。

瓣口二维平面面积法

面积法就是用简单的二维方法测量二尖瓣

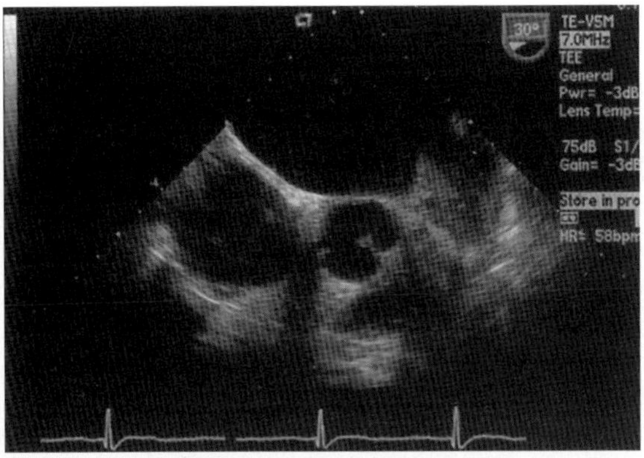

图 9.4　左房短轴观显示左心耳血栓(箭头)。

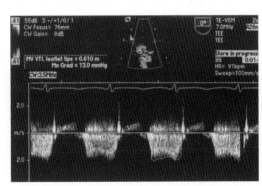

图 9.5　使用连续多普勒获取二尖瓣狭窄患者二尖瓣瓣口前向血流频谱。通过描记频谱,可得出跨瓣平均压差为 13 mmHg。前向峰值流速为 2 m/s。(见彩图)

表 9.2　二尖瓣狭窄的严重程度

	分级		
	轻	中	重
平均压差（mmHg）	6	6~10	>10
PHT（ms）	100	200	>300
MVA（cm²）	1.6~2.0	1.0~1.5	<1.0

PHT：压力半降时间；MVA：二尖瓣瓣口面积。

瓣口面积。包括直接观察二尖瓣口，在经胃左室基底短轴观舒张期可以描记获得二尖瓣瓣口面积，单位为 cm²（图 9.6）。这种方法已经证实与有创方法获得的瓣口面积有良好的相关性[3,12,21]。图 9.6 为用该方法对风湿性二尖瓣狭窄患者获得瓣口面积。为了完善该方法的准确性，我们需要认识一些误导操作者的"陷阱"。为获得精准图像，仪器调节非常关键，例如，当增益设置过低时，瓣膜的边缘模糊，会导致"回声失落"，将高估瓣口面积[12]。反之，当增益过高时，会导致瓣口面积低估[23]。图像不标准是另一个导致错误测量的重要原因。舒张期狭窄的二尖瓣呈漏斗形，交界顶端对合缘成为瓣膜最狭窄的部分。因此关键是要寻找出二尖瓣瓣口面积最小的切面。测量过大将高估瓣口面积[21-23]。对于二尖瓣成形术后的患者，将会低估瓣口面积，因为面积法无法测量交界部分的范围。

压力半降时间

压力半降时间（pressure half-time, PHT）描述的是左房左室间的压力阶差，并可定量测量 MS 的程度，随着 MS 加重，左房左室间压力阶差下降会相应变慢，时间延长。压力半降时间为房室间压力从最大下降到一半时所需的时间。计算压力半降时间，首先应用多普勒测量二尖瓣峰值流速，最大流速下降至 0.707 倍所需的时间即为 PHT[3,20,24]。图 9.7 为测量 MS 患者的压力半降时间。用连续多普勒测量二尖瓣过瓣血流信号，操作者标记最大最小速度时，仪器软件自动计算出压力半降时间。压力半降时间随着二尖瓣狭窄的严重程度而增加[20,24-26]。正常二尖瓣压力半降时间小于 60 ms，轻度二尖瓣狭窄时接近于 100 ms；中度约 200 ms；重度大于 300 ms[3,24,25]，详见表 9.3。

压力半降时间估测瓣口面积

二尖瓣（mitral valve, MV）瓣口面积可以通过测量压力半降时间获得，公式如下，最早由 Hatle 和 Angelsen 得出[27]：

MV 面积（cm²）=220 / 压力半降时间（ms）

通过狭窄二尖瓣瓣口的压力下降率依赖于

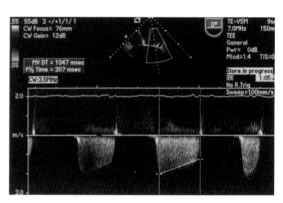

图 9.7　连续多普勒获取舒张期二尖瓣瓣口前向流速。压力半降时间为 307 ms，提示严重的二尖瓣狭窄。（见彩图）

表 9.3　测量二尖瓣瓣口面积的方法

平面面积法	描记舒张期短轴瓣口切面
PHT, ms	MVA=220/PHT
减速时间（DT, ms）	MVA=759/DT
连续方程	MVA=(LVOT$_{area}$×LVOT$_{TVI}$) / (MV$_{TVI}$)
PISA	MVA=2πr² ×α /180×Va/Vp

ms：毫秒；MVA：二尖瓣面积；α：漏斗形的角度；Va：混叠区流速；Vp：跨瓣峰值流速；TVI：流速时间积分；PISA：近端等速表面面积。

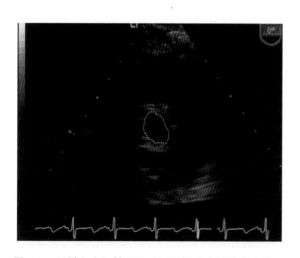

图 9.6　经胃左室短轴观显示风湿性二尖瓣狭窄患者二尖瓣瓣口呈"鱼嘴样"形态。舒张期二维描记二尖瓣瓣口面积约 1.25 cm²。

瓣口面积,瓣口越小,压力下降越缓慢。

压力半降时间的测量受到血流动力学因素的影响且依赖于左房左室的顺应性。当测量狭窄二尖瓣的压力半降时间时,必须考虑这些因素。例如,左室顺应性的下降和严重的主动脉瓣反流可以导致左室舒张压的快速上升、压力半降时间缩短,从而高估了二尖瓣瓣口面积[28,29]。Braverman 等[28]阐述了跨瓣峰值压差和房室的顺应性对压力半降时间测量瓣口面积的影响。在二尖瓣成形术后、房间隔缺损、房性心动过速、限制型心肌病也会影响压力半降时间测量的准确性[20,30-32]。

减速时间

减速时间是评价二尖瓣瓣口面积的另一种简单方法,下面的测量公式[19]描述了减速时间和 MV 面积的关系:

$$MV\ 面积(cm^2)=759/\ 减速时间(ms)$$

减速时间是从峰值速度下降延续到基线水平所需的时间。图 9.8 描述了测量减速时间的方法。示意图中流速呈线性降低,压力减半时间约等于减速时间的 29%[20,26]。

在复杂病例上一些有用的概念

连续方程法

连续方程法测量瓣口面积遵循流量守恒定律。在没有瓣膜反流或分流的情况下,通过二尖瓣的流量等于通过其他瓣膜的流量,公式如下[26,29]。

$$流量 = 面积_1 \times TVI_1$$
$$= 面积_2 \times TVI_2$$

因此,面积$_2$=(面积$_1$×TVI$_1$)/ TVI$_2$

经过二尖瓣的血流可以通过多普勒超声心动图测量瓣口面积和流速积分（time-velocity integral, TVI）获得。面积$_1$×TVI$_1$代表通过参照瓣口的流量,参照面积应为圆形横断面。左室流出道或肺动脉一般作为参照面积和 TV 的测量。这个等式理论上不受跨瓣压差、左室顺应性、血流动力学变化的影响,例如运动后流量的增加[3,28,29]。但不能用于存在参照瓣膜或二尖瓣反流的情况,因为流量在此时不相等[29,33]。

近端等速表面面积法

近端等速表面面积法（proximal isovelocity surface area, PISA）,或血流汇聚法,当血流经

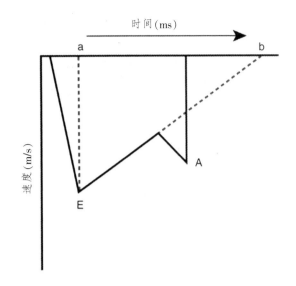

图 9.8 减速时间是由峰值流速降至基线水平的所需时间。

过狭窄的二尖瓣瓣口时,根据连续方程原理彩色多普勒血流成像会在二尖瓣口的左房侧出现汇聚现象。图 9.9 为风湿性二尖瓣狭窄的患者彩色多普勒血流成像出现的近端血流汇聚。当血流汇聚于瓣口,会出现半球形的等速曲面。

在血流接近狭小的瓣口时,流速会增高,导致彩色血流信号混叠以及大的半球形的等速区。当血流接近于瓣口,升高的流速在彩色多普勒血流成像上表现为一个渐进缩小的半圆,半径从二尖瓣尖测量至彩色翻转界面[19,34-37]（图 9.10）。流率可以通过测量半球的表面积以及混

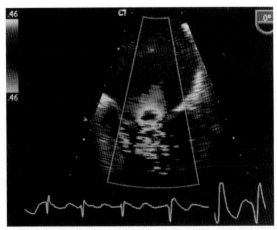

图 9.9 食管中段四腔心观二尖瓣瓣口彩色多普勒显像示二尖瓣左房侧近端等速面或血流汇聚。(见彩图)

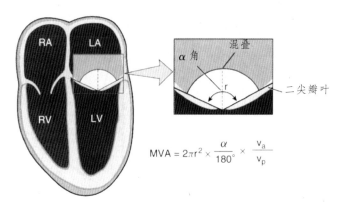

$$MVA = 2\pi r^2 \times \frac{\alpha}{180°} \times \frac{v_a}{v_p}$$

图 9.10   食管中段四腔心观使用近端等速表面面积法计算二尖瓣瓣口面积。α/ 180°：角度校正；Va：混叠速度；Vp：跨瓣峰值血流速度；RA，右房；RV，右室；LA，左房；LV 左室；MVA，二尖瓣瓣口面积。(Adapted from Rodriguez L, Thomas JD, Monterroso V et al. Validation of the proximal flow convergence method: calculation of orifice area in patients with mitral stenosis. *Circulation* 1993；88；1157–1165,with permission.)（见彩图）

叠极限速度测得，流速可以通过连续多普勒测量，方程中的一些变量可以通过彩色多普勒获得，但瓣口面积的评估需要对二尖瓣瓣口形态校正测量。真正的半球形只有在瓣膜展开、瓣叶开放约 180 度时形成，角度 α 为二尖瓣叶形成的漏斗形的内角度；角度校正因子（α/ 180°）校正了半球的面积因而使流率计算更加准确。瞬时流率（Q）可以通过计算半球的面积（2πr²）和混叠极限速度（Va）获得：

$$Q = 2\pi r^2 \times \alpha/ 180° \times Va$$

根据连续方程原理，通过该区域的流量和狭窄瓣口的流量相等[34-36]。计算出流率（Q），即可通过连续方程得出二尖瓣瓣口面积：

$$MVA = Q / Vp(cm/s)$$

Q 为流率，Vp 为过二尖瓣峰值流速

图 9.10 为应用血流汇聚法测量二尖瓣瓣口面积。

二尖瓣瓣口面积可以通过该方法准确测量。一些研究者通过直接对比解剖和计算测量证明了血流汇聚法的准确性[34,36,38,39]。虽然 PISA 法计算二尖瓣瓣口面积比较费时；但是准确性不受二尖瓣或主动脉瓣反流的影响。这个方法在二维面积法使用受限的情况下或当连续方程法参照面积流量无法测量以及压力减半时间受到血流动力学改变的影响时成为最佳的选择[35]。

评价二尖瓣狭窄的实践方法

步骤 1   二维评价 MV 需要注意以下问题：瓣膜的形态也就是瓣膜是否毁损？瓣叶是否增厚，活动如何？如果没有，进一步评价是否存在狭窄或反流（见第 8 章），通过经胃左室基底短轴切面大致测量二尖瓣瓣口面积为最初选择。

步骤 2   二维检查后，使用连续多普勒测量二尖瓣血流。描记舒张期二尖瓣口流速（见图 9.5），测量平均压差。此外，使用压力减半时间测量瓣口面积（见图 9.7），多数 TEE 仪器可以延长曲线计算减速时间。

如果通过表 9.2 测量达成一致，则无需进一步测量。

步骤 3   在一些患者无法测量压力减半时间时可以使用比较高级的方法（连续方程和 PISA）。

总结

表 9.3 总结了计算二尖瓣瓣口面积的方法，表 9.2 为每一种方法评价不同程度 MS 的值。总之，二尖瓣瓣口面积在 1.6~2.0 cm² 为轻度狭窄，1.0~1.5 cm² 为中度狭窄，小于 1.0 cm² 为重度狭窄[9,20]。每一种方法都有它的局限性，结合临床选择不同的方法可以提高测量的准确性并做出全面的评价。

参考文献

1 Acierno LJ. Physical examination. In: *The history of cardiology*. London: Parthenon Publishing Group, 1994:461–462.

2 Acierno LJ. Surgical modalities. In: *The history of cardiology*. London: Parthenon Publishing Group, 1994:627.

3 Popovic AD, Thomas JD, Neskovic A, et al. Time-related trends in the preoperative evaluation of patients with valvular stenosis. *Am J Cardiol* 1997;80:1464–1468.

4 Bruce CJ, Nishimura RA. Clinical assessment and management of mitral stenosis, valvular heart disease. *Cardiol Clin* 1998;16:375–403.

5 Ranganathan N, Lam JH, Wigle ED, et al. Morphology of the human mitral valve: the valve leaflets. *Circulation* 1970;41:459–467.

6 Roberts WC, Perloff JK. Mitral valvular disease: a clinicopathologic survey of the conditions causing the mitral valve to function abnormally. *Ann Intern Med* 1972;77:939–974.

7 Kennedy JW, Yarnall SR, Murray JA, et al. Quantitative angiocardiography: IV. Relationships of left atrial and ventricular pressure and volume in mitral valve disease. *Circulation* 1970;41:817–824.

8 Schlant RC, Alexander RW, O'Rourke RA, et al. eds. Mitral valve disease. In: *Hurst's the heart*, 8th ed. New York: McGraw-Hill, 1994;1483–1518.

9 Selzer A, Cohn K. Natural history of mitral stenosis: a review. *Circulation* 1972;45:878–890.

10 Olson LJ, Subramanian R, Ackermann DM, et al. Surgical pathology of the mitral valve: a study of 712 cases spanning 21 years. *Mayo Clin Proc* 1987;62:22–34.

11 Wilkins G, Weyman A, Abascal V, et al. Percutaneous balloon dilatation of the mitral valve: an analysis of echocardiographic variables related to outcome and the mechanism of dilatation. *Br Heart J* 1988;60:299–308.

12 Otto C, ed. Valvular stenosis: diagnosis, quantitation, and clinical approach. In: *Textbook of clinical echocardiography*, 2nd ed. Philadelphia: WB Saunders, 2000:229–264.

13 Nichol PM, Gilbert BW, Kisslo JA. Two-dimensional echocardiographic assessment of mitral stenosis. *Circulation* 1977;55:120–128.

14 Daniel W, Nellessen U, Schroder E, et al. Left atrial spontaneous echo contrast in mitral valve disease: an indicator for an increased thromboembolic risk. *J Am Coll Cardiol* 1988;11:1204–1211.

15 Chen YT, Kan MN, Chen JS, et al. Contributing factors to the formation of left atrial spontaneous echo contrast in mitral valvular disease. *J Ultrasound Med* 1990;9:151–155.

16 Liu CP, Ting CT, Yang TM, et al. Reduced left ventricular compliance in human mitral stenosis: role of reversible internal constraint. *Circulation* 1992;85:1447–1456.

17 Hatle L, Brubakk A, Tromsdal A, et al. Noninvasive assessment of pressure drop in mitral stenosis by Doppler ultrasound. *Br Heart J* 1978;40:131–140.

18 Oh JK, Seward JB, Tajik AJ. Hemodynamic assessment. In: *The echo manual*, 2nd ed. Philadelphia: Lippincott Williams & Wilkins, 1999:59–71.

19 Weyman AE, ed. Left ventricular inflow tract I: the mitral valve. In: *Principles and practice of echocardiography*, 2nd ed. Philadelphia: Lea & Febiger, 1994:391–497.

20 Oh JK, Seward JB, Tajik AJ. Valvular heart disease. *The echo manual*, 2nd ed. Philadelphia: Lippincott Williams & Wilkins, 1999:103–132.

21 Henry WL, Griffith JM, Michaelis LL, et al. Measurement of mitral orifice area in patients with mitral valve disease by real-time, two-dimensional echocardiography. *Circulation* 1975;51:827–831.

22 Wann LS, Weyman AE, Feigenbaum H, et al. Determination of mitral valve area by cross-sectional echocardiography. *Ann Intern Med* 1978;88:337–341.

23 Martin RP, Rakowski H, Kleiman JH, et al. Reliability and reproducibility of two-dimensional echocardiographic measurement of the stenotic mitral valve orifice area. *Am J Cardiol* 1979;43:560–568.

24 Libanoff AJ, Rodbard S. Atrioventricular pressure half-time: measure of mitral valve orifice area. *Circulation* 1968;38:144–150.

25 Hatle L, Angelsen B, Tromsdal A. Noninvasive assessment of atrioventricular pressure half-time by Doppler ultrasound. *Circulation* 1979;60:1096–1104.

26 Bruce C, Nishimura R. Newer advances in the diagnosis and treatment of mitral stenosis. *Curr Probl Cardiol* 1998;23:127–184.

27 Hatle L, Angelsen B, eds. Pulsed and continuous wave Doppler in the diagnosis and assessment of various heart lesions. In: *Doppler ultrasound in cardiology: physical principles and clinical applications*. Philadelphia: Lea & Febiger, 1982:76–89.

28 Braverman AC, Thomas JD, Lee R. Doppler echocardiographic estimation of mitral valve area during changing hemodynamic conditions. *Am J Cardiol* 1991;68:1485–1490.

29 Nakatani S, Masuyama T, Kodama K, et al. Value and limitations of Doppler echocardiography in the quantification of stenotic mitral valve area: comparison of the pressure half-time and the continuity equation methods. *Circulation* 1988;77:78–85.

30 Thomas JD, Wilkins G, Choong CYP, et al. Inaccuracy of mitral pressure half-time immediately after percutaneous mitral valvotomy: dependence on transmitral gradient and left atrial and ventricular compliance. *Circulation* 1988;78:980–993.

31 Thomas JD, Weyman AE. Doppler mitral pressure half-time: a clinical tool in search of theoretical justification.

J Am Coll Cardiol 1987;10:923–929.

32 Wranne B, Msee PA, Loyd D. Analysis of different methods of assessing the stenotic mitral valve area with emphasis on the pressure gradient half-time concept. Am J Cardiol 1990;66:614–620.

33 Karp K, Teien D, Eriksson P. Doppler echocardiographic assessment on the valve area in patients with atrioventricular valve stenosis by application of the continuity equation. J Intern Med 1989;225:261–266.

34 Rodriguez L, Thomas JD, Monterroso V, et al. Validation of the proximal flow convergence method: calculation of orifice area in patients with mitral stenosis. Circulation 1993;88:1157–1165.

35 Deng Y, Matsumoto M, Wang X, et al. Estimation of mitral valve area in patients with mitral stenosis by the flow convergence region method: selection of aliasing velocity. J Am Coll Cardiol 1994;24:683–689.

▶ 问　题 ◀

1. 成人二尖瓣狭窄(MS)最常见的原因是(　　)。

　　a. 左房黏液瘤　　　　　　b. 严重的二尖瓣瓣环钙化　　　c. 风湿性心脏病　　　d. 栓塞形成

2. 以下改良伯努利方程的描述正确的是(　　)。

　　a. 一种计算二尖瓣瓣口面积的方法　　　　　　b. 将峰值压差转化为平均压差

　　c. 将瞬时流速转化为瞬时压差　　　　　　　　d. 以上都不是

3. 关于平面法显像中的"陷阱"的描述正确的是(　　)。

　　a. 不充分的显像切面将产生测量错误

　　b. 增益过高将使图像饱和度增加,会误使面积测值变狭窄

　　c. 增益过低会导致图像回声失落,同样会误测瓣口面积

　　d. 以上都是

4. 在下列情况下不能使用连续方程测量瓣口面积的是(　　)。

　　a. 二尖瓣成形术后　　　b. 左室肥厚　　　　c. 二尖瓣反流　　　　d. 以上都不是

5. 下列最接近正常瓣口面积的是(　　)。

　　a. 小于 1cm²　　　　　b. 4~6 cm²　　　　　c. 超过 7 cm²　　　　d. 以上都不是

6. 下列压力半降时间最接近严重的二尖瓣狭窄的是(　　)。

　　a. 超过 220 ms　　　b. 60~80 ms　　　　c. 小于 60 ms　　　　d. 100 ms

7. 下列不是超声心动图评分系统的组成部分的是(　　)。

　　a. 瓣叶活动性　　　　b. 瓣下结构　　　　c. 腔室大小　　　　d. 钙盐沉积

8. 下列最能描述风湿性心脏病患者舒张期瓣膜圆顶征的是(　　)。

　　a. 舒张期房间隔朝向右房侧弓形改变　　　　b. 舒张期瓣下装置的运动

　　c. 二尖瓣前叶舒张期朝向左室流出道呈弓形改变　　d. 以上都不是

9. 下列会导致应用压力半降时间时出现错误的是(　　)。

　　a. 严重的主动脉瓣反流　　　　　　　b. 左室顺应性降低

　　c. 二尖瓣球囊扩张术后即刻　　　　　d. 以上都是

10. 在使用血流汇聚方法测量二尖瓣瓣口面积时,下列说法正确的是(　　)。

　　a. 在二尖瓣反流时,使用血流汇聚法准确

　　b. 通过混叠速度和球形等速面积可以计算出最大流率

　　c. 角度校正是指由二尖瓣瓣叶产生的流入夹角

　　d. 以上都是

答案见书后。

第 10 章　二尖瓣修复术

Kristine Johnson Hirsch, *Gregory M. Hirsch*

二尖瓣修复术的历史

二尖瓣狭窄

二尖瓣瓣膜切开术的第一个成功病例是在20 世纪 20 年代,由波士顿的 Cutler 和 Levine[1]及英格兰的 Souttar[2]首先完成。两组随后的尝试都以失败告终了,究其原因可能是因为缺乏一些基本的资源,如输血资源、抗生素和安全麻醉。25 年之后,Charles P. Bailey,Dwight Harken和 Russell Brock 分别成功设计了二尖瓣狭窄瓣膜切开术。尽管由 Thomas Jefferson 的 Gibbon首创,经 Mayo 诊所的 Kirklin 改良后,安全的体外循环已经有所发展,然而直到 20 世纪 70 年代,"心脏直视下"二尖瓣交界切开术得到广泛的认可之后,二尖瓣狭窄瓣膜切开术才得到了成功地开展。

二尖瓣反流

每种修复二尖瓣 (mitral valve, MV) 反流的尝试都是非常精巧严密的,例如二尖瓣环的缝合。随着合理、安全的体外循环出现,Lillehei等[3]于 1957 年进行了第 1 例直接修复术。1961年 Starr 和 Edwards[4]首先报道了成功实施 MV置换术的第 1 例病例,但此后人们对二尖瓣修复术的热情下降少了。欧洲的 Carpentier 和Duran 等发展了一种有效且可重复的修复反流MV 的方法,最终证明了修复术优于二尖瓣置换术,从而在全世界范围内重新激起人们对二尖瓣修复术的兴趣。

二尖瓣修复术的适应证和手术时机

在 MV 置换的历史上,由于近年来出现的顽固性心衰,并且经常发生术后 LV 功能显著恶化,MV 置换术被停滞了。这是因为外科手术追求最小发病率和死亡率,并且尽量减少由于手术导致的左室功能损失。因此,目前多采用保留乳头肌和腱索的置换术式以保护左心功能。二尖瓣修复术在以下方面优于二尖瓣置换术,如通过保留腱索等二尖瓣附属物从而保护左室功能,同时血栓栓塞和感染性心内膜炎的发生率比较低,不需要长期服用阿司匹林之类的抗凝药物,不必担心人工瓣膜的耐久性等。鉴于目前二尖瓣修复术出色的远期预后,已经扩大了外科手术干预的手术适应证。

二尖瓣狭窄

正常 MV 瓣口面积是 4~5 cm²。在应激状态(运动、感染、应激或房颤)时出现呼吸困难,同时 MV 瓣口面积小于 2.5cm² 的二尖瓣狭窄,就需要外科干预了。静息状态就出现症状时,瓣口面积很少会大于 1.5cm²。需要外科手术的严重二尖瓣狭窄,其病因几乎都是风湿性二尖瓣病变,其主要的二尖瓣的解剖改变,包括瓣叶增厚和纤维化,交界粘连,腱索挛缩和融合。瓣叶和瓣环的钙化可见于长期的风湿性疾病。二尖瓣狭窄需要外科修复的适应证包括纽约心脏病协会(New York Heart Association, NYHA)定义的心功能Ⅲ级或Ⅳ级并伴有瓣口面积小于 1.5 cm²。心功能Ⅱ级但有症状,二尖瓣中度或重度狭窄的患者如果二尖瓣形态适合,可以考虑二尖瓣球囊扩张术。前叶和腱索的柔韧性是二尖瓣可修复与否的关键点。Wilkins 等使用超声心动图将瓣叶的活动度和厚度,腱索的融合、增厚、钙化分成不同等级,并赋予不同分值,得到一种评分系统(详见第 9 章)。较低的评分(<9)预示瓣叶修复的成功概率较大,而较高的评分(>11)则预示结果不理想。

需要外科干预的 MS 其他原因,例如左房(left atrium, LA)黏液瘤,严重的二尖瓣环钙化(mitral annular calcification, MAC),血栓形成,先天性 MS,瓣上环,降落伞型 MV,三房心等,均需要食管超声心动图 (transesophageal echo-cardiographic, TEE)检查来评价二尖瓣,并协助完成二尖瓣修复术。

二尖瓣反流

美国心脏病学会/美国心脏协会的心血管疾病临床实践指南工作组建议,伴有 II 级或更高级别心衰竭的临床症状,严重的二尖瓣反流 (mitral regurgitation, MR)和无症状的严重二尖瓣反流,超声心动图提示左室功能障碍[左室射血分数(LVEF)0.30~0.60 和(或)左室收缩末期内径≥40 mm]的患者需要进行修复术。尽管可能成功修复,但对于有严重 MR,且 LV 功能正常的无症状患者进行外科干预时,要权衡各种因素的利弊[5]。

器质性二尖瓣反流

MV 的结构损害导致瓣叶的运动过度 (Carpentier II 型),常常是因为退行性变,例如腱索或乳头肌的冗长或断裂,伴或不伴有瓣环扩张。黏液样变性的修复成功率高,而其他少见病理原因的修复术成功率比较低。目前,对于 P2 脱垂及前叶的轻微病变,已经确立了一些特定的修复技术。病变越复杂,例如双叶脱垂,多节段脱垂,II 型合并 III 型(限制性)瓣叶活动异常,则修复术的成功率越低,远期预后越差。但经验表明,结合术中 TEE,即使是这些严重的病变也可以获得成功的修复。急性心肌梗死(my-ocardial infarction, MI)引起的乳头肌断裂,不太适合作修复术,而更适合进行二尖瓣置换术。

功能性二尖瓣反流

功能性二尖瓣反流 (functional mitral regurgitation,FMR)是一个广义的概念,包括结构正常的瓣叶因慢性心室功能减低导致的瓣膜关闭不全。其典型病例见于节段性室壁受损或全心扩大,心室运动功能减退导致瓣环的扩张或二尖瓣瓣下结构向心尖方向移位导致对瓣膜的牵拉,从而使结构正常的瓣叶在瓣环水平闭合不良。缺血性病变是 FMR 最主要的病因,但是非缺血性心肌病引起 FMR 的机制是瓣环的扩张,乳头肌移位和瓣叶牵拉(图 10.1)。据估计,20%~25%急性心肌梗死后的患者和50%充血性心力衰竭(congestive heart failure, CHF)的

患者会出现这种反流。缺血性病变导致的 FMR,其本质是心肌梗死后 MR,是由左室重构造成的,而不是由缺血造成的。左室重构可能会导致瓣叶运动受限(Carpentier III 型)伴或不伴有瓣环的扩张(Carpentier I 型)。

FMR 的问题并不严重。接近 40%准备接受冠状动脉搭桥术(coronary artery bypass grafting, CABG)的患者,均有不同程度的慢性缺血性二尖瓣反流,CABG 联合二尖瓣修复手术相对于单独的 CABG 手术,显著降低住院死亡率,尤其是对于 80 岁以上的高龄人群。然而,现在对于 MR 的外科干预指征还不明确,争论点在于:①考虑到 FMR 可能造成左室二次重构的危险,而此时的左室心肌已经严重受损,且缺乏抵抗力;②大量证据表明,轻度的二尖瓣反流并非 CHF 或急性心肌梗死后表现;③二尖瓣修复术术后临床症状明显改善的患者多为二尖瓣结构性损伤;④CHF 终末期的内科和外科治疗都很有限。

二尖瓣修复术的疗效

二尖瓣狭窄

尽管风湿性心脏病患者比结构性二尖瓣疾病患者的二尖瓣修复术疗效差(一次手术 15 年成功率约 76%)[6],Yau 等[7]通过对比研究,显示风湿性二尖瓣病变施行修复术比置换术的风险

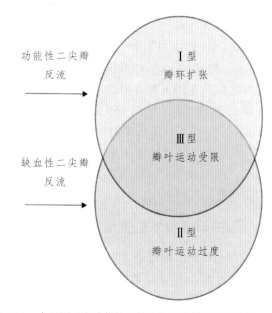

图 10.1 韦恩图示出功能性和缺血性二尖瓣反流的病因。

低,长期生存率高。但是,外科手术的风险依然存在, 一些研究中心报道风湿性二尖瓣病变的二尖瓣修复术的成功率仅为 65%[8]。

二尖瓣反流

结构性二尖瓣反流

随着 MV 标准化重建技术的不断完善,Deloche 等[6]报道二尖瓣修复术的可行性很高,大约 95%的退行性瓣膜疾病,70%的风湿性病变,75%的缺血性瓣膜疾病都可施行二尖瓣修复术。

二尖瓣修复术的长期疗效也非常显著,血栓形成, 二次手术率及瓣膜相关的死亡率都非常低。术后超声心动图随访结果显示 92%患者没有或仅有轻度的反流。Gillinov 等[9]分析研究了 1072 例在 Cleveland 医院接受二尖瓣修复术的二尖瓣反流患者。虽然研究结果与 Deloche 等显著的长期疗效相符(一次手术 10 年的成功率为 92.9%), 但是经病理解剖学亚组分析后,分类结果不尽相同(图 10.2)。

单发后叶(posterior leaflet, PL)脱垂的外科修复术效果最好(10 年免于再次手术的患者为 97%), 其手术方式包括后叶切除和瓣环成形。单独的前叶成形,腱索缩短术,不伴有瓣环成形的后叶切除术和单独的瓣环成形术, 后叶其耐久性显著降低[9]。另外,2 级或 2 级以上程度的残余 MR 也会减低修复术的耐久性[10]。

功能性二尖瓣反流

由于 FMR 的发病率很高,且远期(如 CHF,

死亡)有关不良预后,导致人们热衷于外科矫正术。随之涌现了大量的外科手术,特别是对于缺血性二尖瓣反流。但遗憾的是,至今没有证据证明这些手术可以改善患者的远期生存率。回顾性分析[11]显示严重的缺血性二尖瓣反流,应该及时接受外科治疗,但是冠心病(coronary artery disease, CAD)伴有中度(3+)二尖瓣反流的患者接受单独的 CABG 手术或 CABG 联合二尖瓣修复术, 其中期生存率相近。重要原因可能是与 CABG 同时进行的二尖瓣修复术增加了手术死亡率[12]。尽管如此,血管重建术后伴中度 MR 患者的症状,还是比伴 CHF 患者的情况更糟糕[12]。至今,缺乏对于 FMR 施行二尖瓣修复术的随机对比临床试验数据。

二尖瓣修复术的评估

术前临床评价

是否需要进行二尖瓣修复术是根据临床症状、体征以及超声心动图和心导管的检查结果。术前经胸超声心动图检查常常能够评估 MR 或 MS 程度,瓣环大小,前叶或后叶受累程度,腱索和乳头肌结构完整性,左室内径,收缩和舒张功能等重要信息。当外科手术计划需要更详细的解剖信息时,术前 TEE 评价或三维超声心动图检查可能会有帮助。一些病例中,尤其是在临床症状提示慢性心衰的病例中, 采用运动负荷超声心动图诱导出患者在负荷状态下瓣膜的功能,对于判定 FMR 的程度是非常有用的。全面了解患者在清醒和生理条件下的临床表现,需要进一步咨询心内科专家、放射科医生以及外科医生综合分析术前 TEE 报告,从而制定适合的外科解决方案。

术中经食管超声心动图评价

术中应用 TEE 详细评价二尖瓣装置,有利于二尖瓣修复外科手术计划的实施, 效果的评价,以及远期疗效的评估[9,13]。对于二尖瓣解剖详细深入的阐述请参见第 8 章。

二尖瓣修复术前的 TEE 报告所见

1. 二维表现包括瓣叶的穿孔、钙化、冗长、增厚及其活动度。瓣叶异常以及正常的范围及

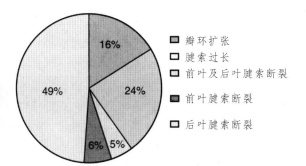

图 10.2　退行性二尖瓣疾病的病理解剖学分类。(n=1072) (Adapted from Gillinov AM, Cosgrove DM, Blackstone EH, et al. Durability of mitral valve repair for degenerative disease. *J Thorac Cardiovasc Surg* 1998;116:734-743,with permission.)(见彩图)

瓣环扩张 16%
腱索过长 24%
前叶及后叶腱索断裂 5%
前叶腱索断裂 6%
后叶腱索断裂 49%

正常瓣叶的对合面积均要进行全面的评估，并向外科医生进行清晰的描述。

2. 应该在五腔心观测量二尖瓣环，二尖瓣前叶瓣环提供一个牢固的纤维组织参照点，据此来测量二尖瓣后叶瓣环的扩张。在这个观察平面上，二尖瓣环直径的范围在 3.0~3.8 cm。直径大于 4.0 cm 可诊断瓣环扩张。二尖瓣环钙化显著增加二尖瓣修复术的复杂程度，应该特别注意。

3. 经胃（transgastric，TG）两腔心观是评价瓣下装置的最理想切面，可以评价腱索的改变，例如增厚、变短或断裂，还可评价乳头肌功能。粗大的二级腱索，适合二尖瓣脱垂的腱索置换手术，往往可在 TEE 中分辨出来。

4. 左室的评估包括室腔的形态，收缩功能，局部室壁运动异常。另外，瓣下结构改变导致的牵拉应该在评价内容之列。需要注意的检查所见还有，如心室的容积、球形度、相对于乳头肌的二尖瓣环位置。注意，LV 室壁运动异常提示急性的心肌缺血或陈旧性 MI 形成的瘢痕，而 LV 下壁和侧壁的节段性室壁运动异常应该引起注意，因其更易于导致二尖瓣装置的断裂从而引起 MR；相比较而言，LV 前壁和室间隔的节段性室壁运动异常，则更易于导致 LV 泵血功能障碍。

5. 通过术前 TEE 对心脏及大血管进行全面完整的评价是很重要的，因为严重的动脉粥样硬化，未经诊断的主动脉瓣关闭不全，LA 血栓，心内肿瘤等意外发现，常影响外科手术计划。

6. 由于修复术中进行 TEE 检查的目的是评价 MV 的功能，对比清醒和非卧床状态与术中不同血流动力学状况下的瓣膜情况是非常重要的。甚至可以应用影响心肌收缩，血管压力或容量负荷的药物。

评价收缩期前向运动（SAM 征）的危险性

二尖瓣收缩期前向运动（systolic anterior motion，SAM）引起的左室流出道梗阻（left ventricular outflow tract obstruction，LVOTO），在二尖瓣修复术后患者中的发生率超过 16%[14-16]。修复术后进行全面的 TEE 检查能够发现这一并发症。但是，建立体外循环之前的术中 TEE 对二尖瓣装置的分析，可以预测可能发生这一并发症的患者。TEE 分析的数据可以提示外科医生采用"滑动的瓣叶"术式（a "sliding leaflet" procedure）或改良的修复术，从而显著减少 SAM 征的发生率[16-18]。

SAM/LVOTO 的机制是多因素的，主要的原因是二尖瓣组织过长（例如在黏液样变性中"松软的二尖瓣"）；其次，乳头肌的前移，未充分扩张左室，二尖瓣-主动脉瓣夹角狭窄也被认为是影响因素[16]。已经证实，瓣叶对合点越靠前的患者，MVR 术后 SAM/LVOTO 的发生率越高。瓣叶对合点靠前的原因可能是后叶过大，导致对合点向前叶根部移位，对合线的前移，增加了左室流出道多余的瓣叶组织。狭长的前叶同样可能增加左室流出道的多余瓣叶组织，从而引起梗阻。

Maslow 等[15]研究了不同的修复术前 TEE 数据，从而制定出最有用的测量方法，用来术前评价 SAM/LVOTO 的危险性。这些方法包括前叶（AL）和后叶（PL）的长度，得出 AL/PL 比值，对合点距室间隔的距离（C-sept）（图 10.3）。AL/PL 比值低于 1.0 的患者，要比 AL/PL 比值高于 3.0 的患者，修复术后发生 SAM/LVOTO 的概率更高。C-sept 值小于 2.5 cm 的患者，要比 C-sept 值大于 3.0 cm 的患者修复术后发生 SAM/LVOTO 的可能性更大[15]。对 SAM/LVOTO 高危患者的判断，会影响体外循环建立之后的用药，目的在于减少这种并发症（下文讨论），并且有可能改变术前外科治疗方案。

经食管超声心动图视角到外科视角的转换

将 TEE 的观察视角转换成外科视角，对于外科医生来说是非常有用的（图 10.4）。TG 的左室短轴（short-axis，SAX）观显示的 MV"鱼嘴"形态，其中后交界在屏幕的正上方，前交界在屏幕的最下方，同时前叶在左侧，后叶在右侧。转换成外科视角，要将观察者的头部向左侧倾斜，将后交界放在外科医生的右手侧，前交界放在外科医生的左手侧，同时前叶位于前方，即主动脉的后方，而后叶在视野深方。P3 最靠近外科医生右手侧，P1 则正对着外科医生的左手。用简单而清晰的描述将 TEE 图像转换成外科视角，为外科医生提供非常重要的可视化信息，减少了口头交流的困惑。"一张图胜过一千个字"。

外科直视下检查二尖瓣装置

在术中 TEE 普遍应用之前，瓣膜修复术前

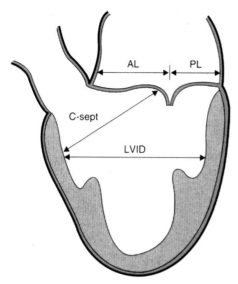

图 10.3　修复术前评价 SAM 危险性的经食管超声心动图测量参数示意图。AL：前叶长度；PL：后叶长度；C-sept：对合点到室间隔的距离；LVID：左室收缩期内径。（Adapted from Maslow AD，Regan MM，Haering JM，et Lil. Echocardiographic predictors of left ventricular outflow tract obstruction and systolic anterior motion of the mitral valve after mitral valve reconstruction for myxomatous valve disease. J Am Colt Cardiol 1 999；34：2096－2104.）

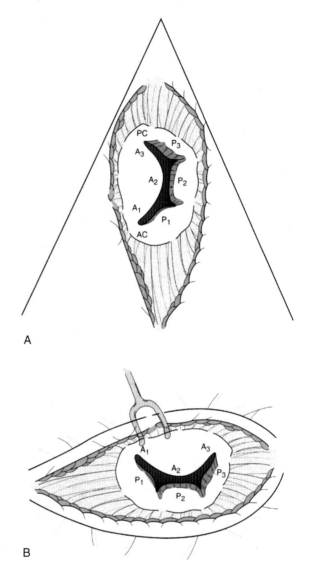

A

B

图 10.4　二尖瓣叶的分区。(A)超声心动图短轴或"鱼嘴"切面观。(B)外科医生视角，在患者的右侧，通过切开的左房观察。超声心动图的观察切面相对于外科医生视角，逆时针旋转了 90°（请将头向左侧倾斜）。

的分析完全依赖于在二尖瓣装置"拉紧"状态下进行的外科直视下探查。这种探查方式是在心室纤颤过程中暴露瓣膜，在主动脉嵌夹（aortic cross-clamping）之前，或嵌夹之后，同时向主动脉根部灌注低温血液以维持生理压力，以减少空气栓塞的危险（B, DeVarennes, personal communication, 2006）。

目前，外科手术方式的制定大多是基于术中的 TEE 检查所见，因此，没有必要一定在灌注心肌停搏液之前评价瓣膜。尽管在排空、松软的心脏内直视下探查，几乎所有的瓣叶边缘都脱垂于瓣环平面之上，心脏停搏后，最重要的一步是确定病变位置和适合不同瓣膜结构的修复手术计划[19]。瓣叶脱垂和运动受限的判定是通过神经钩探查瓣叶边缘和交界区，并与"正常的"瓣叶区域（通常是P1区）做比较。直视下探查可以辨别腱索断裂还是过长，探查粗大二级腱索是否可以用于移植于脱垂区。对乳头肌的探查可以决定腱索缩短或人工腱索放置的适合方法。瓣叶的穿孔和瓣环的钙化是可识别的。

MS 病例中，直视下探查可以确定交界粘连及钙化的程度，次级腱索的病变，交界切开术的适合方式。在瓣膜的外科探查中，超声心动图医生以外科视角阐述二尖瓣的正常和异常解剖是非常重要的。

二尖瓣反流的修复术

暴露二尖瓣

充分暴露二尖瓣是二尖瓣修复术首要条件。目前广泛应用双腔静脉旁的房间沟切口，可以进一步切开左房和右房，为下一步手术切开做准备[20]。通过切开右房进而切开房间隔的方法，深入或不深入 LA 房顶，也是一种很好的暴露方法。如果暴露困难，适当移动和牵拉瓣膜修复环的缝线，将会使瓣膜暴露于外科医生面前。左侧心包的牵拉线应该松弛一些。注意严格的心肌保护，无论是采用间断的顺灌停搏还是顺灌合并逆灌停搏，对于心脏停搏期间安全地进行复杂的修复术而言是绝对必要的。TEE 可以协助冠状窦导管的成功置入，特别是在触诊发现后叶结构运动受限需重新手术时。最后，一些特定的中心，在视频和机器人的协助下，非常成功地进行了小切口手术[21]。

修复术

这部分内容的主旨是帮助超声心动图医生了解一些二尖瓣修复外科常用术式。对于适合不同病症的修复技术的理解，可以最有效地协助外科医生制定手术计划。熟悉了这些技术，也可以更准确的评价术后效果。

瓣叶脱垂的修复术

单发的 P2 脱垂

P2 脱垂时采用后叶切除加瓣环修复术，是目前治疗 MR 修复术中，疗效最可靠的方法[9]（图 10.5）。简单地说，将 P2 沿瓣缘呈四角形切开。从乳头肌上分离出未受损的腱索（一根粗大，未受损的腱索可以保留用于修复其他脱垂的区段）。瓣环折叠后，采用横褥式缝合，尽可能接近经处理后的瓣叶边缘。

在瓣叶过长，或存在易于出现 SAM 征的因素，或全部病例中（笔者看法），均可进行滑动修复术（图 10.6）。滑动瓣叶修复术中，P2 切除后，P1 和 P3 离开了原来的连接线，在 P2 区缘对缘连接。接下来的瓣环横褥式缝合（Horizontal mattress sutures）减少了因切除 P2 而出现的裂隙，使得瓣叶重贴瓣环，瓣缘重新匹配。瓣叶修复术后，会加做一个瓣环成形术，其尺寸适合前叶的面积和交界间的连线。

单发的前叶脱垂

切除术并不适合过大的前叶，但是可以应用于脱垂面积非常小且局限的脱垂，采用三角形切口[22]。前叶脱垂（图 10.7）的修复术可以采用腱索转移、人工腱索置换或腱索缩短术的方法。腱索转移包括从前叶的二级腱索位置或后叶边缘附近（后叶需要进行四边形的切开，如上所述）转移粗大的腱索。人工腱索（Gore-Tex）可放置到从乳头肌的头部至瓣叶的边缘。一个重要的挑战是腱索长度的调整，常通过附近未脱垂的瓣叶区段来判定。尽管如此，腱索置换术被证实可以带来非常理想的远期疗效[10]。最后，腱索过长可以被缩短。沟埋技术，是将过长的腱索埋入并缝合于乳头肌上切开的深沟内，也是一项以前常用的方法，但是，远期疗效并不理想[9,23]。乳头肌缩短术现在比较流行，特别是对于翻腾样的大瓣膜，其多条腱索都是过长的。这种方法是有效的，因为一次性缩短了多条腱索，但是，这样的手术方式给充分暴露二尖瓣带来了挑战，并且其远期疗效也不是很令人满意。

双叶脱垂

前叶和后叶均脱垂的病例（图 10.8），需要联合四角形切口与腱索移位，缩短或置换的系统化处理方法。如果是后叶脱垂为主伴前叶黏液样变性脱垂的病例，单独的四角形切口合并瓣环修复术就可以达到满意效果了[24]。

乳头肌断裂

乳头肌断裂是急性心肌梗死的合并症，乳头肌整体受累（1/3 的病例），导致两个瓣叶连枷样运动，或仅仅是头端受累（2/3 的病例），导致前叶或后叶的连枷运动。后内侧乳头肌最常受累（约 75% 的病例）是因为冠状动脉循环系统对下壁的血供并不丰富。单一的乳头肌头部断裂可以再植入到邻近的心内膜中。在乳头肌及其

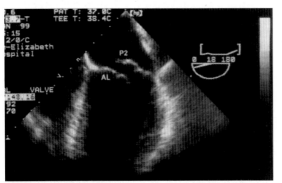

图 10.5　食管中段四腔心观示二尖瓣后叶 P2 区的脱垂/连枷运动。AL：左房。

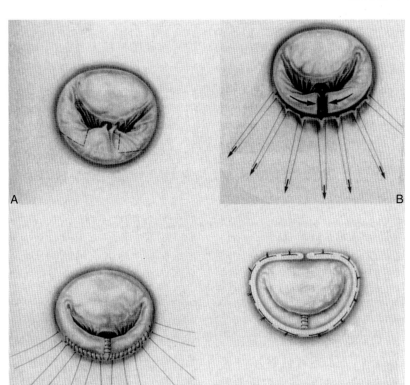

图 10.6　预防出现 SAM 征的 Carpentier 技术—滑动瓣叶的技术。(A) 二尖瓣瓣叶过大的病例,四角形的切口是通过后叶两个三角形切除后,剩余的瓣叶构成的。(B) 剩余部分瓣叶向中间靠拢以封闭缺口。(C, D) 修复术完成后,将修复环嵌入瓣环以加强修复术。(From Jebara VA, Mihaileanu S, Acar C, ot Lil. Left ventricular outflow tract obstruction after mitral valve repair: results of the sliding leaflet technique. Circulation 1992;88;30–34, with permission.)

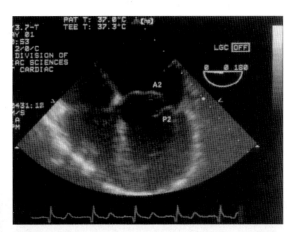

图 10.7　食管中段四腔观面观示二尖瓣前叶 A2 脱垂。

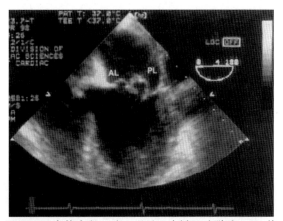

图 10.8　食管中段五腔心观示二尖瓣双叶脱垂。AL:前叶；PL:后叶。

邻近心内膜广泛坏死的病例中，则应该进行保留未受损腱索的 MV 置换术[25]。

　　缺血性二尖瓣反流的修复术

　　缺血性 MR 是广义概念，对应于左室功能

和多种缺血性病变导致 MR 的各种病变（乳头肌功能障碍，LV 节段性室壁运动异常，瓣叶牵拉，瓣环扩张，腱索断裂，乳头肌断裂）。采用不同的方法来处理这些问题。在统计数字上显示

的最常用方法是二尖瓣环成形术。限制性病变导致的 FMR 是心室内的重要问题，采用这种瓣环修复的方法是减少瓣环直径并增加下移瓣叶的对合程度。在瓣环的设计形态方面存在巨大的争论，但是至今没有明确地显示出哪种常用的瓣环更具有优势。有文献报道，对 FMR 进行单独的二尖瓣环修复术比 MV 置换术的术后死亡率低，但是同时也显示了这种修复术术后相当多的再反流率[26]。由于缩小瓣环直径修复术的再反流率比较高，在这种情况下，又产生了很多的新方法。这些新方法包括瓣环修复的同时，切断二级腱索减少瓣叶活动受限[27]。Alfieri 阐述了一种缘对缘 MV 瓣叶修复术修复多种 MV 病变，包括 FMR，尽管在一些接受 Alfieri 修复术的缺血性 MR 病例中，也出现了再反流[28]（图 10.9）。其他的方法包括直接处理因心室重构而向侧方移位的乳头肌[29]。虽然已经证明，对于非缺血性 MR，二尖瓣修复术明显优于二尖瓣置换，但是对于缺血性 MR，该问题尚无定论。

总之，在 CABG 手术中对于中度的 MR，是进行修复还是置换 MV 的问题尚未明确。而且，对于缺血性 MR，最有效耐久的解决方法，至今仍未确定。

二尖瓣修复术在风湿性疾病中的应用
二尖瓣狭窄

风湿性二尖瓣病变，其瓣膜柔韧性降低，增厚，钙化，腱索挛缩，前叶呈"曲棍球棒"样变形，舒张期显著的二尖瓣瓣口狭窄，以及经常在 LA 内出现"云雾"影（自发显影），这些特点给外科手术带来了极大的挑战（图 10.10）。瓣叶有一定柔韧度的患者，可以通过交界切开术和腱索开窗术替代置换术来缓解症状。前交界粘连融合的程度常常比后交界重。因为腱索附着于乳头肌头部，术中分离瓣叶边缘、瓣叶融合部分、交界区，一定要非常仔细。这种切口可以从瓣叶到融合的腱索。超声心动图显示瓣叶柔韧度好，且钙化较轻的病例，其效果堪比经皮球囊扩张瓣膜修复术[30]。

二尖瓣反流

风湿性 MR 的修复术是非常具有挑战性的尝试。瓣叶受限可以通过腱索开窗术并展开受累乳头肌头部来缓解。去除瓣叶钙化，移植二级腱索至瓣叶边缘可以得到良好的效果。瓣环修复术是必需的，但是在以 MS 为主的复杂病例中要小心进行。

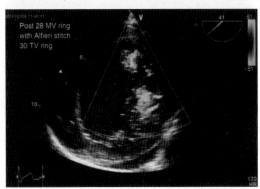

图 10.9　(A) 食管中段二尖瓣交界区观彩色多普勒图示 Alfieri 修复术后二尖瓣的血流模式。(B)经胃左室基底段短轴观彩色多普勒图示 Alfieri 修复术后典型的二尖瓣"双孔"血流模式。MV：二尖瓣；TV：三尖瓣。（见彩图）

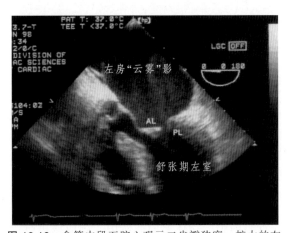

图 10.10　食管中段五腔心观示二尖瓣狭窄，扩大的左房内"云雾"影（自发显影）。注意二尖瓣前叶(AL)曲棍球棒样变形和舒张期二尖瓣口显著狭窄。PL：后叶；LV：左室。

外科特殊应用

二尖瓣环钙化

二尖瓣环钙化的存在使无论是修复术或置换术更为困难,增加了心室破裂,冠状动脉回旋支损伤,以及术后再反流的风险,必须要经 TEE 检查诊断[31]。

钙化最常见于后叶瓣环,但是也可以累及瓣叶或心肌,很少累及前叶瓣环。钙化和风湿性病变是有区别的,风湿性疾病中原发于瓣叶的钙化常可累及瓣环及瓣下腱索结构。瓣环的钙化伴发 MR 最常见于老年人,Marfan 综合征或 Barlow 疾病。Carpentier 等[32]报道在 98%的病例中,成功切除大块钙化组织并施行修复术,死亡率仅 3.3%(图 10.11)。钙化切除后,房室间沟采用垂直褥式缝合。然后后叶(或 P2 切除后的残余部分)重新连接。

SAM 征高危病例

在诊断为高危 SAM 征的病例中,二尖瓣修复术可能要采用改良的外科手术。以后叶脱垂为主的病例中,可行 P2 切除后滑动瓣叶式修复术,过长的后叶残余部分经环-缘对合时切除[33]。如果瓣叶切除后出现对合线前移,可以通过置入一个坚固的弯环,以增加前后径,这样就能减少阻塞左室流出道(left ventricular outflow tract,LVOT)的前叶体积。精确的瓣环径和避免过小的修复环都能降低 LVOTO 从而降低发生 SAM 征的危险性。最后,应该注意修复术后的血流动力学管理,如下文所述。

二尖瓣修复术后的评价

外科瓣膜评估

为了防止缝线移除后,瓣膜和心室变形而出现反流,向 LV 内注射高压生理盐水进行检漏试验。这个试验对于判定严重的修复缺陷非常有帮助;注水试验出现大量溢漏相当于 TEE 检查中的重度 MR。注水试验中瓣膜功能完好的病例,在 TEE 检查中,仍可能出现继发于缺血性室壁运动障碍或心脏复跳后 SAM 征,容量负荷过重时的严重关闭不全[34]。

TEE 对修复术的评价

二尖瓣残余反流

修复术后,心脏恢复生理状态下的 TEE 检查是对二尖瓣修复术评价的金标准。"即刻失败"的检测率大约为 6%~8%,这些病例可能在同一台手术中进一步修复或改为置换术[35,36]。修复术后发生 1+级或 2+级的 MR,其后期再手术率是修复术后仅有轻微或没有 MR 的 3 倍[37]。因此,修复术后 TEE 检查的信息对于判定是否需要二次手术非常重要。适当的容量负荷,和血流动力学控制(manipulations)对于恰当地评价修复术后的 MV 是必需的。修复术即刻的 TEE 检查要比随后的检查更有价值,因此,关胸之前的反复检查对于最终的结果更有指导意义。

二尖瓣狭窄

二尖瓣修复术后会出现 MS 已经得到公认,虽然发生率很低,但在 Alfieri 修复术后、交界区修复术后、小瓣环成形术后发生的概率较大。连续多普勒(CW)测量流速阶差显示平均压差大于 6 mmHg 或最大压差大于 16 mmHg 可以诊断 MS。尽管压力减半时间方法是评价 MS 的简便方法,但是修复术后心脏的复杂改变,使得这种方法对于功能障碍的真实反映就不那么可靠了。采用近端等速度表面积法(PISA)测量(详见第 9 章)或连续方程法测量均为诊断临床上严重 MS 的可靠方法。

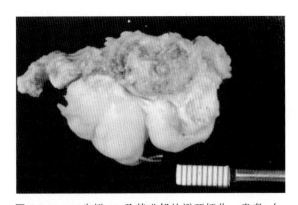

图 10.11 二尖瓣 P2 及其毗邻的瓣环钙化。患者,女,72 岁,后侧瓣环显著钙化,P2 脱垂伴重度二尖瓣反流。行后交界切除术并修复术,如文中所述。(见彩图)

TEE 对二尖瓣修复术后并发症的评价

收缩期前向运动（SAM）/左室流出道梗阻（LVOTO）

二尖瓣前叶的 SAM 征导致 LVOTO 是人们熟知的二尖瓣修复术后并发症，在之前已经讨论过了。超声心动图检查可以显示收缩期瓣尖朝向流出道的特征性弯曲运动，LVOT 的湍流和 MR 都是向后的射流（图 10.12）。流出道血流的梗阻表现为 LVOT 的压力阶差（CW 显示为匕首样的频谱形态）比基线值增加。二尖瓣修复术后发生 SAM/LVOTO，一定要尝试血流动力学对抗实验，以免结论不够正确。正性肌力药物，血管扩张剂，低血容量状态均可能加重这种状况，对于可疑患者可以尝试诱发实验。停止给药，使用或不使用 α-激动剂而增加心血管容量的方法，都可以使 SAM/LVOTO 缓解。在一些 LVOT 压力显著增高的患者中，β-阻滞剂的应用可能有助于缓解 LVOTO [38]。不能缓解的 SAM/LVOTO 则需要外科二次手术。

冠状动脉损伤

冠状动脉回旋支走行于房室间沟，靠近二尖瓣后环。在对 MV 或二尖瓣环的处置中，缝线位置可能过深，而伤及这根血管。注意，冠状动脉回旋支与二尖瓣后环的距离，在左优势型冠状动脉循环的患者中最近（4.1 mm），而在等优势型居中（5.5 mm），右优势型最远（8 mm）。冠状动脉回旋支的损伤非常少见，但是常常是二尖瓣修复术或置换术的致命并发症 [39]。术中 TEE 检查所见提示新的节段性室壁运动异常出现在外侧壁或下后壁，则意味着回旋支的损伤，此时可能需要进行冠状动脉远端的搭桥术 [40]。

心室破裂

房室沟破裂，或乳头肌附着点与房室沟之间的 LV 破裂，都是 MV 外科手术后可怕的极具破坏力的并发症。易发因素包括女性，高龄，瓣环钙化，较小的 LV 内高位人工瓣膜置换。LV 的破裂可通过 TEE 检查辅助诊断，可显示持续进入心内的气体。利用心内膜补片的修补被证实优于心外的缝线或补片 [41]。

主动脉瓣叶受损

二尖瓣前环的深部缝线可能会无意中损伤主动脉的左冠瓣或无冠瓣。临床上或 TEE 检查中发现的重度主动脉瓣关闭不全，需引起外科医生的注意，提示存在这种损伤的可能性。轻度的瓣叶受限，在缝线移除并重新缝合后就能缓解，但是主动脉瓣叶的撕裂则需要主动脉瓣置换或更加复杂的修复术 [42]。

二尖瓣修复术后 TEE 检查的缺陷

二尖瓣狭窄的修复术后，压力减半时间方法的不可靠性

压力减半时间方法的主要限制因素是其依赖于 LA 和 LV 的顺应性。二尖瓣修复术后即刻，LA 和 LV 的顺应性显著改变，在 24 到 72 小时之内都不能达到平衡。因此，MS 成形术后即刻，压力减半时间计算 MV 面积的方法是不可取的。

不恰当的血流动力学状态带来不恰当的二尖瓣反流评价

全身麻醉可以掩盖 MR，因其使心脏处于前后负荷降低，心肌收缩力降低的状态。在 MV 的 TEE 检查之前，需要尝试控制（容量负荷，影响肌力药物或 α-激动剂）血流动力学到基础状态。这一细节在术前和术后进行 TEE 检查评价时都非常重要。

再次手术的决策

由于手术结果不够满意而再次手术的决策是非常困难的，部分原因是文献中对于中度的

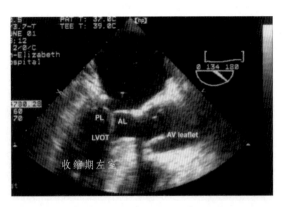

图 10.12　食管中段左室长轴观示收缩期瓣叶的前向运动引起左室流出道梗阻。彩色多普勒显示左室流出道的湍流和二尖瓣反流。PL：后叶；AL：前叶；AV：房室；LV：左室。

残余 MR 的决策具有显著分歧。Fix 等[36]发现修复术后 1 到 2+级残余 MR，但并未增加远期死亡率，尽管已有增加远期二次手术的报道。相反地，Sheikh 等[43]注意到 2+级或更重的残余 MR 会增加术后发病率和死亡率。仔细分析 TEE 数据可能会显示出残余 MR 的原因，超声心动图医生与外科医生的合作而得出的决定，可能会带来更加成功的修复术。再次手术的决定也必须要考虑心脏的状态，再次体外循环的潜在损伤，瓣膜置换的可能性及其随之而来的高费用。这些决定必须经过"激烈的争论"，超声心动图医生对 TEE 图像肯定而自信的理解，外科医生对其自身能力的意识，对再次手术的短期意义

和残余 MR 的远期意义，整个手术小组应有清晰地了解。

总结

建立术中 TEE 检查，并使其成为监测标准，能够使超声心动图医生与外科医生在术中建立密切合作的关系，从而做出的即刻决策，都是建立在当天的实时数据基础上的，将对患者有重要影响。对 TEE 观察结果的仔细分析，根据患者临床症状，并在超声心动图医生和外科医生良好沟通下进行 TEE 检查，对其结果的仔细评估，能够提供成功进行 MV 修复术的最佳途径。

参考文献

1　Cutler EC, Levine SA. Cardiotomy and valvulotomy for mitral stenosis: experimental observations and clinical notes concerning an operated case with recovery. *Boston Med Surg J* 1923;188:1023–1027.
2　Souttar H. The surgical treatment of mitral stenosis. *Br Med J* 1925;2:603–606.
3　Lillehei CW, Got VL, Dewfall RA, et al. Surgical correction of pure mitral insufficiency by annuloplasty under direct vision. *Lancet* 1957;1:446.
4　Starr A, Edwards ML. Mitral replacement: clinical experience with a ball valve prosthesis. *Ann Surg* 1961;154:726.
5　Bonow RO, Carabello B, Chatterjee K, et al. ACC/AHA 2006 guidelines for the management of patients with valvular heart disease: A report of the American College of Cardiology/American Heart Association Task Force on Practice Guidelines (Writing Committee to Revise the 1998 Guidelines for the Management of Patients with Valvular Heart Disease). *J Am Coll Cardiol* 2006;48:e1–148.
6　Deloche A, Jebara VA, Relland JY, et al. Valve repair with Carpentier techniques. *J Thorac Cardiovasc Surg* 1990;99:990–1002.
7　Yau TM, El-Ghoneimi YA, Armstrong S, et al. Mitral valve repair and replacement for rheumatic disease. *J Thorac Cardiovasc Surg* 2000;119:53–61.
8　Duran CM, Gometza B, De Vol EB. Valve repair in rheumatic mitral disease. *Circulation* 1991;84(III supp 5):125–132.
9　Gillinov AM, Cosgrove DM, Blackstone EH, et al. Durability of mitral valve repair for degenerative disease. *J Thorac Cardiovasc Surg* 1998;116:734–743.
10　David TE, Omran A, Armstrong S, et al. Long-term results of mitral valve repair for myxomatous disease with and without chordal replacement with expanded polytetrafluoroethylene sutures. *J Thorac Cardiovasc Surg* 1998;115:1279–1286.
11　Wong DR, Agnihotri AK, Hung JW, et al. Long term survival after surgical revascularization for moderate ischemic mitral regurgitation. *Ann Thorac Surg* 2005;880:570–578.
12　Malidi HR, Pelletier MP, Lamb J, et al. Late outcomes in patients with uncorrected mild to moderate MR at the time of isolated coronary artery bypass grafting. *Jpn J Thorac Cardiovasc Surg* 2004;127:636–644.
13　Foster GP, Isselbacher EM, Rose GA, et al. Accurate localization of mitral regurgitant defects using multiplane transesophageal echocardiography. *Ann Thorac Surg* 1998;65:1025–1031.
14　Lee KS, Stewart WJ, Lever HM, et al. Mechanism of outflow tract obstruction causing failed mitral valve repair: anterior displacement of leaflet coaptation. *Circulation* 1994;88:24–29.
15　Maslow AD, Regan MM, Haering JM, et al. Echocardiographic predictors of left ventricular outflow tract obstruction and systolic anterior motion of the mitral valve after mitral valve reconstruction for myxomatous valve disease. *J Am Coll Cardiol* 1999;34:2096–2104.
16　Jebara VA, Mihaileanu S, Acar C, et al. Left ventricular outflow tract obstruction after mitral valve repair: results of the sliding leaflet technique. *Circulation* 1993;88:30–34.
17　Perier P, Claunizer B, Mistarz K. Carpentier "sliding leaflet" technique for repair of the mitral valve: early results. *Ann Thorac Surg* 1994;57:383–386.
18　Gillinov AM, Cosgrove DM. Modified sliding leaflet technique for repair of the mitral valve. *Ann Thorac Surg* 1999;68:2356–2357.
19　Shah PM, Raney AA, Duran CMF, et al. Multiplane transesophageal echocardiography: a roadmap for

mitral valve repair. *J Heart Valve Dis* 1998;8:625–629.

20　Larbalastier RI, Chard RB, Cohn LH. Optimal approach to the mitral valve: dissection of the interatrial groove. *Ann Thorac Surg* 1992;54:1186–1188.

21　Walther T, Falk V, Mohr FW. Minimally invasive surgery for valve disease. *Curr Probl Cardiol* 2006;31:399–437.

22　Carpentier A. Honored guest's address: cardiac valves surgery—the "French correction". *J Thorac Cardiovasc Surg* 1983;86:323–337.

23　Phillips MR, Daly RC, Schaff HV, et al. Repair of anterior leaflet mitral valve prolapse: chordal replacement versus chordal shortening. *Ann Thorac Surg* 2000;69:25–29.

24　Gillinov MA, Cosgrove DM, Wahli S, et al. Is anterior leaflet repair always necessary in repair of bileaflet mitral valve prolapse? *Ann Thorac Surg* 1999;68:820–824.

25　David TE. Techniques and results of mitral valve repair for ischemic mitral regurgitation. *J Card Surg* 1994;9:274–277.

26　Hung J, Papakostas L, Tahta SA, et al. Mechanism of recurrent ischemic MR after annuloplasty: continued LV remodeling as a moving target. *Circulation* 2004;110(suppl):85–90.

27　Messas E, puzet B, Touchot B, et al. Efficacy of chordal cutting to relieve chronic persistant ischemic MR. *Circulation* 2003;108(Suppl 2):111–115.

28　Bhudia SK, McCarthy MM, Smedira NG, et al. Edge to edge (Alfieri) mitral repair. *Ann Thorac Surg* 2004;77:1598–1606.

29　Borger MA, Alam A, Murphy PM, et al. Chronic ischemic mitral regurgitation: repair, replace, or rethink? *Ann Thorac Surg* 2006;81:1153–1161.

30　Reyes VP, Raju BS, Wynne J, et al. Percutaneous balloon valvuloplasty compared with open surgical commissurotomy for mitral stenosis. *N Engl J Med* 1994;331:961–967.

31　Cammack PL, Edie RN, Edmunds LH. Bar calcification of the mitral annulus: a risk factor in mitral valve operations. *J Thorac Cardiovasc Surg* 1987;94:399–404.

32　Carpentier AF, Pellerin M, Fuzellier JF, et al. Extensive calcification of the mitral valve annulus: pathology and surgical management. *J Thorac Cardiovasc Surg* 1996;111:718–730.

33　Jebara VA, Mihaileanu S, Acar C, et al. Left ventricular outflow tract obstruction after mitral valve repair: results of the sliding leaflet technique. *Circulation* 1993;88:II.30–II.34.

34　Chitwood WR Jr. Mitral valve repair: an odyssey to save the valves! *J Heart Valve Dis* 1998;7:255–261.

35　Saiki Y, Kasegawa H, Kawase M, et al. Intraoperative TEE during mitral valve repair: does it predict early and late postoperative mitral valve dysfunction? *Ann Thorac Surg* 1998;66:1277–1281.

36　Fix J, Isada L, Cosgrove D, et al. Do patients with less than "echo-perfect" results from mitral valve repair by intraoperative echocardiography have a different outcome? *Circulation* 1993;88:II.39–II.48.

37　Gillinov AM, Cosgrove DM, Lytle BW, et al. Reoperation for failure of mitral valve repair. *J Thorac Cardiovasc Surg* 1997;113:467–475.

▶ 问　题 ◀

1. 关于缺血性乳头肌断裂描述正确的是(　　)。
 a. 断裂的原因为附着在后内侧乳头肌上的腱索过少
 b. 断裂通常发生在前外侧乳头肌
 c. 心内膜及与之延续的后乳头肌缺乏持续的血流灌注是导致乳头肌断裂最常见的原因
 d. 断裂发生最常累及整组乳头肌
 e. 断裂常常导致双瓣瓣尖的连枷运动
2. 二尖瓣环修复术(　　)。
 a. 若选取瓣环型号过大则收缩期瓣叶前向运动(SAM)出现的风险性相对较高
 b. 提高二尖瓣修复术的长期预后效果
 c. 降低房室沟断裂的风险
 d. 在二尖瓣修复术后,应用 TEE 可以更有效地观察二尖瓣瓣器的结构
 e. 在二尖瓣修复术后会增加发生二尖瓣狭窄(MS)的风险性
3. 在二尖瓣修复术后, SAM/左室流出道梗阻(LVOTO)(　　)。
 a. 在外科手术之前就可鉴定出来

　　b. 通过增加后负荷可有效地治疗

　　c. 应该应用多巴胺能药进行治疗

　　d. 可以通过降低二尖瓣修复环的尺寸来避免这种情况的发生

　　e. 在外科术前,前叶与后叶的比率(AL/PL)大于 3 的患者更容易发生这种情况

4. 前叶脱垂的修复(　　)。

　　a. 可包括 P2 区的切除

　　b. 在所有瓣叶修复术中的长期预后最好

　　c. 若前叶较大则至少需要做一个较小的三角形(楔形)切除术

　　d. 若同时行腱索缩短术则预后会较好

　　e. 若采用了 Gore-Tex 人工腱索置换术后则长期预后效果不是很好

5. TEE 术中评估二尖瓣修复(　　)。

　　a. 不易精确定位二尖瓣瓣叶脱垂的部位

　　b. 在行交界切开术后可以应用 PHT 法评价修复术后瓣膜狭窄的程度

　　c. 使得经验不丰富的观察者可以较清楚地鉴别出瓣叶的各节段

　　d. 与术后 TTE 检查并没有很大的相关性

　　e. 提高了二尖瓣修复术的长期预后

6. Ⅲ型瓣叶异常(　　)。

　　a. 对于两个瓣叶来讲,其中的一个瓣叶必会呈现偏心性的反流束

　　b. 主要累及后叶,会呈现出偏后叶走行的反流束

　　c. 主要累及前叶,会呈现出沿后叶走行的反流束

　　d. 外科手术前就伴有二尖瓣的重度反流且心功能非常低需要行二尖瓣修复术的患者做二尖瓣反流程度的非常细致的评估并不会改变长期预后的效果

　　e. 仅仅通过放置二尖瓣修复环并不能解决二尖瓣反流的情况

7. 风湿性原因所致的二尖瓣狭窄(　　)。

　　a. 超过 90%的患者经过适当的瓣膜修复术后长期预后较好

　　b. 修复瓣叶的同时对于瓣环的严重钙化也一并进行修复

　　c. 二尖瓣球囊分离术可对这类患者进行较好的治疗

　　d. 应用 TEE 采取 PHT 法并不能十分精确地评估二尖瓣狭窄的程度

　　e. 腱索开窗术可以提高长期预后.

8. 外科术野下观看二尖瓣 (MV)(　　)。

　　a. P3 区及 A3 区位于外科手术者的右侧

　　b. 在心脏停搏以后可以对瓣叶脱垂情况进行较好地评估

　　c. 是最容易得到的转换图像,只要将超声心动图医生的头部向右侧倾斜,就能轻松得到 TEE 图像中的鱼口切面

　　d. 很容易观察到二尖瓣后叶与左室流出道(LVOT)的延续,也能较清楚地观察到主动脉瓣装置

　　e. 若检漏试验结果是阴性的话则证明瓣叶修复工作比较成功,所修复瓣叶能够胜任正常二尖瓣的功能

9. 二尖瓣修复术后失败的原因是(　　)。

　　a. 很少是由瓣膜病的进行性损害所引起的　　　　b. 很少是手术相关失误的后果

　　c. 最常见的原因为感染性心内膜炎　　　　　　　d. 很可能与修复环的应用有关

　　e. 再次手术更可能是因为同时行缩短腱索的开窗术

10. 美国心脏病学会所推荐应用的二尖瓣修复术指南(　　)。

 a. 对存在严重的二尖瓣反流以及伴有左室较严重的功能障碍时

 b. 对于存在严重的二尖瓣反流且左室扩张但是不存在临床症状的患者

 c. 经皮球囊瓣膜修复术指标排除的二尖瓣狭窄患者以及瓣叶非常柔软的二尖瓣狭窄(不能行经皮球囊瓣膜修复术)患者

 d. 二尖瓣狭窄患者,心功能Ⅱ级症状,二尖瓣口面积只有 2 cm²

 e. 对于存在严重的二尖瓣反流患者只要不存在心房颤动的情况

答案见书后。

第11章 主动脉瓣关闭不全

Ira S. Cohen

经食管超声（transesophageal echocardiography，TEE）检测主动脉瓣反流（aortic regurgitation，AR）的敏感性很高，可以观察到冲刷机械瓣叶上聚集的血小板的很微量的血流信号，这在 St.Jude 设计人工机械瓣的试验中已得到证实。但由于 TEE 会造成一定的损伤，目前很少有研究应用 TEE 来评估主动脉瓣关闭不全。大多数对 AR 的研究基于 TEE 与经胸超声心动图（transthoracic echocardiographic，TTE）有类似的应用价值。对反流束缩流颈宽度的研究除外。

主动脉瓣关闭不全的血流动力学

AR 对左心室的影响主要是增加了前负荷和后负荷。前负荷的增加主要是因为从主动脉瓣反流的血容量增加了左室舒张末期的容量。后负荷的增加主要是由于左室径线的增加。舒张末期左室壁的增厚，增加了左心室射血需要克服的心室壁应力（Laplace 法则）。通常，慢性 AR 的表现是心室扩大，心室壁增厚，以减少心室壁的。当心室增大时室壁长轴方向的增厚称为离心性肥厚，而心室增大时室壁厚度正常，称为向心性肥厚。左心室径线的大小是评估 AR 时一个重要的指标，反流持续的时间也是需要参考的因素。

急性 AR 主要发生于感染性心内膜炎或车祸外伤引起主动脉瓣的撕裂，或是主动脉夹层引起主动脉瓣环的拉伸损伤。急性 AR 时，左室很难代偿因反流引起的容量负荷的增加，此时左室舒张末期压力快速上升，可以迅速导致急性肺淤血。因此，当发生急性 AR 时，左心室的内径可以在正常值范围，但会出现明显的血流动力学改变。在临床上对 AR 的诊断非常重要，对心功能衰竭的患者安装动脉内球囊反搏装置时，必须排除主动脉瓣反流。因为该装置会增加动脉舒张压加重 AR，因此存在 AR 是安装主动脉内球囊反搏装置的禁忌证。

应用多普勒评价主动脉瓣反流时，必须考虑心室的负荷以及周围血管阻力的情况。因为在手术室特殊的条件下，心脏的前负荷和后负荷都会增加，这一点在评价瓣膜的反流程度时必须牢记在心。外周血管阻力急剧增加(例如手术过程中的刺激或使用血管升压类药物）可以加重主动脉瓣反流。相反,使用血管扩张剂（如挥发性麻醉剂,血管紧张素转化酶抑制剂,受体阻滞剂,钙离子拮抗剂)减少外周血管阻力可以降低瓣膜的反流量。临床表现和多普勒频谱图都可以反映出这些变化。反流来源(即主动脉)的物理性质(如膨胀性、弹性和顺应性)和反流接收体(即左心室)以及病变瓣膜的物理性质和反流口的大小、其他血流动力学参数等,都是术中评价反流时需要综合考虑的因素。事实上,大多数临床医生认为在手术室不可能准确评价主动脉瓣反流的程度。因为有很多影响瓣膜反流的评估因素，所以评价瓣膜反流时需要综合考虑多普勒技术提供的所有依据。

从 Ward 等[1]最先描述联合应用脉冲多普勒和 M 型超声并结合心脏听诊以来，多普勒超声技术已经被广泛应用于主动脉瓣反流的定性诊断和定量评估。利用 TEE 评价瓣膜反流主要应用其临床常用的方法，传统观点认为左室流出道的彩色多普勒血流显像图是最准确的判断手段[2-7]。目前认为,测量通过瓣膜反流束的最窄处宽度和横截面积是比较准确的方法[8]。虽然这种方法的有效性文献报道不多，但是这种方法是不受心室负荷条件影响的[4,6]。这个结论已经在体外试验和手术室研究中得到证实。由于经食管检查时探头距离主动脉根部和左室流出道较近，而且探头频率高图像分辨率高，因此 TEE 可以比 TTE 能够更好地显示瓣膜口反流束。美国超声心动图学会在新近出版的指南中推荐 TEE 作为诊断瓣膜反流的检查手段。

最佳检查切面

在诊断主动脉瓣狭窄时，瓣膜口的最大流速是重要指标，但反流与狭窄不同，与反流束平行和垂直角度的成像都很重要，因为其在左室流出道分布的截面积的大小是判断反流程度的重要指标。最常用的切面是从食管中段的心脏标准四腔心切面开始旋转探头晶片至 120°左右得到左室流出道及主动脉根部长轴切面。在此基础上回撤探头并轻微调整晶片角度可以得到更加清晰满意的图像。食管中段水平当旋转晶片角度在45°左右时可以清晰显示主动脉瓣三个瓣叶的短轴切面。也可以在四心腔切面时，以房室沟为中心旋转探头晶片角度至 45°左右，因为主动脉瓣位置比房室沟位置高，因此回撤探头几厘米即可得到满意的主动脉瓣短轴切面。

还有一些可供选择但不是很常用的切面，在食管下段水平 0°附近，或者在胃底水平约120°，可以得到左室长轴切面。这些切面的优点是可以使声束和左室流出道的血流方向平行，能够利用多普勒技术来评价反流束下降支的斜率和计算心输出量。但是，由于距离较远会降低图像的空间分辨力，不能满意地显示紧邻瓣口的反流束的高度和截面积，所以不作为评估 AR 的首选切面。但是在二尖瓣位人工机械瓣或偶然遇到主动脉瓣机械瓣时，其他标准切面都受声影的影响，这个切面是唯一能清晰显示左室流出道血流的切面。

通常反流束起源心腔与接受反流的心腔间压差较大，同样，舒张期主动脉与左心室腔之间的压差也较大。应用简化的伯努利方程，压差等于反流束最大流速平方值的四倍。如前所述，在经胃左室长轴切面可以使声束与血流束平行，以便较准确地测量压差。与主动脉瓣狭窄的诊断不同，关闭不全时用反流束压差的变化率来估测反流程度比用最大峰值压差更有意义。由于不受角度因素的影响，彩色多普勒血流显像技术评估反流程度更有临床应用价值。

使用彩色多普勒血流显像技术时，需要将增益调节至适当的程度。首先调节至足够大，使心脏血流腔以外的组织均显示杂乱的彩色像素

点，然后降低增益至这些杂乱的彩色斑点消失。如果彩色增益调节不恰当，就会使反流束出现外溢现象，导致高估反流量。除此之外，应用彩色多普勒血流显像技术时，采用标准的速度标尺也很重要，如果设置不当，会夸大显示反流束的分布范围。

定量评估主动脉瓣反流的方法

彩色血流图像

早期定量评价反流程度，一般应用脉冲多普勒显示反流束在左室腔分布的深度。但由于通过狭小的反流口的流速和压差较大，应用脉冲多普勒会受到限制。新近发展的新方法结合使用彩色血流显像技术能够较好地定量评估反流程度[3,10]。下面推荐两种彩色血流图。

反流束宽度与左室流出道宽度的比值

左室长轴切面可用来测量瓣下（1 cm 内）反流束的宽度，然后与同一水平的左室流出道内径相比[3,10]。最佳切面是食管中段主动脉瓣长轴观和食管中段的五心腔观(图 11.1)。得到左室长轴切面后，冻结图像，慢速逐帧找到显示反流束宽度最大的图像进行分析测量。另外，可以在应用彩色血流显像的基础上，应用 M 型超声，使取样线垂直通过瓣下反流束，得到彩色血流图进行测量(图 11.2)。体外试验证明，这是两种有效的评估反流程度的彩色血流显像方法(表 11.1)，不受负荷条件变化的影响[10]。

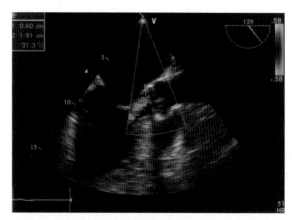

图 11.1　食管中段主动脉长轴观测量瓣下反流束的宽度与左室流出道内径的比值。使用仪器自带的游标测量，该病例比值是 31%，提示为轻度反流。(见彩图)

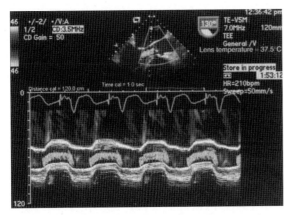

图 11.2　彩色 M 型方法评估主动脉瓣反流。M 型超声，食管中段主动脉长轴观，使取样线垂直通过瓣下反流束，越接近反流束起源越好，彩色血流图清晰显示反流束宽度和流出道内径。游标测量反流束宽度 7.5 mm，流出道内径 21.43 mm，比值为 35%，为 2+度反流（表 11.1）。（见彩图）

反流口面积与左室流出道横截面积比值

利用彩色血流模式评价主动脉瓣反流的第二种方法是计算反流束截面积与同一水平左室流出道截面积的比值（图 11.3）。最佳切面是食管中段水平主动脉瓣短轴切面，显示主动脉瓣短轴后探头稍微进入少许刚刚低于瓣水平即可。同样，在图像显示满意后冻结，逐帧找到显示反流束最大截面积的图像，测量反流束和 LVOT 截面积并计算比值。利用仪器自带的工作站计算更简便。这种评价方法比反流束宽度

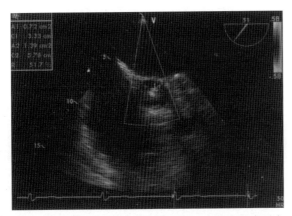

图 11.3　与图 11.1 观察的患者相同，食管中段水平主动脉瓣短轴切面，测量反流束和 LVOT 截面积比值，计算结果为 51%，显示为中度主动脉瓣反流。因此，判断该患者为轻到中度主动脉瓣关闭不全。（见彩图）

与 LVOT 内径比值评估结果更准确，但这种方法操作上相对困难些。

附带说明

在实际工作中，这些方法已经成为大家公认的较简便、准确评估主动脉瓣反流的方法[11]。但是，应用这些方法时对技术性要求较高，而且有时会受心脏负荷条件变化的影响，彩色血流信号显示不满意（表 11.1）。

反流束是立体的，三维径线。如果反流源自主动脉瓣叶对合缘（从短轴观），超声束从右边角度探查（长轴切面）时恰好与反流束垂直，就会显示相对较窄的关闭裂隙，误导对反流严重程度的估计。选择 LVOT 短轴切面探查会帮助纠正判断。

对于与主动脉瓣平面成角度的偏心性反流束，使用上述方法不能准确判断反流程度。遇到这种情况时，可以使用类似于评价二尖瓣反流的方法，该方法理论基础是质量守恒原则。通过分析近端等速表面面积（PISA），确定通过反流口进入左室的血流束容量，从而评估反流口大小。应用射流紧缩宽度技术（见下文）可以帮助判断偏心性反流束的大小，尤其是在术中应用这种方法，TEE 的优势在于比 TTE 具有更好的分辨率。

射流紧缩宽度（缩流颈图）

缩流颈是指反流束通过瓣膜反流口最狭窄的部分，我们首先观察到的是当反流接近且即将通过反流口时的血流汇聚（PISA）现象。为得到满意的图像，减小声束扇扫区，将探头深入到 LVOT 水平，微调晶片角度并旋转探头角度以清晰显示反流束缩流颈部分（图 11.4）。部分患者，尤其是偏心性反流束患者，很难显示反流束。此时，需要经食管中段水平的主动脉瓣长轴和短轴不同切面进行观察。在反流束刚通过瓣口平面测量缩流颈的宽度[6,12]。在主动脉瓣长轴切面测量缩流颈最大的宽度，可以是舒张期任何时相。或者在主动脉瓣短轴切面测量反流束的截面积。一组较小样本患者应用 TEE 检查评估主动脉瓣反流，结果显示缩流颈宽度大于 6 mm 或反流束截面积大于 7.5 mm² 时主动脉瓣反流为

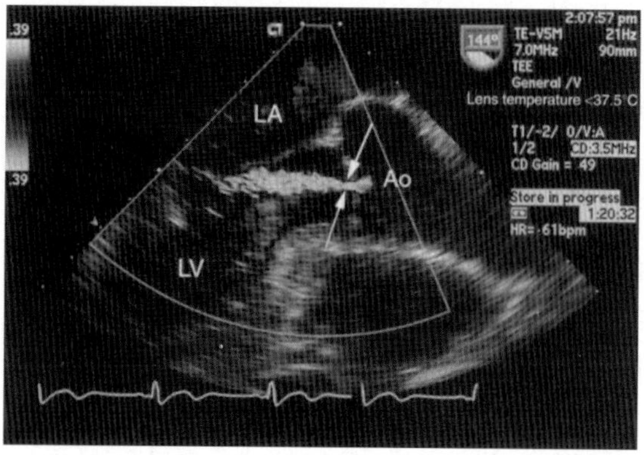

图 11.4　食管中段水平主动脉长轴观。箭头所指为反流束缩流颈所在。在反流束通过瓣口形成血流汇聚区平面的下方测量反流束最狭窄平面的宽度。血流汇聚区是血流从主动脉的中央经"聚焦"后进入主动脉瓣反流口前，在主动脉瓣的主动脉腔侧形成的区域。LA:左心房;AO:主动脉;LV:左心室。(见彩图)

重度;缩流颈宽度大于 3 mm 小于 6 mm 时为中度反流;缩流颈宽度小于 3 mm 为轻度反流 (表 11.1)。更为重要的是,在用这种方法评价二尖瓣狭窄时[11],发现增加负荷并没有影响血流束缩流颈的宽度,说明这种方法相对不受负荷变化影响[11,14,15]。由于该方法操作简便,且相对没有负荷依赖性,目前已经成为手术室术中评估主动脉瓣反流的首选。这里需要再次强调的是,反流束是立体三维结构的,因此需要多切面多角度去

观察,综合分析后得出准确的评价。当反流束呈多条或呈明显偏心性时, 主动脉瓣短轴切面观察综合考虑缩流颈的宽度会更重要[16]。

舒张期主动脉内血流逆流

另一个能够早期判断主动脉瓣反流的指征是舒张期主动脉内的逆流,包括升主动脉、降主动脉及主动脉弓内的逆流[17]。如图 11.5 所示,在食管上段水平主动脉弓长轴切面可以较好地显示主动脉内血液的反转逆流。在食管中段水平 0°角,从后方探查到降主动脉横截面后,回撤并轻微旋转探头即可得到主动脉弓长轴切面。对于主动脉走行扭曲的患者,需要将晶片角度调到较大才能得到降主动脉短轴切面。探头显示主动脉弓长轴切面的位置在距门齿 20 cm 左右,食管上段的位置。在此位置旋转探头,显示高位主动脉弓,然后倾斜一定角度即可观察主动脉弓的降主动脉段和升主动脉段。在临床上,这些切面并不用来进行常规的多普勒测量。但是,因为在评价异常血流时应用的是收缩期和舒张期反向血流量的比例,而不是方向不同血流流速绝对值的比较,因此这些切面在评估反流程度时并不受限制。在该平面动脉腔内取血流的多普勒频谱,分别描记收缩期和舒张期血流频谱图,得到各个时相的 VTI,然后计算二者

表 11.1　主动脉瓣反流的评价

评价方法及切面	微量(0~1+)	轻度(1+~2+)	中度(2+~3+)	重度(3+~4+)
AI 高度/LVOT 内径(ME AV LAX)	1%~24%	25%~46%	47%~64%	>65%
AI 截面积/LVOT 截面积(ME AV SAX)	<4%	4%~24%	25%~59%	>60%
反流束深度(ME LAX)	LVOT	二尖瓣前叶瓣体中部	二尖瓣前叶瓣尖	乳头肌顶端
反流束流颈图 (ME LAX, ME AV SAX)	<3 mm	3~6 mm		宽>6 mm 面积>7.5 mm²
舒张期主动脉内逆流 (UE 主动脉弓 LAX)	–	–	–	全舒张期降主动脉内逆流
主动脉瓣反流下降支斜率 (TG LAX,深部 TG LAX)	–	–	≥2 m/s	≥3 m/s
压力减半时间 (TG LAX,深部 TG LAX)	–	>500 ms	200~500 ms	<200 ms

AI:主动脉瓣关闭不全;LVOT:左室流出道;ME:食管中段;AV:主动脉瓣;LAX:长轴;SAX:短轴;UE:食管上段;AR:主动脉瓣反流;TG:经胃。

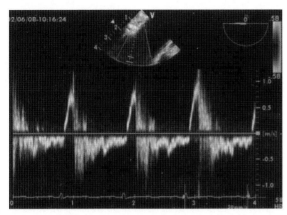

图 11.5 食管上段主动脉弓长轴观,显示主动脉弓远心段舒张期反流信号,提示主动脉瓣重度反流。频谱图显示为全舒张期的背离控头方向位于基线下方的血流频谱。(见彩图)

的比例。如果舒张期的 VTI 越接近收缩期的 VTI,则说明反流程度越重。

一般情况下,轻度主动脉瓣反流会在升主动脉内和降主动脉近端探查到反转的血流信号。随着主动脉瓣反流程度的加重,主动脉内反向逆流的血量会增加。通常,在主动脉越远端管腔内(例如,降主动脉或腹主动脉)探查到反向血流信号,说明主动脉瓣反流程度越重。

这种方法在评价瓣膜反流时有重要意义,但不适宜用来判断合并主动脉瓣狭窄的患者[7,17,19]。尤其在二尖瓣位人工机械瓣置换术后的患者,由于技术原因(如,二尖瓣后方声影遮挡左室流出道),经食管超声无法清晰显示左室流出道长轴图像,此时无法应用彩色血流图模式来观察反流束,因此,通过观察降主动脉内反向血流的情况判断主动脉瓣反流程度更为重要[5]。

主动脉瓣反流束下降支的斜率

在食管下段和胃底左室流出道长轴切面,声束和血流束方向平行,在该切面应用连续波多普勒得到反流束的频谱图,频谱需包络完整光滑,这样分析得出的结果才有意义。

分析反流束频谱图的原理是伯努利方程,即反流速度与反流腔室间压差直接相关。主动脉瓣关闭不全越严重,单位时间内通过瓣口的反流量就越大,瓣膜两侧压差就会越快达到平衡。因此,主动脉与左室间压差越快达到平衡,

则说明反流程度越重。相应地,反流程度越重反流束的流速下降也越快,因此,测量反流束下降斜率也是评估反流程度的一种方法。反流束下降斜率在 2~3 m/s 提示为中重或重度反流(即 3+~4+级)压差的快速平衡,二尖瓣在心室收缩期开始前出现提前关闭,提示主动脉瓣重度反流,个别患者还会出现主动脉瓣舒张期提前开放,后者仅见于出现急性主动脉瓣反流时。为了准确分析连续波多普勒血流频谱图,必须满足以下两个条件:

1. 应用连续波多普勒取到包络完整边缘光滑的频谱图。

2. 必须保证取到反流束中心的血流频谱图。根据简化的伯努利方程($4V^2$),利用理想的频谱图计算出的反流束的压差,代表舒张期主动脉和左室间的压差。通常,反流程度较轻时反流束的流速仍然较快(>4 m/s),因为正常情况下主动脉和左室间的舒张压差在 60~80 mmHg。但在舒张期主动脉与左室间压差近似时情况例外,重度反流时反流束的流速不高。否则,如果取到流速较低的反流束频谱图,说明没有取到反流束中心的反流信号。

测量压力减半时间

压力减半时间,定义为反流束压差最大到降为一半时的时间段。超声仪器自带工作站通过测量频谱图速度下降支的斜率来确定压力减半时间(图 11.6)。反流束的压力减半时间小于 200 ms 提示重度反流[20]。影响左室和主动脉顺应性的因素以及左室舒张末期压力升高(心衰、限制性充盈、舒张功能减低)的因素,均可影响这种方法以及通过测量下降支斜率评估反流程度的方法的准确性。因此,这两种方法常作为彩色多普勒血流显像方法评估主动脉瓣反流程度的补充和验证。

计算反流容积

心腔内没有合并其他瓣膜反流(如二尖瓣反流)时,可以通过计算左室排血量和右室排血量的差,得到主动脉瓣反流量的容积。左室每搏量等于左室流出道截面积与左室流出道 VTI 的乘积,同样,右室每搏量是右室流出道截面积与右

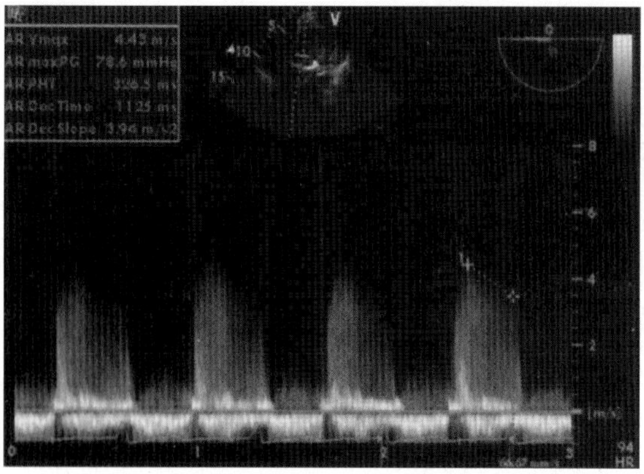

图 11.6　经食管左室长轴观,声束与反流束平行时,取主动脉瓣反流束频谱图。测量压力减半时间是 3.265 m/s,斜率是 3.94 m/s,提示主动脉瓣中到重度反流。(见彩图)

室流出道 VTI 的乘积。每搏量乘以心率就是心输出量,左右室间心输出量的差就是反流量。但是,在手术室特殊条件下,这种方法的准确性和可行性受到限制,因此在实际工作中对于部分患者该方法不可行。

彩色血流显像观察主动脉瓣反流束的深度(长度)

本章讨论这种方法是为了使大家对诊断主动脉瓣关闭不全的方法了解更全面。在临床实践中,该方法已经不再使用,仅在判断主动脉瓣反流是否存在时用到。

方法

在最初应用多普勒技术定量评价主动脉瓣反流时,可使用脉冲波多普勒显示主动脉瓣口反流束进入左室的深度[18,21,22](表 11.1)。后来,彩色多普勒血流显像代替了该方法。根据二维彩色多普勒血流显像显示的反流束在主动脉瓣平面下进入左室的最远距离来评价主动脉瓣反流程度,其准确性与造影相当。由于心脏大小随体表面积不同而变化,因此,需要根据受检者解剖特征判断反流程度,而不能仅仅依据反流束进入左室距主动脉瓣平面的距离。判断反流束深度时,多参照二尖瓣前叶的解剖位置,因为受孔达效应(Coanda effect)的影响,90%以上患者主动脉瓣反流束多朝向二尖瓣前叶走行。少数患者瓣口反流束朝向室间隔走行,这时仍然参照二尖瓣结构判断反流程度。

缺陷

对于任何一种形式的瓣膜反流,在反流口都存在很大的压差。根据不同情况,反流压差为 60~110 mmHg 或更高。有时,当反流口很小时,受血流动力学的影响,反流束进入左室腔的深度可以达到很深。分析主动脉瓣关闭不全的体外模型,结果证明主动脉瓣反流束达到左室深度这一指标会高估主动脉与左室腔压差,与造影结果相比易高估主动脉瓣反流程度[10,16]。

以彩色多普勒血流图作为指标评价反流程度是非常复杂的,因为反流束从高压腔到低压腔,是动态的高速流体。测量反流束的深度会高估反流程度,而测量反流束宽度方法较准确,因为测量宽度时要紧邻主动脉瓣平面。

补充说明:评价主动脉瓣反流时观察多普勒频谱特征的作用

主动脉瓣口流速与瓣膜两侧压力阶差有关,因此收缩期和舒张期瓣口流速差别较大,舒张期流速较大(4~5 m/s),收缩期瓣口流速较低(1.0~1.7 m/s)。通过超声仪器探测到的流向和来自主动脉瓣口的血流的音频,可以判断是否存在异常血流。如果音频声音较响亮,音色较单纯无噪音,说明声束与反流束中心轴几乎平行。反流束流速高说明瓣膜两侧主动脉和左室间压差较大,并不能确定反流程度一定是重度。在仪器增益设置不变的前提下,频谱的强度和反流程度直接相关。因为反流量越大,声束探及的血流中红细胞的数量越多,则超声探头接收到的超声反射信号越强。因此,反流程度越重,反流束频谱图强度越强。

反流较严重患者与瓣膜正常患者相比,通过主动脉瓣口前向血流的速度明显增高。这是因为心脏每搏量除包括正常心腔的舒张末期血量外还包括反流的量,心脏每搏量较正常情况下增加,而主动脉瓣环是相对僵硬不变的结构。主动脉瓣关闭不全较重时,收缩期左室流出道流速会加快,如果流速等于或大于 1.5 m/s,说明主动脉瓣口有较严重的反流,流出道存在相对性狭窄。在临床听诊时,除舒张期反流的杂音外,还可以听到收缩期流出道的功能性杂音,这是由流出道相对狭窄引起。但是这种方法在心脏处于高动力状态的患者中容易导致误诊,这类患者的左室流出道流速通常在 1.5~2 m/s。

经食管超声在术中的其他作用

主动脉瓣反流的病因对手术有重要意义。瓣膜本身的病理改变(如退行性变,风湿病变,感染性心内膜炎,单叶瓣、双叶瓣、四叶瓣等瓣叶畸形)或主动脉的改变(夹层,马方综合征,动脉瘤样扩张,外伤,梅毒)均可导致瓣膜关闭不全。

经食管超声可以在手术前和手术后及时发现潜在的问题。对于主动脉夹层的病例,应用 TEE 可以评价引起主动脉瓣反流的机制,从而指导手术方案的制订[23-28]。例如,在 Stanford A 型主动脉夹层,对主动脉瓣脱垂引起的反流,选择主动脉瓣膜悬吊术修复还是瓣膜置换,主要取决于瓣环分裂病变的程度,还有扩张的主动脉根部的内径[26]。由于 TEE 具有非常高的分辨力,因此对于机械瓣和自体瓣膜,明确反流的起源位置非常重要。

主动脉根部后壁与二尖瓣前叶的解剖结构的连续性,使得在进行瓣环钙化清创术和机械瓣置换术时存在潜在的危险。TEE 可以及时发现主动脉瓣机械瓣瓣周漏或瓣膜放置位置异常等机械瓣置换术的并发症,使手术医生可以在手术室及时解决问题,减少术后并发症。

瓣周漏的诊断是 TEE 的另一项有重要价值的观察内容。在经食管中段水平的主动脉瓣短轴切面是观察瓣环的最佳切面。另外,机械瓣的观察还可以在主动脉长轴切面进行,但在此切面受声影的影响,可以掩盖较小的瓣周漏。如果这两个切面均显示不佳,可以尝试从胃底水平的主动脉长轴切面观察有无异常反流。通常较小的瓣周漏可以在鱼精蛋白逆转肝素效应后自然闭合。

总结

术中应用 TEE 评估主动脉瓣反流最好的方法是测量反流束的缩流颈宽度,因为这种方法与其他方法相比负荷依赖性较小。其次是测量紧邻主动脉瓣平面的反流束的高度。另外,观察升主动脉内逆流的血流信号仍是公认的判断反流程度的有效方法。本章讨论的其他方法都扮演着补充的角色,以帮助检查者确定并验证诊断准确性。

参考文献

1　Ward J, Baker D, Rubenstein S, et al. Detection of aortic insufficiency by pulse Doppler echocardiography. *J Clin Ultrasound* 1977;5:5–10.

2　Meyerowitz C, Jacobs L, Kotler M, et al. Assessment of aortic regurgitation by transesophageal echocardiography: correlation with angiographic determination. *Echocardiography* 1993;10:269–278.

3　Rafferty T, Durkin M, Sittig D, et al. Transesophageal color flow Doppler imaging for aortic insufficiency in patients having cardiac operations. *J Thorac Cardiovasc Surg* 1992;104:521–525.

4　Sato Y, Kawazoe K, Kamata J, et al. Clinical usefulness of the effective regurgitant orifice area determined by transesophageal echocardiography in patients with eccentric aortic regurgitation. *J Heart Valve Dis* 1997;6:580–586.

5　Sutton D, Kluger R, Ahmed S, et al. Flow reversal in the descending aorta: a guide to intraoperative assessment of aortic regurgitation with transesophageal echocardiography. *J Thorac Cardiovasc Surg* 1994;108:576–582.

6　Willett D, Hall S, Jessen M, et al. Assessment of aortic regurgitation by transesophageal color Doppler imaging of the vena contracta: validation against an intraoperative aortic flow probe. *J Am Coll Cardiol* 2001;37:1450–1455.

7　Zarauza J, Ares M, Vilchez F, et al. An integrated approach to the quantification of aortic regurgitation by Doppler echocardiography. *Am Heart J* 1998;136:1030–1041.

8　Yoganathan A, Cape E, Sung H, et al. Review of hydrodynamic principles for the cardiologist: applications to the study of blood flow and jets by imaging techniques. *J Am Coll Cardiol* 1988;12:1344–1353.

9　Zoghbi WA, Enriquez-Sorano E, Foster E, et al. Recommendations for the evaluation of the severity of native valvular regurgitation with two-dimensional and Doppler echocardiography. *J Am Soc Echocardiogr* 2003;16:777–892.

10　Switzer D, Yoganathan A, Nanda N, et al. Calibration of color Doppler flow mapping during extreme hemodynamic conditions *in vitro*: a foundation for a reliable quantitative grading system for aortic incompetence. *Circulation* 1987;75:837−846.

11 Perry J, Helmcke F, Nanda N, et al. Evaluation of aortic insufficiency by Doppler color flow mapping. *J Am Coll Cardiol* 1987;9:952−959.

12 Tribouilloy C, Enriquez-Sarano M, Bailey K, et al. Assessment of severity of aortic regurgitation using the width of the vena contracta: a clinical color Doppler imaging study. *Circulation* 2000;102: 558−564.

13 Kizilbash A, Willett D, Brickner M, et al. Effects of afterload reduction on vena contracta width in mitral regurgitation. *J Am Coll Cardiol* 1998;32:427−431.

14 Ishii M, Jones M, Shiota T, et al. Evaluation of eccentric aortic regurgitation by color Doppler jet and color Doppler-imaged vena contracta measurements: an animal study of quantified aortic regurgitation. *Am Heart J* 1996;132:796−804.

15 Ishii M, Jones M, Shiota T, et al. Quantifying aortic regurgitation by using the color Doppler-imaged vena contracta: a chronic animal model study. *Circulation* 1997;96:2009−2015.

16 Taylor A, Eichhorn E, Brickner M, et al. Aortic valve morphology: an important *in vitro* determinant of proximal regurgitant jet width by Doppler color flow mapping. *J Am Coll Cardiol* 1990;16:405−412.

17 Diebold B, Peronneau P, Blanchard D, et al. Non-invasive quantification of aortic regurgitation by Doppler echocardiography. *Br Heart J* 1983;49:167−173.

18 Quinones M, Young J, Waggoner A, et al. Assessment of pulsed Doppler echocardiography in detection and quantification of aortic and mitral regurgitation. *Br Heart J* 1980;44:612−620.

19 Reimold S, Maier S, Aggarwa l K, et al. Aortic flow velocity patterns in chronic aortic regurgitation: implications for Doppler echocardiography. *J Am Soc Echocardiogr* 1996;9:675−683.

20 Labovitz A, Ferrara R, Kern M, et al. Quantitative evaluation of aortic insufficiency by continuous wave Doppler echocardiography. *J Am Coll Cardiol* 1986;8:1341−1347.

21 Ciobanu M, Abbasi A, Allen M, et al. Pulsed Doppler echocardiography in the diagnosis and estimation of severity of aortic insufficiency. *Am J Cardiol* 1982;49:339−343.

22 Toguchi M, Ichimiya S, Yokoi K, et al. Clinical investigation of aortic insufficiency by means of pulsed Doppler echocardiography. *Jpn Heart J* 1981;22:537−550.

23 Adam M, Tribouilloy C, Mirode A, et al. Contribution of transesophageal and transthoracic echography in the evaluation of the mechanism and quantification of regurgitation in mitral and aortic bioprosthetic valves [in French]. *Arch Mal Coeur Vaiss* 1993;86:1345−1350.

24 Brandstatt P, Carlioz R, Fontaine B, et al. Acute post-traumatic aortic insufficiency: transesophageal echocardiography in the diagnosis and therapy of the lesions [in French]. *Ann Cardiol Angeiol (Paris)* 1998;47:563−567.

25 Hioki J, Shibutani T, Naito T, et al. Aortic valve insufficiency caused by nonpenetrating chest trauma difficult to distinguish from infective endocarditis with transesophageal echocardiography: a case report [in Japanese]. *J Cardiol* 1997;29:143−149.

26 Keane M, Wiegers S, Yang E, et al. Structural determinants of aortic regurgitation in type A dissection and the role of valvular resuspension as determined by intraoperative transesophageal echocardiography. *Am J Cardiol* 2000;85:604−610.

27 Movsowitz H, Levine R, Hilgenberg A, et al. Transesophageal echocardiographic description of the mechanisms of aortic regurgitation in acute type A aortic dissection: implications for aortic valve repair. *J Am Coll Cardiol* 2000;36:884−890.

28 Oda H, Tanaka T, Yamazaki Y, et al. A case of nonpenetrating traumatic aortic regurgitation detected by transesophageal echocardiography. *Tohoku J Exp Med* 1997;182:93−101.

▶ 问 题 ◀

1. 在手术室评价主动脉瓣反流(AR)时,能影响 AR 程度的是( )。

  a. 应用血管升压类药物　　　b. 使用挥发性麻醉药　　　c. 患者血容量的状况　　　d. 以上所有

2. 患者二尖瓣为 St.Jude 机械瓣时,TEE 的( )有助于评价主动脉瓣。

  a. 食管中段(ME)四心腔观　　　　　　b. ME 主动脉瓣长轴观

  c. ME 主动脉瓣短轴观　　　　　　　　d. 经胃(TG)长轴观

3. 在评价 AR 时,利于多普勒频谱图成像的观是( )。

  a. ME 四心腔观　　　　　　　　　　　b. ME 主动脉瓣长轴观

  c. ME 主动脉瓣短轴观　　　　　　　　d. TG 短轴观

  e. 经胃底长轴观

4. 应用 AR 高度/LVOT 内径的比值评价反流程度时,以下正确的是( )。

a. 必须先调节彩色增益条件

b. ME 主动脉瓣长轴观较好

c. 该比值>65%为 4+度主动脉瓣反流

d. 以上所有

5. 应用压力半降时间法定量评价 AR 时,不会影响评价 AR 程度的准确性的是( )。

    a. 充血性心力衰竭

    b. 限制的生理状态

    c. 舒张功能减低

    d. 急性心肌缺血

    e. 急性出血

6. 应用 TEE 观察 AR 时主动脉内血流逆流现象比较困难,以下关于这种方法的描述不正确的是( )。

    a. 食管上段主动脉弓长轴观较好

    b. 获得急性血流速度

    c. 持续整个舒张期的降主动脉内逆流信号,提示重度主动脉瓣反流

    d. 降主动脉内舒张末期流速与 AR 程度的相关性高于升主动脉

7. 下列关于连续波多普勒分析 AR 的说法中正确的是( )。

    a. 声束与血流束平行

    b. 胃底和经胃左室长轴观较好

    c. ME 切面不理想,因为声束角度较大

    d. 频谱图必须完整,包络光滑

    e. 以上所有

8. 应用主动脉瓣口血流频谱下降支的斜率评价 AR 时,下述原则不重要的是( )。

    a. 应用脉冲波多普勒较好,因为得到的频谱图较整洁

    b. 反流束的流速与主动脉和左室间压差成正比

    c. 关闭不全较重时,主动脉和左室间压差在较短时间就会恢复到相等

    d. 当 AR 程度加重时,AR 流速会在较短时间内降低

9. 应用多普勒超声评价 AR 时,需要注意的事项是( )。

    a. 流速需较高(4~5 m/s)

    b. AR 音频信号声音较响亮,音色较纯正

    c. 频谱的密度(灰度)与反流程度成正比

    d. 重度 AR 时,LVOT 流速较高,会大于 1.5 m/s

    e. 以上所有

10. 以下不是重度 AR 的表现的是( )。

    a. 压力减半时间小于 500 ms

    b. AR 高度/LVOT 内径的比值大于 65%

    c. AR 面积/LVOT 面积的比值大于 60%

    d. 降主动脉内舒张期血液逆流

答案见书后。

第 12 章　主动脉瓣狭窄

Ira S. Cohen

对于年龄大于 65 岁的患者,因主动脉瓣狭窄行主动脉瓣置换是仅次于冠状动脉旁路移植术的心脏手术。这个年龄层次的患者中,大多数主动脉瓣狭窄的病理生理基础是主动脉瓣三个瓣叶发生动脉粥样硬化性退行性改变。相反,对于年龄在 35~55 岁行主动脉瓣置换术的患者,多是先天性主动脉瓣二叶畸形,这种畸形会导致主动脉瓣较早地发生钙化。风湿性病变累及主动脉瓣较应用抗生素以前的时代少见,常引起交界的融合,而且往往合并有二尖瓣的病变。

通常情况下,重度的主动脉瓣狭窄在手术前可以明确诊断。引起血流动力学改变的重度主动脉瓣狭窄拟行主动脉瓣置换手术的指征是出现充血性心力衰竭 (通常先出现劳累性呼吸困难)、晕厥和心绞痛等症状。但应用这个指征的前提条件是要排除引起上述症状的其他疾病。这些症状的出现对于手术时机的选择具有重要意义,如果错过手术时机,将会影响手术预后。尤其在估测的主动脉瓣口面积不够诊断重度主动脉瓣狭窄时, 根据症状判断手术时机更重要。因为通过计算得出的主动脉瓣口面积是基于假设,将液压流动法则(hydraulic principle)应用于人体生理状态有计算依赖性,尤其易受检查当时心输出量的影响。因此,在患者的心功能差、心输出量较低的情况下,通过计算得出的压力阶差会低估主动脉瓣狭窄的程度。

主动脉瓣狭窄的进展很快,个别患者病变发展的速度呈直线上升,但是基于最初的超声心动图检查发现的结果并没有可预测性[1,2]。对于非重度主动脉瓣狭窄是否可预防性地进行换瓣手术这一问题越来越受到关注。近来最新指南中主张,根据主动脉瓣病变发展的规律,如果存在主动脉瓣中度以上狭窄,即使患者没有出现明显症状,也应在进行冠状动脉旁路移植术的同时行主动脉瓣置换手术[3]。相应地,术中超声心动图检查医生需根据多种技术综合评价主动脉瓣狭窄的程度。

病理生理学

随着狭窄程度的逐渐进展, 主动脉瓣狭窄逐渐引起左心室后负荷的增加, 左室壁应力增加,引起左室壁出现代偿性的向心性肥厚,以代偿室壁增加的应力。最终失代偿时,就会出现临床症状。增厚的室壁顺应性减低,一是因为增厚心肌的僵硬度增加, 另一方面是因为合并胶原沉积。这些均使心室的舒张功能减低,也增加了心室对于前负荷的依赖性。此时,心房在每次收缩前压力由正常情况下的 3~4 mmHg 上升为 30~40 mmHg,从而延展肥厚的心室壁。房颤时由于心房失去了收缩功能,可以导致急性肺水肿。因此对于左室顺应性减低的患者, 保持一定的前负荷(如肺楔压在 15~18 mmHg)是手术后治疗的关键。

主动脉瓣狭窄在不合并心外膜表面冠状动脉疾病时也可以引起心绞痛。这是因为主动脉瓣狭窄引起心室壁增厚,增厚的心室壁组织细胞的膨胀限制了心肌内走行的冠状动脉的舒张空间,从而降低了冠状动脉血流储备,引起心绞痛的发生。对于临床有或没有心绞痛的患者,都要求应用心导管检查排除冠状动脉疾病 (大约有 50% 患者合并冠状动脉疾病)。在运动外周血管扩张时,心输出量不足、心律失常或急性心力衰竭可产生晕厥。舒张功能不全顺应性降低的心室需要较高的前负荷, 久而久之就会形成肺淤血。

主动脉瓣的评价

瓣口的二维平面超声

正常主动脉瓣口面积为 2.6~3.5 cm² (图 12.1)。

新近出版的指南中指出[3]，对主动脉瓣狭窄的诊断应当是在血流动力学改变和自然病史连续演变的基础上综合判断。重度主动脉瓣狭窄的判断标准是：主动脉瓣口面积小于 1.0 cm²，平均压差大于 40 mmHg，或峰值流速超过 4 m/s（表 12.1）。

早期的超声心动图检查医生通过观察主动脉瓣叶的运动特征判断主动脉瓣是否狭窄。在左室长轴切面，二维图像测量主动脉瓣开放的距离小于 8 mm 提示重度狭窄，大于 12 mm 则排除瓣膜狭窄[4]（图 12.1）。另外，M 型超声显示的主动脉瓣开放时运动曲线比二维超声能够更有效的评价瓣膜是否狭窄[5]。这些技术已经逐渐被后来的新技术所替代。

二维经食管超声探头位于食管中段，晶片角度大约 45°时显示主动脉瓣短轴切面，可观察瓣口大小。标准的主动脉瓣口平面应该显示瓣口开放时的最小孔径，图像切面和仪器的调节应做到如下要求：

1. 得到的短轴图像必须同时显示三个瓣叶。

2. 利用彩色多普勒血流显像模式（彩色增益调节至最小）调节探头的深度和图像的角度，以显示最小瓣口孔径和确定瓣口的边缘。

3. 通过调节适当的增益条件，得到满意的二维图像显示完整瓣口。增益过大时由于增厚的瓣叶边缘产生的花怒放伪像（blooming 伪像），会导致低估瓣口面积。同样，通过微调角度和探头深度可以帮助得到较满意的图像。

4. 使用仪器上的电子描记测量器描记瓣口得到面积（图 12.1 和图 12.4A）。

二维超声的缺陷在于不能确定选择测量的孔径就是瓣口的最小孔径，或者说不能确保真正的瓣口最小孔径被显示。上述几个要求可以使误差尽量减低到最小。初步的研究结果显示，三维超声心动图有望克服二维超声的不足之处。

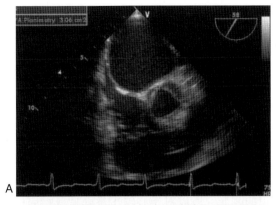

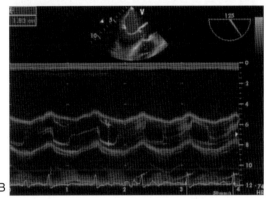

图 12.1　(A)食管中段主动脉瓣短轴观显示正常主动脉瓣，二维平面面积约 3.06 cm²。(B)同一患者，食管中段主动脉瓣长轴切面 M 型超声显示瓣叶开放幅度约 18 mm。

二维平面测量主动脉瓣瓣口面积的准确性已被金标准——心导管检查 Gorlin 方程计算得出的瓣口面积所检验。

Gorlin 方程：

$$AVA = \frac{心输出量}{44.3(SEP)(HR)\sqrt{平均压差}}$$

其中 44.3 是一个经验校正系数，SEP 是收缩射血期。

因为 Gorlin 方程计算得到的瓣口面积与心输出量正相关，与压差的开方值负相关，因此，准确地测量心输出量非常重要。心率取平均值，尤其在患者不是窦性心律时。假设在瓣口面积保持恒定的情况下，如果心输出量增加，平均压差一定也会增加。事实上，Gorlin 方程计算得出的瓣口面积会随着心输出量的增加而增加，这种情况下它的准确性成为导管专家们讨论的热点。

尽管有报道经胸超声心动图（TTE）能够在二维平面成功测量主动脉瓣瓣口面积，但是由于经食管超声（TEE）具有较高的分辨力，有望

表 12.1　主动脉瓣狭窄程度修订指南

评价方法	轻度	中度	重度
峰值流速（m/s）	<3.0	3.0~4.0	>4.0
平均压差（mmHg）	<25	25~40	>40
AVA（cm²）	>1.5	1.0~1.5	<1.0

AVA：主动脉瓣口面积。

成为测量瓣口面积的更加准确的检查方法[6]。Stoddard[7]等报道,使用单平面经食管超声二维平面评价主动脉瓣瓣口面积与经胸超声连续方程测量的瓣口面积相关性很好。并且,Hoffman[8]等报道二维平面测量的主动脉瓣瓣口面积与心导管检查 Gorlin 方程计算得出的结果相关性非常高。更多的使用多平面经食管超声二维平面检查的研究结果显示较双平面探头测量结果更准确[9]。因为心输出量的改变不会影响瓣口面积的改变,所以对于心输出量降低或增高的患者[10],二维平面测量瓣口面积的方法比心导管检查 Gorlin 方程计算得出的结果更准确[10]。

　　TEE 检查在瓣膜有明显钙化时准确性会降低[11],并不是所有观察者均认为 TEE 二维平面测量瓣口面积的方法与心导管检查 Gorlin 方程计算得出的结果有很高的相关性[12]。因此,在评价主动脉瓣狭窄时要综合考虑二维和多普勒的检查结果。

多普勒超声对主动脉瓣狭窄的定量评价

　　多普勒超声对主动脉瓣狭窄的定量评价主要有两种方法:一是应用改良的伯努利方程计算瓣口的跨瓣压差;另一种是应用连续方程估算主动脉瓣口面积[13-15]。使用这两种方法时都要求超声束与通过瓣口的血流束平行。

经食管超声多普勒评价主动脉瓣狭窄

　　应用 TEE 评价主动脉瓣狭窄,调整食道探头方向至超声声束与左室流出道和主动脉瓣口血流束平行是有一定难度的。常用检查切面是经胃底深部左室长轴与经胃左室长轴观[16]。在经胃短轴观,继续推进前屈探头从心尖部可以得到深部经胃长轴观。有时需要逆时针旋转探头调整角度即可以得到此切面。通常情况在相当于心脏乳头肌水平调整晶片角度为 120°～140°即可。少数患者检查时在食管中段(120°)的左室流出道长轴观即可以得到满意的血流频谱图,尤其在瓣口反流方向向后呈偏心性时。

　　在应用频谱图时,必须注意角度的影响。超声束与瓣口的血流束存在一定角度时,需要校正。很多超声仪器具有自动校正角度影响的功能,通过与多普勒速度相乘,并除以声束与血流束夹角的余弦值来完成。通常认为,应用这种校正方法定量分析多普勒不太准确,因为无论是三维还是二维超声,都很难确定超声束与血流束之间角度的具体值。在主动脉瓣狭窄时,经过瓣口的血流为湍流,此时要判断夹角更困难[17]。有时瓣口的血流束为明显偏心性时,通过校正的数值可能准确性更差。因此,在实际操作中,判断得到的值是否准确关键看得到的血流频谱边缘是否包络光整,流速是否是最高值。

多普勒测量主动脉瓣口跨瓣压差:改良的伯努利方程

　　伯努利方程可用来计算主动脉瓣口跨瓣压差(表 12.2)。改良的伯努利方程通过计算 4 倍的通过瓣口的最大流速的平方,得到通过瓣口最大瞬时压差。如通过瓣口的最大流速为 4 m/s,则通过瓣口的最大瞬时压差=$4 \times 4^2 = 64$ mmHg。平均压差为通过瓣口的所有瞬时压差的平均值,通过描记通过主动脉瓣口的血流频谱,仪器自动计算生成(图 12.2)。另外,平均压差还可以用 $2.4(V_{max})^2$ 计算得到。多普勒测量得到的平均压差与导管测得的压差相关性很好,因此常用平均压差来评估主动脉瓣口狭窄[17]。但要求必须测量到真正经过瓣口的峰值流速,并且得到完整的频谱图。

　　在评价主动脉瓣狭窄时,心导管与超声心动图检查结果会有偏差。多普勒测量的左室流出道与主动脉瓣口间的最大瞬时压差,大于心导管测量的左室–主动脉压力间的峰间压差(图 12.3)。在距离狭窄的主动脉瓣口几厘米远的部位,压力迅速恢复,压差减低或消失,血流逐渐恢复为层流状态("压力恢复"现象)[18]。瓣口的峰值压差受主动脉瓣左室面局部血流量大小的影响。我们知道,应用简化的伯努利方程时,左室

表 12.2　主动脉瓣跨瓣压差的方程

峰值压差(简化的伯努利方程)
峰值压差(mmHg)=4(主动脉瓣峰值流速)^2
平均压差
平均压差(mmHg)=4(平均流速)^2
=$2.4(V_{max})^2$
合并重度主动脉瓣反流时的峰值压差(改良的伯努利方程)
峰值压差(mmHg)=4[(主动脉瓣峰值流速)^2-(LVOT 流速)^2]
LVOT:左室流出道。

流出道流速的影响忽略不计。但是，当左室流出道的流速超过 1.5 m/s 时，伯努利方程会受影响，如合并主动脉瓣反流或其他心输出量增高的情况，会高估主动脉瓣口的压差(表 12.2)。例如，如果流出道的流速是 1.7 m/s，通过瓣口的流速是 4 m/s，，真正的跨瓣压差应该是 $4×(4^2-1.7^2)=4×(16-2.89)=4×13.1=52.4$ mmHg，而不是简化的伯努利方程计算出的 64 mmHg。

主动脉瓣瓣口平均压差大于或等于 40 mmHg，或者瓣口最大流速大于或等于 4 m/s，可以诊断具有血流动力学意义的重度主动脉瓣狭窄(表 12.1)。患者心功能较差，射血分数低时例外。对于这些患者，即使瓣口压差仅为 20~30 mmHg，也有可能存在重度主动脉瓣狭窄。这时可以用连续方程法、平面面积测量法和多巴酚丁胺负荷试验来进一步排除重度主动脉瓣狭窄。

多普勒评估主动脉瓣口面积：连续方程

根据连续方程的原理，经过主动脉瓣下的血流容积等于通过主动脉瓣口的血流。如果能够计算出经左室流出道进入狭窄的主动脉瓣口血流的容积，再测量主动脉瓣口的流速，然后

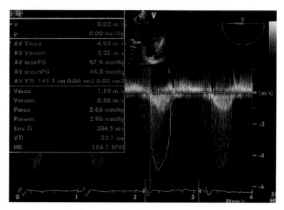

图 12.2　主动脉瓣重度狭窄患者，在胃底切面连续波多普勒与主动脉瓣口血流束平行。包络主动脉瓣狭窄的血流频谱图标记为 2(外围)，测量主动脉瓣口最大流速为 4.95 m/s，通过简化的伯努利方程计算瓣口的最大压差为 97.9 mmHg。主动脉瓣口时间速度积分 (TVI) 是 141.1 cm。描记的频谱图 1 是左室流出道(LVOT)血流信号，LVOT 最大流速是 1.19 m/s，LVOT TVI 是 33.1 cm。

根据公式就可以计算出主动脉瓣口的面积[19](表 12.3)。

首先计算出左室流出道的横截面积。在食管中段水平(120°)左室流出道长轴观，主动脉瓣叶在瓣环的切入点平面，测量收缩中期主动

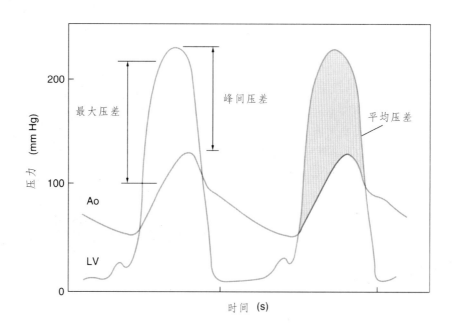

图 12.3　以主动脉瓣重度狭窄的患者为例，显示导管测量的左室(LV)和主动脉(AO)的压力。最大瞬时压差大于心导管测量的左室－主动脉压力间的峰间压差。阴影部分代表平均压差。(From Otto CM. Textbook of clinical echocardiography, 2nd ed.Philadelphia：WB Saunders,2000：238,with permission.)

表12.3　应用连续方程计算主动脉瓣口面积

连续方程("进入多少,流出多少")

LVOT 每搏量=AV 每搏量

　　　每搏量=CSA×TVI

因此:

$TVI_{LVOT} \times Area_{LVOT} = TVI_{AV} \times Area_{AV}$

$Area_{AV} = \dfrac{TVI_{LVOT} \times Area_{LVOT}}{TVI_{AV}}$

主动脉瓣口面积

LVOT 流速(m/s,最大流速)

LVOT 内径(cm,内缘到内缘,收缩中期)

$LVOT_{area}(cm^2) = \pi r^2$

$AV_{area}(cm^2,$连续方程$)$

LVOT:左室流出道; AV:主动脉瓣; CSA:横截面积; TVI:时间速度积分。

脉瓣环内径(内缘到内缘)作为左室流出道的直径 (图 12.4B)。左室流出道的直径通常为 2.0±0.2 cm,随体表面积的不同而变化。由于在连续方程的计算中,半径是要经过平方的,所以如果左室流出道直径测量不准确,将会导致很大的计算误差。常见的误差出现在老年女性患者,她们的左室流出道(和体表面积)常小于平均值,而体型较大的男性左室流出道(和体表面积)常大于平均值。如果我们假设左室流出道的截面是圆形,它的面积就是 πr^2(或 $\pi[D/2]^2$)。

然后计算左室流出道的时间流速积分 (TVI)。有两种方法:第一,应用脉冲多普勒,将取样容积放置在左室流出道接近主动脉瓣处 (图 12.5),逐渐向主动脉瓣方向移动,大约在主动脉瓣环水平即测量左室流出道内径处,得到曲线包络光滑的频谱图。用光标沿频谱图描记,仪器的工作站会自动计算出左室流出道的流速积分(LVOT TVI)。在这种方法中脉冲波多普勒起到很重要的作用,因为需要测量的是通过一个确定平面的血流容积。另外一种方法已经很少使用,是应用连续波多普勒。调整取样线角度,使其通过左室流出道长轴及主动脉瓣口,得到主动脉瓣口流速较高频谱中重叠着流速较低密度较强的左室流出道的血流频谱,同样描记该频谱,得到 LVOT TVI[20] (图 12.2)。但这样得到的 LVOT 流速较实际高,因为在主动脉瓣下血流进入狭窄的主动脉瓣口前会出现血流汇聚

形成的等速度表面区(见第 11 章),这时得到的流速会高于主动脉瓣环水平的流速,这就会导致计算结果高于瓣口面积。得到 "套中套" ("envelope in envelope") 形态频谱时说明得到要测量的血流束的频谱,再用脉冲波多普勒确定主动脉瓣环水平的速度。

最后,通过描记连续波多普勒显示的主动脉瓣口血流频谱图可自动得出主动脉瓣口 TVI (图 12.2)。应用上述方法时要求多普勒声束方向尽可能与血流束保持平行 (常在胃底左室流出道长轴切面)。将 LVOT 内径、LVOT TVI 和主动脉瓣口 TVI 的测值代入连续方程,计算得到主动脉瓣口面积。尽管在理论上 TVI 相关性更好, 但一些临床医生在计算时常使用峰值流速

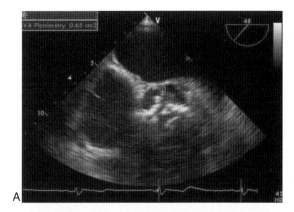

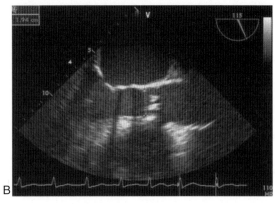

图 12.4　(A)食管中段主动脉瓣短轴观,显示主动脉瓣为三叶,明显钙化粘连,重度狭窄。平面测量瓣口面积为 0.65 cm²。(B) 在食管中段水平主动脉瓣长轴切面,测量收缩中期左室流出道(LVOT)的直径(1.94 cm)。测量时,在主动脉瓣叶在瓣环的切入点平面,以内缘到内缘的内径作为 LVOT 的直径。通过连续方程计算出主动脉瓣口面积为 0.70 cm²。连续波多普勒估测的值见图 12.2。

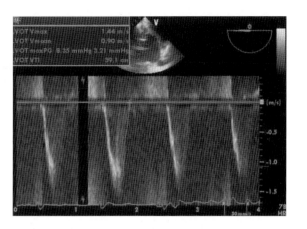

图 12.5 胃底水平显示主动脉瓣长轴观，应用脉冲多普勒取左室流出道（LVOT）血流速度频谱图。计算 LVOT 的时间流速积分是 39.1 cm。通过连续波多普勒得到的频谱图计算时间流速积分是 33.1 cm，结果有一定相关性（与图 12.2 是同一患者）。

代替 TVI。

需要考虑的技术事项

应用 TTE 多普勒诊断主动脉瓣狭窄有一定的难度，但由于应用 TEE 时声束的角度很难调整到与流出道血流平行，因此应用 TEE 多普勒诊断主动脉瓣狭窄时难度更大。实际操作中经常会遇到声束与血流束平行的情况，得到的频谱图只是部分血流的频谱图，而应用这种频谱来代表整个通过瓣口的血流束来评价瓣膜狭窄的程度，就会产生较大误差。只有得到瓣口血流完整的频谱图才能用来评估瓣膜狭窄的程度。

二尖瓣口的反流束常被误当做主动脉瓣口的狭窄射流束。这两种血流束具有以下共同特征：在经食管中段水平观察都是背离探头方向的；流速都较快；都在收缩中期达到峰值流速；多普勒的取样线会同时经过左房和主动脉根部，这种情况下会同时得到两股血流束的频谱图。借助彩色多普勒血流显像可以观察二尖瓣反流束的位置，但在有些病例中很难鉴别。这时可以利用超声仪器自带的心电图来鉴别，二尖瓣反流发生时相较早（在等容收缩期），因为 QRS 波起始处就在左室刚要开始收缩左室压力超过左房压（0~12 mmHg）时。而主动脉瓣狭窄射流发生在收缩中晚期，QRS 波中晚期左室压力超过主动脉舒张期压力（60~90 mmHg）时。观察

时相时需要将频谱图扫描速度提高至 100 mm/s。另外，二维观察主动脉瓣的运动幅度对诊断有很大帮助。但是必须记住在心输出量较低的情况下，主动脉瓣叶开放幅度减低可能是由心输出量减低造成，而不一定存在重度主动脉瓣狭窄。

特殊事项的考虑

心输出量减低时的评价："无量纲"指数和多巴酚丁胺试验

如前所述，随着通过瓣口的血流量不同，跨瓣压差也会变化[21,22]。在运动状态或在高肾上腺能状态下（如在手术室）跨瓣压差会增加，因为这时心输出量增加而瓣口面积不变。这种变化是因为在应用 Gorlin 方程计算瓣口面积时，心输出量位于分子，而平均压差位于分母。对于心输出量正常的重度主动脉瓣狭窄患者，瓣口的跨瓣平均压差常大于 50 mmHg。但是在心输出量减低的情况下，就算存在重度的主动脉瓣狭窄，测量的最大跨瓣压差也仅为 20~30 mmHg，因此，在评估瓣口的跨瓣压差时，心输出量的大小非常重要。因此，在超声心动图评估主动脉瓣口压差之前，必须先常规评价左室的功能是否正常。当发现心室射血分数明显减低时一定要引起注意。

多巴酚丁胺负荷试验

在心功能减低的情况下，不能够测量到有意义的跨瓣压差，这就迫使我们应用多巴酚丁胺负荷试验去鉴别是心肌本身病变还是瓣膜疾病引起低压差。静脉滴注低剂量多巴酚丁胺［通常 5~10 μg/(kg·min)］可以增加心输出量。当心输出量增加时跨瓣压差相应增加，瓣口面积不变，说明瓣膜有明显病变。当心输出量增加而瓣口面积随之增加，表明心肌本身存在病变，这时不能将瓣膜置换作为唯一有效的治疗策略[3]。一般情况下（但并非一定），这种患者行瓣膜置换手术的预后没有瓣口压差较大、基础心功能较好的患者手术预后好[23]。但是，主动脉瓣狭窄是唯一手术前心功能不好而瓣膜置换术后心功能能够恢复至正常的心血管疾病。

无量纲指数

对于左心室功能减低的患者，除了计算瓣

口面积之外，超声检查者还可以用 TVI_{LVOT}/TVI_{av} 的比值或 V_{p-LVOT}/V_{p-AV} 的比值来评估主动脉瓣狭窄。这种方法是连续方程的改良（表12.3），去除了对主动脉根部截面积（左室流出道的截面积）的测量，减少了计算的误差（在公式中该面积需要平方），称为无量纲指数。由于在公式中主动脉根部面积是恒定不变的，因此可以从公式中消除，提供了一个可供参考的评价主动脉瓣狭窄的指数。比值小于或等于0.25时说明狭窄较严重。通过测量主动脉瓣环径计算得出的瓣口面积与测量的跨瓣压差不相符时，还可以应用这种方法来确定是高估还是低估了狭窄程度。这种方法还可以用在瓣膜置换术后随访时，克服了术后流出道内径通常显示不清的缺陷。

合并主动脉瓣口反流时评价主动脉瓣狭窄压差

由于主动脉瓣闭合不良，部分血液在舒张期反流入左室，因此，收缩期由左心室射入主动脉瓣口的血流量就会增加。这是因为从左心室射出的血液等于经肺循环回流入左心和经主动脉瓣口反流的血液的总量。后者可以占到总量的50%以上。这些增加的血量必须经过LVOT，而LVOT通过扩张内径来适应这种血流量增加的能力是有限的。因此，这种情况下左室流出道相对狭窄，局部流速就会增高。在经过狭窄的主动脉瓣口时，增高的流速会进一步被加速扩大。因此，无论是反流还是其他原因造成流出道流速超过1.5 m/s时，都应该用改良的伯努利方程计算真正的跨瓣压差。测量左室流出道流速应该应用脉冲波多普勒，取样容积放置在测量左室流出道内径的水平。

评价术前和术后的主动脉瓣下狭窄

二尖瓣前叶与室间隔离得很近。少数主动脉瓣狭窄患者的室间隔代偿性增厚，在食管中段超声120°左室长轴切面（与术前TTE长轴切面图像呈镜像），室间隔突向左室流出道，位于大部分主动脉右冠窦下方。其与常见于年龄较大，伴或不伴室间隔增厚的"S"型间隔表现相似[24]。较常见于年龄较大的女性高血压患者，具有典型的室间隔肥厚，左室腔较小且有明显的二尖

瓣环钙化。少数情况下，可以出现二尖瓣收缩期前向运动（SAM）征象，引起流出道狭窄。主动脉瓣置换术后，随着心室腔的后负荷减低，会引起主动脉瓣下狭窄，出现SAM或使原有的SAM征加重。

主动脉瓣狭窄可以合并真正的瓣下肌性肥厚性狭窄和二尖瓣的SAM征[25]。瓣下狭窄引起流速增快的血流进入LVOT，影响主动脉瓣口压差的准确计算。这种情况下最好的方法是用二维平面面积法，在主动脉瓣短轴切面观察瓣的开口。主动脉瓣瓣膜置换术后会引起二尖瓣前叶距离室间隔较近，出现SAM征或使原有的SAM征加重，导致继发性主动脉瓣下狭窄，病理生理同病理性的主动脉瓣下肌性狭窄。典型的表现是左室流出道血流频谱呈所谓的"匕首"

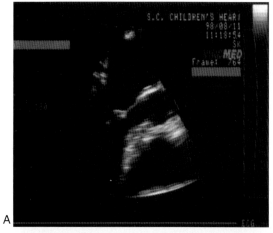

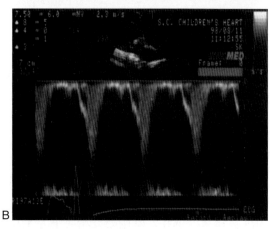

图12.6　（A）食管中段左心长轴观显示室间隔呈明显的非对称性肥厚，突向左室流出道（LVOT）。接近室间隔肥厚区域LVOT呈重度狭窄。（B）高脉冲重复频率多普勒显示流出道梗阻的"匕首"状血流速度频谱图。

样,即峰值后移。这是由于收缩晚期左室心腔缩小，二尖瓣前叶前向运动引起流出道压差增大（图 12.6）。类似的现象还可以发生在"松散"的二尖瓣成形术后,由瓣叶冗长造成[26,27]。在很偶然的情况下，主动脉瓣置换术后会因为瓣膜的狭窄导致左室壁明显的肥厚，导致术后左室心腔内出现压差或心腔中段闭塞。

上述这些情况导致的后果是无法脱离体外循环，除非主动脉瓣下的梗阻是术后低血压的原因。在这种情况下，在 LVOT 长轴切面可以观察到 MV 的 SAM 征。彩色多普勒血流显像显示 LVOT 内五彩镶嵌的湍流信号(或者在左室心腔内较狭窄局部平面显示)。应用连续波多普勒得到因梗阻局部高压差引起的高流速频谱图,并通过改良的伯努利方程定量梗阻程度。对这种继发高压的治疗看似是违反常规的：应用受体阻滞剂治疗，通过负性肌力作用降低心肌的收缩力，并且通过减慢心率延长心脏的舒张充盈时间，以满足这类患者依靠容量负荷增加左室容量的需要。在很偶然的情况下，梗阻很顽固，药物治疗效果不好，可以采用室间隔切除术[28]或二尖瓣人工机械瓣置换手术。

总结

对主动脉瓣狭窄的评估还存在挑战。超声心动图通过一系列无创方法可以提供重要的信息评估疾病的预后。超声心动图检查可以应用多种方法评估瓣膜狭窄的程度，几种方法如果相互支持，就会得出较准确的结果。在临床实践中,综合考虑患者的所有资料非常重要,更重要的是，在诊断时临床表现和超声检查所见应相符合。相应地,在手术室，超声检查者必须完全熟悉所有的超声检查方法，在术前正确评估主动脉瓣狭窄。

参考文献

1 Roger VL, Tajik AJ. Progression of aortic stenosis in adults: new insights provided by Doppler echocardiography. *J Heart Valve Dis* 1993;2:114–118.
2 Rosenhek R, Binder T, Porenta G, et al. Predictors of outcome in severe, asymptomatic aortic stenosis. *N Engl J Med* 2000;343:611–617.
3 Bonow RO, Carabello BA, Kanu C, et al. ACC/AHA 2006 guidelines for the management of patients with valvular heart disease: a report of the American College of Cardiology/American Heart Association Task Force on Practice Guidelines. *Circulation* 2006;114:e84–231.
4 Godley RW, Green D, Dillion JC, et al. Reliability of two-dimensional echocardiography in assessing the severity of valvular aortic stenosis. *Chest* 1981;79:657–662.
5 Chin ML, Bernstein RF, Child JS, et al. Aortic valve systolic flutter as a screening test for severe aortic stenosis. *Am J Cardiol* 1983;51:981–985.
6 Okura H, Yoshida K, Hozumi T, et al. Planimetry and transthoracic two-dimensional echocardiography in noninvasive assessment of aortic valve area in patients with valvular aortic stenosis. *J Am Coll Cardiol* 1997;30:753–759.
7 Stoddard MF, Arce J, Liddell NE, et al. Two-dimensional transesophageal echocardiographic determination of aortic valve area in adults with aortic stenosis. *Am Heart J* 1991;122:1415–1422.
8 Hoffmann R, Flachskampf FA, Hanrath P. Planimetry of orifice area in aortic stenosis using multiplane transesophageal echocardiography. *J Am Coll Cardiol* 1993;22:529–534.
9 Kim KS, Maxted W, Nanda NC, et al. Comparison of multiplane and biplane transesophageal echocardiography in the assessment of aortic stenosis. *Am J Cardiol* 1997;79:436–441.
10 Tardif JC, Miller DS, Pandian NG, et al. Effects of variations in flow on aortic valve area in aortic stenosis based on *in vivo* planimetry of aortic valve area by multiplane transesophageal echocardiography. *Am J Cardiol* 1995;76:193–198.
11 De la Fuente Galan L, San Roman Calvar JA, Munoz San Jose JC, et al. Influence of the degree of aortic valve calcification on the estimate of valvular area using planimetry with transesophageal echocardiography [in Spanish]. *Rev Esp Cardiol* 1996;49:663–668.
12 Bernard Y, Meneveau N, Vuillemenot A, et al. Planimetry of aortic valve area using multiplane transoesophageal echocardiography is not a reliable method for assessing severity of aortic stenosis. *Heart* 1997;78:68.
13 Hatle L, Angelsen BA, Tromsdal A. Non-invasive assessment of aortic stenosis by Doppler ultrasound. *Br Heart J* 1980;43:284–292.
14 Owen AN, Simon P, Moidl R, et al. Measurement of aortic flow velocity during transesophageal echocardiography in the transgastric five-chamber view. *J Am Soc Echocardiogr* 1995;8:874–878.

15 Skjaerpe T, Hegrenaes L, Hatle L. Noninvasive estimation of valve area in patients with aortic stenosis by Doppler ultrasound and two-dimensional echocardiography. *Circulation* 1985;72:810 818.

16 Harris SN, Luther MA, Perrino AC. Multiplane transesophageal echocardiography acquisition of ascending aortic flow velocities: a comparison with established techniques. *J Am Soc Echocardiogr* 1999;12:754–760.

17 Cooper J, Pinheiro L, Fan P, et al. A practical approach to cardiovascular Doppler ultrasound. In: Nanda V, ed. *Doppler echocardiography*. Baltimore: Williams & Wilkins, 1993:59–68.

18 Laskey WK, Kussmaul WG. Pressure recovery in aortic valve stenosis. *Circulation* 1994;89:116–121.

19 Richards KL. Assessment of aortic and pulmonic stenosis by echocardiography. *Circulation* 1991;84:I182–I187.

20 Maslow AD, Mashikian J, Haering JM, et al. TEE evaluation of native aortic valve area: utility of the double envelope technique. *J Cardiothorac Vasc Anesth* 2001;15:293–299.

21 Burwash IG, Dickinson A, Teskey RJ, et al. Aortic valve area discrepancy by Gorlin equation and Doppler echocardiography continuity equation: relationship to flow in patients with valvular aortic stenosis. *Can J Cardiol* 2000;16:985–992.

22 Burwash IG, Pearlman AS, Kraft CD, et al. Flow dependence of measures of aortic stenosis severity during exercise. *J Am Coll Cardiol* 1994;24:1342–1350.

23 Brogan WC III, Grayburn PA, Lange RA, et al. Prognosis after valve replacement in patients with severe aortic stenosis and a low transvalvular pressure gradient. *J Am Coll Cardiol* 1993;21:1657–1660.

24 Maron BJ, Gottdiener JS, Roberts WC, et al. Nongenetically transmitted disproportionate ventricular septal thickening associated with left ventricular outflow obstruction. *Br Heart J* 1979;41:345–349.

25 Chung KJ, Manning JA, Gramiak R. Echocardiography in coexisting hypertrophic subaortic stenosis and fixed left ventricular outflow obstruction. *Circulation* 1974;49:673–677.

26 Kronzon I, Cohen ML, Winer HE, et al. Left ventricular outflow obstruction: a complication of mitral valvuloplasty. *J Am Coll Cardiol* 1984;4:825–828.

27 Mihaileanu S, Marino JP, Chauvaud S, et al. Left ventricular outflow obstruction after mitral valve repair (Carpentier's technique). Proposed mechanisms of disease. *Circulation* 1988;78:I78–I84.

28 Turina M. Asymmetric septal hypertrophy should be resected during aortic valve replacement. *Z Kardiol* 1986;75:198–200.

▶ 问 题 ◀

1 在导管室应用 Gorlin 方程时,其要求不包括( )。

   a. 患者合并主动脉瓣反流时,会高估瓣口面积

   b. 房颤患者计算测量心输出量时,心率取平均值

   c. 需要用峰值压差

   d. 需要计算收缩射血期

2. 以下关于平面法评估主动脉瓣狭窄的描述不正确的是( )。

   a. 食管中段(ME)主动脉瓣短轴切面较理想

   b. 平面法得到的面积与经导管估测的瓣膜面积相关性非常好

   c. 平面法测量瓣口面积,依赖充足的心输出量

   d. 重度主动脉瓣钙化会影响平面法测量主动脉瓣面积的准确性

3. 以下关于应用连续波多普勒评估主动脉瓣口面积的说法不正确的是( )。

   a. 胃底主动脉瓣长轴切面较理想,因为在此切面声束与血流束平行

   b. 胃底长轴切面与经胸超声(TTE)测量的瓣口流速的相关系数大于 0.9

   c. 如果二尖瓣为人工机械瓣,在胃底 120°长轴切面测量主动脉瓣口流速

   d. 在食管中段切面,通过角度校正可以得到较准确的瓣口流速

4. 一患者经检测多普勒参数如下:LVOT 流速 1.7 m/s,主动脉瓣口流速 4.6 m/s。则通过主动脉瓣口的跨瓣压差是( )。

   a. 84.64 mmHg   b. 73 mmHg   c. 33.64 mmHg   d. 11.56 mmHg

5. 关于主动脉瓣与左室间压差,以下正确的是( )。

   a. 多普勒测量的最大瞬时压差与导管测量的最大瞬时压差近似

   b. 峰值间压差是记录到的最大压差

c. 多普勒测量的最大瞬时压差与导管测量的峰值间压差有可比性

d. 以上所有

6. 一患者 LV 射血分数为 10%。下列可选择来评估 AS 程度的是(　　)。

a. 主动脉瓣峰值流速　　　　　　　　b. 主动脉瓣平均压差

c. 平面法测量主动脉瓣口面积　　　　d. LVOT 时间速度积分(TVI)/主动脉瓣 TVI 的比值

e. a 和 b　　　　　　　　　　　f. c 和 d　　　　　　　　　　　g. 以上所有

7. 应用连续方程时,以下关于测量 LVOT 内径的描述正确的是(　　)。

a. 在距离主动脉瓣 1 cm 的地方测量　　b. 在主动脉瓣叶切入平面测量

c. 在瓣尖测量　　　　　　　　　　　d. 这种方法测量误差较小

8. 一患者发现主动脉瓣狭窄,下面可引起主动脉瓣跨瓣压差的是(　　)。

a. 运动　　　　　　　　　　　　　　b. 主动脉瓣反流

c. 急性心肌缺血　　　　　　　　　　d. a 和 b

e. 以上所有

9. 以下关于二尖瓣(MV)收缩期前移(SAM)的描述错误的是(　　)。

a. 常发生于放置 C 型人工瓣环后

b. 发生于二尖瓣前叶冗长的患者

c. 病理生理学与原发性主动脉瓣下狭窄相似

d. 主动脉瓣人工机械瓣置换术后发生 SAM 是因为左室几何形态的改变

10. 治疗 SAM 包括(　　)。

a. MV 置换　　　　　　　　　　　　b. 容积的增加

c. 减少变力性药物　　　　　　　　　d. 以上所有

答案见书后。

第 13 章 人工瓣膜

Albert T. Cheung

1960 年，人类第一次成功植入了人造心脏瓣膜。Starr 为一位风湿性二尖瓣狭窄的患者植入了一个 Starr-Edwards 球笼瓣，Harken 为一名风湿性主动脉瓣狭窄并关闭不全的患者在冠状动脉下的主动脉处植入了一个 Harken 球笼瓣。在此后的 45 年间，不同的商家生产出了各式各样的人工瓣膜以供临床使用。人工瓣膜的发展已经让许多患者可以使用各种不同类型的人工瓣膜。这些努力仍在继续，新型的人工瓣也在不断的研发中，其临床试验也处于不同的研究阶段。

经食管超声心动图在评价心脏人工瓣膜中的作用

多平面经食管超声心动图(TEE)被认为是一种识别人工瓣膜型号、评价人工瓣膜功能和诊断人工瓣膜功能失调的诊断方法[1-5]。TEE 结合具有彩色多普勒和频谱多普勒功能的二维超声能够使 TEE 获得人工瓣膜的结构和血流动力学功能的诊断信息。然而，在应用超声成像评价人工心脏瓣膜时会出现一些特殊的问题，这是由于机械瓣和生物瓣中的成分声学特性较差，导致超声难以详细地探查瓣膜及其周围组织。另外，小尺寸的人工瓣和人工瓣中的机械成分对详细检查支撑架及铰链的机械装置也是一种挑战。

尽管仪器在不断地改进，然而采用经胸超声心动图获得的图像分辨力仍然不能与 TEE 获得的图像分辨力相媲美。由于经食管超声换能器接近心脏瓣膜结构，通过其所获得的高分辨力图像能够详细地评价人工瓣膜的功能，并且能够查明人工瓣膜功能失调的病因。高分辨力的二维成像可以区别瓣叶与铰链机械装置的正常运动与异常运动，同样也能检测到瓣膜支撑架的异常运动或人工瓣环撕裂。除此之外，应用二维成像还能检测到人工瓣膜上的赘生物、

钙化的血管翳以及血栓的形成。

彩色多普勒血流成像能够区别正常关闭和病理性跨瓣反流或瓣周漏。应用频谱多普勒技术获得的血流速度常用来估测人工瓣膜的跨瓣压力阶差和有效瓣口面积[6-9]。

TEE 的临床适应证包括：瓣膜置换术前的自体瓣膜评价、瓣膜置换术后即刻人工瓣膜的功能评价、人工瓣膜功能失调的诊断以及患者人工瓣膜不匹配的评估(表 13.1)。

经食管超声心动图检测人工瓣膜的技术因素

许多用来评价自体瓣膜功能的超声成像技

表 13.1 人工心脏瓣膜和 TEE 临床适应证

瓣膜置换术前的 TEE 评价
1. 检验自身瓣膜的疾病
2. 瓣环钙化程度的评估
3. 估测自身瓣膜的瓣环直径；在主动脉瓣疾患时，通过测量小的主动脉环来预测被植入人工瓣的类型
4. 评价瓣膜修复的可行性；考虑人工瓣膜的限制性，瓣膜修复总是要比瓣膜置换好

瓣膜置换术后即刻的 TEE 评价
1. 检验所有瓣叶或咬合器的正常运动
2. 检验无瓣周漏
3. 检验心房内无空气残留
4. 检验不存在因支撑架或瓣下装置导致的左室流出道梗阻

人工瓣膜功能失调的 TEE 诊断
1. 识别人工瓣膜的型号
2. 探查和定量评价跨瓣反流或瓣周漏
3. 探查瓣环裂开
4. 探查与心内膜炎相关的赘生物
5. 探查瓣膜上血栓或血管翳的形成
6. 探查和定量评价瓣膜狭窄
7. 探查瓣膜结构的退化或钙化

TEE：经食管超声心动图。

术都可以用来评价人工心脏瓣膜，但是要考虑到某些空间上的特殊问题。超声无法穿透机械瓣和生物瓣的金属和多聚合体成分。由于声影的原因，这些成分产生强回声反射并影响远端结构的成像。逐渐降低的透射增益对减少图像的伪像和分辨非生物物质周围结构的细节有一定的帮助。为了弥补声影的问题，有必要改变探头的位置从不同的切面来观察人工瓣膜。例如，食管中段主动脉瓣长轴观在显示人工机械主动脉瓣时是不可靠的，因为存在来自瓣膜缝合环的声影(图 13.1)。通过推进 TEE 探头进行经胃底扫查时，人工主动脉瓣叶的运动可以从心房或左心室中部经胃底长轴观来观察，此处观察到的主动脉瓣无缝合环的干扰(图 13.2)。同样，二尖瓣人工瓣膜左心室面的图像可以通过经胃底的心室中部或深部经胃底长轴观得到详细的观察，这些图像仅通过食管中部切面是观察不到的。

　　多普勒超声心动图可以用来估测通过双叶瓣、斜碟瓣和生物瓣的跨瓣压力阶差，通过这些人工瓣时血流常呈中心指向性和线性。相反，球笼瓣和碟笼瓣的铰合器改变了通过人工瓣的血流方向，因此伯努利公式就不能精确地估计跨瓣压力的斜率。

各型人工心脏瓣膜的超声心动图特点

　　每种类型的人工瓣膜都有其独特的超声心动图特点和血流动力学特征。瓣膜的型号、外形和运动都可以通过 TEE 来鉴别。了解已出版手册中对瓣膜正常运动范围、平均跨瓣压力阶差和人工瓣膜的平均有效瓣口面积(EOA)的详细说明很有必要，它能查证人工瓣膜的正常功能并能诊断人工瓣膜功能失调[7-9]。通常，人工瓣膜是按照机械或生物性质来划分的(表 13.2)。

心脏的人工机械瓣膜

　　心脏的人工机械瓣比生物瓣更耐用，但它易形成血栓并需要全身抗凝治疗。由于这些原因，机械瓣通常用于植入了一个生物瓣后出现结构故障的较年轻患者，植入机械瓣可以为他们提供一个更长的生存期。机械瓣还可以用于由于其他原因需要抗凝治疗的患者或者不能够

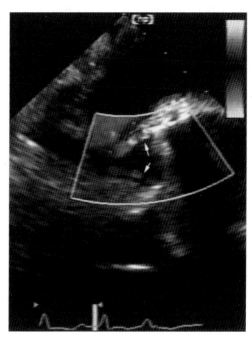

图 13.1　主动脉瓣位双叶机械瓣。多平面经食管超声心动图在食管中段主动脉瓣长轴观晶片位于 135°探查主动脉瓣位二叶机械瓣。彩色多普勒血流显像在舒张期显示正常出现两股源于小叶铰合部的射流(箭头)。环状瓣架造成的超声声影使得很难从这个角度评价瓣叶的运动。通过经胃底左室长轴或深胃底左室长轴观评价主动脉瓣各个瓣叶的运动是必要的。(见彩图)

承受再次手术风险的患者。机械瓣的硅橡胶、金属、热解的碳成分都不是较好的超声导体并都会产生声影、混响和强烈的反射信号。

双叶瓣

　　由于双叶机械瓣耐用性好和相对于缝合环直径其瓣口面积较大，从而成为患者体内最常植入的机械瓣。它可以植入在主动脉瓣、二尖瓣和三尖瓣位。这种瓣膜是由两个半圆形瓣叶悬挂在带有缝合环的圆环上四个铰链点处 (图 13.3)。当瓣叶开放时，在瓣环内就会形成三个分隔的孔。

　　对人工瓣膜进行一次系统的 TEE 检查包括：扫查人工瓣叶的运动，在自身瓣环内探查瓣合适的位置以及通过瓣膜正常的血流模式。另外，TEE 检查应该能够检测到有无明显的瓣周漏和异常的跨瓣反流。最后，TEE 还可以用来估测跨瓣压力阶差或计算瓣膜有效瓣口面积。

　　1. 确定瓣叶运动　二维图像用来确定两个机械瓣叶的开放和关闭。在短轴切面上，开放时

表 13.2 人工瓣类型

瓣膜	说明
生物瓣	
同种异体移植生物瓣	与自身瓣膜不易区别,仅用在主动脉瓣位(Cryolife 主动脉同种异体移植瓣)
猪人工生物瓣	猪主动脉的聚丙烯支架带有三个支撑杆 (例:Hancock, Carpentier-Edwards, Medtronic Mosaic, St. Jude. Bioimplant, Wessex)
牛心包瓣	取自牛心包的三瓣尖式瓣膜带有三个支撑杆,其支撑架上覆盖涤纶 (例:Bioflo pericardial, Carpentier-Edwards Pericardial, Carpentier-Edwards Perimount Magna, Labcor-Santiago peri-cardial, Mitroflow, Lonescu-Shiley, Sorin Pericarbon)
无支架瓣	增强型猪生物瓣(Biocor steutless, Cryolife-O'Brien stentless, Edwards Prima stentless, Medtronic Freestyle, Toronto Stentless Porcine)
机械瓣	
球笼瓣	包含一个硅橡胶球的带有两个 U 型弓状结构的环形缝合环 (例:Braunwald-Cutter, Harken, Starr-Edwards)
碟笼瓣	矮笼内中央有一特轻的硅橡胶铰合盘,外有一环形缝合环(例:Beall, Kay-Shiley, Kay Suzuki, Starr-Edwards Modle 6520)
斜碟瓣	单个斜碟瓣呈偏心性连接于圆形环内在圆环开放时形成两个孔 (例:Bjork-Shiley, Lillehei-Kaster, Medtronic Hall, Omnicarbon, Omniscience, Sorin Allcarbon monoleaflet, Wada-Cutter)
双叶瓣	两个半圆形的瓣叶连于圆环内瓣叶开放时几乎与瓣环垂直,形成三个孔 (例:ATS, Carbomedics, Duromedics, Edwards MIRA, Jyros bileaflet, ON-X, St. Jude Medical, Sorin Allcarbon, Sorin Bicarbon)

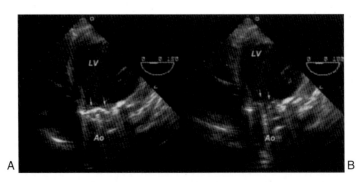

图 13.2 主动脉的双叶机械人工瓣。经食管超声心动图经胃底左室长轴观晶片位于 0°多平面显示人工瓣(箭头)及其运动。(A)舒张期两瓣叶完全关闭,与瓣环水平成 30°角。(B)收缩期两个瓣叶完全开放,与瓣环水平成 90°角。

两个瓣叶在圆环内会产生两个线性的声影 (图 13.4)。对于植入在二尖瓣位的瓣膜,通过食管中段左室长轴观是观测瓣叶活动的最佳位置(图 13.5)。通过多平面旋转会产生一个正好垂直于两个瓣叶的横断面图像,这样就能瞬间观察到两个瓣叶的运动(图 13.5B)。两个瓣叶是倾斜的,呈对称性,在相对于瓣环平面 85°~90°时开放,30°时关闭。植入主动脉瓣位的人工瓣叶的运动则更难评价(见图 13.1)。主要是由于来

自缝合环的声影和食管中段主动脉瓣长轴观模糊的瓣叶活动造成的。各个瓣叶的运动可以通过经胃底左心长轴和深部经胃底左心长轴观来观察,这些切面通过左室和左室流出道观察远场未被阻挡的主动脉瓣图像(见图 13.2)。

2. 确定合适的瓣膜位 人工缝合环在自身瓣环上不完全的固定或者缝合环的裂开会导致瓣周漏。瓣周漏是指反流来自人工瓣环或缝合环以外。造成人工植入术后即刻出现不完全固

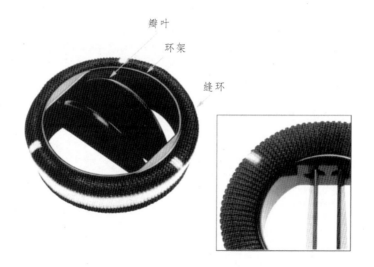

图 13.3　Carbomedics R-系列主动脉瓣二叶机械瓣照片。由两个半圆状热解碳瓣叶和支撑它的被缝合的环状热解碳瓣环组成。插图显示瓣叶闭启的铰合点,这种瓣在铰合点处有微量的反流。

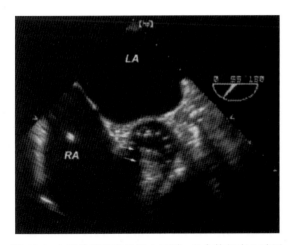

图 13.4　主动脉的双叶机械人工瓣。经食管超声心动图食管中段主动脉瓣短轴观显示收缩期瓣环水平可见两个呈平行关系的机械瓣叶的短轴图像,呈开放状态。远场由机械瓣叶引起的声影使瓣环以远位置较难显示。

定的最主要原因是自身瓣环的严重钙化。人工瓣心内膜炎则是造成瓣膜裂开的最常见原因,并且在二维图像上整个瓣膜装置呈现一种"摇摆"运动。多平面左心长轴切面能够很好地识别人工瓣膜位置是否合适,是否存在瓣周漏以及瓣膜裂开。

3.确定正常的血流模式和无病理性跨瓣反流及瓣周漏　彩色血流多普勒成像可以显示瓣叶开放时通过瓣环中部的前向血流和在瓣叶关闭期间较少的特征性反流。少量的反流对于双叶人工瓣来说是正常的,它是由于关闭和渗漏的反流造成的。关闭反流是由于关闭瓣叶而出现的血流逆流。渗漏反流发生在机械瓣关闭后,起自瓣叶的四个铰链点,并产生四个中央性反流束(图 13.1 和图 13.5)。长轴切面是观察起自铰链点渗漏反流的最佳位置,可以通过与瓣叶平行的多角度长轴切面来观测(图 13.5A)。由于双叶人工瓣的设计,可以在铰链点处出现少量的反流,这些反流能够阻止铰链处血栓的形成。有时,通过彩色多普勒同样能够发现起自碰到瓣环的瓣叶边缘的少量渗漏(图 13.5B)。反流期内正常的生理性反流既小又短,并且根据反流的大小、位置、方向和持续时间是可以与病理性跨瓣反流相区别的。

起自缝合环内的病理性反流亦称跨瓣反流。瓣膜植入后即刻出现的病理性跨瓣反流表明瓣叶功能失调。由于术中引起瓣叶功能失调而导致跨瓣反流的原因包括残留组织阻碍瓣膜的关闭,错位的缝合线干扰瓣叶的运动,铰链处的碎屑能导致瓣叶在某个位置固定。瓣周漏是起自缝合环之外的反流,均为病理性。

4. 计算瓣膜压力阶差和有效瓣口面积　人工瓣膜的血流动力学特性可通过多普勒超声心动图进行评价。解释用多普勒得到的人工瓣膜

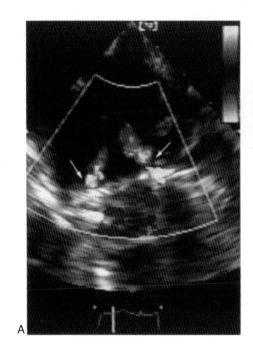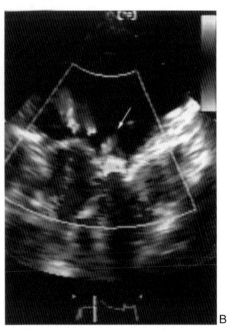

图 13.5　二尖瓣双叶机械人工瓣,经食管彩色多普勒血流图显示食管中段晶片转到 60°多平面扫查二尖瓣连接位置 (A)和 150°多平面显示长轴切面(B),图中显示了二尖瓣人工瓣瓣周漏的位置。(A)瓣周漏起源于瓣交界处,血流束 朝向瓣中心。(B)瓣周漏(箭头)起源于瓣叶与瓣架之间的连接处。(见彩图)

血流动力学参数是复杂的, 因为即使是正常功能的人工瓣膜其自身亦会阻碍血液的流动,而且根据人工瓣膜型号和瓣环直径的不同, 通过人工瓣的血流速度也不相同。由于通过中心矩形孔比通过双叶瓣的半环孔的血流速度大得多, 许多研究认为根据简化的伯努利公式测得多普勒得到的压差会高估真实的跨瓣压差[10]。然而, 相同的研究和其他一些研究认为运用多普勒观察与导管测得的通过人工瓣膜的压差不同, 原因可能是测量压差的位置不同以及瓣口下游压力逐渐恢复[10,11]。依照这种解释,采用多普勒和导管测得的压力阶差不同不能表示用导管测得的压差高估了跨瓣压差, 而是由于测量技术与人工瓣口相关的压力阶差的精确位置有关。并且,根据压力减半时间(MVA=220/PHT)估测二尖瓣瓣口面积(MVA)的公式并不适用于人工瓣膜, 因为它在结构和血流特性上均不同于自体瓣膜。出于临床用途, 有几种适用于多普勒引导的测量法可以定量评价人工瓣膜的功能。一种方法只报道了通过人工瓣膜的多普勒跨瓣

峰值流速和平均流速的精确值, 并与特殊的类型、型号和尺寸的人工瓣膜公布的正常值对照, 这些都是根据临床报道和制造商公布说明书中的数值, 在其各自的网站或人工瓣的包装袋内均能看到[9]。对于人工瓣膜来说,采用多普勒引导的连续方程公式估测瓣口面积(图 13.3)可以与特殊人工瓣膜的类型、型号和尺寸相对照[9]。置换人工瓣膜的患者, 解释多普勒引导的血流动力学信息复杂性的另外一方面是多普勒得到的压力阶差依赖血流,甚至是血液黏滞性的。人工瓣膜植入术后即刻, 由于血液稀释而降低的血液黏滞性或是由于变力性支撑而增加的心输出量导致应用简化的伯努利公式会高估人工瓣膜压力阶差。另一种方法在评价人工主动脉瓣时有可能克服这个问题, 即将通过人工瓣膜的跨瓣多普勒血流速度与经过左室流出道的血流速度相比较[12,13]。例如,应用"双面"技术评价主动脉瓣位的人工瓣膜功能, 左室流出道的峰值流速(V_{LVOT})与跨瓣峰值流速(V_{AOV})之比小于 0.35(V_{LVOT} / V_{AOV} <0.35)表明人工主动脉瓣存在

狭窄[12]。同样,在评价二尖瓣位人工瓣膜功能时,跨瓣血流速度时间积分(VTI$_{MV}$)与左室流出道速度时间积分(VTI$_{LOVT}$)之比大于2.2(VTI$_{MV}$/VTI$_{LOVT}$>2.2)表明人工二尖瓣存在狭窄[13]。

球笼瓣

球笼瓣是最早植入人体的人工瓣。它是由带有3个或4个支撑架的金属丝笼组成的,在金属丝笼内有一个硅橡胶球或金属球。这种球状瓣投射出一个较大的声影,因此观察笼内的活动最好是在瓣膜的长轴水平(图13.6A)。在瓣膜的短轴水平,可以观察到金属丝支撑架内的球状瓣。瓣膜短轴切面的彩色多普勒血流成像可以显示金属丝支撑架间通过球状瓣外部周边的血流(图13.6B)。

碟笼瓣

碟笼瓣是由一个金属丝笼组成的,其内包含一个盘状瓣。瓣膜长轴水平是观察金属丝笼内盘状瓣上下运动的最佳位置。彩色多普勒血流成像可以显示支撑架平面通过中心孔的血流,以及随后进入金属丝笼外面支撑架和盘状瓣之间的血流。通过瓣膜的多方向血流影响多

普勒引导估测瓣口面积和跨瓣压差的可靠性。

斜碟瓣

斜碟瓣用于主动脉瓣或二尖瓣位。它是由支撑架支撑的一个碟瓣。单个碟瓣支点开放60°~80°就形成两个不同大小和形状的孔。相对于其支撑架的尺寸,它的外形较低,更有利于提供一个较大尺寸的孔。

超声心动图检查包括:

1. 在左室长轴切面,确定碟瓣的正常倾斜运动。

2. 在左室短轴切面,当瓣膜倾斜开放时,碟瓣的一边能够观察到开启运动。

3. 彩色多普勒血流成像发现起自碟瓣的铰链处的少量中央性的渗漏反流或者起自碟瓣和环状支撑架之间的连接点处的少量反流都是正常的。

4. 异常发现:支撑架断裂是一种严重的并发症,它会导致碟瓣功能失调,甚至形成血栓。其他的并发症如栓塞或瓣膜上血管翳的形成都会损害碟瓣的运动,从而导致瓣膜狭窄或跨瓣反流(图13.7)。

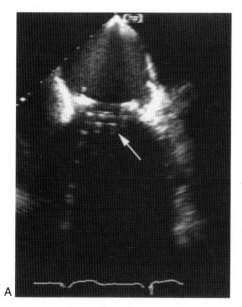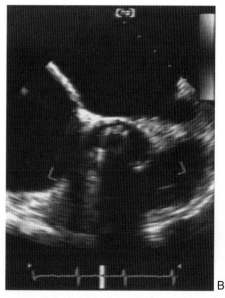

图 13.6 Starr-Edwards球笼瓣。(A)图为经食管超声心动图食管中段四腔心观于舒张末期显示的二尖瓣位球笼瓣情况。因硅化橡胶材料的球瓣及金属丝笼所产生的强回声声影使得瓣叶远端的部分显示欠清晰。(B)切面显示的为食管中段主动脉短轴观主动脉瓣位的人工球笼瓣。可以看到球笼瓣的三个金属架。彩色血流多普勒可以较清楚地显示血流自球瓣的周边通过。而球瓣可产生声影。(见彩图)

生物瓣或组织瓣

生物瓣不需要全身抗凝治疗，但是它的有效期仅为 12~15 年。人工生物瓣的生物成分易受瓣膜结构破坏的影响，例如瓣叶钙化、撕裂或穿孔。无支架的主动脉生物瓣也易受到来自瓣环或主动脉根部扩张产生反流的影响。人工生物瓣膜特别适用于生命期少于 15 年的老年患者或是不能承受抗凝治疗的患者，以及不适于抗凝治疗的患者。人工生物瓣膜的生物成分有很好的声学特性，超声能够对其成像。通常用来检测自身瓣膜的方法同样可以对生物人工瓣膜进行 TEE 检查。

带支架的猪异种移植瓣

带支架的猪异体移植瓣是将由戊二醛处理的猪主动脉异种移植物包埋在由织品包绕的金属或聚合物支架构成的缝合环上(图 13.8)。它可以植入主动脉、二尖瓣或三尖瓣位。在短轴切面，有支架支撑的三个瓣叶开放时形成一个鼓肚状的三角形中心孔。在长轴切面，开放时三个瓣叶对称性分开，关闭时对合点位于瓣膜中央。支撑瓣叶的支撑架是从瓣环基部一直延伸到朝向瓣膜的下游面。多普勒血流成像能够探测到

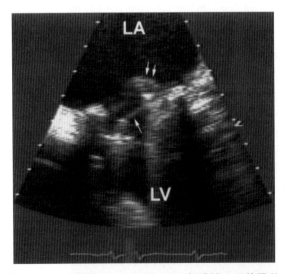

图 13.7　二尖瓣位 Biork-Shiley 人工斜碟瓣上血管翳的形成。经食管超声心动图食管中段四腔心观可观察到二尖瓣位人工斜碟瓣。单叶瓣在收缩期不能关闭完全(单箭头)，而在舒张期能够完全开放(图中未显示)。在瓣上可见血管翳(双箭头)限制了瓣叶的活动，从而导致瓣口的狭窄以及过瓣的反流。LA:左房;LV:左室。

来自中心对合点的少量反流。

带支架的牛心包瓣

带支架的牛心包瓣是将牛心包与缝合环相连，用三个金属支架来支撑三个瓣叶(图 13.9)。与带支架的猪生物瓣相比，牛心包生物人工瓣的外形轮廓较低，但这种瓣膜与带支架的猪主动脉异种移植瓣的超声心动图特点很相似。植入在二尖瓣位的心包人工生物瓣在植入术后即刻会出现轻微的中心性跨瓣反流，但随着时间的推移会逐渐减少(图 13.10A)。有时可以看到来自支架支撑杆纤维覆盖区域或支架与缝合环之间区域的少量跨瓣反流渗漏(图 13.10B)。通常随着时间的推移，当细胞成分或内皮成分覆盖在纤维上后，通过人工生物瓣纤维的反流渗漏会逐渐消失。

无支架瓣

无支架人工生物瓣是由戊二醛处理的猪主动脉异体移植与增强的纤维制造而成的，它没有金属丝构成的支架、支撑杆和缝合环。这种人工瓣用于主动脉瓣位或主动脉根部置换。去除了支撑杆和缝合环的无支架瓣，对于那些自身主动脉瓣环直径小于 20 mm 的患者在瓣膜置换术后增大其有效瓣口面积是非常有用的。去除了支撑架，使得瓣叶和瓣环的活动度更大了，并且可以潜在地保护结构的衰退。然而，无支架主动脉瓣的这种优势，要视主动脉根部的几何形状而定。不匹配的瓣环尺寸，瓣环平面的瓣叶排列错乱或主动脉根部的扩张都会改变瓣叶对

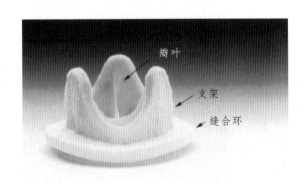

图 13.8　Carpentier-Edwards 6625 型猪生物瓣膜图片。选用该生物瓣膜采用的是异种移植的方式。瓣膜取自猪主动脉，将瓣膜包埋在缝合环所围绕的瓣架上。(见彩图)

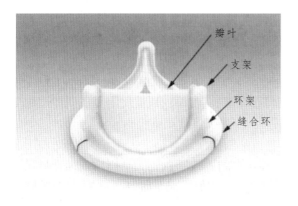

图 13.9 Carpentier-Edwards 6900 型牛心包人工生物瓣图片。生物瓣膜取自牛心包片,将瓣膜包埋在缝合环所围绕的瓣架上。

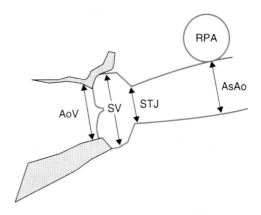

图 13.11 经食管超声心动图食管中段主动脉瓣长轴观所显示的主动脉示意图。于此切面右肺动脉(RPA)水平可测量主动脉的瓣环径(AoV),Valsalva 窦(SV)部径,窦管交界(STJ)径和升主动脉(AsAo)内径。

合并导致反流。正是由于这个原因,所以术中超声心动图要精确测量自身瓣环,证实升主动脉无扩张,人工瓣与窦管连接部直径的匹配,与无支架瓣膜的直径的误差在 10% 以内(图 13.11)[14]。无支架瓣的超声心动图特性不易与自身主动脉瓣相区别。植入主动脉根部的无支架瓣增加了重叠区血管壁的厚度,也增加了瓣周漏的可能性。无支架人工生物瓣植入术后即刻探查到微量或少量反流可达 25%。

同种异体移植瓣

冷藏保存的人类主动脉根部同种异体移植物在商业上可用于移植术。其尺寸根据主动脉瓣环的直径不同有 20~26 mm 不等。此种人工瓣由于无支撑架,就要求同种异体移植物与自身瓣环尺寸相匹配,从而确保瓣膜的正常功能。

植入过小或过大尺寸的同种异体移植瓣会导致主动脉瓣反流。主动脉同种异体移植瓣的超声心动图特性不易与自身主动脉瓣和主动脉根部相区别。主动脉瓣心内膜炎、伴主动脉根部出现脓肿、双叶主动脉瓣伴主动脉根部扩张、A 型主动脉夹层或累及主动脉根部以及升主动脉的动脉瘤需要进行以下手术:主动脉根部置换术、采用人类主动脉瓣根部同种异体移植物的冠状动脉再植术、无支架猪主动脉瓣置换术。

超声心动图诊断人工瓣功能失调的临床附加说明

人工瓣功能失调会导致反流、狭窄或溶血。TEE 被认为可用于诊断和评价疑似人工瓣功能失调的诊断性检查。

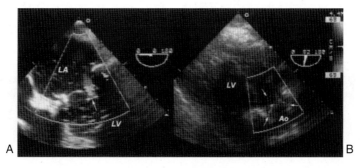

图 13.10 在植入牛心包人工生物瓣以后,轻度过瓣反流可立即被检测出来。(A)在二尖瓣位包埋牛心包人工生物瓣膜,经食管超声心动图应用彩色多普勒可评价来自瓣叶交界处的中心性反流(箭头)。(B)经胃底左室中部长轴观应用彩色血流多普勒可以评价主动脉瓣位植入牛心包人工生物瓣膜患者沿瓣架纤维(箭头)走行的轻度反流。这些过瓣的反流随着时间的推移会有明显的减低。LA:左房;LV:左室;Ao:主动脉。(见彩图)

1. 人工瓣反流　当多普勒检查发现人工瓣反流时，区别生理性反流和病理性反流非常重要。

（1）对于所有的人工机械瓣和大约 10% 的人工生物瓣来说，发现少量反流是正常的。关闭性回流是由于为了瓣膜关闭需要而产生的血液回流。相反，渗漏发生在机械瓣关闭后并且起自铰链和瓣叶与瓣环之间的接合区之间（图 13.1，图 13.5 和图 13.10）。在反流期内，生理性反流既短又小。各种类型瓣膜的渗漏反流模式都各不相同，并且有别于生理性反流。生物人工瓣植入术后即刻可通过 TEE 多普勒血流成像探测到轻度的跨瓣反流。起自瓣叶接合点的反流均为中央性的。在人工瓣膜支架纤维覆盖区的反流起自瓣膜的支柱并且直接朝向瓣膜中央。具有代表性的人工生物瓣植入术后即刻通过 TEE 探测到的轻度生理性的跨瓣反流在手术结束时会减少甚至消失。

（2）人工生物瓣的病理性跨瓣反流通常与慢性退行性病变有关，包括瓣叶钙化、穿孔、撕裂、脱垂(图 13.12)或由于心内膜炎导致的瓣叶破坏有关。在人工机械瓣中，血管翳的形成、血栓、赘生物或瓣膜成分中的异物会妨碍瓣叶的完全闭合，从而导致病理性的跨瓣反流（图 13.13)。机械瓣瓣叶运动的二维图像对发现由于血管翳、血栓或赘生物引起的跨瓣反流很有用。根据多普勒法的分级系统得到的反流分数、反流面积、反流长度、缩流颈或反流宽度同样适用于评价人工瓣反流的严重程度。

（3)瓣周漏通常都是病理性的，它是由于人工瓣环与自身瓣环的不完全固定或缝合环裂开造成的。典型的不完全固定，是因为自身瓣环钙化造成的，自身瓣环钙化会增加植入的难度。通过彩色多普勒成像能够发现起自缝合环外的瓣周漏，其特点是沿着接收血流房室壁出现偏心性的射流，并且通常在人工瓣的近端腔室紧邻反流部位出现血流加速的区域(图 13.14)。一些临床试验认为，术中 TEE 对探查瓣周漏和瓣膜置换术的迅速修正很有帮助[15]。在一个很小的临床实验组中，在小组病例的临床观察中发现二尖瓣置换术后即刻 TEE 检查，6 名轻度瓣周反流患者中有 2 名，以及全部 2 名中度瓣周反流患者，随后的临床病情恶化[16]。另外一项研究检测了主动脉瓣或二尖瓣置换术后 27 名患者发现，在瓣膜置换术后通过 TEE 应用彩色多普勒血流成像探查到少量的瓣周漏是很普遍的，

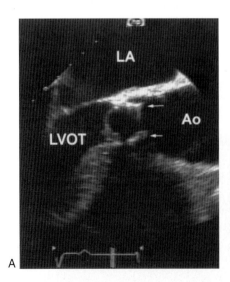
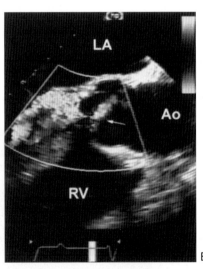

图 13.12　主动脉瓣位的猪生物瓣的过瓣反流。经食管超声心动图在食管中段主动脉瓣长轴观晶片位于 150° 扫查主动脉瓣位的猪生物瓣。(A)2D 图像在舒张期显示瓣架(箭头)支持的瓣叶。瓣叶脱入左室流出道。(B)彩色多普勒血流显像在整个舒张期显示主动脉瓣反流(箭头)源自瓣架，并显示由于生物瓣结构的退化引起的瓣膜反流。LVOT：左室流出道；LA：左房；RA：右房；Ao：主动脉。(见彩图)

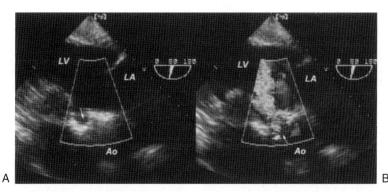

图 13.13 由于瓣叶在开放的位置存在血管翳引起瓣膜重度的反流。经胃底左室长轴中段切面探查患者主动脉瓣位的人工机械瓣。(A)二维图像显示一个瓣叶在开放的位置是不动的(箭头)。(B)彩色多普勒血流显像显示在开放的瓣叶卡瓣,有重度的瓣膜反流(箭头)。LA:左房;RV:右房;Ao:主动脉。(见彩图)

在服用鱼精蛋白后瓣周漏的大小和数量会减少并和早期的术后死亡率不相关[17]。最后,在一个较大的临床试验组中, 对 608 名主动脉瓣和二尖瓣置换术的患者研究发现, 微量或轻度瓣周漏反流是指在术中 TEE 检查中通过多普勒彩色血流成像探测到的反流束面积小于 3.0 cm²,微量或轻度瓣周漏占所有患者的 18.3%[18]。术后早期,50% 患者的瓣周漏都会消失。术后晚期,最初存在轻度瓣周漏的 113 名患者中只有 4 名出现反流加重。瓣膜置换术后,TEE 对瓣周漏准确的部位和严重程度的探查对外科干预治疗的指导性决策有很大帮助。缝合环撕裂是瓣膜置换术后的一个晚期并发症,并多与心内膜炎有关。缝合环的部分裂开会使人工瓣松动,产生整个人工瓣的"摇摆"运动,通过二维成像能够看到自体与人工瓣环相互分离(图 13.15)。

　　2.**人工瓣狭窄**　与自身瓣膜相比,根据瓣膜的型号、尺寸和患者血流动力学状态的不同,所有人工瓣都存在轻度的狭窄。应用简化的伯努利公式计算通过人工瓣的平均压力阶差要依照人工瓣的型号、位置、大小以及心输出量。当检测人工瓣血流动力学特性时, 根据瓣环尺寸不同, 通常将写在包装内或列出特殊瓣膜型号正常瓣的血流动力学说明作为参考指标[7-9]。二尖瓣位的峰值跨瓣压差范围是 3~4 mmHg,主动脉瓣位的峰值跨瓣压差范围是 <10~>30 mmHg(图 13.16)。连续法也能用来估测二尖瓣位和(或)主动脉瓣位人工瓣的 EOA(表 13.3)。与横截面和通过左室流出道的 VTI 相比, 多普勒连续法还可以用来获得通过瓣口的速度时间积分(VTI)。通过连续公式估测的二尖瓣位瓣瓣口的 EOA 平均值范围是 1.4~3.0 cm²,主动脉瓣瓣口的 EOA 平均值范围是 1.0~2.5 cm²(图 13.17)。人工生物瓣狭窄是由慢性退化性变引起的, 退行性变会导致瓣叶钙化、增厚和僵硬从而影响人工瓣完全开放的能力。通过二维超声能够探查到人工瓣的退行性变和受限的瓣叶活动。对于机械瓣来说,血栓、血管翳、赘生物、缝合线甚至是残留的瓣下组织都会引起瓣膜狭窄。在瓣关闭时, 残留的瓣下组织会使人工瓣处于关闭位置或影响人工瓣完全开放的能力(图 13.7 和图

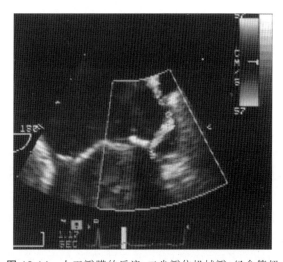

图 13.14　人工瓣膜的反流,二尖瓣位机械瓣。经食管超声心动图食管中段左心长轴观晶片位于 22°机械瓣叶在二尖瓣位置显示瓣膜反流。彩色多普勒血流显像显示一束偏心性的源自瓣环周围的反流。(见彩图)

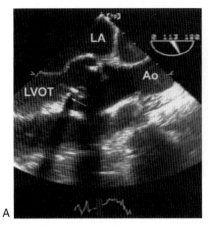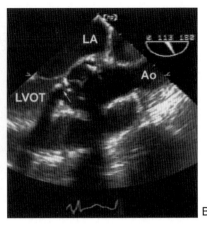

图 13.15　主动脉瓣位牛心包人工生物瓣瓣环裂。经食管超声心动图在晶片位于 113°食管中段主动脉瓣长轴观显示主动脉瓣位牛心包人工瓣。(A)收缩期, 人工瓣架的前方置于朝向主动脉瓣环的左室面。(B)舒张期人工瓣架的前方完全从主动脉瓣环处分离(箭头)。瓣环部分分离裂开产生人工瓣的"摇摆运动"和分裂部位的瓣周反流(箭头)。LA:左房;LVOT:左室流出道;Ao:主动脉。

13.18)。

3.患者人工瓣不匹配　人工心脏瓣相对于自身心脏瓣膜, 其本身就存在狭窄。尽管仍有一些争议, 但一些临床研究已经提供证据认为患者植入过小的人工瓣会出现明显的血流阻塞[19-22]。在主动脉瓣植入术后, 由一个正常功能的人工瓣引起的血流阻塞的血流动力学后果会增加患者的死亡率和心脏并发症的可能性[20-22]。在主动脉瓣位植入一个狭窄的人工瓣也显示与术后降低的心室质量退变有关[23], 这种状态称为患者人工瓣不匹配。对那些左心室功能减退的患者尤为重要。主动脉瓣置换术后是检测患者人工瓣不匹配的最佳时机, 这是因为自身主动脉瓣环的直径限制了能够植入的人工瓣的大小。然而, 一些研究认为患者人工瓣不匹配会发生在二尖瓣置换术后, 并且能够通过肺动脉压来证实[24]。术中 TEE 提供了一个能够测量自身主动脉瓣环的直径来决定植入人工瓣膜直径的方法。因此, 对于根据 EOA 指数预测患者人工瓣不匹配的风险很有帮助 (EOA_i=EOA / BSA, EOA_i 指有效瓣口面积指数, EOA 是人工瓣的有效瓣口面积, BSA 是患者体表面积)。在主动脉瓣植入术后, 如果 EOA_i 小于或等于 0.65 cm^2/m^2 为重度不匹配, 如果 EOA_i 在 0.65 cm^2/m^2 与 0.85 cm^2/m^2 之间为中度不匹配, 如果 EOAi 等于或大于 0.85 cm^2/m^2 则无意义[20]。二尖瓣置换

术后, 如果 EOA_i 小于或等于 1.2 cm^2/m^2 才被认为有意义[20]。如果在主动脉瓣置换术前, 术中 TEE 探查到是一个小的主动脉瓣环, 为了降低患者人工瓣不匹配的风险, 手术的选择包括将人工瓣植入在瓣环之上, 相对于瓣环尺寸选择一个血流动力学性能较好的人工瓣, 将主动脉根部扩大到能够植入一个较大的人工瓣或者将主动脉根部置换。

4.血栓和血管翳　急性血栓通常是由不恰当的抗凝治疗引起的, 由于血栓阻碍血流通过瓣膜或妨碍瓣叶启闭从而引起人工瓣狭窄或反流。亚急性状态的增大血管翳同样可以引起人工瓣的狭窄和反流。二维成像能够显示附着在人工瓣上的异常物质, 有时会干扰或限制人工瓣装置的活动范围(图 13.7)。血管翳的纤维性成分回声增强, 并且牢固地附着在瓣膜表面。血栓则更加松动些, 尺寸更大并与自发显影有关, 自

表 13.3　采用连续法计算有效瓣口面积

EOA = $LVOT_{area}$ (VTI_{LVOT} / $VTI_{transvalvular}$)
标注 :
EOA = 人工瓣的有效瓣口面积
$LVOT_{area}$ = 左室流出道横截面积
　　　 = π(LVOT 直径/2)^2
$VTI_{transvalvular}$ = 通过瓣膜的血流速度时间积分
VTI_{LVOT} = 通过左室流出道的血流速度时间积分

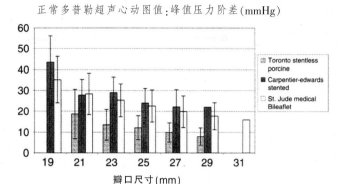

图 13.16 主动脉瓣位人工瓣膜正常多普勒峰值压力阶差。根据简化伯努利方程通过多普勒超声心动图测量最大跨瓣压差对典型的人工瓣膜型号和主动脉瓣位瓣口大小的评价。(Values are the composite of published reports from Rosenhek R, Binder T, Maurer G, et al. Normal values for Doppler echocardiogrphic assessment of heart valve prostheses. *J Am Soc Echocardiogr* 2003;16:1116–1127.)

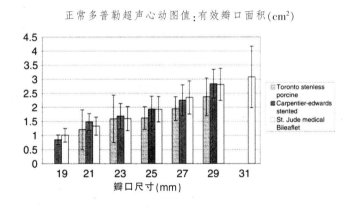

图 13.17 主动脉瓣位人工瓣膜的多普勒有效瓣口面积。主动脉瓣位人工瓣膜的有效瓣口面积的测量,通过多普勒超声心动图连续方程测主动脉瓣位人工瓣膜的型号和瓣口的大小。(Values are the composite of published reports from Rosenhek R, Binder T, Maurer G, et al. Normal values for Doppler echocardiogrphic assessment of heart valve prostheses. *J Am Soc Echocardiogr* 2003;16:1116–1127.)

发显影表明血流速度减慢[25]。彩色多普勒成像能够显示跨瓣反流或穿过受损瓣叶的异常血流模式。有时,血管翳阻塞的唯一证据就是显示通过多普勒检测到异常增高的跨瓣压力阶差。

5. 溶血作用 现代的人工瓣膜很少出现溶血作用。但是,当血流受到高的峰值剪切力作用时则会出现溶血现象。当血液快速加速或快速减速碰撞时,或碰撞在人工物质上就会出现高动力状态[26]。与溶血作用相关的反流,其多普勒血流成像显示为血流断裂、碰撞或加速。无反流或逐渐减速的反流很少会产生溶血作用。

6. 心内膜炎 瓣膜置换术后大约 3%~6% 的患者会发生人工瓣膜心内膜炎,死亡率在 20%~80% 之间[2]。TEE 是现今探查赘生物、瓣环裂开或瓣环脓肿以及诊断人工瓣心内膜炎的最佳方法(图 13.19)[27]。由于存在声影,人工瓣膜远端的成像比较困难,因此采用食管中段和经胃底切面来检测人工赘生物就很重要。

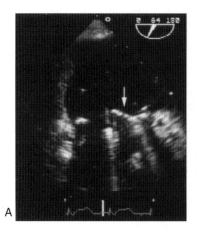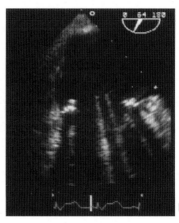

图 13.18 二尖瓣位的人工机械瓣卡瓣。经食管超声心动图在食管中段二尖瓣交界切面晶片转至 64°,舒张中期在横断面显示二尖瓣位机械瓣的两个瓣叶的运动。(A)图是二尖瓣机械瓣的前叶在闭合位置的卡瓣(箭头)。(B)图显示两个瓣叶卡瓣后完全开放。彩色多普勒显像显示在舒张期通过开放的二尖瓣口的血流,但是在关闭位置的卡瓣的瓣口无反流。

7. 左室流出道梗阻 左室流出道梗阻引起的主动脉瓣下狭窄虽不常见,但却是在二尖瓣置换术后可以识别到的并发症[28-30]。采用保留瓣叶或腱索的二尖瓣置换术后,左室流出道内残留的二尖瓣叶或腱索会引起左室流出道梗阻。二尖瓣位的猪生物瓣由于其支撑杆碰撞左室流出道而出现左室流出道梗阻。经胃底左室长轴观提供了一种在二尖瓣置换术后观察左室流出道的方法,并能通过连续多普勒估测左室流出道压力阶差。

总结

TEE 在评价人工心脏瓣膜,诊断人工瓣膜功能失调以及探查与瓣膜置换相关的并发症中有着重要的临床应用价值。

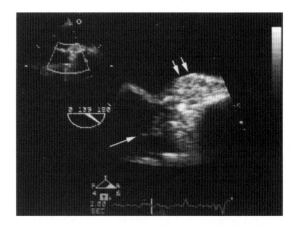

图 13.19 感染性心内膜炎和主动脉根部脓肿,双叶瓣,主动脉瓣位,多平面经食管超声心动图食管中段主动脉瓣长轴观在 139°显示感染性心内膜炎患者的主动脉瓣位的瓣叶。在舒张期左室流出道切面,赘生物附着于人工瓣叶(单箭头)。增厚的主动脉根部后壁(双箭头)为主动脉根部脓肿。

参考文献

1 Seward JB, Labovitz AJ, Lewis JF, et al. ACC position statement. Transesophageal echocardiography. *J Am Coll Cardiol* 1992;20:506.

2 Vongpatanasin W, Hillis DL, Lange RA. Medical progress: prosthetic heart valves. *N Engl J Med* 1996;335:407–416.

3 Daniel WG, Mugge A, Grote J, et al. Comparison of transthoracic and transesophageal echocardiography for detection of abnormalities of prosthetic and bioprosthetic valves in the mitral and aortic positions. *Am J Cardiol* 1993;71:210–215.

4 Khandheria BK, Seward JB, Oh JK, et al. Value and limitations of transesophageal echocardiography in assessment of mitral valve prostheses. *Circulation* 1991;83:1956–1968.

5 Karalis DG, Chandrasekaran K, Ross JJ, et al. Single-plane transesophageal echocardiography for assessing function of mechanical or bioprosthetic valves in the aortic position. *Am J Cardiol* 1992;69: 1310–1315.

6 Chambers J, Fraser A, Lawford P, et al. Echocardiographic assessment of artificial heart valves: British Society of Echocardiography position paper. *Br Heart J* 1994;71(4 Suppl):6–14.

7 Panidis IP, Ross J, Mintz GS. Normal and abnormal prosthetic valve function as assessed by Doppler echocardiography. *J Am Coll Cardiol* 1986;8:317–326.

8 Reisner SA, Meltzer RS. Normal values of prosthetic valve Doppler echocardiographic parameters: a review. *J Am Soc Echocardiogr* 1988;1:201–210.

9 Rosenhek R, Binder T, Maurer G, et al. Normal values for Doppler echocardiographic assessment of heart valve prostheses. *J Am Soc Echocardiogr* 2003;16:1116–1127.

10 Baumgartner H, Khan S, DeRobertis M, et al. Discrepancies between Doppler and catheter gradients in aortic prosthetic valves *in vitro*. A manifestation of localized gradients and pressure recovery. *Circulation* 1990;82:1467–1475.

11 Bech-Hanssen O, Gjertsson P, Houltz E, et al. Net pressure gradients in aortic prosthetic valves can be estimated by Doppler. *J Am Soc Echocardiogr* 2003;16:858–866.

12 Maslow AD, Haering JM, Heindel S, et al. An evaluation of prosthetic aortic valves using transesophageal echocardiography: the double-envelope technique. *Anesth Analg* 2000;91:509–516.

13 Malouf JF, Ballo M, Connolly HM, et al. Doppler echocardiography of 119 normal-functioning St Jude Medical mitral valve prostheses: a comprehensive assessment including time-velocity integral ratio and prosthesis performance index. *J Am Soc Echocardiograh* 2005;18:252–256.

14 Guarracino F, Zussa C, Polesel E, et al. Influence of transesophageal echocardiography on intraoperative decision making for Toronto stentless prosthetic valve implantation. *J Heart Valve Dis* 2001;10: 31–34.

15 Shapira Y, Vaturi M, Weisenberg DE, et al. Impact of intraoperative transesophageal echocardiography in patients undergoing valve replacement. *Ann Thorac Surg* 2004;78:579–583.

16 Movsowitz HD, Shah SI, Ioli A, et al. Long-term follow-up of mitral paraprosthetic regurgitation by transesophageal echocardiography. *J Am Soc Echocardiogr* 1994;7:488–492.

17 Morehead AJ, Firstenberg MS, Shiota T, et al. Intraoperative echocardiographic detection of regurgitant jets after valve replacement. *Ann Thorac Surg* 2000;69:135–139.

18 O'Rourke DJ, Palac RT, Malenka DJ, et al. Outcome of mild periprosthetic regurgitation detected by intraoperative transesophageal echocardiography. *J Am Coll Cardiol* 2001;38:163–166.

19 Koch CG, Khandwala F, Estafanous FG, et al. Impact of prosthesis-patient size on functional recovery after aortic valve replacement. *Circulation* 2005;111:3221–3229.

20 Blais C, Dumesnil JG, Baillot R, et al. Impact of valve prosthesis-patient mismatch on short-term mortality after aortic valve replacement. *Circulation* 2003;108:983–988.

21 Tasca G, Mhagna Z, Perotti S, et al. Impact of prosthesis-patient mismatch on cardiac events and midterm mortality after aortic valve replacement in patients with pure aortic stenosis. *Circulation* 2006;113: 570–576.

22 Mohty-Echahidi D, Malouf JF, Girard SE, et al. Jr Impact of prosthesis-patient mismatch on long-term survival in patients with small St Jude Medical mechanical prostheses in the aortic position. *Circulation* 2006;113:420–426.

23 Tasca G, Brunelli F, Cirillo M, et al. Impact of valve prosthesis-patient mismatch on left ventricular mass regression following aortic valve replacement. *Ann Thorac Surg* 2005;79:505–510.

24 Li M, Dumesnil JG, Mathieu P, et al. Impact of valve prosthesis-patient mismatch on pulmonary arterial pressure after mitral valve replacement. *J Am Coll Cardiol* 2005;45:1034–1040.

25 Barbetseas J, Nagueh SF, Pitsavos C, et al. Differentiating thrombus from pannus formation in obstructed mechanical prosthetic valves: an evaluation of clinical, transthoracic, and transesophageal echocardiographic parameters. *J Am Coll Cardiol* 1998;32:1410–1417.

26 Garcia MJ, Vandervoort P, Stewart WJ, et al. Mechanisms of hemolysis with mitral prosthetic regurgitation. Study using transesophageal echocardiography and fluid dynamic simulation. *J Am Coll Cardiol* 1996;27:399–406.

27 Piper C, Korfer R, Horstkotte D. Prosthetic valve endocarditis. *Heart* 2001;85:590–593.

28 Jett GK, Jett MD, Banhart GR, et al. Left ventricular outflow tract obstruction with mitral valve replacement in small ventricular cavities. *Ann Thorac Surg* 1986;41:70–74.

29 Come PC, Riley MF, Weintraub RM, et al. Dynamic left ventricular outflow tract obstruction when the anterior leaflet is retained at prosthetic mitral valve replacement. *Ann Thorac Surg* 1987;43:561–563.

30 Gallet B, Berrebi A, Grinda JM, et al. Severe intermittent intraprosthetic regurgitation after mitral valve replacement with subvalvular preservation. *J Am Soc Echocardiogr* 2001;14:314–316.

▶ 问　题 ◀

1. 临床上成功植入的第一例人工瓣膜的类型是(　　　)。
    a. 猪生物人工瓣　　　　　　　　　　　b. 球笼机械瓣
    c. 斜碟瓣机械瓣　　　　　　　　　　　d. 心包生物瓣

2. 超声成像在评价人工瓣时,其最大的局限性在于(　　　)。
    a. 有限的横断面成像　　　　　　　　　b. 无法定量测量瓣膜狭窄的程度
    c. 声影　　　　　　　　　　　　　　　d. 较差的结构细节分辨率

3. 多普勒超声心动图检查应用连续法能够估测(　　　)的有效瓣口面积。
    a. 主动脉瓣位的双叶机械瓣　　　　　　b. 二尖瓣位的碟笼机械瓣
    c. 主动脉瓣位的球笼机械瓣　　　　　　d. 二尖瓣位的球笼机械瓣

4. 病理性反流的多普勒超声心动图特点(　　　)。
    a. 起自机械瓣铰链点的反流　　　　　　b. 生物瓣中心结合点的少量反流
    c. 瓣膜关闭时,早期短暂的反流　　　　d. 沿着接收房室腔的壁走行的异常反流

5. 人工瓣与患者不匹配这个术语用来描述下列那种情况(　　　)。
    a. 相对于人工瓣的直径,自身主动脉瓣环的直径小
    b. 相对于人工瓣的直径,自身主动脉瓣环的直径大
    c. 相对于自身主动脉瓣环直径,人工瓣的有效瓣口面积小
    d. 相对于体表面积,人工瓣的有效瓣口面积小

6. 左室流出道梗阻会发生在(　　　)植入术后。
    a. 二尖瓣位带支架猪人工生物瓣　　　　b.主动脉根部的同种异体移植
    c. 无支架主动脉人工生物瓣　　　　　　d. 主动脉瓣位机械双叶瓣

7. 人工瓣裂开会出现下列哪种超声心动图表现(　　　)。
    a. 有效瓣口面积的增大　　　b. 赘生物　　　c. 人工瓣的"摇摆"　　　　　d. 跨瓣反流

8. 经食道超声心动图(TEE)在评价患者的主动脉瓣位双叶机械瓣瓣叶运动情况时最佳切面是(　　　)。
    a. 经胃底长轴　　　　　　　　　　　　b. 食管中段主动脉瓣长轴
    c. 中食管长轴　　　　　　　　　　　　d. 食管中段主动脉瓣短轴

9. 人工心脏瓣膜植入的患者出现溶血作用时,其反流的特点是(　　　)。
    a. 低速、宽的反流　　　　　　　　　　b. 与人工瓣碰撞的高速射流
    c. 散在的反流　　　　　　　　　　　　d. 起自咬合器装置铰链点的反流

10. 诊断人工瓣膜心内膜炎的超声心动图标准(　　　)。
    a. 人工瓣上的赘生物　　　　b. 瓣叶的钙化　　　　c. 瓣膜狭窄　　　　d. 瓣膜血栓形成
答案见书后。

第 14 章　右心室、右心房、三尖瓣和肺动脉瓣

Rebecca A.Schroeder, Gautam M.Screeram, Jonathan B.Mark

右心室(right ventricle，RV)功能不全是围手术期常见的并发症。心肌保护不足、肺血管阻力增高、空气栓子造成 RV 的冠状动脉供血障碍、急性瓣膜功能不全均可导致 RV 功能受损。本章主要描述超声心动图检测方法评价右侧心腔及其附属的瓣膜结构。

右心室

解剖

超声心动图显示的 RV 腔是一个非几何形、非对称性的新月形结构。RV 包括游离壁和同左心室(left ventricle，LV)共用的室间隔。在食管中段(midesophageal，ME)四腔心观，RV 游离壁可被分为与和其相邻的 LV 壁相对应的基底段、中段和心尖段。RV 也可以流出道和流入道两部分进行划分，这样能更好地反映出 RV 内各部位独立的胚胎起源。一条环状的肌束分隔 RV 流入道和流出道。采用经食管超声心动图(TEE)可较容易地观察到 RV 的大部分心尖部结构及调节束。目前，在大多数正常人中，调节束是一条肌肉小梁起自低位室间隔止于 RV 前壁(图 14.1)。

经食管超声心动图切面

1. **食管中段四腔心观** 这个 RV 长轴切面可用于评价 RV 心尖部、中部和基底部。在四腔心切面，与椭圆形的 LV 腔相比，RV 呈三角形，其长度仅为 LV 腔长度的 2/3(见第 2 章和附录)。

2. **食管中段右室流入-流出道观** 这个切面常被称为环绕切面，因为右心房(right atrium，RA)、RV 和肺动脉 (pulmonary artery，PA)"环绕"着主动脉瓣和左心房，显示出一个 270° 弧形结构(见第 2 章和附录)。

3. **经胃(transgastric，TG)乳头肌中部左室**

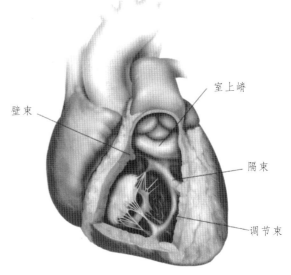

图 14.1　右心室解剖结构示意图。(见彩图)

短轴观 这个切面除可被用于检测 LV 功能外，还可用于评价 RV 游离壁和室间隔(图 14.2)。

4. **经胃右室流入道观** 此 RV 长轴切面与经胃左室两腔心观相似。在经胃右室短轴观(如前述)基础上增加多平面角度大约至 90°，或直至 RA 和 RV 能够在长轴上被看到时，RV 流入道和三尖瓣(tricuspid valve，TV)位于图像的中部。另外，也可在经胃左房和左室两腔心观基础上顺时针旋转探头(向右侧)直至右侧两腔心被

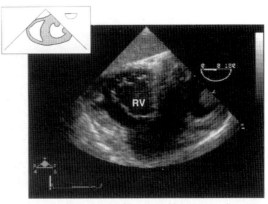

图 14.2　经胃乳头肌中部心室短轴观。RV:右心室。

显示。上述方法都可得到 RV 流入道即 RA、RV 长轴切面图像(图 14.3)。

右心室整体功能的评价

肥厚

RV 游离壁的正常厚度为不到 LV 壁厚度的一半，通常在舒张末期测量为小于 5 mm[1]。RV 肥厚指 RV 游离壁厚度超过 5 mm，可提示有肺动脉高压或肺动脉狭窄(Pulmonic stenosis, PS)[2]。例如,肺源性心脏病患者,当重度肺动脉高压使肺动脉压力超过体循环压力水平时,RV 壁厚度可能超过 10 mm。另外,RV 壁肥厚患者的心尖部心室腔内的小梁结构更加突出。

扩张

RV 扩张见于 RV 容量负荷过重或慢性 RV 压力过重。通常,RV 舒张末期横截面积大约为 LV 面积的 60%。当 RV 扩张时,其形状从三角形变为圆形。检查心脏的心尖部是发现存在 RV 扩张的另一线索,在食管中段四腔心观,心脏的心尖部是由 LV 的心尖部形成的。当 RV 构成心尖部的一部分时则提示存在 RV 扩张,RV 轻度扩张时,RV 面积为 LV 面积的 60%~100%。当 RV 中度扩张时,RV 面积可能与 LV 面积相等,当 RV 重度扩张时,RV 面积可超过 LV 面积[2](图 14.4)。

收缩功能

右心室独特的几何形状限制了对 RV 收缩功能的定量评价。而且,腔室的形状很容易随着容量的改变而改变。RV 射血是由 RV 游离壁向内运动产生的, 有时流出道 (right ventricular

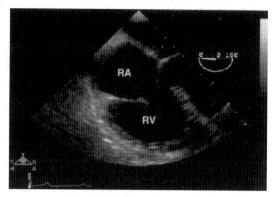

图 14.4 右心室(RV)扩张。可看到扩张的右心室形状从三角形变成圆形。RA:右心房。

outflow tract, RVOT) 和心底部的收缩对 RV 的射血贡献较小[1]。RV 功能不全的征象包括 RV 游离壁运动减低或无运动、RV 扩张、RV 形状从新月形变为圆形、室间隔从右侧凸向左侧。

三尖瓣环平面收缩期移位

三尖瓣环的侧面在长轴方向的收缩期移位是用于评价 RV 收缩功能的指标之一。正常三尖瓣环平面收缩期向心尖方向的移位距离为 2.0~2.5 mm,比二尖瓣环的收缩期移位略大[3]。三尖瓣环是倾斜对向心尖部的, 而二尖瓣环的移动则更为对称性,类似于一个活塞的运动[3]。

肝静脉血流模式

肝静脉的血流经下腔静脉流入 RA。在心动周期的不同阶段采用脉冲多普勒检查肝静脉的血流模式能够为 RV 功能提供重要的线索。正常肝静脉血流模式有四个时相 (图 14.5 和图 14.6)。最初为收缩期流向 RA 的前向血流,是由 RV 收缩时心房的舒张和三尖瓣移向心尖部导致的心房压力减低引起的。这一波形对应心房压力曲线的 x 降支。舒张期的前向血流是由心室充盈早期心房压力减低引起的, 对应于心房压力曲线的 y 降支。另外, 还可观察到两个小的倒转的波形, 其中一个对应舒张末期心房收缩,另一个发生于收缩末期,位于心房压力曲线 y 降支之前。当 RV 功能受损时,收缩期肝静脉血流波幅减低。

右心室局部功能的评价

右心室的血流灌注除一小部分前壁可能由左前降支的圆锥支供应外, 其余大部分是由右

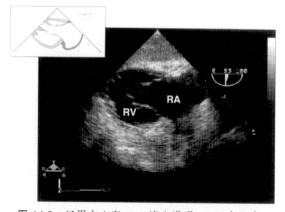

图 14.3 经胃右心室(RV)流入道观。RA:右心房。

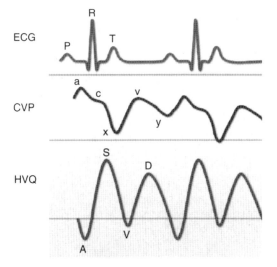

图 14.5　肝静脉血流（hepatic veinflow，HVQ）对应于中心静脉压（central venons pressure，CVP）曲线和心电图（electrocardiogram，ECG）的示意图。

冠状动脉供应的[4]。由于 RV 壁的运动比 LV 壁更依赖于后负荷，因此 RV 局部缺血很难用TEE探查到。较薄的 RV 壁是一个容量泵的腔室，RV 的射血分数变化对肺动脉压力的急剧增加非常敏感。相反，较厚的 LV 壁是一个压力泵腔室，它的射血分数虽然也受体循环动脉压的影响，但除显著的体循环动脉压升高外，通常变化不大。另外，不规则和非对称的 RV 结构也增加了对轻微收缩功能改变的检测难度。RV 的无运动或运动障碍是 RV 缺血的一个非常敏感的指标，通常可较容易被识别到[5]。其他较少见的关于 RV 缺血的表现包括：RV 扩张、乳头肌功能失调、三尖瓣反流（tricuspid regurgitation，TR）、

室间隔矛盾运动[6,7]。

室间隔

对室间隔运动的检查可以帮助区分 RV 容量负荷过重和 RV 压力负荷过重。

右心室容量负荷过重

RV 容量负荷过重可发生于房间隔缺损或室间隔缺损、TR 或肺动脉反流（pulmonic regurgitation，PR）。虽然 RV 容量负荷过重和压力负荷过重可以同时存在，但 RV 容量负荷过重更容易导致 RV 扩张。对室间隔的检查可为揭示 RV 负荷过重的病因学提供更多线索。通常，室间隔的功能是 LV 功能的一部分，因其运动是由位于 LV 腔的肌肉群的核心部分控制的，因此在心动周期中其始终呈弯曲状凸向 RV。当 RV 扩张或发生肥厚时，RV 质量增加达到与 LV 相同水平，室间隔则变得平坦，当 RV 质量超过 LV 时，室间隔出现矛盾运动。RV 容量负荷过重，室间隔的变形在舒张末期达到最大程度，与 RV 舒张期的过度充盈峰值时间相对应[8]。在收缩期，室间隔的舒张末期平坦状得以恢复，表现为朝向 RV 腔的矛盾运动。

右心室压力负荷过重

RV 压力负荷过重见于肺动脉高压或肺动脉瓣狭窄。RV 压力负荷过重的特征首先是 RV 游离壁的肥厚，如果为慢性则室间隔也有肥厚。与 RV 容量负荷过重相反，RV 压力负荷过重产生的室间隔矛盾运动最大程度发生在收缩末期和舒张早期，与 RV 收缩期后负荷峰值时间相

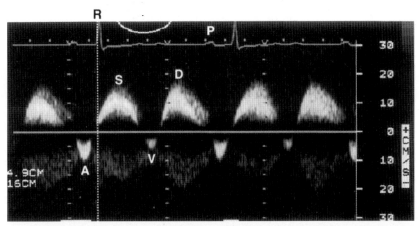

图 14.6　脉冲多普勒图像显示的正常肝静脉收缩期和舒张期的前向血流及两个小的倒转的波形（A 和 V）。

对应[9]。

右心房

解剖

右心房是一个房壁薄且形态不规则的结构。上腔静脉由右房上壁的右前部进入右心房，下腔静脉由右房下壁的右后部进入右心房。三尖瓣环构成 RA 的下部，冠状静脉窦恰从该结构的上端开口于RA。欧氏瓣和希阿利氏网是两个共同存在于下腔静脉口的结构。在妊娠期，如果静脉窦瓣的右瓣或下瓣退化受阻则会导致永久性的欧氏瓣。希阿利氏网是 RA 内呈条状、穿通的结构。虽然希阿利氏网经常出现在下腔静脉口，但它也可源于 RA 游离壁、冠状静脉窦或者房间隔附近。

经食管超声心动图切面

TEE 评价 RA 可采用标准食管中段四腔心观和食管中段 RV 流入道—流出道观。食管中段双腔静脉观同样很有价值（见第 2 章和附录），尤其在评价 RA 游离壁和房间隔时。收缩末期 RA 的上下径为 4.2±0.4 cm，中部横径为 3.7±0.4 cm[10]。

三尖瓣

解剖

TV 包括瓣叶、腱索、乳头肌、瓣环和 RV 心肌。TV 有 3 个大小不等的瓣叶，分别为前叶、隔叶和后叶（图 14.7）。同样，相对应地有 3 组乳头肌，前乳头肌最大，起源于调节束并跨过 RV 游离壁。腱索连接着乳头肌和三尖瓣叶。TV 环较大，位置较二尖瓣环略靠近心尖部。心内膜垫缺损或原发性房间隔缺损的患者失去了 TV 的这种正常向心尖部的移位，而 Ebstein 畸形患者的这种移位则异常增大。

经食管超声心动图切面

TEE 对 TV 的评价所采用的切面与评价 RV 所用的切面相同。

1. 食管中段四腔心观　在标准的 ME 四腔心切面上向右（顺时针）轻微旋转探头，使 TV 出现在扫查平面的中间，深进或回撤探头使整个 TV 得以成像。这个切面主要可观察到前叶和隔叶。

2. 食管中段右室流入—流出道观　这是一个补充切面，它几乎垂直于 TV。在这个扫查平面上，TV 口的平面几乎与声束平行，因此，可用

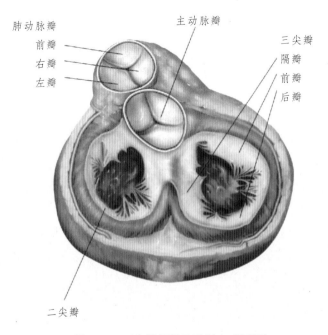

肺动脉瓣　　　　　　　　主动脉瓣　　　　　　　　三尖瓣
前瓣　　　　　　　　　　　　　　　　　　　　　　隔瓣
右瓣　　　　　　　　　　　　　　　　　　　　　　前瓣
左瓣　　　　　　　　　　　　　　　　　　　　　　后瓣

二尖瓣

图 14.7　三尖瓣解剖示意图。（见彩图）

最优化的连续多普勒定量地测量 TV 血流速度。

3. **经胃(TG)切面**　被用于评价 RV 的 TG 切面为 TV 的成像提供了有价值的声窗。在经胃左室中部短轴切面上向右(顺时针)旋转 TEE 探头可得到很好的 TV 短轴切面,可区分隔叶、前叶和后叶。经胃右室流入道切面为显示支持 TV 的腱索和 RV 乳头肌提供了最佳的图像。

三尖瓣反流

TR 是成年人中最常见的右侧心脏瓣膜损害。最常见的情况由 RV 扩张或肺动脉高压引起三尖瓣环的扩张。

二维超声心动图

TR 的特征包括 RA、RV 和三尖瓣环的扩张,从而导致三尖瓣关闭不全。当瓣叶超过三尖瓣环进入 RA 时可见到 TV 脱垂。

多普勒超声心动图

彩色血流多普勒

反流的程度通常用彩色血流多普勒进行评价。重度反流是指反流的彩色血流量超过 RA 的一半,当反流束直接朝向房间隔时,必须与正常的腔静脉血流或房间隔缺损相鉴别(图 14.8)。

脉冲多普勒

采用脉冲多普勒评价腔静脉或肝静脉的血流可揭示收缩期异常逆流(倒转)的血流,其代表的是重度的 TR(图 14.9)。

采用连续多普勒判定肺动脉收缩期压力

应用连续多普勒可测量 TR 的峰值速度。采用简化的伯努利方程,收缩期跨瓣压差($\triangle P$)可按公式 $\triangle P = 4v^2$ 计算,v 代表 TR 的峰值速度。RV 收缩压可用三尖瓣跨瓣压差与估测的 RA 压之和计算。在无 RV 流出道梗阻时,以上计算所得的 RV 收缩压为评估 PA 收缩压提供了很好的方法。因为绝大部分 PA 压力增高的患者均有不同程度的 TR,其中包括无任何临床症状的患者,这种方法现被广泛地应用。然而,当用此方法进行计算时,必须根据反流束认真调整声束的方向以避免低估压力(图 14.10)。

三尖瓣狭窄

三尖瓣狭窄(tricuspid stenosis,TS)的诊断为瓣叶结构的异常和经连续多普勒定量的三尖瓣血流。

二维超声心动图

典型的 TS 特征为增厚的瓣叶回声增强,舒

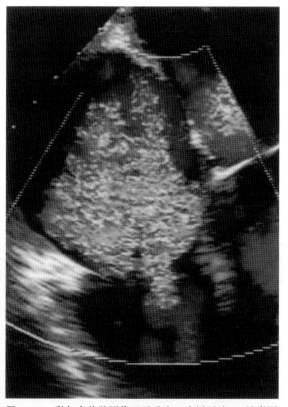

图 14.8　彩色多普勒图像显示重度三尖瓣反流。(见彩图)

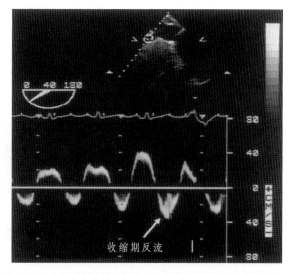

图 14.9　脉冲多普勒图像显示倒转的收缩期肝静脉血流,提示重度三尖瓣反流。

张期瓣叶膨隆和 TV 口面积减小。

多普勒超声心动图

由于 TV 是心脏四组瓣膜中最大的一组，因此血流速度最低，通常小于 0.7 m/s[11]。虽然正常的三尖瓣人工瓣膜的峰值血流速度可达到正常流速的 2 倍，当血流速度超过 1.5 m/s 时提示显著的 TS，此时可用减小的有效瓣口面积来证实[12]。

三尖瓣疾病的病因学

瓣环扩张

瓣环的扩张导致瓣叶对和不良，从而引起 TR 反流程度直接与瓣环的扩张程度相关，这样的患者可能需要进行瓣环成形术。

风湿性疾病

风湿性疾病是引起获得性 TS、瓣叶纤维化和瘢痕形成、瓣叶呈圆顶样改变、交界处融合的最常见原因。瓣叶活动度的减低和较小的三尖瓣口面积使 RV 充盈受损。除了 TS 外，风湿性三尖瓣病变还包括 TR，同时二尖瓣也经常受累。

心内膜炎

TV 赘生物表现为附着在瓣叶或瓣环上的随血流飘动、回声密集的团块物。TV 赘生物的特点是累及感染瓣叶的心房面，且比左侧心腔内的赘生物大。心内膜炎可能会引起瓣叶的损毁从而导致连枷瓣和 TR。

类癌综合征

类癌瘤一般起源于回肠，能够产生血清素、缓激肽、组胺和前列腺素类物质。这些作用于血管的物质能够损坏 TV 和肺动脉瓣（pulmonic valve，PV），但是由于肺组织内的单胺氧化酶可使肿瘤所产生的分泌物失去活性，因此类癌通常不会影响到左侧心脏的瓣膜。典型的特征包括 TV 和 PV 的增厚和纤维化、中度至重度的 TR、轻度 TS 和 PS[13]。TR 首先是由瓣叶的活动受限引起的。与风湿性疾病不同，类癌综合征不会引起三尖瓣叶的圆顶样改变或交界处的融合。

Ebstein 畸形

Ebstein 畸形是一种发育畸形的 TV 移向 RV 腔的先天性病变。典型的特征为隔叶和后叶发育不全或缺失，而前叶很少受累。当二尖瓣环和三尖瓣环平面在长轴上的距离超过 8 mm/m² 时应注意是否为 Ebstein 畸形。TV 向心尖部的移位导致部分形态学的 RV 心房化[14]。其他相关的特征包括 RV 功能受损、传导异常和 TR。

肺动脉瓣

解剖

PV 具有三个半月形瓣叶，分别为前叶、右侧叶和左侧叶。PV 瓣叶较主动脉瓣叶薄，直接

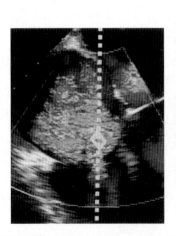
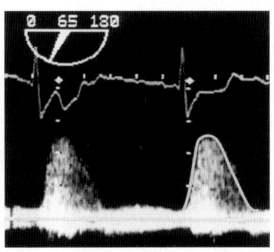

图 14.10　连续多普勒图像显示三尖瓣反流。简单地计算肺动脉收缩压如下：△P=4×(2.6)²,收缩期肺动脉压力=27+右房压；收缩期肺动脉压力=42 mmHg。(Maslow A, Communale ME, Haering JM,et al. Pulsed wave Doppler measurements of cardiac output from the right ventricular outflow tract. *Anesth Analg* 1996;83:466–471.)（见彩图）

连接于 RV 的肌肉组织。

经食管超声心动图切面

由于 PV 位于心脏的前侧，因此很难用 TEE 得到 PV 的详细图像。事实上，采用超声全面评价 PV 通常要求进行经胸超声心动图 (TTE) 检查。TTE 更容易获得位于右侧心脏前方结构的图像，同时 TTE 也提供了较多的声窗，更容易调整角度的超声探头，从而更能精确地调整多普勒声束。

1. 食管中段右室流入道-流出道观　食管中段右室流入道-流出道观是最可信的 TEE 成像 PV 的切面。在这个平面上，主动脉瓣有重要的解剖指示作用。PV 的位置与主动脉瓣右侧和左侧冠状动脉窦之间的交界处相邻。因为 PV 大致位于主动脉瓣右侧，它通常在长轴上能被观察到，而主动脉瓣则在短轴上可被观察到。

2. 食管中段主动脉瓣短轴观　在食管中段主动脉瓣短轴观上，可在长轴上看到 PV 与主动脉瓣相邻。逐渐回撤探头可显示位于 PV 之上的肺动脉主干和其左右分叉。当探头位于高位食管，使角度达到 90°时可获得食管上段主动脉弓短轴切面。对于大多数的患者而言，可见肺动脉主干、PV 和远端 RVOT 位于主动脉弓的下方。这个切面因声束与血流平行，因此可采用连续脉冲多普勒探查 PR 或定量评估 PS（图 14.11）。

3. 经胃 PV 图像　在经胃乳头肌中部左室短轴图像上，旋转探头可检查心脏右侧的结构。

旋转探头至 110°~140°可得到 RVOT 和 PV 图像（图 14.12）。这个切面可用多普勒方法来测量从 RVOT 排出的心输出量[15]。

肺动脉瓣反流

先天性 PR 是由肺动脉瓣叶数目或发育异常引起的。获得性 PR 常由肺动脉高压和继发性瓣环扩张及结构的受损引起。对 PR 程度的评价主要通过彩色血流多普勒成像定量检查。肺动脉导管对评价 PR 或 TR 的程度作用较小[16]。

肺动脉瓣狭窄

PS 通常为先天性，但少数也可由风湿性心脏病、类癌或感染性心内膜炎引起。狭窄的严重程度可通过定性地评价瓣叶的活动度或多普勒检查来进行评估。

二维超声心动图

PS 的典型特征包括最初的瓣叶收缩期运动异常和之后狭窄的瓣叶呈圆顶样膨向肺动脉。

多普勒超声心动图

PS 的典型多普勒特征为通过狭窄瓣膜口血流速度的增加和通过狭窄瓣口后的涡流。

ROSS 手术

1967 年，Donald Ross 首先描述了采用患者自体肺动脉瓣替换病变的主动脉瓣的手术方法（也称为肺动脉自体移植）。TEE 检查在决定患者是否适合该项手术中起到了重要作用。TEE

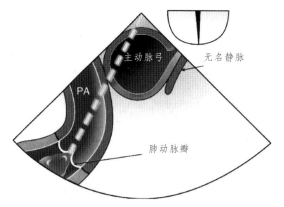

图 14.11　用于评价肺动脉瓣反流或狭窄示意图。PA：肺动脉。

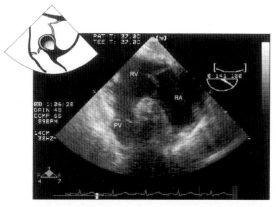

图 14.12　经胃肺动脉瓣观。RV：右室；RA：右房；PV：肺动脉瓣。

检查包括评估 PR、测量主动脉瓣和肺动脉瓣瓣环径。显著的 PR 或瓣环径相差大于 2 mm 被认为是手术的禁忌证[17]。患者在接受 ROSS 手术之后,应该评价其主动脉瓣关闭不全程度,因为这是表明自体移植失败的首要指征。另外,对 LV 壁运动的评价可揭示新的室间隔、LV 局部室壁运动异常,因分离和移出肺动脉瓣过程中如不慎结扎室间隔动脉分支可导致上述症状的发生。

总结

本章阐述了 TEE 怎样对右侧心腔进行详尽的评价及其相关价值。通过标准的 TEE 切面,超声工作者能够掌握同有效地评价左侧心腔一样的方法来评价心脏右侧心腔。

参考文献

1　Weyman AE. *Principles and practices of echocardiography*. Philadelphia: Lea & Febiger, 1994:914–915.

2　Otto CM. *Textbook of clinical echocardiography*. Philadelphia: WB Saunders, 2000:120–122.

3　Hammerstrom E, Wranne B, Pinto FJ, et al. Tricuspid annular motion. *J Am Soc Echocardiogr* 1991;14:131–139.

4　Wilson BC, Cohn JN. Right ventricular infarction complicating left ventricular infarction secondary to coronary heart disease. *Am J Cardiol* 1978;42:885–894.

5　D'Arcy B, Nanda NC. Two-dimensional echocardiographic features of right ventricular infarction. *Circulation* 1982;65:1967–1973.

6　Sharkey SW, Shelley W, Carlyle PF, et al. M-mode and two-dimensional echocardiographic analysis of the septum in experimental RV infarction: correlation with hemodynamic alterations. *Am Heart J* 1985;110:1210–1218.

7　Judgutt BI, Sussex BA, Sivaram CA, et al. Right ventricular infarction: two-dimensional echocardiographic evaluation. *Am Heart J* 1984;107:505–515.

8　Louie EK, Rich S, Levitsky S, et al. Doppler echocardiographic demonstration of the differential effects of right ventricular pressure and volume overload on left ventricular geometry and filling. *J Am Coll Cardiol* 1992;19:84–90.

9　Jardin F, Dubourg O, Bourdarias J-P. Echocardiographic pattern of acute cor pulmonale. *Chest* 1997;111:209–217.

10　Triulizi MO, Gillam LD, Gentile F, et al. Normal adult cross-section echo values: linear dimensions and chamber areas. *Echocardiography* 1984;1:403–426.

11　Perez JE, Ludbrook PA, Ahumada GG. Usefulness of Doppler echocardiography in detecting tricuspid valve stenosis. *Am J Cardiol* 1985;55:601–603.

12　Feigenbaum H. *Echocardiography*, 5th ed. Philadelphia: Lea & Febiger, 1994:302–307.

13　Pellikka PA, Tajik AJ, Khandheria BK, et al. Carcinoid heart disease: clinical and echocardiographic spectrum in 74 patients. *Circulation* 1993;87:1188–1196.

14　Shiina A, Seward JB, Edwards WD, et al. Two-dimensional echocardiographic spectrum of Ebstein's anomaly: detailed anatomic assessment. *J Am Coll Cardiol* 1984;3:356–370.

15　Maslow A, Communale ME, Haering JM, et al. Pulsed wave Doppler measurements of cardiac output from the right ventricular outflow tract. *Anesth Analg* 1996;83:466–471.

16　Goldman ME, Guarino T, Fuster V, et al. The necessity for tricuspid valve repair can be determined intraoperatively by two-dimensional echocardiography. *J Thorac Cardiovasc Surg* 1987;94:542–550.

17　Albertucci M, Karp RB. Aortic valvular allografts and pulmonary autografts. In: Edmunds LH, ed. *Cardiac surgery in the adult*. New York: McGraw-Hill, 1997:911–937.

▶ 问 题 ◀

1. 下列标准经食管超声心动图(TEE)切面可用于评价室间隔运动的是(　　)。

　a. 食管中段双静脉　　　　　　　　b. 食管中段右心室(RV)流入道–流出道

　c. 食管中段两腔心切面　　　　　　d. 经胃(TG)乳头肌短轴

　e. 经胃 RV 流入道

2. 对于 RV 容量负荷过重的患者,室间隔向左室(LV)移动达到最大幅度时位于心动周期哪个时相(　　)。

　a. 舒张末期　　　　b. 收缩末期　　　　c. 舒张中期　　　　d. 收缩中期

3. 下列结构位于 RV 内的是(　　)。

a. 希阿利氏网   b. 界嵴   c. 欧氏瓣   d. 调节束

4. 由于重度三尖瓣反流(TR)导致的 RV 功能不全的患者,其心尖部( )。

a. 运动消失   b. 主要由 RV 构成   c. 移向心底部   d. 收缩期呈矛盾运动

5. 下列标准 TEE 切面可用于采用连续多普勒评价三尖瓣狭窄(TS)的是( )。

a. 食管中段双静脉   b. 食管中段 RV 流入道–流出道

c. 经胃乳头肌短轴   d. 经胃 RV 流入道

6. 下列特征性改变可区分 Ebstein 畸形和心内膜垫缺损的是( )。

a. 连接异常   b. 长轴方向 TV 的位置   c. 肺动脉狭窄(PS)   d. TR

7. 正常肝静脉血流示意图中星号所示的是哪个波( )。

a. A 波   b. D 波   c. S 波   d. V 波

8. 三尖瓣环平面收缩期位移为 5 mm 可提示下列哪项诊断( )。

a. RV 肥厚   b. RV 运动功能减低   c. TR   d. TS

9. 与主动脉瓣相比,PV( )。

a. 具有更坚硬的瓣环   b. 瓣叶纤细   c. 与无冠窦相邻   d. 在平行的扫查平面上

10. 肺动脉自体移植(ROSS)后,超声心动图应必须评价下列哪项内容以探查有无手术并发症( )。

a. 主动脉瓣狭窄   b. 二尖瓣反流   c. TS   d. 室间隔功能

答案见书后。

第 4 部分

临床应用面临的挑战

第 15 章 冠状动脉重建术的经食管超声心动图

Stuart J. Weiss, John G. Augoustides

经食管超声心动图 (transesophageal echocardiography，TEE)检查已经成为心脏外科手术患者高级监护的重要组成部分。虽然 TEE 对心脏瓣膜外科手术的重要性已被广泛接受，但是其对冠状动脉搭桥术 (coronary artery bypass grafting，CABG)的作用仍处于不断发展中。TEE 是一项能够诊断多种疾病的工具，可以用来：①诊断缺血的原因；②发现急性血流动力学紊乱；③确定隐匿性病变的存在；④指导搭桥手术的处理；⑤确定药物治疗。超声心动图可以进行血流动力学的检测确定心输出量 (cardiac output，CO)、每搏量、肺动脉压(PA)及右心室收缩压。目前，TEE 是否能够取代肺动脉导管 (pulmonary artery catheter，PAC) 进行血流动力学监测仍然存在争议。TEE 和 PAC 在术中可以起到相互补充的作用，对二者的选择主要根据临床医生的偏爱、检查费用以及可利用的资源。(PAC)可以进行心内压力及 CO 的连续测量，尤其在术后 TEE 常无法应用时。虽然 PAC 能够发现心功能异常，但是常常不能对病因进行诊断。TEE 的作用在于可以对心脏功能异常的病因进行诊断，甚至在有 PAC 的情况下，TEE 能够快速诊断心脏功能不全并加以分析，有助于外科手术及对血流动力学改变进行处理。

经食管超声心动图的适应证和应用

TEE 在 CABG 术中评价动力性瓣膜功能异常、诊断心肌缺血和急性血流动力学失衡以及帮助体外循环的建立和手术的实施等方面均具有重要的作用。由于 TEE 检查对手术的进程不产生任何干扰，因此是最常应用的检查方法。大量研究结果表明 TEE 对改善患者预后具有重要的作用，尤其对于进行冠状动脉重建的高危患者[1]。与以往相匹配的对照组相比较，使用 TEE 进行术中评价，患者死亡率和发生心梗的概率

明显降低。Savage 等进行的一项研究显示，在 33%行 CABG 手术的高危患者中，至少有一项主要的外科处理方法是根据 TEE 而改变的，约有 51%的患者至少有一项麻醉学或血流动力学改变的依据为 TEE。然而，TEE 在心功能正常患者的常规 CABG 外科手术中的重要性仍不清楚。

1996 年，美国麻醉学会和心血管麻醉学会对术中超声心动图的价值进行了评价[2]，2003 年，美国心脏病学学会再次进行了评价[3]。认为 TEE 在 CABG 术中属于 II 级适应证：即关于某一项手术或治疗方法有效性的证据相互冲突和或意见存在分歧。对心肌缺血、心肌梗死或血流动力学紊乱高危患者是 IIa 级适应证 (对有效性有支持的证据或意见)。术中 TEE 评价局部心肌功能、冠状动脉解剖或桥血管通畅性是 IIb 级适应证 (对有效性没有很好的证据或意见)。然而，这些指南是根据有限的临床数据制定的，随着技术的进步、外科和麻醉技术的提高以及文献数据的进一步丰富，需要对指南进行定期再次修订。

在当前的医疗条件下，多数手术患者没有进行充分的术前评估。术中 TEE 能够对急诊手术患者进行全面的评价，而这部分患者术前没有进行充分的评价，并且可能存在影响手术处理但未经诊断的病变。TEE 能够在 CABG 手术的每一个阶段帮助外科医生、心脏病医生以及麻醉医生(表 15.1)。

经食管超声心动图的禁忌证和并发症

插入和操作 TEE 探头发生相关并发症的危险性较低。在一项 7200 例心脏外科手术患者的单中心研究中，患者的死亡率为 0.2%(严重的吞咽痛占 0.1%，气管内插管移位占 0.3%，上消化道出血占 0.03%，牙齿损伤占 0.03%，食管穿孔占 0.01%)[4]。虽然食管损伤导致的纵隔炎

少见,但其死亡率却有10%[5]。因此,食管病(例如,食管蹼、食管缩窄、食管憩室、食管癌)和有食管手术病史均是插食管超声探头的禁忌证。在这些病例中, 应该采用手提式心表超声进行表面扫查。

表面扫查:心外膜及主动脉表面扫查

表面扫查能够替代TEE, 使用带有便携式探头的标准超声心动图仪器或价格比较便宜的应用于颈内静脉插管术的超声设备均可以进行表面扫查[6]。当有TEE检查禁忌证或TEE检查的扫查声窗不够好时,可以选择心脏(心外膜成

像)和主动脉(主动脉表面成像)表面扫查。由于气管的干扰,TEE对升主动脉显示不佳。主动脉表面扫查越来越多地应用于检测严重的动脉粥样硬化疾病,其常为发生脑血管事件的危险因素。

如想得到满意的结果, 使用带有便携式探头行表面扫查时需要耐心和丰富的经验 (图15.1)。将超声探头置于无菌的套管内,套管内充满生理盐水, 这样操作是为了用生理盐水隔

表15.1　经食管超声心动图在冠状动脉搭桥术中的应用

对不完整的心脏检查进行补充
　确诊和评价急诊外科手术患者的心脏功能
　提供关于心脏和瓣膜功能的最新检查结果
　通过注入造影剂或多巴胺评价冠状动脉重建术新的
　　靶点(负荷检查评价心肌活性)

协助外科医生建立体外循环
　定位/放置
　　主动脉阻断
　　冠状静脉窦插管
　　主动脉内球囊反搏
　　股静脉插管
　　心室辅助装置插管
　　MIDCAB(主动脉内插管、静脉插管、肺动脉引流插
　　　管、冠状静脉窦插管)

诊断急性心血管异常的原因
确定先前没有被发现的病变对外科术式的影响
　瓣膜病变
　　体外循环期间心室膨胀导致的主动脉瓣关闭不全
　　二尖瓣反流(MR):动力性MR,缺血性MR
　卵圆孔未闭/房间隔缺损
　栓塞,血栓或肿块
　永存左上腔静脉
　出现节段性室壁运动异常
　主动脉夹层
　动脉粥样硬化疾病

便于对血液循环的处理或外科手术的进行
　再次胸骨切开
　体外循环的建立:左室膨胀时评价左室腔的大小
　为心功能较差的患者脱离体外循环制定处理策略
　脱离体外循环(扩充容量和药物支持)

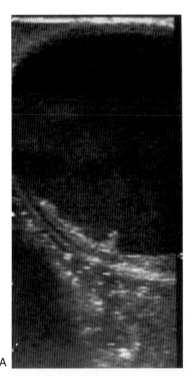

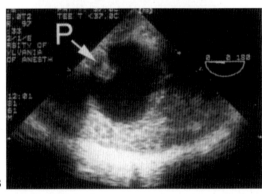

图15.1　评价动脉粥样硬化疾病严重程度的主动脉超声影像。(A)放在无菌套管里的高频超声探头在主动脉插管和横向阻断术前用来检查升主动脉。主动脉后壁可见活动性斑块。(B)经食管超声探头用来评价胸降主动脉疾病的严重程度。于左锁骨下动脉远侧可见一较大的斑块(P)。

离感兴趣区和超声晶体。这样可使超声近场结构的图像质量更好(例如,升主动脉的前壁)。具有二维和多普勒功能的超声探头的频率为 5~10 MHz。虽然表面扫查也适合于许多需行 TEE 检查的项目,但是主要应用于评价动脉粥样硬化疾病的严重程度,确定冠状动脉桥血管的通畅性[7.8],阐明心肌内冠状动脉血管的解剖,以及诊断急性主动脉夹层。

经食管超声心动图检查的基本方法

检查的适应证确定了术中 TEE 检查的目的和关注的焦点。抛开适应证而言,每一项检查均应该以常规而有序的方式进行,这样心脏和大血管的结构能够在多个成像平面中得以显示[9]。体外循环前的初次检查常是全面而细致的标准化检查,而体外循环后的检查主要对进行的干预和可能的并发症进行全面评价。应该记录体外循环术前心脏功能的数字影像以便以后进行回顾或与体外循环后进行对比。对体外循环术前检查的某一方面过度关注会导致对患者的漏诊或误诊。一些偶然的发现也是很常见的,而且这些发现对术中的处理有很大的影响。例如,永存左上腔静脉的诊断是心脏逆行灌注的禁忌证,而且,先前没有发现的动力性二尖瓣关闭不全可能改变外科手术的处理方法[10]。应用标准化的检查规程可以降低漏诊的概率 (表 15.1)。一项完整的 TEE 检查应该包括一份好的医疗记录和供外科医生进行回顾的描述记录。在书写报告的过程中可以仔细回顾检查记录以及确定已经得到所有的相关图像和测量数值。

经食管超声心动图评价心室功能

心室大小的二维测量

TEE 可以对心脏功能进行多方面的检测,因为 TEE 可以对房室的大小和功能进行快速的定性诊断,也可以对房室功能、心腔内压力和血流动力学指标(例如每搏量和心输出量)进行定量诊断(表 15.2)。测量房室大小和心室功能是超声心动图的主要功能,而且可以提供脱离体外循环后心脏的功能状态以及是否需要药物支持。例如,明显的左室扩张能够预测脱离体外

表 15.2　经食管超声心动图评价心功能

前负荷
　LV 舒张末期面积
　LV 舒张末期压力(用 AI 估测)
　LA 压力(用肺静脉血流估测)

收缩能力
　面积变化分数(计算)
　射血分数(目测)
　节段性室壁运动
　缩短分数
　组织多普勒

血流动力学定量
　每搏量/心输出量
　体循环血管阻力
　RV 收缩压
　舒张功能
　二尖瓣前向血流速度
　肺静脉血流速度

LV:左室;AI:主动脉瓣反流;LA:左房;RV:右室。

循环存在一定困难,左室肥厚提示需要提高灌注压,以及诊断左室舒张功能减低。由美国超声心动图协会提供的标准值对描述正常或病变的严重程度有一定的参考价值[11]。

左室功能最初是由食管中段四腔心观或两腔心观来评价,TEE 探头置于胃底可得到一系列的胃底短轴观。食管中段观可以对所有四个房室进行快速的定性评价,但是很少用来估测面积,因为此时存在心尖假性缩短,所以常用经胃底心室短轴观定量左室整体和局部功能,因

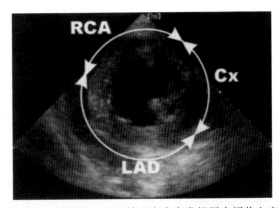

图 15.2　经胃底左室短轴观在术中常规用来评价左室功能,诊断心肌缺血。左室中段乳头肌水平的心肌功能反映三支主要冠状动脉的血管分布:左前降支(LAD),回旋支(Cx)和右冠状动脉(RCA)。

为成像平面相对容易得到（图15.2）。有经验的超声心动图医生常用这些切面定量左室的整体功能、射血分数和左室的前负荷。Cheung 等[12]进行的一项研究中，在循环血容量降低的情况下，TEE 对检测左室功能和前负荷的变化高度敏感。左室舒张末期面积可以准确反映左室前负荷的减少和肺动脉压力的降低。这种方法是脱离体外循环或输血期间评价左室有效容量或变力性药物效果的最好方法。

二维面积法可以定量左室面积的变化[左室舒张末期面积（EDA）和左室收缩末期面积（ESA）]。面积变化分数（FAC）由以下公式计算：FAC=$100\times(EDA-ESA)/EDA$。虽然 TEE 得到的面积变化准确、具有可重复性，但与左室容积变化并不直接相关。根据单一切面所测左室面积的变化反映左室的容积并不可靠，尤其是有节段性室壁运动异常（regional wall motion abnormalities，RWMAS）或左室室壁瘤的患者。采用某种几何算法可以计算左室的容积，但是需要多个平面的多次测量。舒张末期和收缩末期容积与射血分数的相关性在临床上已被广泛接受，但是同时也低估了左室容积的变化，因为在四腔心切面上存在左室长度的假性缩短。由于面积法和前面谈及的方法均很耗时，因此常局限于脱机分析使用。

直到目前，TEE 对定量参数的动态处理能力仍有局限。自动连续边界探测技术的开发是使用专门的几何算法来识别心内膜的边界。追踪房室面积的连续变化，即面积缩短分数，可以通过测量左室舒张末期和收缩末期之间的差异来计算（图3.5）。Perrino 等[13]进行的研究显示，左室大小的自动测量和离线手动测量之间具有良好的相关性，但是这种技术还没有在临床上广泛接受。然而，在线三维 TEE 的出现已经显示出对心室整体和局部功能的评价大有帮助。

左室功能的定量评价：心输出量

二维和多普勒超声心动图可用来评价每搏量和心输出量，是由测量通过已知面积的血流量来完成的（例如：二尖瓣，左室流出道或肺动脉）。虽然跨二尖瓣的血流流速很容易得到，但其与热稀释法的一致性仍然无法接受，因为二尖瓣口面积的测量是不准确的[14]。Savino 等描述，使用跨肺动脉的血流与热稀释法具有良好的相关性[15]。但是由于测量流经肺动脉的血流和近端肺动脉容积比较困难，因此这种方法的应用受到了限制。可以选择的其他方法是在经胃左室长轴或经胃深部左室长轴测量通过左室流出道或主动脉瓣的血流[16]（见图6.3）。结合 TEE 得到的心输出量、平均动脉压及平均中心静脉压能够得到体循环的血管阻力。当无法使用 PAC 时，使用 TEE 测量每搏量、心输出量和体循环血管阻力是很有帮助的。

心内压力的测量

TEE 通过测量心内跨瓣膜反流束的压力阶差来测量心内的压力（表15.2）。反流束的速度（v）应用多普勒超声心动图来测量。通过反流瓣膜口的压力阶差（△P）可通过简化的伯努利方程计算得到：$\triangle P=4v^2$。测量的准确性取决于瓣膜关闭不全的存在和取样线与反流束平行。与 TEE 测量心输出量一样，这些测量很费时而且不是自动得到的。因此，对于在线测量心内压力，PAC 仍然优于 TEE。

缺血的检测

节段性室壁运动异常预测心肌梗死的价值

早在20世纪80年代，TEE 发现和监测心肌缺血的临床应用就已受到广泛关注[17]。TEE 能够诊断和识别心肌缺血，比心电图或 PAC 更为敏感。Canine 进行的研究表明，冠脉血流减少的出现与局部心肌功能减低相关，早于心电图上心肌缺血的改变[18,19]。因为经胃底左室短轴切面能够反映所有三支重要血管在心肌的分布（图15.2），因此常用于检测和诊断心肌缺血。

在 Roizen 等[20]和 Smith 等[17]进行的两项经典研究中，在 CABG 期间或主动脉血管外科手术期间，表现有新出现节段性室壁运动异常的患者术后心肌梗死的发生率较高。术后心肌梗死的发生率与新出现的节段性室壁运动异常的相关性比心电图上新出现变化的相关性更强。虽然 TEE 对诊断心肌缺血很敏感，但是新出现的节段性室壁运动异常并非全部预示着心肌梗死的出现。在 Leung 等[21]进行的一项研究中，8 例有新出现的、持久性的节段性室壁运动异常的患者中，最终诊断为心肌梗死的患者只有 1 例。这种不一致与心肌抑顿的概念相一致，在心肌抑顿中，急性心肌缺血的短暂出现能够导致室壁运动异常，如果没有持久性的损伤，心肌缺血可以改善。另外，新出现的节段性室壁运动异常与下列因素亦相关：心室的负荷状态，电解质异常，血液黏滞性，变力性药物的使用，低温，不停跳搭桥辅助器，心脏起搏器以及束支传导异常等。与传导异常明显相关的矛盾运动可以通过仔细观察心肌是否存在增厚率而进行鉴别。

脱离体外循环后处理新出现的节段性室壁运动异常的策略

脱离体外循环后，新出现的室壁运动异常很常见。但是原因很复杂，例如变力性药物的使用、心脏灌注后恢复不充分、传导异常以及由冠状动脉远端的气栓或碎屑栓造成的栓塞。虽然检测到新出现的节段性室壁运动异常提示应该进行进一步的外科处理，但是还没有前瞻性研究支持这一建议。在多数病例中，与重新搭建桥血管相关的发病率/死亡率可能高于此种操作所带来的益处。更为合理而保守的方法包括以下几个方面：增加冠状动脉灌注压来冲刷任何的栓子或心源性因素，恢复正常的心脏传导通路，纠正动脉血气和电解质，仔细观察冠状动脉桥血管以确定其通畅性（表 15.3）。新出现的节段性室壁运动异常，例如室间隔运动异常，常与心室起搏或束支传导阻滞有关。心房起搏常能

表 15.3　脱离体外循环后处理新出现的节段性室壁运动异常的策略

增加冠状动脉灌注压
恢复正常的传导（窦性心律，心房起搏）
纠正电解质和动脉血气
观察冠状动脉桥血管
　视觉观察和挤压
　多普勒血流检查
　超声造影检查
返回体外循环

恢复心室正常的传导通路和室间隔同步收缩。如果无法进行心房起搏，束支传导阻滞在术后的几天内可以改善。另外，外科医生可以评价桥血管的通畅性和血流情况：如直接观察以确定是否存在桥血管的扭曲，挤压静脉桥血管以确定其再充盈性，通过触摸及多普勒超声进行观察。动脉桥血管内血流下降可能是由于远端血流不畅，吻合口不良或由血管痉挛而引起，可以通过输入钙通道阻滞剂尼卡地平进行治疗。区别灌注不良和心肌抑顿比较困难。可以采取的策略包括进行心外扫查以及注入造影剂来确定冠状动脉血流状态。如果有造影剂显示，那么新出现的节段性室壁运动异常的区域可以慢慢恢复。造影剂缺失的区域则提示吻合口或自体冠状动脉的远端可能存在异常。这些信息能够指导外科治疗。如果某个区域存在梗死，表现为缺乏造影剂的显示，并且有明显的室壁变薄，外科的处理价值不大。这项技术没有在常规手术实践中应用，因为其对外科预后的影响尚有待确定。

急性心功能不全：评价和处理

术中随时都可能出现心功能不全。迅速、准确诊断血流动力学异常的病因是 TEE 的主要应用之一，也是它的长处。心脏和大血管超声检查可以评价与低血压相关的主要因素：前负荷、后负荷、心肌收缩力、瓣膜功能和主动脉的完整性。TEE 能够影响外科和麻醉的处理，尤其是高危或急性血流动力学失常的患者。需要提醒读者的是体外循环术后心脏的功能评价要结合体外循环前检查情况和体外时事件的发生。

超声心动图检查可快速提供一些指导药物治疗和容量恢复的数据。在一些检查中，超声心动图可以帮助修正术中外科处理和对血流动力学异常的处理方案[22,23]。与低血压相关的超声心动图表现见表 15.4。

低血容量

低血容量是术中低血压的常见原因，常与静脉回流梗阻、脱离体外循环后血容量的再平衡和出血有关。通过评价左室腔的大小和收缩力，低血容量可以与体循环血管阻力减低相鉴别。TEE 测量评价左室的大小对左室的前负荷

表 15.4　低血压和心功能异常的超声心动图表现

	LVEDD	LVESD	FAC	CO
左室前负荷降低	↓	↓	0	↓
左室后负荷降低	0	↓↓	↑↑	↑
左室后负荷增加	↑	↑		
左室功能不全	↑	↑↑	↓↓	↓
右室功能不全	↓	↓	↓ /0	↓
急性二尖瓣反流左室膨胀	↑↑	0/↑		↓

LVEDD：左室舒张末期内径；LVESD：左室收缩末期内径；FAC：面积变化分数；CO：心输出量；LV：左心室；RV：右心室；↓：增加；↑：减少；0：没有变化。

比较敏感。在 Cheung 等[12]进行的一项研究中，当容量下降 2.5%时，对经胃左室短轴面积变化进行定量分析能够检测出这一改变。

动力性二尖瓣反流

二尖瓣反流与低血压、肺动脉压升高、右心衰竭和每搏量下降有关。容量过度恢复或后负荷增加能够导致左室膨胀伴有二尖瓣瓣叶对合不良产生中心性反流。另一方面，缺血或左心功能不全可以导致乳头肌功能不全或左室膨胀。显著的二尖瓣反流需要外科手术或血流动力学处理，例如调整体循环血管阻力、使用变力性药物或降低左室前负荷。

右室功能不全

右室功能不全是术中低血压的另一个常见原因。食管中段四腔心观可以快速评价心室的大小和功能。右室功能不全与右室扩张、三尖瓣反流、室间隔异常运动和左室腔减小有关。右心功能不全的处理包括检查右冠脉分布区是否缺血、高通气可以降低肺血管的阻力、变力性药物的使用也能降低肺血管阻力(例如米力农，多巴酚丁胺)，以及滴注肺血管扩张剂(一氧化氮，前列腺素 E_1，硝酸甘油)。

主动脉内球囊反搏

严重左室整体功能不全需要积极处理，方法包括主动脉内球囊反搏(IABP)置入。TEE 常用来确定导丝和 IABP 的位置。通过将 TEE 放置在食管中段水平，然后逆时针旋转探头能够看到胸降主动脉的横断面。图像的深度调至为

6 cm 左右，探头慢慢回撤直到显示左锁骨下动脉的起始部和主动脉弓的远侧(图 15.3)。搏动性强回声的 IABP 放置在左锁骨下动脉起始部远侧 1~2 cm 处。如果心功能不全没有改善，TEE 可以辅助外科医生放置机械性心室辅助装置。

经食管超声心动图防止左室膨胀

建立体外循环期间左室膨胀可以引起腔内压力升高，左室内压力升高使冠状动脉的灌注下降，心肌纤维伸长。如果没有注意到或没有处理，左室的膨胀可能引起严重的心功能不全，脱离体外循环时会更严重。左室膨胀也可以由支气管静脉和心最小静脉的过度回流引起或由前向灌注时主动脉瓣反流引起。

右室膨胀易观察到，因为右室在心脏的位置靠前。相比之下，左室膨胀在外科视野中不容易显示，因为其位置靠后。TEE 可以在经胃短轴及食管中段四腔心观上显示左室的大小。如果观察到左室膨胀或者肺动脉压力缓慢升高，可以在肺动脉或上肺静脉放置引流管来抽吸血液解除左室的压力。TEE 能够直接评价左室的大小，从而间接检测肺动脉的压力。例如，如果肺静脉引流管位置不好没有跨过二尖瓣，即使 PAC 压力较低也可以导致左室膨胀。

经食管超声心动图在血管插管术中的作用

升主动脉成像

升主动脉的粥样硬化性疾病是脑卒中和

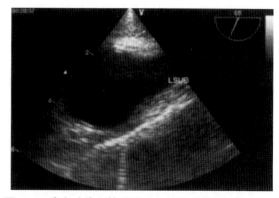

图15.3　降主动脉短轴观显示左锁骨下动脉起始部。此层面没有看到主动脉内球囊反搏泵，以远 2 cm 处是最佳位置。

CABG 术后出现神经系统症状的高危因素[24-26]。应用 TEE 和主动脉表面扫查均可以评价主动脉。外科医生触诊对发现粥样硬化性病变不敏感，除非是较硬的钙化斑块[27]。TEE 是检查升主动脉和主动脉弓理想的成像工具，但是对升主动脉的中段和远端的声窗不是很理想。由于气管和左主支气管的阻挡，42%的升主动脉 TEE 无法观察到[27]。相比而言，探查升主动脉粥样硬化性病变时主动脉表面扫查对此区域成像较好，比 TEE 更为敏感。在一项对 81 例患者进行的心脏外科手术的研究中，15 例患有主动脉粥样硬化性疾病，其中心外膜成像发现了 14 例，而 TEE 只发现 5 例[28]。

心外膜扫查可以很好地显示升主动脉，需将探头放置于充满盐水的无菌套管内（图 15.1）。外科医生需在超声科医生协助下操作[29]。检查按照下列步骤进行：

1. 扫查深度设置为 5 cm，探头放置在主动脉瓣水平可以产生横断面图像。

2. 缓慢移动探头到主动脉弓的远侧部，仔细观察主动脉前壁插管部位及主动脉阻断的位置是否有粥样斑块。

3. 通过旋转探头 90°对主动脉进行纵向扫查可以显示主动脉长轴，之后沿主动脉长轴缓慢推进探头进行扫查。

主动脉表面扫查可以确定数毫米斑块的厚度、位置和活动度。存在活动性斑块或斑块厚度大于 5 mm 提示有严重的粥样硬化性疾病，是预后不良的高危因素。

主动脉粥样硬化性病变的处理策略

发现明显的主动脉病变时还要考虑改变主动脉插管部位以降低脑栓塞的危险。外科手术的修正包括以下几个方面：行 OPCABG 避免体外循环，改变主动脉插管和阻断的位置，使用主动脉内球囊阻断，在一个缺血期间内进行冠状动脉近端和远端的吻合从而避免主动脉侧方钳夹，以及在深低温停循环状态下进行冠状动脉的重建[30-34]。主动脉存在严重病变时，外科医生可选择主动脉粥瘤切除术或升主动脉及主动脉弓部置换术。我们建议对具有神经并发症高危因素的患者进行主动脉表面扫查，以下患者可

能获益：有卒中病史，有 CABG 手术史，年龄超过 70 岁，有糖尿病病史，高血压，有周围血管疾病，以及 TEE 或外科医生触诊诊断为有明显的主动脉粥样硬化的患者[24-26]。应用这项技术的主要缺点是需要进行一些培训，且设备和检查所需要的时间较长。当外科医生有足够的经验以及这项技术在临床实践中成为主流时，这些顾虑会随之消失。

前向灌注

前向灌注是建立体外循环期间最常用的保护心脏的方法。常通过升主动脉插管注入。灌注液的传输依靠主动脉瓣的良好功能足以抵抗主动脉根部的压力，使灌注液进入冠状动脉。主动脉瓣反流的存在不仅不利于心肌保护而且常导致左室膨胀，也是脱离体外后左室功能不全的重要原因。对于外科医生，从临床上诊断主动脉瓣有明显反流很困难，因为左室位于后方，所以不容易观察到。TEE 可以快速诊断明显主动脉瓣反流，能够改变外科的处理：如主动脉切开后进行前向灌注，使用逆向灌注，左室减压以及主动脉瓣置换。TEE 主动脉瓣食管中段左室长轴观可以很好地显示主动脉瓣反流。反流的严重程度取决于反流束的宽度和左室流出道宽度的比例确定（见第 11 章）。任何轻度以上的主动脉瓣反流均可以提示进行前面谈及的处理方法。

逆行灌注

逆行灌注是 CABG 手术期间与前向灌注相结合使用的常规方法。这种技术常应用于存在左室肥厚、严重的冠状动脉疾病、主动脉瓣反流、及主动脉根部病变不利于左室的前向灌注等情况下。在右房做一个切口，冠状静脉窦插管直接放置在静脉窦的开口，位于右方下内侧靠近三尖瓣。确定放置的位置一般通过在静脉窦内触诊插管，因为其沿房室沟走行，所以套管的位置不良就很难探测到，使患者在体外间期很容易发生心肌缺血。放好插管的位置也不容易，因为可能存在一些解剖的变异，例如 Eustachian 瓣增厚的 Chiari 网及心最小静脉瓣。给逆行灌注带来困难的其他解剖变异还有永存左侧上腔静脉，其使左侧的静脉回流入冠状静脉窦而不

是通过无名静脉入右侧上腔静脉。虽然这种先天性变异发生的概率比较低，但及时发现却很重要，可以防止逆灌液从心脏误入左臂。另外，套管的方向错误如通过三尖瓣进入右室或套管插入的不充分均使逆灌液无效。

超声心动图有助于外科医生正确放置插管的位置。逆灌管球形头端表现很容易识别，因为其与冠状静脉窦口相连。冠状静脉窦口在食管中段四腔心观后倾探头下很容易显示。通过识别冠状静脉窦腔内有较细中空管道的存在（图15.4），可以确定插管的位置。

股静脉插管

在 TEE 的帮助下，外科进行股静脉插管更为方便，首先确定导丝在右房的位置，然后确定套管的头端位于右房和上腔静脉的结合处。显示套管的最佳切面是食管中段两腔心观。轻轻转动探头或调整角度能够显示套管壁的回声。因为套管的位置常贴近静脉壁或房间隔，所以静脉回流梗阻常通过稍微推进或回撤套管而得到纠正。

股动脉插管

股动脉插管常在进行胸骨切开，主动脉夹层或 MIDCAB（主动脉内插管、静脉内插管、肺动脉引流管、冠状静脉窦插管）外科手术情况下

使用。严重的主动脉粥样硬化性疾病伴有活动性斑块的存在增加了发生栓塞和逆行主动脉夹层的危险。外科医生打开股动脉后，导丝经过股动脉穿过降主动脉的近端，因为导丝的回声很强，在胸主动脉内很容易看到。通过 CDFI 观察血流，确定有无主动脉夹层和调整套管的位置很重要。

微创外科的超声心动图

为了避免胸骨正中切开，可进行微创外科手术，在冠状动脉重建术中常使用胸部小切口。在这种方法中，经皮体外循环的套管插管和冠状动脉吻合是通过胸壁上一些小孔进行的。基于导管的小孔进入系统（Heartport, Redwood, California）包括改良的体外循环以及 5 个血管内插管（冠状静脉窦插管、肺动脉引流插管、主动脉内阻断球囊、静脉引流管和动脉引流管）。

冠状静脉窦和肺动脉插管

冠状静脉窦和肺动脉插管是麻醉师通过右侧颈静脉入路经皮进行的。TEE 或 X 线荧光透视可以帮助外科医生放置这些插管。肺动脉引流管通过从肺动脉抽吸血液使心脏减压。这些插管是通过 9F 导管插入的，然后推送到肺动脉瓣远端合适的位置。调整插管放置的位置最好通过 TEE 观察导管在肺动脉内的位置进行，或通过导管向远端推进时观测压力波形的变化。肺动脉最好通过在食道中段观慢慢前屈和回撤探头来显示。导管引流情况可以通过 TEE 观察房室的膨胀程度来评价，通过经胃底左室短轴观和食管中段四腔心观来检测。

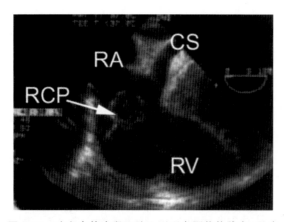

图 15.4　改良食管中段四腔心观观察冠状静脉窦。经食管超声心动图有助于外科医生在冠状静脉窦内放置逆行灌注套管。箭头所示为逆行插管球囊（RCP）、右心房（RA）和右心室（RV）。冠状静脉窦开口在食管中段四腔心观轻轻后屈探头下显示最佳。

表 15.5　冠状动脉重建的经食管超声心动图

伴随表现	临床考虑
卵圆孔未闭	分流，矛盾性栓塞
永存左上腔静脉	逆行灌注的禁忌证
动脉粥样硬化性疾病	改变主动脉插管和横向阻断的位置
主动脉瓣反流	前向灌注液不足，左室膨胀
瓣膜疾病	瓣膜修复或置换
心腔内血栓	发生栓塞，改变外科处理方法
胸腔积液	引流

主动脉阻断

主动脉阻断是一个三腔球囊管，通过股动脉套管插入，然后推向升主动脉。TEE 用来引导球囊导管在瓦氏窦远端的位置。食管中段左心长轴观可很好地显示内镜夹的位置以及在球囊膨胀过程中进行检测。麻醉师必须确定正确的位置并检测球囊的漂移。球囊向近端漂移可能损伤主动脉瓣，向远端漂移可能阻断主动脉弓部的血管，导致脑缺血。TEE 用来监测通过套管内管腔的前向灌注液以及发现左室膨胀。

经食管超声心动图诊断隐匿性病变

发现解剖变异或伴随病变也是很常见的（表 15.5）。没有前瞻性的研究结果建议根据没有预料到的超声发现来改变手术计划。有些表现，例如胸腔积液，不会影响预期手术的进程，然而，其他表现会使外科手术处理发生改变。升主动脉明显的粥样病变和永存左上腔静脉在前文中已有讨论。

血栓

TEE 发现的心腔内血栓并不常见，但是可以改变外科处理的方法。左心耳血栓的处理方法包括最小程度地对心脏进行操作或对左心耳进行折叠。飘动的新鲜血栓，尤其在左心内，应该进行外科摘除术。血栓使术后发生并发症的危险性增加，而且血栓的发现可能改变术后的处理从而进行长期的抗凝。

卵圆孔未闭

处理未预料到的卵圆孔未闭在成人心脏外科手术中约占 20%~25%，未闭的卵圆孔可能影响预期的手术计划和远期脑血管事件的发生[35]。对有卒中病史的患者或者进行打开房室的外科手术时，偶然发现有卵圆孔未闭应该考虑在进行 CABG 手术的同时进行缝合。在食管中段四腔心观和双房上下腔静脉观，使用 CDFI 或注入造影剂时观察房间隔可以发现卵圆孔未闭[36,37]。造影剂反复通过一个三通开关向另一个注射器内注入 10 mL 经过震荡的生理盐水，同时要去除过多的空气，当 TEE 显示房间隔时注入。5 个心动周期内造影剂在左房内通过可以确定有卵圆孔未闭的存在。

胸腔积液

CABG 手术患者常有胸腔积液，可能是冠状动脉疾病失代偿期、合并瓣膜疾病或其他病变的结果。大量胸腔积液可以引起肺膨胀不全，从而使肺通气能力下降，肺泡-动脉氧合压差升高。左侧胸膜腔可以通过逆时针旋转探头来显示胸降主动脉的短轴切面来实现。积液在主动脉的周围，正常的肺实质移位。

主动脉瓣狭窄

成人主动脉瓣狭窄的自然病史始于较长的无症状期，死亡率很低。对轻度或重度主动脉瓣狭窄是否进行手术治疗很容易做出决定。另外，先天性主动脉瓣二叶畸形很容进展为主动脉瓣狭窄和主动脉根部的瘤样扩张。然而，在进行 CABG 手术时，对中度主动脉瓣反流是否进行主动脉瓣置换，由于疾病本身自然进程的不同而很难进行抉择。主动脉瓣狭窄发病机制不是单一退行性改变的过程，而是与高胆固醇血症、炎症以及成骨细胞活动有关的主动的过程。当决定进行主动脉瓣置换时，要考虑的因素包括年龄（预期寿命）、最大压差、瓣口面积和主动脉瓣狭窄进展率。许多学者研究了这种具有争议的情况[38-40]，最近的数据显示联合术式并不增加手术的死亡率，但是中重度主动脉瓣狭窄的患者可以从中获益，而轻度主动脉瓣狭窄的患者并不获益。

二尖瓣反流

明显的二尖瓣反流需要进行外科干预。然而，关于能够引起瓣膜反流的药理学或容量性特异的原因还没有取得一致的意见。在与术前相似的状态下评价二尖瓣反流的严重程度和血流动力学特点，以及考虑到术前患者的症状和心脏的功能都很重要。单纯的冠状动脉重建通过改善冠状动脉的灌注和心室功能是可以减轻二尖瓣反流的。手术计划应该由外科医生、心脏内科医生和超声科医生共同商讨制定。

不停跳冠状动脉搭桥术的经食管超声心动图

不停跳冠状动脉搭桥术(OPCABG)已被广泛应用,因为一些全科医生认为 OPCABG 避免了由体外循环带来的危险性。当心脏处于进行冠状动脉远端吻合的位置时,可能发生血流动力学不稳和冠状动脉缺血。成功进行 OPCABG 最关键的因素就是麻醉师应保持警惕状态以及和心脏外科医生保持及时交流。有效的交流和小心摆放心脏的位置有利于保持心脏血流动力学的稳定。因为这种外科术式相对比较新,仍然没有关于术中使用 TEE 检测的一致性意见。TEE 在 OPCABG 术中的应用在同一医院内部也是不同的,一般取决于医生的选择。

OPCABG 期间的血流动力学失常

低血容量(出血,挤压心脏,摆放位置时房室扭曲)、心肌缺血(冠状动脉内气体或碎屑)、瓣膜功能不全或心律失常 (继发于缺血或机械性原因)可以引起 OPCABG 期间血流动力学异常。超声心动图在辨别病因和检测干预效果时具有很重要的作用。

OPCABG 期间发现新的节段性室壁运动异常

新出现的节段性室壁运动异常在 OPCABG 期间很常见,但是并不意味着一定发生心肌缺血。正如前面所谈到的,新出现的节段性室壁运动异常归因于容量状态的变化、位置的变化、心表固定器扭曲了心脏的位置从而减弱了心肌的运动。调整心脏的位置可以进行左前降支远端的吻合,但这样可能引起心脏扭曲或压迫右房和右室,影响静脉回流。这些改变可以通过输液、采用头低仰卧位调整心脏的位置、在胸腔的右侧打开心包、使用心表固定器来固定心尖使心脏处于合适的位置来缓解。

OPCABG 期间二尖瓣反流

吻合右冠状动脉时心脏的扭曲可能加重二尖瓣反流。发生机制可能是二尖瓣环和瓣下结构扭曲影响了瓣叶的对合。在一些病例中,二尖瓣反流可以引起明显血流动力学异常,需要转为体外循环下进行手术。

OPCABG 期间发现卵圆孔未闭

卵圆孔未闭的发生率大约在 20% 左右,可能影响手术的处理。在 OPCABG 期间调整心脏的位置常引起低氧血症,这可能是由于存在卵圆孔的右向左分流[41]。在调整心脏的位置时,由于右心压力的急剧升高可以发现卵圆孔未闭。再次调整心脏的位置后分流可以闭合,低氧血症得以改善。然而,在难治性低氧血症时,需要在体外循环下进行外科手术,而且应该闭合卵圆孔[41]。在一项 11 例卵圆孔未闭行 OPCABG 术的回顾性研究中,即使术前存在或由于抬高心脏引起右向左的分流,也没有发现与分流相关的低氧血症[42]。

冠状动脉搭桥术期间是否使用经食管超声心动图

TEE 在常规 CABG 术中的应用仍存在一些争议,影响因素包括使用的效果、可利用的仪器和受培训的人员。然而这项技术在瓣膜手术中的价值已被广泛接受,在 CABG 术中的价值仍然不是很明确。产生这种观点是由于常规 CABG 手术使用 TEE 缺乏经济上的补偿。虽然其作为 CABG 手术的一种监测仪器已经被接受,但是许多的付费者认为 TEE 是麻醉的一部分,因此没有给予一定的补偿。

许多临床医生已经证明 TEE 在帮助处置患者和进行一些药物治疗及容量恢复等方面很有价值。最近的一致性结论认为 TEE 是 II 类适应证[2,3]。然而,TEE 能够改变外科处理或建立体外循环的作用占 5%~17%[23,42-44]。值得注意的是,TEE 在心功能不全的高危患者中的应用显示出了对术中的处置具有很重要的影响[1]。然而,TEE 在心功能正常患者中的应用仍有争议。目前,还没有前瞻性随机对照研究显示 TEE 对常规的 CABG 手术有益,因此没有承认其价值的一致性评价。TEE 在心功能正常的 CABG 术中对改变血流动力学处理的价值不高,它的一般作用是辅助临床医生进行排除性诊断以及本身是一种常规非侵袭性的监测。正如前面谈到的,心室起搏或心脏的扭曲与术中应用固定器有关,由于可以引起新出现的节段性非缺血性室壁运动异常和瓣膜关闭不全,因此对检查结果的评价会造成一定的困难。也许在常规 CABG 外科手术中应用 TEE 的最强动力在于其能够发现隐匿性或亚临床性疾病并且能够影响体外循环的建立或外科手术的处理。虽然相对不常见,但发现这些有价值信息的概率会逐渐增加,因为经济压力限制了术前的评价而且相对健康的患者进行单纯的 CABG 手术也不多。早期干预矫正主动脉瓣狭窄或二尖瓣反流对降低二次手术或患者心功能恶化很有价值。

在 CABG 术中应用 TEE 常是医院或个别医生的要求。在作者所在的医院,心功能正常而且没有心瓣膜异常病史的患者不太可能进行术中 TEE 检查。然而,这些人群会越来越少。有明显的心功能和瓣膜功能异常的患者常会从中获益。

总结

超声心动图对冠状动脉血管重建患者的主要作用是作为能够改变体外循环建立和外科手术处理的一种诊断工具。但是,超声心动图不可能取代传统的 PAC,这是因为 PAC 能够在术中连续监测整体的心脏功能和负荷状态。然而,超声心动图的优势扩大了其在心脏外科手术中的应用并提升了自身的重要性。正如本章所阐述的,这项技术的适应证包括监测和诊断。多模式检查(二维成像,彩色多普勒血流成像,频谱多普勒成像和对比剂的使用)使其能够定性或定量评价心脏的功能和病理生理状态。将来,随着设备、培训人员和技术的进步,超声心动图在心脏外科手术患者中的应用会越来越广泛。

参考文献

1　Savage RM, Lytle BW, Aronson S, et al. Intraoperative echocardiography is indicated in high-risk coronary artery bypass grafting. *Ann Thorac Surg* 1997;64(2):368–373.
2　American Society of Anesthesiologists. Practice guidelines for perioperative transesophageal echocardiography. A report by the American Society of Anesthesiologists and the Society of Cardiovascular Anesthesiologists Task Force on Transesophageal Echocardiography. *Anesthesiology* 1996;84(4):986–1006.
3　Cheitlin MD, Armstrong WF, Aurigemma GP, et al. ACC/AHA/ASE 2003 guideline update for the clinical application of echocardiography–summary article: a report of the American College of Cardiology/American Heart Association Task Force on Practice Guidelines (ACC/AHA/ASE Committee to Update the 1997. Guidelines for the Clinical Application of Echocardiography). *J Am Coll Cardiol* 2003;42(5):954–970.
4　Kallmeyer IJ, Collard CD, Fox JA, et al. The safety of intraoperative transesophageal echocardiography: a case series of 7200 cardiac surgical patients. *Anesth Analg* 2001;92(5):1126–1130.
5　Cheung EH, Craver JM, Jones EL, et al. Mediastinitis after cardiac valve operations. Impact upon survival. *J Thorac Cardiovasc Surg* 1985;90(4):517–522.
6　Staples JR, Tanaka KA, Shanewise JS, et al. The use of the SonoSite ultrasound device for intraoperative evaluation of the aorta. *J Cardiothorac Vasc Anesth* 2004;18(6):715–718.
7　Schellenberg AG, Marshall MB, Salgo IS. Intraoperative ultrasound for localization of patent left internal mammary artery grafts in repeat cardiothoracic surgery. *J Cardiothorac Vasc Anesth* 2001;15(2):228–230.
8　Arruda AM, Dearani JA, Click RL, et al. Intraoperative application of power Doppler imaging: visualization of myocardial perfusion after anastomosis of left internal thoracic artery to left anterior descending coronary artery. *J Am Soc Echocardiogr* 1999;12(8):650–654.
9　Shanewise JS, Cheung AT, Aronson S, et al. ASE/SCA guidelines for performing a comprehensive intraoperative multiplane transesophageal echocardiography examination: recommendations of the American Society of Echocardiography Council for Intraoperative Echocardiography and the Society of Cardiovascular Anesthesiologists Task Force for Certification in Perioperative Transesophageal Echocardiography. *Anesth Analg* 1999;89(4):870–884.
10　Weiss SJ, Savino JS. Decision-making and perioperative transesophageal echocardiogarphy. In: Kaplan JA, Reich DL, Konstadt SN, eds. *Cardiac anesthesia.* Philadelphia: WB Saunders, 2006.
11　Lang RM, Bierig M, Devereux RB, et al. Recommendations for chamber quantification: a report from the American Society of Echocardiography's Guidelines and Standards Committee and the Chamber Quantification Writing Group, developed in conjunction with the European Association of Echocardiography, a branch of the European Society of Cardiology. *J Am Soc Echocardiogr* 2005;18(12):1440–1463.
12　Cheung AT, Savino JS, Weiss SJ, et al. Echocardiographic and hemodynamic indexes of left ventricular preload in patients with normal and abnormal ventricular function. *Anesthesiology* 1994;81(2):376–387.

13 Perrino AC Jr, Luther MA, O'Connor TZ, et al. Automated echocardiographic analysis. Examination of serial intraoperative measurements. *Anesthesiology* 1995;83(2):285–292.

14 Muhiudeen IA, Kuecherer HF, Lee E, et al. Intraoperative estimation of cardiac output by transesophageal pulsed Doppler echocardiography. *Anesthesiology* 1991;74(1):9–14.

15 Savino JS, Troianos CA, Aukburg S, et al. Measurement of pulmonary blood flow with transesophageal two- dimensional and Doppler echocardiography. *Anesthesiology* 1991;75(3):445–451.

16 Darmon PL, Hillel Z, Mogtader A, et al. Cardiac output by transesophageal echocardiography using continuous- wave Doppler across the aortic valve. *Anesthesiology* 1994;80(4):796–805.

17 Smith JS, Cahalan MK, Benefiel DJ, et al. Intraoperative detection of myocardial ischemia in high-risk patients: electrocardiography versus two-dimensional transesophageal echocardiography. *Circulation* 1985;72(5):1015–1021.

18 Battler A, Froelicher VF, Gallagher KP, et al. Dissociation between regional myocardial dysfunction and ECG changes during ischemia in the conscious dog. *Circulation* 1980;62(4):735–744.

19 Gallagher KP, Kumada T, Koziol JA, et al. Significance of regional wall thickening abnormalities relative to transmural myocardial perfusion in anesthetized dogs. *Circulation* 1980;62(6):1266–1274.

20 Roizen MF, Beaupre PN, Alpert RA, et al. Monitoring with two-dimensional transesophageal echocardiography. Comparison of myocardial function in patients undergoing supraceliac, suprarenal-infraceliac, or infrarenal aortic occlusion. *J Vasc Surg* 1984;1(2):300–305.

21 Leung JM, O'Kelly B, Browner WS, et al. Prognostic importance of postbypass regional wall-motion abnormalities in patients undergoing coronary artery bypass graft surgery. SPI Research Group. *Anesthesiology* 1989;71(1):16–25.

22 Deutsch HJ, Curtius JM, Leischik R, et al. Diagnostic value of transesophageal echocardiography in cardiac surgery. *Thorac Cardiovasc Surg* 1991;39(4):199–204.

23 Bergquist BD, Bellows WH, Leung JM. Transesophageal echocardiography in myocardial revascularization: II. Influence on intraoperative decision making. *Anesth Analg* 1996;82(6):1139–1145.

24 Gardner TJ, Horneffer PJ, Manolio TA, et al. Stroke following coronary artery bypass grafting: a ten-year study. *Ann Thorac Surg* 1985;40(6):574–581.

25 Newman MF, Kirchner JL, Phillips-Bute B, et al. Longitudinal assessment of neurocognitive function after coronary-artery bypass surgery. *N Engl J Med* 2001;344(6):395–402.

26 Roach GW, Kanchuger M, Mangano CM, et al. Adverse cerebral outcomes after coronary bypass surgery. Multicenter Study of Perioperative Ischemia Research Group and the Ischemia Research and Education Foundation Investigators. *N Engl J Med* 1996;335(25):1857–1863.

27 Konstadt SN, Reich DL, Quintana C, et al. The ascending aorta: how much does transesophageal echocardiography see? *Anesth Analg* 1994;78(2):240–244.

28 Konstadt SN, Reich DL, Kahn R, et al. Transesophageal echocardiography can be used to screen for ascending aortic atherosclerosis. *Anesth Analg* 1995;81(2):225–228.

29 Eltzschig HK, Kallmeyer IJ, Mihaljevic T, et al. A practical approach to a comprehensive epicardial and epiaortic echocardiographic examination. *J Cardiothorac Vasc Anesth* 2003;17(4):422–429.

30 Byrne JG, Aranki SF, Cohn LH. Aortic valve operations under deep hypothermic circulatory arrest for the porcelain aorta: "no-touch" technique. *Ann Thorac Surg* 1998;65(5):1313–1315.

31 Cohn LH, Rizzo RJ, Adams DH, et al. Reduced mortality and morbidity for ascending aortic aneurysm resection regardless of cause. *Ann Thorac Surg* 1996;62(2):463–468.

32 Grossi EA, Kanchuger MS, Schwartz DS, et al. Effect of cannula length on aortic arch flow: protection of the atheromatous aortic arch. *Ann Thorac Surg* 1995;59(3):710–712.

33 Kouchoukos NT, Wareing TH, Daily BB, et al. Management of the severely atherosclerotic aorta during cardiac operations. *J Card Surg* 1994;9(5):490–494.

34 Paul D, Hartman GS. Foley balloon occlusion of the atheromatous ascending aorta: the role of transesophageal echocardiography. *J Cardiothorac Vasc Anesth* 1998;12(1):61–64.

35 Louie EK, Konstadt SN, Rao TL, et al. Transesophageal echocardiographic diagnosis of right to left shunting across the foramen ovale in adults without prior stroke. *J Am Coll Cardiol* 1993;21(5):1231–1237.

36 Konstadt SN, Louie EK, Black S, et al. Intraoperative detection of patent foramen ovale by transesophageal echocardiography. *Anesthesiology* 1991;74(2):212–216.

37 Augoustides JG, Weiss SJ, Weiner J, et al. Diagnosis of patent foramen ovale with multiplane transesophageal echocardiography in adult cardiac surgical patients. *J Cardiothorac Vasc Anesth* 2004;18(6):725–730.

38 Gillinov AM, Garcia MJ. When is concomitant aortic valve replacement indicated in patients with mild to moderate stenosis undergoing coronary revascularization? *Curr Cardiol Rep* 2005;7(2):101–104.

39 Rahimtoola SH. "Prophylactic" valve replacement for mild aortic valve disease at time of surgery for other cardiovascular disease? . . . No. *J Am Coll Cardiol* 1999;33(7):2009–2015.

40 Smith WT, Ferguson TB Jr, Ryan T, et al. Should coronary artery bypass graft surgery patients with mild or moderate aortic stenosis undergo concomitant aortic valve replacement? A decision analysis approach to the surgical dilemma. *J Am Coll Cardiol* 2004;44(6):1241–1247.

41 Akhter M, Lajos TZ. Pitfalls of undetected patent foramen ovale in off-pump cases. *Ann Thorac Surg* 1999;67(2):546–548.

42 Sukernik MR, Mets B, Kachulis B, et al. The impact of newly diagnosed patent foramen ovale in patients undergoing off-pump coronary artery bypass grafting: case series of eleven patients. *Anesth*

Analg 2002;95(5):1142–1146; table.

43　Couture P, Denault AY, McKenty S, et al. Impact of routine use of intraoperative transesophageal echocardiography during cardiac surgery. *Can J Anaesth* 2000;47(1):20–26.

44　Michel-Cherqui M, Ceddaha A, Liu N, et al. Assessment of systematic use of intraoperative transesophageal echocardiography during cardiac surgery in adults: a prospective study of 203 patients. *J Cardiothorac Vasc Anesth* 2000;14(1):45–50.

▶ 问　题 ◀

1. 下列关于经食管超声心动图(TEE)在冠状动脉搭桥(CABG)术中的作用错误的是(　　)。
   a. TEE 发现心肌缺血比心动图(ECG)更敏感
   b. TEE 在心脏外科手术中具有重要的作用,可以影响体外循环的建立和外科手术的处理
   c. 与 TEE 相关的死亡率很低
   d. TEE 完全能够显示升主动脉和胸降主动脉

2. CABG 术中的主动脉表面扫查(　　)。
   a. 不能提供比 TEE 检查更多的益处
   b. 对升主动脉的成像比 TEE 好
   c. 升主动脉易碎有或硬化斑块时是禁忌证
   d. 常需要使用隔离使声场更远来改善分辨率

3. CABG 术中的 TEE 检查(　　)。
   a. 只关注监测心肌缺血
   b. 根据 ASE 和 SCA 指南,是 I 级适应证
   c. 应该和心脏外科医生共同观察
   d. 明显改善不停跳外科手术患者的临床预后

4. TEE 评价左室的功能(　　)。
   a. 只需要经典的经胃(TG)短轴观
   b. 不依赖于后负荷
   c. 使用面积变化分数(FAC)确定容积变化
   d. 依赖左室的前负荷

5. TEE 测量心输出量(CO)(　　)。
   a. 在血流流速很高的患者中无法进行
   b. 常通过流经二尖瓣口的血流来获得
   c. 与热稀释法具有很好的一致性
   d. 依赖瓣膜无狭窄

6. 下列阐述最准确的是(　　)。
   a. TEE 能够连续实时在线测量心脏内的压力
   b. 由于左室假性缩短,TEE 测得的心输出量常不准确
   c. 肺动脉压力的变化比新出现的节段性室壁运动异常作为心肌缺血的诊断指标更为敏感
   d. TEE 和 PAC 在 CABG 术中是补充技术

7. 在脱离体外循环后,新出现的节段性室壁运动异常(　　)。
   a. 可能是对钙通道拮抗剂的反应
   b. 诊断为心肌缺血
   c. 支持重新建立体外循环进行冠状动脉吻合
   d. 导致心肌梗死

8. 下列阐述最准确的是(　　)。
   a. 由于存在左室的假性缩短,TEE 不能准确评价左室的前负荷
   b. FAC 增加不能等同于心肌收缩力的增加
   c. 使用 TEE 很难鉴别低体循环阻力综合征与肺动脉栓塞
   d. 体外循环后观察到的室间隔运动异常常与短暂性缺血有关

9. TEE 不应用于以下哪方面(　　)。
   a. 确定有无明显的主动脉瓣关闭不全
   b. 诊断左室膨胀
   c. 指导升主动脉插管
   d. 辅助冠状静脉窦插管的放置

10. 下列阐述最准确的是(　　)。

a. 诊断 PFO 是 CABG 手术应用体外循环而不能在不停跳下进行的重要指征

b. 在小切口入路时,TEE 有助于选择阻断主动脉的位置

c. 术中 TEE 的偶然发现对心脏灌注技术没有影响

d. 在外周静脉注入造影剂时,冠状静脉窦内出现气泡对体外循环的建立意义不大

答案见书后。

第 16 章　胸主动脉经食管超声心动图成像

Kim J. Payne，*John S. Ikonomidis*，*Scott T. Reeves*

对于胸主动脉疾病来说，准确、及时的诊断显得尤为重要。本章主要向读者介绍胸主动脉瘤和胸主动脉夹层的分类、这些疾病的超声心动图特点和外科治疗方式的选择。重点强调在诊断主动脉疾病时，超声心动图的发现在快速、准确的检查中更值得关注。本章还总结了相关胸主动脉疾病，包括壁间血肿和动脉粥样硬化。

分类

胸主动脉疾病包括主动脉瘤、主动脉夹层、壁间血肿、巨大穿透性溃疡和可能影响到心脏外科手术的明显的动脉粥样硬化。

主动脉瘤

主动脉瘤可根据其发生在升主动脉、主动脉弓、降主动脉或以上任何部位的联合病变进行分类。胸主动脉瘤直径大于 5 cm 的患者有发生破裂的危险，需进行手术修补。对于瘤腔直径大于正常主动脉节段内径 2 倍的患者应考虑进行外科治疗，正常主动脉节段通常可在主动脉未被累及到的部位如主动脉弓或腹主动脉水平进行评价。患有相关器官疾病的患者，例如马方综合征或 Ehlers-Danlos 综合征，也应选择早期进行外科治疗。

Crawford 分类法将胸腹主动脉瘤分为四种[1]（图 16.1）。Ⅰ型为动脉瘤起源于近端胸降主动脉止于肾动脉水平以上。Ⅱ型动脉瘤为起源于近端胸降主动脉止于肾动脉水平以下。Ⅲ型起源于降主动脉远端，通常定义为第六肋间胸主动脉水平以下。Ⅳ型为病变累及大部分腹主动脉。图 16.2 显示了胸主动脉瘤的分类、发生率和形态学。

主动脉夹层

胸主动脉夹层的分类有两种。Stanford 分类[2]将主动脉夹层分为 A 型：夹层包括升主动脉；B 型：夹层仅限于降主动脉。DeBakey 分类[3]为Ⅰ型：夹层起源于升主动脉，包括降主动脉的任何部位；Ⅱ型：夹层仅局限于升主动脉；Ⅲ型：夹层起源于左锁骨下动脉以远，仅包括胸降主动脉（Ⅲ-A）或达到降主动脉的腹主动脉段水平（Ⅲ-B）（图 16.3）。

主动脉壁间血肿

胸主动脉壁间血肿的分类与胸主动脉夹层分类相同。

巨大穿透性溃疡

胸主动脉的巨大穿透性溃疡现仍相对难以进行辨别，通常通过病变的解剖位置进行分类（例如升主动脉、主动脉弓或降主动脉）。

主动脉夹层的诊断方法

未经治疗的急性主动脉夹层患者在最初 48 小时内每小时的死亡率高达 1%[4]，两周时死亡率为 80%。急性主动脉瓣关闭不全、主要分支血管的阻塞或主动脉破裂可导致死亡。因此，为了提高患者的生存率、选择恰当的外科或内科治疗，对主动脉夹层进行迅速、精确地诊断十分重要。到目前为止，血管造影是诊断主动脉夹层的金标准[5]。现阶段，众多的影像学方法如计算机 X 线断层摄影（computed tomography, CT）[6-8]、经食管超声心动图（transesophageal echocardiography, TEE）[5-12]、磁共振成像（magnetic resonance imaging, MRI）[6-9]对诊断主动脉夹层都有帮助。每个方法的相对优点如表 16.1 所列。在选择这四种不同的检查方法时，必须要考虑到实用性、检查所需时间、安全性和费用。

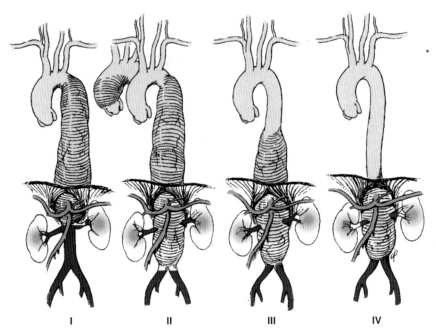

图 16.1 胸腹主动脉瘤 Crawford 分类法根据对胸腹主动脉的累及程度进行分类。Ⅰ型:降主动脉的大部分或全部受累,包括肾脏以上水平腹主动脉;Ⅱ型:降主动脉的大部分或全部受累,腹主动脉的大部分或全部受累;Ⅲ型:远端胸降主动脉和多节段腹主动脉, 包括肾动脉和腹腔动脉; Ⅳ型: 累及大部分或全部腹主动脉。(From Crawford ES, Svensson LG, Hess HE, et al. A prospective randomized study of cerebrospinal fluid drainage to prevent paraplegia after high-risk surgery on the thoracoabdominal aorta. *J Vasc Surg* 1991;13:37, with permission.)(见彩图)

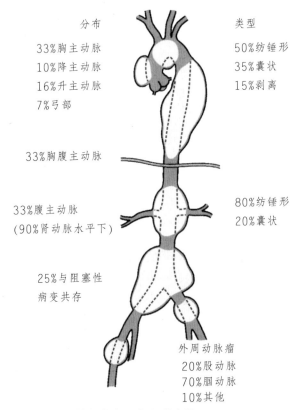

图 16.2 A 型主动脉瘤的分布范围及其相应发生率和形态学。(From Estafanous FG, Barash PG, Reves JG, eds. *Cardiac anesthesia principles and clinical practice*, second ed. Philadelphia:Lippincott Williams & Wilkins, 2001:785, with permission.)(见彩图)

血管造影

血管造影要求可观察到主动脉呈两个管腔或有内膜片才能进行完整的诊断。怀疑有主动脉夹层的间接征象为主动脉壁增厚、主动脉瓣关闭不全、主动脉壁的溃疡样病变、血管分支的异常、主动脉管腔内导管位置的异常和假腔对真腔的压迫[5]。如表 16.1 所示，血管造影可能是现阶段所有方法中敏感性最低的[7]。另外，血管造影很难在急诊条件下进行，因为医院中要有足够的人员，患者必须被转移入介入室，并且必须进行可能对患者肾功能造成损害的静脉造影。

计算机断层成像

CT 对主动脉夹层的定义要求观察到两个独立的管腔和剥脱的内膜片。CT 比造影更为敏感，但与 MRI 和 TEE 相比敏感性略差。CT 很少能够辨别出剥脱内膜的起始位置。CT 也很难确定主动脉瓣反流和冠状动脉受累情况[6-8]。

表16.1 不同成像方法对怀疑夹层动脉瘤的评价效果

诊断效果	造影	CT	MRI	TEE
敏感性	++	++	+++	+++
特异性	+++	+++	+++	++/+++
撕裂部位	++	+	+++	++
是否有血栓	+++	++	+++	+
主动脉瓣是否有反流	+++	−	+	+++
心包填塞	−	++	+++	+++
分支是否受累	+++	+	++	+
冠状动脉是否受累	++	+	−	++

CT:计算机断层扫描；MRI:磁共振成像；TEE:经食管超声心动图；+++：优；++：好；+：良；−：未能探查到。
Modifide from Cigarro JE, Isselbacher EM, DeSanctis RW,et al.Diagnostic imaging in the evaluation of suspected aortic dissection:old standards and new directions. *N Engl J Med* 1993;328:35, with permission.

磁共振成像

MRI 是目前评价主动脉夹层敏感性和特异性最高的方法。但对于体内安放有起搏器、某些类型的动脉瘤夹或矫形金属物的患者 MRI 检

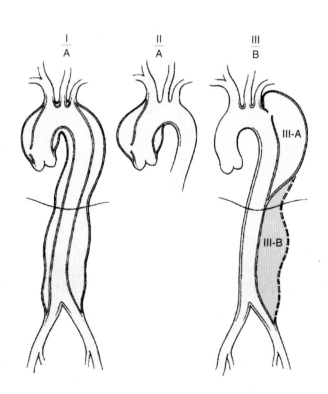

图 16.3 Stanford(A,B)和 DeBakey(Ⅰ,Ⅱ,Ⅲ)分类法对胸主动脉夹层动脉瘤的分型。(From Crawford ES, Crawford JL. Diseases of the aorta. Baltimore：Williams&Williams&wilkins,1984:174, with permission.)（见彩图）

查受到一定限制。急性主动脉夹层的患者通常血流动力学情况不稳定，需要静脉给予抗高血压药物或进行插管，因此，理想的 MRI 扫描更加受到限制[6-9]。

经食管超声心动图

TEE 现已成为迅速评价可疑急性主动脉夹层的标准方法。TEE 应用广泛、无创伤性、价格低廉，且可在床旁进行迅速检查。在诊断主动脉夹层时，必须在不同的切面观察到剥脱内膜片回声。通过 TEE 做出快速诊断需要有扎实的技能。检查通常只需 5~20 分钟。降主动脉远端和主动脉近分叉处用 TEE 探查较不理想，因为此部位位于气管和左主支气管附近，容易产生假阳性结果。现已采用新的技术来观察这些结构，例如利用多平面探头。TEE 同时还十分有助于探查主动脉瓣反流、心包填塞、冠状动脉受累等。另外，TEE 还可获得的其他信息包括：左心室射血分数和瓣膜功能[5-12]。

因为 TEE 具有安全、迅速、准确、便捷等特点，因此可用于进行床旁检查，甚至可对病情不稳定的患者进行检查，我们认为对于怀疑有主动脉夹层的患者应首选 TEE 检查。对于慢性夹层和术后要求评价的患者，应选择 MRI 进行检查。

检查技术

因胸主动脉紧邻食管，TEE 是最佳的评价方法。图 16.4 显示胸主动脉从升部至远端与气管之间的关系。在近主动脉弓水平，主动脉位于食管的前方，而在远端主动脉位于食管的后方。

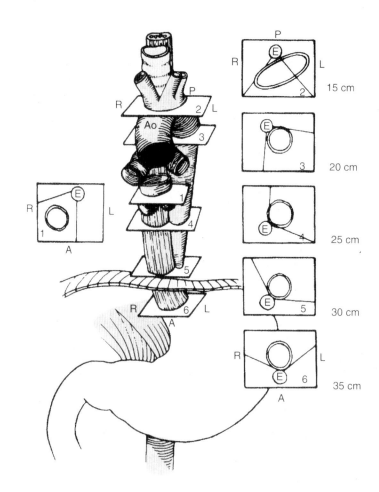

图 16.4 主动脉与食管在胸段食管不同水平之间的关系。(From Estafanous FG, Barash PG, Reves JG, eds. *Cardiac anesthesia principles and clinical practice*, second ed. Philadelphia：Lippincott Williams & Wilkins, 2001：785, with permission.)（见彩图）

主动脉与食管这种解剖关系的变化给超声工作者区分降主动脉的前、后和左、右方位关系带来一定困难。在与外科医生交流有关损伤部位的时候，我们发现采用解剖标志来标记损伤部位是十分有价值的。我们应测量从主动脉瓣到升主动脉内损伤部位的距离，以及左锁骨下动脉至降主动脉内受损部位的距离。记录从损伤部位至门齿之间的距离对于指导以后的超声随访检查同样有意义。然而，这种测量对于指导外科医师在主动脉腔内找到内膜剥脱的位置作用十分有限。

正如近来大家所讨论的，对于急性主动脉夹层有两个部位是需要首要关注的问题。一是接近主动脉瓣邻近主动脉窦的位置，这个部位易于发生急性升主动脉夹层，二是接近左锁骨下动脉处，降主动脉夹层通常易于发生于此。胸主动脉的完整检查应详细描述动脉瘤和急性夹层的病理解剖。具有高危发病的两个部位需要仔细进行检查。而且必须记住充满气体的气管分叉恰位于食管与升主动脉远端、主动脉弓近端。（即使应用多平面 TEE 检查，升主动脉远端也未必能清楚成像[13]。）

对胸升主动脉的检查

检查技术的重点为迅速判断是否存在主动脉夹层。对胸主动脉的检查探头深度是从距离门齿 30~35 cm 开始。0°可获得食管中段五腔心观。将角度旋转至 40°~60°和 90°~120°可依次获得食管中段主动脉瓣短轴观和食管中段主动脉瓣长轴观。长轴观可观察到近端升主动脉并可对 Valsalva 窦和窦管交界处进行测量。通过将手柄向患者的右侧旋转可将此切面更加优化。在食管中段主动脉瓣长轴观基础上将探头逐渐回撤，通常可观察到另外 2~3 cm 的升主动脉。在此切面最为首要的是仔细检查近端升主动脉有无夹层。尤为值得注意的是需确定是否存在 Swan-Ganz 导管，当有导管存在时通常会在此水平的升主动脉管腔内产生伪影（图 16.5）。对内膜片还是人工假体产生的声影的诊断，我们的理念是："不确定时就将导管撤出！"当探头逐渐从患者口中撤出时，探头角度逐渐减低至 60°，之后减低至 0°。此时显示的是食管中段升

主动脉短轴观，此切面上升主动脉位于肺动脉和右主肺动脉的后方。

对胸降主动脉的检查

现在我们的注意力将转移到胸降主动脉上。同样，从食管中段四腔心或五腔心观开始，手动将探头旋转至左侧，直至圆形的胸降主动脉短轴图像位于近场的中央。这个切面称为降主动脉短轴切面。调整仪器的深度到 6~8 cm，将图像放大更容易观察主动脉的情况。在此位置于食管内推进和回撤探头可以完整评价胸降主动脉和一部分腹主动脉上段。在此主动脉弓远端水平推进探头，并逐渐向左侧进一步旋转，始终使降主动脉显示在图像中。一旦探头进入胃部，则失去对降腹主动脉的评价能力。在此水平，通常在观察降主动脉时，逐渐回撤探头直至左锁骨下动脉被显示。进一步回撤探头至食管上段可获得主动脉弓长轴观。旋转探头角度至 90°时可获得食管上段主动脉弓短轴观。

将探头再次插入胃内获得降主动脉短轴观。旋转角度至 90°可得到降主动脉长轴观。回撤探头直至左锁骨下动脉再次被显示。

采用此技术至少在两个平面内结合彩色多普勒仔细进行观察，可发现升主动脉和降主动脉的很多异常情况。当胸主动脉的检查结束后，应将注意力集中在其他方面，例如心包填塞、主动脉瓣关闭不全和左室功能。

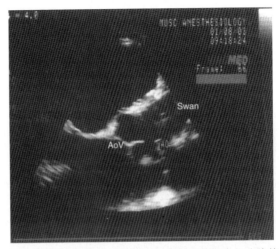

图 16.5 经食管超声心动图显示位于近侧升主动脉管腔中央的线状回声，代表由 Swan-Ganz 导管所产生的声影。AoV：主动脉瓣；Ao：主动脉。

经食管超声心动图评价主动脉夹层

外科医师的问题(他们想知道什么)

术中 TEE 评价主动脉夹层包括以下方面:

1. 证实术前诊断。

2. 判断夹层破口位置,包括区分真、假腔。

3. 术中通过评价 LV 腔面积、手术操作时室壁运动情况、扫查有无主动脉瓣关闭不全来监测患者的容量情况。对于停循环的病例,如果未用主动脉钳,通过检查心室膨张难以评价有无主动脉瓣关闭不全。同样,当发生室颤时采用短轴监测 LV 膨张,可在早期通过 LV 心尖部或肺静脉的造口来进行心腔减压。

4. 检查并发症的发生。

5. 明确外科修补的效果。

主动脉夹层的特征

主动脉夹层是主动脉内膜和中层的分离,血流在其中聚集。通过 TEE 检查,大多数病例血管腔可见内膜片,即血管腔内可见活动的线状回声[4,14-17](图 16.6)。内膜片是主动脉夹层的重要依据[15,18]。内膜片和在其任何一侧的真腔与假腔内的血流是主动脉夹层的高敏感性特征[14,17,18](图 16.6 和图 16.7)。更多有关 TEE 对主动脉夹层的特征发现包括:①假腔内的血栓;②主动脉内具有高回声的钙化内膜的中央位移;③内膜片和血栓的分离[14,17,19]。

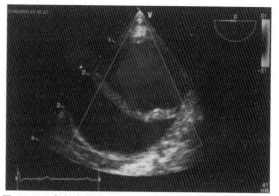

图 16.7　彩色多普勒图像显示收缩晚期假腔内的血流。时间跟踪显示与图 16.6 相比处于收缩晚期。(见彩图)

内膜剥离部位和破口位置

TEE 是评价内膜片撕裂和破口部位的有效方法。通常采用彩色多普勒通过观察内膜片连续性的中断可确定内膜撕裂的破口位置[20](图 16.8)。采用彩色多普勒可观察到二维超声心动图难以观察到的小的内膜片撕裂。彩色多普勒上可见从真腔流向假腔的明亮镶嵌的湍流信号[7,21,22](图 16.8)。大约 70% 的病例内膜片撕裂位于升主动脉右侧或左侧 Valsalva 窦以上 1~3 cm 处(图 16.9)。剩下 20%~30% 的病例,内膜片位于胸降主动脉的动脉韧带处[4,7,21]。内膜撕裂的确切位置可通过探头插入的深度与主要解剖标志之间的关系来评估,如 Valsalva 窦或左锁骨下动脉。对于某些病例,因为存在多处撕裂或

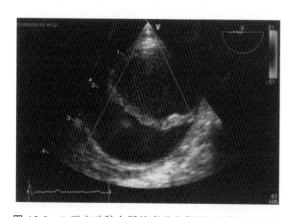

图 16.6　B 型主动脉夹层的真腔和假腔。注意假腔中的超声自发显影。彩色多普勒显示收缩早期真腔内的血流,位于 QRS 波群的起始表示收缩早期。(见彩图)

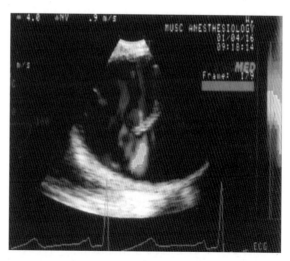

图 16.8　图像显示降主动脉内膜撕裂和破口位置。注意血流通过破口从真腔进入假腔。(见彩图)

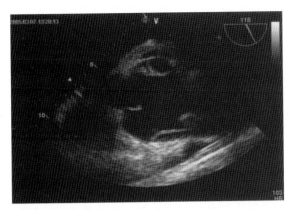

图16.9　食管中段主动脉长轴观。具有明显剥脱内膜的 A 型主动脉夹层。剥脱的内膜累及 Valsalva 窦和冠状动脉。(见彩图)

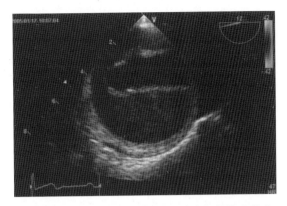

图 16.10　B 型夹层的短轴图像，其中间的管腔较小。(见彩图)

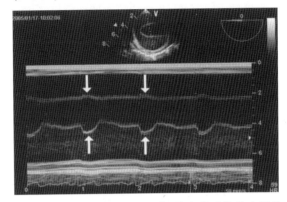

图 16.11　运动模式(M 型超声)检查提示随着内膜片收缩期向假腔运动，真腔在收缩期扩大，如箭头所示。注意假腔内的自发显影。

TEE 对远端升主动脉盲区的扫查受到限制，难以确定其最初的撕裂位置。Adachi 等[23]的研究发现，88%的急性夹层患者可以确定撕裂位置。B 型夹层中90%的病例可扫查到撕裂位置，A 型的扫查率为 83%。

　　主动脉中层的剥脱可以是局限的也可以是沿长轴方向撕脱的。在升主动脉及主动脉弓，剥脱平面常沿着血管的大弯曲走行，而在降主动脉，尽管撕脱可能是在长轴方向上的螺旋走行，但剥脱平面常局限在真腔的外侧。

　　如前所述，内膜片撕裂的位置和范围被用于确定主动脉夹层的分型。明确分型和原始内膜撕裂部位对于外科修补的成功非常重要[24]。外科切除最初的内膜破口将会减少晚期再次手术和并发症的发生概率[25]。

真腔和假腔

　　采用 TEE 辨别真、假腔对于评价主动脉夹层非常重要[17,20]。检查过程中区别真、假腔可能有困难，尤其当整个主动脉均有撕裂和内膜片将管腔分为两个管径相似的管腔时更难区分真腔和假腔[17]。

　　区分真腔和假腔 TEE 时有许多间接征象[17,19,20,26,27]。真腔通常在收缩期扩大，在舒张期变小[15]。将 M 型取样放置在经过夹层处于收缩早期可观察到真腔的扩张（图 16.10 和图 16.11）。真腔的内层回声薄、弱，假腔的邻近主动脉腔回声较高。由于假腔内血流缓慢淤滞，常有自发显影和大量血栓存在。假腔一般比真腔大，尤其对于慢性夹层的患者[17,19,20,26,27]（图 16.10）。

　　彩色多普勒显像所提供的主动脉夹层内的血流模式为评价主动脉夹层提供了另一方面的信息。真腔为收缩期前向血流，而假腔内的血流为复杂多变的。当破口较大、位于近端时，假腔内邻近真腔的血流的方向和时相可能会与真腔相同[27]。伴有小的、远端撕裂的假腔内的血流与真腔内的血流有一定差别，因为血流延迟进入假腔内，其血流可能表现为与心动周期相反，峰值延迟[15]。

　　真腔与假腔间的多发性交通可通过脉冲和彩色多普勒进行辨别。一部分交通表现为入口处收缩期血液从真腔进入假腔，而另一部分交通表现为入口处呈双向血流[20,22,27-29]。

假腔内血栓

　　假腔内的血栓是主动脉夹层的间接征象之一，应采用 TEE 进行更全面地评价[15,20,22,26]（图

16.12）。血栓在假腔内表现为团块状回声，将内膜片与主动脉壁分离开[29]。主动脉壁厚度超过15 mm 被认为是夹层的一个征象，提示假腔内血栓存在，并难以分辨内膜片[15]。假腔内大部分区域因淤滞的血流可自发显影或表现为存在部分血栓。这些栓塞的节段面积不断扩大，远离高速血流的入口处和出口处。

将合并有层状凝血块的降主动脉瘤与完全栓塞的假腔区分开是 TEE 的一项重要应用价值。在假腔内完全栓塞的患者，通常可看到细小的残留管腔内的涡流血流信号，代表存在假腔而非血管腔内血凝块。升主动脉内的血栓提示夹层的假腔内血栓形成。

主动脉瓣关闭不全

TEE 对主动脉瓣的结构和功能的检查是评价主动脉夹层的必须内容之一，50%~70%的近端主动脉夹层和 10%的胸降主动脉夹层合并有主动脉瓣关闭不全，主动脉瓣关闭不全的存在对手术有重要影响[30]。TEE 对轻度主动脉瓣关闭不全的探查敏感性高于主动脉血管造影[31]。主动脉瓣关闭不全依靠彩色血流多普勒成像进行诊断（见第 11 章）。我们已发现，反流束的宽度与左室流出道宽度的比值是判断主动脉瓣关闭不全程度最好的方法，具体为：轻度（1%~24%），中度（25%~46%），中到重度（47%~64%），重度（>65%）[28]。

TEE 同时也能明确主动脉瓣关闭不全的原因，以便于外科医师选择手术方式。主动脉夹层合并主动脉瓣关闭的机理包括以下方面：①主动脉根部扩张导致主动脉瓣环的增宽和主动脉瓣尖对合不良（图 16.13）。②主动脉瓣环处的血肿引起的主动脉瓣尖对合不良（图 16.12）。③主动脉瓣环支撑结构的毁损引起的瓣膜脱垂。④主动脉夹层的剥脱内膜脱向主动脉瓣口和左室流出道影响主动脉瓣尖的运动[20,32]（图 16.14）。

主动脉瓣关闭不全对主动脉夹层的预后会产生负面作用，并会影响到外科手术方式。86%的 A 型主动脉夹层需要进行主动脉瓣修补和悬吊来保护原有的主动脉瓣，尤其对于主动脉瓣叶有病变的患者[33]。某些特殊疾病如马方综合征或主动脉瓣环扩张等导致的主动脉瓣环病变因患者不能长期耐受主动脉瓣的重建可能需要进行瓣膜置换。如前所述，在体外循环时若存在主动脉瓣关闭不全必须应用逆行灌注。

对冠状动脉的累及

10%~20%的急性主动脉夹层可累及冠状动脉[4,32]。虽然血管造影是评价冠状动脉解剖的金标准，但 TEE 在评价近端冠状动脉解剖方面已显示出其可信性，尤其在主动脉夹层时[32]。食管中段主动脉瓣短轴观上可观察到冠状动脉呈两条平行的线状回声起自主动脉腔[7]。剥脱的内膜片与近端左或右冠状动脉的关系、内膜撕裂到冠状动脉的程度和撕裂内膜片所导致的冠状动脉血流受阻的程度均需采用 TEE 进行评价。

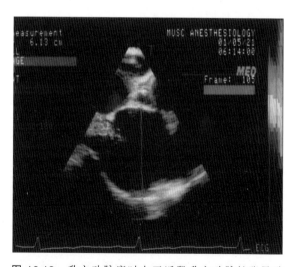

图 16.13 升主动脉瘤时由于近段升主动脉扩张导致主动脉瓣叶对合不良，产生中心性的主动脉瓣反流束。（见彩图）

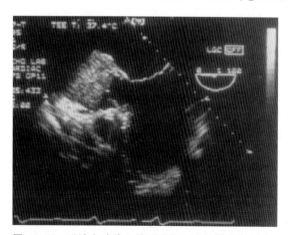

图 16.12 近端主动脉血肿可引起主动脉瓣关闭不全。

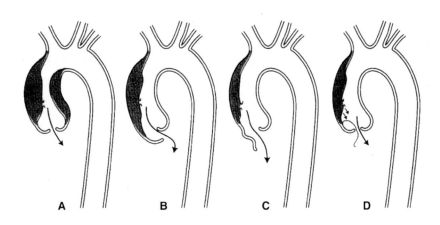

图 16.14　近端主动脉夹层动脉瘤时主动脉瓣反流的机制。(A)范围较大或呈环形的撕裂使主动脉根部和瓣环扩张引起主动脉瓣叶关闭时对合不良。(B)在对称性的撕裂中,来自假腔内的压力压迫主动脉瓣的一个瓣叶,使之较其他瓣叶超过关闭线。(C)瓣环的支撑受损,导致连枷主动脉瓣。(D)剥脱内膜瓣在舒张期进入主动脉瓣口,影响主动脉瓣叶的对合。(From Braunwald E,ed. *Heart diease : a textbook of cardiovascular medicine* ,fifth ed, Vol.2. Philadelphia : WB Saunders,1997:1557,with permission.)

Ballard 等[32]采用 TEE 探测冠状动脉受累时,7 名患者中 6 名经外科证实有冠状动脉夹层。88%的左冠状动脉主干和 50%的右冠状动脉均可获得其起始开口和近端管腔的切面。虽然还没有研究显示冠状动脉旁路移植对主动脉夹层患者的预后是否有影响,但近端主动脉夹层累及冠状动脉是急诊外科手术的适应证之一[34]。TEE 为评价近端冠状动脉解剖结构提供了一项可迅速诊断和相对敏感的方法,是主动脉夹层时明确冠状动脉解剖的可供选择的检查方法之一[24,32,34]。

左室功能

TEE 对主动脉夹层的评价同时包括对 LV 功能的评价。主动脉夹层引发冠状动脉夹层时心脏会明显缺血。冠状动脉夹层导致的心脏弥漫性缺血或主动脉瓣关闭不全引起的 LV 代偿功能减退会最终导致心脏整体功能的减退。10%~15%的主动脉夹层患者可观察到左室局部室壁运动异常,主要原因为:冠状动脉受到扩张假腔的压迫、内膜撕裂入冠状动脉或低血压。右冠状动脉最常受累[35-37]。

心包和胸腔积液

主动脉夹层时位于内膜撕裂起始处的主动脉壁可能从外膜开始破裂。主动脉夹层向近端延伸导致主动脉根部的破裂,血流进入心包腔最终引起心脏填塞。许多主动脉夹层病例中,心包积液不是由夹层的破裂或血液渗漏引起的,而是由于液体经过夹层假腔的管壁渗入心包腔引起的[35,38](图 16.15)。血液从胸降主动脉进入左侧胸腔,导致胸腔积血。无法控制的夹层破裂使血流进入纵隔或胸腔会导致猝死,而如果夹层破裂限制在管壁外膜以内则引起假性动脉瘤或血肿。从食管到左房或到主动脉的距离增加和胸腔积液的存在可明确纵隔血肿的存在[29]。

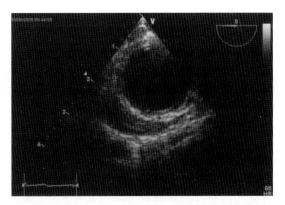

图 16.15　B 型主动脉夹层短轴切面显示夹层周围外渗的血流。

主动脉瓣移植修补的术中评价

外科修补后,TEE 可对主动脉瓣移植的完整性进行评价, 并检查假腔内有无残余血流信号,为外科医师提供更多信息。修补术后假腔内残余血流信号提示已成功闭合真假腔间的交通。这样减少了再次发生夹层和破裂的危险,提高了预后效果[19,32]。

经食管超声心动图的局限性

虽然 TEE 在探查主动脉夹层方面具有高敏感性和特异性,但也有局限性。近端升主动脉和胸降主动脉较容易被探查到, 但远端升主动脉因受充满气体的气管干扰探查困难。远端升主动脉的长轴切面图像较易获得,但 Konstadt[39]进行的研究发现, 相当一段距离的远端升主动脉(4.5~10.7 cm)无法被探查到。

TEE 不能对主动脉弓分支血管的受累情况和胸腹主动脉分支进行探查[24]。血管造影可以提供这些血管的病变信息。

经食管超声心动图伪像

所有超声显像技术在强反射界面间声束被反射回时均能产生伪像。这些伪像在图像中形成明显的条束状结构, 而实际上并无这些结构的存在。在采用 TEE 检查心脏和主动脉时,许多充满液体和充满气体的器官会交互产生伪像[24]。

升主动脉伪像的存在直接影响到临床评价主动脉夹层,因为是否累及升主动脉决定了是否需要手术。Appelbe 等[40]进行的一项研究发现,44%的病例可在升主动脉内探查到线状伪像,产生假阳性结果,降低了 TEE 的特异性。升主动脉内的线状伪像是由于主动脉管壁有粥样硬化、主动脉根部的结节或主动脉疾病引起的钙化产生的回声引起的,这种伪像所形成的图像与剥脱的内膜片很相似[7,20]。当主动脉扩张时,在左房水平常可观察到线状伪像。主动脉瓣引起的旁瓣伪像也与内膜片相似。通过以下几点可将升主动脉内的线状伪像与内膜片区分开:①伪像的边界不明确;②无内膜片的快速震动的活动性;③伪像呈直线状贯穿主动脉管壁;④用探头发射声束的起点来推断线状伪像[40,41]。如果存在伪像,彩色多普勒血流显像可观察到线状回声两侧均有血流,但无横向或交通的射流束。

在横断面图像和降主动脉内同样可有伪像存在。Appelbe 等[40]进行的研究发现,80%的患者横向和降主动脉内可产生"镜面图像"伪像。这些伪像表现为主动脉腔的重复影像。镜面图像是由于主动脉-肺交界的强反射引起的,较容易与真正的解剖结构区分开。镜面图像产生在与主动脉宽度相关的一定距离内, 主动脉双重管腔在肺远离主动脉时消失。

评价 III 型(Stanford B)主动脉夹层时需要注意的问题

对降主动脉夹层的评价方法主要依靠内膜剥脱起始的位置和患者的状态。对于有并发症的患者,如即将发生破裂、难以缓解的疼痛、主动脉扩张、内脏或肢体的低灌注征象需进行手术治疗。对于年轻的主动脉夹层患者如果合并有相关器官疾病也需进行手术治疗。针对以上情况,TEE 检查在手术时十分有助于明确撕裂内膜的确切位置。对正常近端节段升主动脉的确定预示着能够安全地对患者进行阻断。但是目前 B 型主动脉夹层患者如果剥脱内膜接近左锁骨下动脉或撕裂范围延伸到左锁骨下动脉或远端主动脉弓则需停循环手术。在这些情况下,TEE 对于明确病理学情况和在短轴切面密切监视 LV 内径十分有帮助。低温体外循环时如果发生室颤,监测由主动脉瓣关闭不全引起的 LV 扩张十分重要。如果明确上述情况的存在,必须在 LV 心尖或经过一条肺静脉横跨二尖瓣进行 LV 造口。近来,大家普遍认为避免夹闭主动脉夹层能够更好地观察近端的吻合情况,并且可能会降低术后残余夹层的发生和吻合口处假性动脉瘤的形成。

壁间血肿

壁间血肿并不被认为与主动脉夹层同时存在,传统的 DeBakey 分型不包括壁间血肿。壁间血肿经常累及升主动脉或降主动脉,典型的表现为主动脉壁增厚,但无剥脱内膜片或夹层入口。假腔是营养血管破裂后引起大量出血进入血管壁形成的。本病的自然病史为 60%的患者在一年内发展成破裂或夹层[42-44]。主动脉破裂通常发生在升主动脉受累数天内，因此，迅速的诊断和外科手术十分紧迫。对于胸降主动脉壁间血肿的患者，选择外科还是内科降压治疗或随访影像学检查目前仍有争议。

Mohr-Kahaly 最早描述了采用 TEE 检查壁间血肿的特点[45]。壁间血肿的特点是主动脉壁呈环状或新月状增厚，超过 7 mm（图 16.16），中央有内膜钙化，长度为 1~20 cm，呈分层样外观，无内膜撕裂或中膜夹层。厚度的测量从内膜内侧边界至外膜外侧缘。

Harris[43]更进一步描述了 TEE 上壁间血肿成像特点为升主动脉壁间血肿厚度为 7±2 mm，而降主动脉壁间血肿更厚，为 15±6 mm。许多患者的壁间血肿为新月形，主要累及主动脉的一侧壁并压迫主动脉腔。主动脉正常的环状管腔受到压迫导致主动脉腔最大-最小径比率为 1.3%±0.2%[43]。

巨大穿透性溃疡

巨大的穿透性主动脉粥样硬化溃疡常发生在老年高血压、高血脂和主动脉粥样硬化的患者中[35,46]。本病好发于胸降主动脉，典型特征为主动脉壁增厚伴溃疡缺损。溃疡对主动脉壁的进行性穿透可导致壁间血肿和主动脉壁薄弱，也可形成假性动脉瘤[35,47]。

胸主动脉斑块

猝死一直被认为是外科手术的严重并发症，大约 1%~5% 的患者可发生猝死。对胸主动脉斑块进行探查并适时改变手术方法对于预防猝死的发生十分重要[48]。Royse[49]提出将胸主动脉分成 6 个与手术相对应的区域。区域 1 至 3 为近端、中部、远端升主动脉。其中区域 1 和 2 需进行主动脉瓣置换。图 16.17 显示了位于区域 1 的粥样硬化斑块。区域 2 是近端冠状动脉旁路移植吻合术，用于前向灌注插管的部位。区域 3 通常是进行主动脉阻断的部位。区域 4 包括近端主动脉弓，是主动脉插管操作的典型部位。区域 5 包括远端弓部，区域 6 包括近端降主动脉，通常在外科手术时不需进行处理[49]。但是，在这些部位动脉粥样硬化斑块可被主动脉插管或主动脉内球囊反搏等腔内装置移除掉。Royse[49]进行的研究表明，TEE 成像使 58% 的患者可以得到区域 3 图像，42% 的患者可以得到区域 4 的图像。以上结果同 Konstadt[39,50]进行的研究结果一致，即 42% 的患者升主动脉不能被 TEE 完全显示。外科触诊可探查到 50% 经心外膜主动脉超声成像发现的斑块[49]。

TEE 对于在体外循环之前需进行心外膜主动脉监护的患者而言已被认为是术中监测的工具之一。当 TEE 探查到主动脉区域 5 至 6 的中度至重度斑块时，则区域 1 至 4 发生中度至重度斑块的危险性较高。因此需要进行心外膜主动脉监测。如果所有可视区域（1,2,5 和 6）均无斑块，则不必对区域 3 和 4 这两个 TEE 潜在的检查盲区进行心外膜监测。

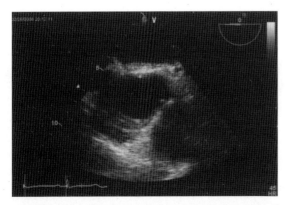

图 16.16　升主动脉短轴切面显示新月形壁间血肿，箭头所示。

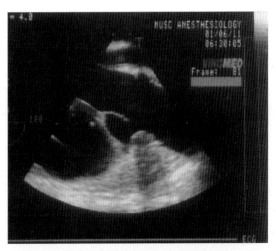

图 16.17　位于区域 1 的三级前壁斑块。

表 16.2　胸主动脉斑块分级

级别	描述
1	正常主动脉
2	内膜增厚
3	向主动脉腔凸出 <5 mm
4	向主动脉腔凸出 >5 mm
5	活动的斑块

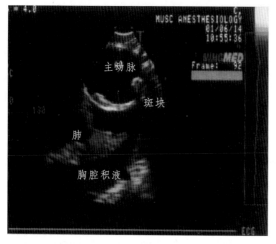

图 16.18　胸降主动脉粥样硬化斑块。可见肺组织被压迫和大量胸腔积液。

1992 年，Katz[51] 发表了主动脉斑块的五个主要分级（表 16.2）。图 16.18 显示了四级主动脉斑块。有活动性斑块（五级）的患者发生猝死的概率为 25%，而无活动性斑块的患者仅有 2% 的危险。另外一项研究发现，≥5 mm 的斑块使患者发生围手术期猝死的风险增加了 6 倍，并使住院死亡率增加 1 倍。对于有显著的主动脉斑块尤其是活动性斑块的患者选择手术治疗十分重要[51]。

升主动脉明显钙化或粥样硬化增加了主动脉插管和体外循环的危险，并增加了主动脉移植吻合术的难度。对于以上问题有两个解决办法。一是进行深麻醉下停循环，通常在需要行部分主动脉置换时进行。二是进行难度较小的手术以避免体外循环。进行冠状动脉搭桥术的患者除外升主动脉钙化可在停跳下进行手术。通过正中切口，左内侧和右内侧的乳内动脉均可作为桥血管。大隐静脉移植或桡动脉移植也可作为桥血管，分离吻合邻近主动脉弓侧支时无名动脉可作为桥血管。

通过 TEE 探查到主动脉粥样硬化斑块提示广泛的粥样硬化疾病[52,53]。目前已证实，TEE 提示的主动脉斑块的存在和病变程度与冠状动脉疾病的严重程度有明显相关性[54,55]。病变复杂的斑块，如 TEE 探查到大小超过 4 mm 或具有活动性是心源性死亡和冠状动脉事件的高危因素[54,56]。2005 年 Weisenberg[57] 进行的研究表明，主动脉狭窄与主动脉斑块的存在及程度之间有显著的关联性，即主动脉狭窄是粥样硬化的证据。

主动脉斑块和血栓引起体循环栓塞

采用 TEE 检查胸主动脉有助于明确动脉栓子的来源。主动脉粥样硬化斑块尤其是大于 4 mm 的斑块是血栓的潜在来源。值得重视的是斑块的形状，因为有溃疡的脂质斑块是栓子的高危因素[58]。主动脉血栓是少见的，但却是体循环栓子易被忽视的潜在来源[59,60]。

TEE 对胸主动脉瘤覆膜支架修补的评价

主动脉内覆膜支架修补术（EVAR）自 1990 年介绍应用以来，现已成为替换外科开胸修补主动脉瘤的手术方式[61]。EVAR 的成功与否决定于常规动脉造影证实的移植的位置是否合适以及有无移植周围内漏[62]。TEE 在以下方面也是有价值的术中评价工具：①明确主动脉的病理结构；②明确主动脉腔内引导线的位置；③引导内膜支架的放置；④探查到内漏及时进行动脉血管造影；⑤评价心脏功能[62-64]。TEE 的有关信息可以引导覆膜支架的正确放置，并提示 EVAR 是否是可行的治疗方法。TEE 在支架放置之后能即刻评价是否存在内漏，因为 TEE 能够对内膜支架和主动脉管壁之间的间隙进行成像[63-66]。内漏通过内膜支架外和动脉瘤腔内连续的血流信号来确定，其发生率为 20%。在手术室探查内漏可以对内膜支架的重新放置进行指导或者在漏口处二次放置人工支架进行引导[66]。

总结

TEE 对评价主动脉的病理解剖有重要作用。其对主动脉瘤、主动脉夹层、主动脉斑块的诊断迅速、可信，对改善患者的预后效果有重要作用。

参考文献

1　Svensson LG, Crawford ES. Aortic dissection and aortic aneurysm surgery: clinical observations, experimental investigations, and statistical analyses. Part II *Curr Probl Surg* 1992;29:915–1057.

2　DeBakey ME, Henly WS, Cooley DA, et al. Surgical management of dissecting aneurysms of the aorta. *J Thorac Cardiovasc Surg* 1965;49:130–149.

3　Daily PO, Trueblood HW, Stinson EB, et al. Management of acute aortic dissections. *Ann Thorac Surg* 1970;10:237–247.

4　Hirst AE Jr, Johns VJ, Jr, Kime SW Jr. Dissecting aneurysm of the aorta: a review of 585 cases. *Medicine (Baltimore)* 1985;37:217–279.

5　Chirillo F, Cavillini C, Longhini C, et al. Comparative diagnostic valve of transesophageal echocardiography and retrograde aortography in the evaluation of thoracic aortic dissection. *Am J Cardiol* 1994;74:590–595.

6　Sommer T, Fehske W, Holzknecht N, et al. Aortic dissection: a comparative study of diagnosis with spiral CT, multiplanar transesophageal echocardiography, and MR imaging. *Radiology* 1996;199:347–352.

7　Cigarroa JE, Isselbacher EM, DeSanctis RW, et al. Diagnostic imaging in the evaluation of suspected aortic dissection. *N Engl J Med* 1993;328:35–43.

8　Barbant SD, Eisenberg MJ, Schiller NB. The diagnostic value of imaging techniques for aortic dissection. *Am Heart J* 1992;124:541–543.

9　Masani ND, Banning AP, Jones RA, et al. Follow-up of chronic thoracic aortic dissection. Comparison of transesophageal echocardiography and magnetic resonance imaging *Am Heart J* 1996;131:1156–1163.

10　Willens HJ, Kessler KM. Transesophageal echocardiography in the diagnosis of diseases of the thoracic aorta. *Chest* 1999;116:1172–1179.

11　Adachi H, Omoto R, Kyo S, et al. Emergency surgical intervention of acute aortic dissection with the rapid diagnosis by transesophageal echocardiography. *Circulation* 1991;84(Suppl III):III–14–III–19.

12　Keren A, Kim CB, Hu BS, et al. Accuracy of biplane and multiplane transesophageal echocardiography in diagnosis of typical acute aortic dissection and intramural hematoma. *J Am Coll Cardiol* 1996;28:627–636.

13　Shanewise JS, Cheung AT, Aronson S, et al. ASE/SCA guidelines for performing a comprehensive intraoperative multiplane transesophageal echocardiography examination: recommendations of the American Society of Echocardiography Council for Intraoperative Echocardiography and the Society of Cardiovascular Anesthesiologists Task Force for Certification in Perioperative Transesophageal Echocardiography. *Anesth Analg* 1999;89:870–884.

14　Erbel R, Engberding R, Daniel W, et al. Echocardiography in diagnosis of aortic dissection. *Lancet* 1989;1(8636):
457–461.

15　Iliceto S, Nanda NC, Rizzon P, et al. Color Doppler evaluation of aortic dissection. *Circulation* 1987;75:748–755.

16　Matthew T, Nanda NC. Two-dimensional and Doppler echocardiographic evaluation of aortic aneurysm and dissection. *Am J Cardiol* 1984;54:379–385.

17　Erbel R, Mohr-Kahaly S, Oelert H, et al. Diagnostic strategies in suspected aortic dissection: comparison of computed tomography, aortography, and transesophageal echocardiography. *Am J Card Imaging* 1990;4:157–172.

18　Erbel R, Borner N, Steller D, et al. Detection of aortic dissection by transesophageal echocardiography. *Br Heart J* 1987;58:45–51.

19　Mohr-Kahaly S, Erbel R, Rennollet H, et al. Ambulatory follow-up of aortic dissection by transesophageal two-dimensional and color-coded Doppler echocardiography. *Circulation* 1989;80:24–33.

20　Hashimoto S, Kumada T, Osakada G, et al. Assessment of transesophageal Doppler echocardiography in dissecting aortic aneurysm. *J Am Coll Cardiol* 1989;14:1253–1261.

21　Erbel K, Mohr-Kahaly S, Rennullet H, et al. Diagnosis of aortic dissection: the value of transesophageal echocardiography. *Thorac Cardiovasc Surg* 1987;35(1):126–133.

22　Dagli SV, Nanda NC, Roitman D, et al. Evaluation of aortic dissection by Doppler color flow mapping. *Am J Cardiol* 1985;56:497–498.

23　Adachi H, Kyo S, Takamoto S, et al. Early diagnosis and surgical intervention of acute aortic dissection by transesophageal color flow mapping. *Circulation* 1990;82(Suppl IV):IV–19–IV–23.

24　Taams MH, Gussenhoven WJ, Schippers LA, et al. The value of transesophageal echocardiography for diagnosis of thoracic aortic pathology. *Eur Heart J* 1988;9:1308–1316.

25　Heinemann M, Laas J, Karck M, et al. Thoracic aortic aneurysms after acute type A aortic dissection: necessity for follow-up. *Ann Thorac Surg* 1990;49:580–584.

26　Bansal RC, Shah PM. Transesophageal echocardiography. *Curr Probl Cardiol* 1990;15:643–720.

27　Erbel R, Mohr-Kahaly S, Rennollet H, et al. Diagnosis of aortic dissection: the value of transesophageal echocardiography. *Thorac Cardiovasc Surg* 1987;35:126–133.

28　Perry GJ, Helmcke F, Nanda NC, et al. Evaluation of aortic insufficiency by Doppler color flow mapping. *J Am Coll Cardiol* 1987;9:952–959.

29　Erbel R, Oelert H, Meyer J, et al. Effect of medical and surgical therapy on aortic dissection evaluated by transesophageal echocardiography. *Circulation* 1993;87:1604–1615.

30 Slater EE, DeSanctis RW. The clinical recognition of dissecting aortic aneurysm. *Am J Med* 1976;60:625–633.

31 Hunt D, Baxley WA, Kennedy JW, et al. Quantitative evaluation of cine aortography in the assessment of aortic regurgitation. *Am J Cardiol* 1973;31:696–700.

32 Ballard RS, Nanda NC, Gatewood R, et al. Usefulness of transesophageal echocardiography in assessment of aortic dissection. *Circulation* 1991;84:1903–1914.

33 Mazzucotelli JP, Deleuze PH, Baufreton C, et al. Preservation of the aortic valve in acute aortic dissection: long-term echocardiographic assessment and clinical outcome. *Ann Thorac Surg* 1993;55:1513–1517.

34 DeBakey ME, McCollum CH, Crawford ES, et al. Dissection and dissecting aneurysm of the aorta: twenty-year follow-up of five hundred twenty-seven patients treated surgically. *Surgery* 1982;92:1118–1134.

35 Khan IA, Nair CK. Clinical, diagnostic, and management perspectives of aortic dissection. *Chest* 2002;122:311–328.

36 Eisenberg MJ, Rice SA, et al. The clinical spectrum of patients with aneurysms of the ascending aorta. *Am Heart J* 1993;125:1380–1385.

37 Hennessy TG, Smith D, McCann HA, et al. Thoracic aortic dissection or aneurysm: clinical presentation, diagnostic imaging, and initial management in a tertiary referral center. *Ir J Med Sci* 1996;165:259–262.

38 Armstrong WF, Bach DS, Carey L, et al. Spectrum of acute aortic dissection of the ascending aorta: a transesophageal study. *J Am Soc Echocardiogr* 1996;9:646–656.

39 Konstadt SN, Reich DL, Kahn R, et al. Transesophageal echocardiography can be used to screen for ascending aortic atherosclerosis. *Anesth Analg* 1995;81:225–228.

40 Appelbe AF, Walker PG, Yeoh JK, et al. Clinical significance and origin of artifacts in transesophageal endocardiography of the thoracic aorta. *J Am Coll Cardiol* 1993;21:754–760.

41 Nienaber CA, Spielman RP, Von Kodolitsch Y, et al. Diagnosis of thoracic aortic dissection: magnetic resonance imagery versus transesophageal echocardiography. *Circulation* 1992;85:434–447.

42 Robbins RC, McManus RP, Mitchell RS, et al. Management of patients with intramural hematoma of the thoracic aorta. *Circulation* 1993;88:1–10.

43 Harris KM, Braverman AC, Gutierrez FR, et al. Transesophageal echocardiography and clinical features of aortic intramural hematoma. *J Thorac Cardiovasc Surg* 1997;114:619–626.

44 Kang DH, Song JK, Song MG, et al. Clinical and echocardiographic outcomes of aortic intramural hemorrhage compared with acute aortic dissection. *Am J Cardiol* 1998;81:202–206.

45 Mohr-Kahaly S, Erbel R, Kearney P, et al. Aortic intramural hemorrhage visualized by transesophageal echocardiography: findings and prognostic implications. *J Am Coll Cardiol* 1994;23:658–664.

46 Harris JA, Bis KG, Glover JL, et al. Penetrating atherosclerotic ulcers of the aorta. *J Vasc Surg* 1992;19:90–98.

47 Cooke JP, Kazmier FJ, Orszulak TA. The penetrating aortic ulcer: pathologic manifestations, diagnosis, and management. *Mayo Clin Proc* 1998;63:718–725.

48 Ribakove GH, Katz ES, Galloway AC, et al. Surgical implications of transesophageal echocardiography to grade the atheromatous aortic arch. *Ann Thorac Surg* 1992;53:758–763.

49 Royse C, Royse A, Blake D, et al. Screening the thoracic aorta for atheroma: a comparison of manual palpation, transesophageal and epiaortic ultrasonography. *Ann Thorac Cardiovasc Surg* 1998;4:347–350.

50 Konstadt SN, Reich DL, Quintana C, et al. The ascending aorta: how much does transesophageal echocardiography see? *Anesth Analg* 1994;78:240–244.

51 Katz ES, Tunick PA, Rusinek H, et al. Protruding aortic atheromas predict stroke in elderly patients undergoing cardiopulmonary bypass: experience with intraoperative transesophageal echocardiography. *J Am Coll Cardiol* 1992;20:70–77.

52 Witteman JC, Kannel WB, Wolf PA, et al. Aortic calcified plaques and cardiovascular disease (the Framingham Study). *Am J Cardiol* 1990;66:1060–1064.

53 Nihoyannopoulos P, Joshu J, Athanasopoulos G, et al. Detection of atherosclerotic lesions in the aorta by transesophageal echocardiography. *Am J Cardiol* 1993;71:1208–1212.

54 Rohani M, Jogestrand T, Ekberg M, et al. Interrelation between the extent of atherosclerosis in the thoracic aorta, carotid intima-media thickness, and the extent of coronary artery disease. *Atherosclerosis* 2005;179:311–316.

55 Fazio GP, Redberg RF, Winslow T, et al. Transesophageal echocardiography detected atherosclerotic plaque is a marker for coronary artery disease. *J Am Coll Cardiol* 1993;21:144–150.

56 Amanullah AM, Artel BJ, Grossman LB, et al. Usefulness of complex atherosclerotic plaque in the ascending aorta and arch for predicting cardiovascular events. *Am J Cardiol* 2002;89:1423–1426.

57 Weisenberg D, Sahar Y, Sahar G, et al. Atherosclerosis of the aorta is common in patients with severe aortic stenosis: an intraoperative transesophageal study. *J Thorac Cardiovasc Surg* 2005;130:29–32.

58 Bernard Y. Value of transesophageal echocardiography for the diagnosis of embolic lesions from the thoracic aorta. *J Neuroradiol* 2005;32:266–272.

59 Mirza IH, Mitchell ARJ, Timperley J. Transesophageal echocardiography for identification of a giant aortic thrombus. *Heart* 2005;91:778.

60 Aldrich HR, Girardi L, Bush HJ, et al. Recurrent systemic embolization caused by aortic thrombi. *Ann Thorac Surg* 1994;57:466–468.

61 Parodi JC, Palmaz JC, Barone HD. Transfemoral intraluminal graft implantation for abdominal aortic aneurysms. *Ann Vasc Surg* 1991;5:491–499.

62　Swaminathan M, Linebarger C, McCann R, et al. The importance of intraoperative transesophageal echocardiography in endovascular repair of thoracic aortic aneurysms. *Anesth Analg* 2003;97:1566-1572.

63　Rapezzi C, Rocchi G, Fattori R, et al. Usefulness of transesophageal echocardiography monitoring to improve the outcome of stent-graft treatment of thoracic aortic aneurysms. *Am J Cardiol* 2001;87:315-319.

64　Gonzalez-Fajardo JA, Gutierrez V, San Roman JA, et al. Utility of intraoperative transesophageal echocardioigraphy during endovascular stent-graft repair of acute thoracic aortic dissection. *Ann Vasc Surg* 2002;16:297-303.

65　van Marrewijk C, Buth J, Harris P, et al. Significance of endoleaks after endovascular repair of abdominal aortic aneurysms: the EUROSTAR experience. *J Vasc Surg* 2002;35:461-473.

66　Fattori R, Calderera J, Rapezzi C, et al. Primary endoleakage in endovascular treatment of the thoracic aorta: importance of intraoperative transesophageal echocardiography. *J Thorac Cardiovasc Surg* 2000;120:490-449.

▶ 问　题 ◀

1. Crawford 对胸腹主动脉瘤的分型包括以下类型,除外(　　)。

    a. Ⅱ 型起源于近段胸降主动脉止于肾动脉以下水平

    b. Ⅳ 型包括近端胸降主动脉、整个腹主动脉

    c. Ⅲ 型起源于远端胸降主动脉

    d. Ⅰ 型起源于近段胸降主动脉,止于肾动脉以上水平

2. 下列各项是诊断主动脉夹层最主要依据的是(　　)。

    a. 内膜层从血栓处分离

    b. 主动脉内管壁中央内膜钙化的强回声

    c. 血管腔内见到移动的线状内膜片回声

    d. 假腔内完全栓塞

3. 下列对主动脉夹层的叙述正确的是(　　)。

    a. 对于绝大部分病例,内膜片位于降主动脉的动脉韧带处

    b. 40%的病例内膜撕裂发生在升主动脉右或左冠状动脉窦以上 1~3 cm 处

    c. 由于经食管超声(TEE)存在检查盲区,因此仅不到 60%的患者可以被探查到夹层的起始撕裂位置

    d. 外科对原始撕裂位置的切除可能会减少再次手术和并发症的发生率

4. 下列对采用 TEE 区分主动脉夹层真假腔的叙述错误的是(　　)。

    a. 假腔层回声低弱

    b. 自发显影和血栓常发生在假腔内

    c. 真腔通常在舒张期扩大,收缩期缩小

    d. 对于慢性夹层而言,假腔通常比真腔大

    e. 真腔可通过收缩期前向血流进行鉴别

5. 下列关于主动脉夹层和主动脉瓣关闭不全的叙述正确的是(　　)。

    a. 对于观察轻度主动脉瓣关闭不全,TEE 不如血管造影敏感性高

    b. 主动脉瓣关闭不全可由脉冲多普勒进行诊断

    c. 50%~70%近端夹层的患者可发生主动脉瓣关闭不全

    d. 对于 A 型主动脉夹层,采用外科修补或悬吊术来保护主动脉瓣的可能性很小

6. 下列关于主动脉夹层和冠状动脉的叙述正确的是(　　)。

    a. 10%~20%的急性主动脉夹层可累及冠状动脉

    b. 近端主动脉夹层冠状动脉受累的患者是急诊手术的适应证

    c. TEE 可以判定内膜片和冠状动脉间的关系

    d. TEE 可评价夹层累及冠状动脉的范围和血流受阻的程度

    e. 以上全正确

7. 下列叙述正确的是(　　)。

    a. 由于冠状动脉受到膨大的假腔压迫,50%的主动脉夹层患者可观察到左室局部室壁运动异常

    b. 主动脉夹层时左冠状动脉受累更为常见

    c. 主动脉夹层发生心包填塞大多是在主动脉漏或破裂之后出现的

    d. 主动脉周围无回声区是穿透性或主动脉周血肿的征象

8. 下列不能用于将升主动脉内线状伪像和内膜片区分开的是(　　)。

    a. 缺少内膜片的迅速震荡的移动　　　　　b. 伪像呈直线沿主动脉壁延伸

    c. 伪像的边界清晰　　　　　　　　　　　d. 彩色多普勒显示线状回声两边的血流信号相同

9. 下列关于主动脉壁内血肿的描述正确的是(　　)。

    a. 壁内血肿只发生在胸降主动脉　　　　　b. 血管壁内有血肿的滋养血管破裂产生假腔

    c. 所有壁内血肿均需外科治疗　　　　　　d. 10%的患者 1 年内会进展为破裂或夹层

    e. 可辨认出夹层的撕裂入口和内膜片

10. 下列关于胸主动脉斑块和粥样硬化的描述错误的是(　　)。

    a. 出现移动的动脉粥样硬化斑块定义为 4 级疾病

    b. 42%的升主动脉无法采用 TEE 进行观察

    c. 外科触诊可探查到 50%明显的动脉粥样硬化斑块

    d. 低回声的溃疡斑块是栓塞的高危因素

    e. 大于 5 mm 的主动脉粥样硬化斑块使手术期间发生脑卒中的危险增加了 6 倍

11. 图 16.19 显示降主动脉长轴切面的动脉粥样硬化斑块,这个斑块可定义为哪个级别(　　)。

    a. 1　　　　　　　b. 2　　　　　　　c. 3　　　　　　　d. 4　　　　　　　e. 5

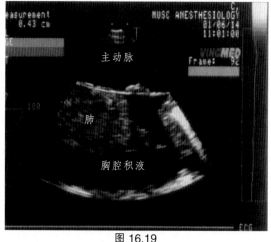

图 16.19

12. 对问题 11 中的患者应采取的合适措施是(　　)。

    a. 不采取任何措施

    b. 对升主动脉夹闭的区域进行外科触诊

    c. 对区域 1、2、5 和 6 进行全面评价,如果没有检查到大于 3 级的斑块,采用常规方法进行主动

       脉套管插入术

    d. 对区域 1、2、5 和 6 进行全面评价,如果发现 4 级或 5 级的斑块,则对区域 3 和 4 进行主动脉

       膜外超声检查

13. 下列关于主动脉壁内血肿的特征错误的是(　　)。

    a. 主动脉壁呈环形或新月形增厚超过 7 mm　　　　　b. 内膜钙化中央移位

    c. 层状外观　　　　　　　　　　　　　　　　　　　d. 长度为 1~20 cm

    e. 非常细小的内膜撕裂

14. 下列叙述最为贴切地解释了 TEE 和升主动脉远端与近端主动脉弓之间关系的是(　　)。

a. 多平面 TEE 能够清楚地对整个升主动脉和近端主动脉弓进行成像

b. 位于升主动脉之上的气管产生一个 TEE 探查盲区

c. 位于升主动脉和近端主动脉弓之上的气管和左主支气管产生 TEE 观察盲区

d. 位于升主动脉和近端主动脉弓之上的气管、左主支气管、右主支气管产生 TEE 观察盲区

15. 下列关于主动脉夹层继发的主动脉瓣关闭不全的引起原因错误的是(　　)。

a. 广泛的或环状撕裂导致主动脉根部和瓣环的扩张，引起主动脉瓣叶对合不良

b. 当夹层为非对称性撕裂时，假腔的压力压迫一个主动脉瓣叶，使之低于其他瓣叶的对合线

c. 瓣环支撑被破坏，导致连枷主动脉瓣叶

d. 收缩期移动的内膜片脱入主动脉瓣阻挡瓣叶对合

e. 以上全是

16. 下列关于对怀疑主动脉夹层时各种影像学评价方法的诊断价值的叙述错误的是(　　)。

a. TEE 的敏感性同血管造影、计算机断层扫描(CT)、磁共振成像(MRI)一样

b. 对于探查主动脉夹层内的血栓，TEE 是最为敏感的成像方法

c. TEE 探查主动脉瓣关闭不全最为敏感

d. 血管造影对明确患者有无心包填塞价值不大

17. 下列关于 DeBakey 和 Stanford 主动脉夹层的分类标准叙述错误的是(　　)。

a. DeBakey 分类包括三种

b. Stanford A 型包括 DeBakey Ⅰ 型和 DeBakey Ⅲ 型

c. Stanford 标准被用于决定患者是否需要内科或外科治疗

d. DeBakey Ⅲ-B 型夹层是 Ⅲ 型夹层达到横膈以下

18. 外科术中 TEE 评价主动脉夹层的目标是(　　)。

a. 对术前诊断的证实

b. 明确夹层的撕裂口位置，区分真腔和假腔

c. 需进行停循环时要评价心室大小和主动脉瓣关闭不全

d. 对外科修补进行评价

e. 上述所有。

19. 下列关于主动脉夹层的 TEE 检查证据正确的是(　　)。

a. 内膜片

b. 假腔完全栓塞

c. 内膜钙化中央移位，显示为主动脉内强回声

d. 栓塞后内膜层分离

e. 上述所有

20. 下列描述错误的是(　　)。

a. 近端夹层的患者 70% 出现主动脉瓣关闭不全

b. 胸降主动脉夹层的患者 10% 出现主动脉瓣关闭不全

c. A 型主动脉夹层患者约超过 80% 需进行主动脉瓣修补或悬吊术来保护原有主动脉瓣

d. 急性主动脉夹层累及冠状动脉较少，只出现在不到 5% 的患者中

答案见书后。

第 **17** 章　经食管超声心动图在重症监护病房中的应用

Emilio B. Lotato、Jochen D. Muehlschlegel

超声已成为管理重症患者的一种不可缺少的手段。在评估危重症监护病房(intensive care unit, ICU) 血流动力学不稳定患者的所有超声检查中，经食管超声心动图 (transesophegeal echocardiography, TEE)有十分重要的地位。此外，TEE 在无法解释的低氧血症和怀疑心内膜炎时的诊断作用已得到肯定。本章将详细介绍 TEE 独一无二的优势，并就 TEE 在监护人员面临诊断困难的状况时所起的重要作用予以讨论。

经食管超声心动图与其他诊断方法和监护仪器的对比

经食管超声心动图和经胸超声心动图

在重症监护设备中，超声心动图有很重要的作用[1]。经胸超声心动图 (transthoracic echocardiography, TTE) 是能够显示心脏结构的一种简便无创的方法。然而，在为很多危重患者做检查时，由于声窗有限，获得的图像质量较差。尽管随着超声技术的发展，TTE 的诊断准确性得到很大的提高，但是据估计大约有 50% 的机械通气患者和 60% 的 ICU 患者检查并不充分[2]。对于体型病态肥胖、带有很多胸腔插管或做过大绷带包扎以及正在接受机械通气的患者来说，声窗透声往往欠佳 (表 17.1)。虽然 TEE 是一种侵入性的检查手段，但是由于通过食管来观察心脏和大血管是不受阻挡的，因此 TEE 可以提供比 TTE 更高质量和分辨力的图像。而且，TEE 探头可以留置几个小时，用来心脏功能的持续监测，探头的位置还可以很轻易地重新放置，因此有很好的重复性和可比性。目前只有口腔探头可用，在这种情况下很难忍受长期持续的监测。但是，用于长时间监测的新型小巧的经鼻探头目前还在进一步评价中。

表 17.1　TEE 在危重监护中面临的问题

肥胖
纵隔引流管
胸带包扎
患者不能在左侧卧位
慢性阻塞性肺部疾病
呼气末正压
肋骨, 肋软骨钙化

表 17.2 列举了 TEE 优于 TTE 的一些特点。对于左心房血栓、小的赘生物、人工瓣膜功能障碍、主动脉夹层和中心型肺动脉栓塞等，TEE 有很好的敏感性。对于使用机械通气和呼气末正压 (positive end-expiratory pressure, PEEP) 的患者，TEE 对于心功能的评估更容易且更准确，在机械通气患者血流动力学状态不稳定时，TEE 的诊断优势尤为突出。TTE 漏诊的病例中，至少有 40% 可以由 TEE 得到明确的诊断 [3,4]。TEE 在临床治疗决策的制定方面发挥着重要作用，经常会影响到内外科处理的决策。

经食管超声心动图和肺动脉导管插入术

肺动脉漂浮导管插入术经常应用于危重患者，它可以评价左心室前负荷和心功能，测量

表 17.2　经食管超声心动图优于经胸超声心动图的一些特点

机械通气
心脏压塞
确诊赘生物和心内膜炎并发症
中心肺动脉栓塞
排除心源性栓塞
评价纵隔血肿
诊断升主动脉和降主动脉夹层
评价自身瓣膜结构和功能,包括二尖瓣成形术后的评估
急性血流动力学不稳定

心输出量（cardiac output，CO），这些是指导恰当的血流动力学处理所必需的。肺动脉楔压是评估左心室前负荷最常用的变量。但是，这些数值也容易令人迷惑。在 ICU，一些因素比如 PEEP 和心室顺应性的改变与肺动脉楔压的高低相关联，而不依赖于左心室容积的变化。相似的是，左心室功能只能由肺动脉楔压和 CO 的关系来间接推测出。据先前的研究报道，TEE 可以迅速地观察左心室，直接估测心室内径和功能。由 TEE 获得的数据常常与肺动脉漂浮导管评估的左心室前负荷和收缩功能有明显差异，并且当使用 TEE 时，约 40%～60% 的患者治疗方案进行了更改[5,6]。有心肌功能障碍基础疾病和心脏扩大的患者，左心室舒张末期面积的变化和持续的肺动脉楔压监测可用来确定最优的左室前负荷和提供更好的正性肌力药物浓度。

另外，TEE 应用多普勒分析左心室流出道的方法来测量危重患者的 CO，研究发现 CO 与团注-热稀释法测量结果的相关性很好[7]。由于探头位置的微小移动都会造成测量结果的明显改变，因此 TEE 连续测量 CO 的能力受到质疑。

探头的插入

尽管由经验丰富的医师操作 TEE 是相对安全的，但实际上 TEE 毕竟是一种半侵入性检查，并不是毫无危险的。危重患者代表一组不同类型的患者，因此对每个患者设计个性化的 TEE 检查方法是必要的。患者应用机械通气、患者的血流动力学和呼吸系统状态以及意识状态都是非常重要的影响因素。如果患者不配合，插入 TEE 探头可能导致食管创伤，增加心血管应激、缺氧和心律不齐。呕吐和误吸确实是需要担心的情况，特别是没有气管内插管的未禁食患者。

术前准备

1. **禁食**　如果可能，操作前患者应至少需禁食 4 小时。

2. **病史**　有食管或胃部疾病、吞咽困难的患者应该慎重考虑。

3. **监测**　应使用心电图（ECG）、脉搏血氧计和血压计进行监测。

4. **镇静**　TEE 探头顶端经过口咽时并不总是遇到困难和麻烦。适度的麻醉会使患者能够更好地配合。麻醉剂的选择需考虑患者的呼吸和血流动力学状态，以减少低氧血症和低血压。通常使用经静脉注入小剂量苯二氮卓类或阿片制剂，如有必要也可使用药理学拮抗剂（如纳洛酮，氟马西尼）。如果过度麻醉，由于在探头插入操作时患者不能执行吞咽的指令，会造成患者不配合。

5. **避免咽反射**　典型的口咽麻醉可有效避免咽反射，利多卡因或苯佐卡因喷雾可以用于后咽，或者患者使用各种利多卡因凝胶。有一种干燥制剂如格隆溴铵可以减少唾液误吸的可能，然而格隆溴铵可能引起快速心律失常。

6. **气管插管**　对于严重呼吸窘迫或心血管破裂的患者，镇静、麻痹和气管插管是必需的，这些患者应尽快行 TEE 检查。

7. **鼻胃吸引器**　如果有鼻胃管，检查前应将胃内容物吸引出来。胃鼻管通常不影响探头的插入和图像的质量，但是，有时必须移除鼻胃管。

8. **患者体位**　患者通常需要平卧位或左侧卧位，头部微前屈，使探头容易插入和分泌物引流顺畅。仰卧位多用于已插管患者。

操作技术

1. 除非患者无牙，否则均需要使用牙垫来保护 TEE 探头。

2. 探头顶端涂抹耦合剂。

3. 检查探头顶端能否自由活动，保持在未锁定状态。

4. 嘱患者张开嘴，用食指压住舌头，将探头在食指上方放在舌的中部，使其方向朝向后方的食管。

5. 插入探头至咽部。

6. 继续深插入食管内。插入食管探头时，在进入食管前必须通过环状括约肌，这时会有轻微抵抗。但是，插入时如有明显的抵抗，这是探头偏离中间位置和停留在梨状隐窝的典型表现。应回撤探头并调整位置和前屈探头，使探头能够插入到食管。

7. 已插管的患者通常需要镇静和肌肉松弛剂。有时，直接喉镜检查和（或）气管内插管可使探头插入更方便。

8. 当探头插入距门齿 30 cm 时就可以开始检查了。

经食管超声心动图的禁忌证和并发症

TEE 的禁忌证包括明显的食管或胃的病变（例如肿瘤，狭窄）。当 TEE 是紧急的指征时，食管静脉曲张不是绝对禁忌证，但有可能会导致出血，尤其是凝血功能出现异常的患者。如果患者有颈椎疾病或损伤，应避免颈部的过度牵拉，以防止严重后果的发生。

总的说来，TEE 的并发症很少见，仅占总人数的 0.5%[8,9]。表 17.3 列举了 TEE 最常见的并发症类型和发生率。多中心研究报道了超过 10 000 例的 TEE 检查，操作过程中死亡率约为 0.01%。需要干预的心源性、肺源性和出血性事件在操作过程中的发生率为 0.18%[9]。

下面是一个合理的假设，当危重症患者处于严重疾病和不稳定状态时，TEE 并发症会更常见。总的来说，虽然会比那些不是危重症患者略高，但并发症的发生率仍很低。943 例重症 ICU 患者行 TEE 的回顾性研究表明，并发症发生率仅为 1.7%，最常见的是心律失常和高血压[7]，严重的并发症仅发生于 2 例患者（0.2%），探头插入困难者仅占 1.4%[7]。因此，只要有适当的监测作保障，TEE 是一项安全的技术，即使患者十分缺乏抵抗力。

缺点和局限性

换能器的大小

成人经食管超声探头由胃食管内窥镜改良而来，探头长约 100 cm，宽约 1 cm。换能器位于探头尖端，大小约 10~16 mm。由于探头的尺寸不够小，因此会导致患者的明显不适。有些时候，如果探头插入不成功，那么应该停止操作，否则会造成食管穿孔。虽然探头可以被安全地放到需要的位置，并进行持续地监测，但是这些患者需要深度镇静，使超声作为监测功能的用途受到一定限制。新型的小巧型经食管超声探头可以从鼻腔插入，并且能够留置很长时间，目前正在进行图像质量和患者接受程度方面的实验，并且有希望在不久的将来得到广泛应用。

声窗的局限性

TEE 对观察一些解剖结构是有局限性的，包括以下几个方面：

1. 升主动脉上段的部分（因为左主支气管的干扰）：常见。

2. 左肺动脉：常见。

3. 左心室心尖：偶见。

此外，左心室流出道和升主动脉固有的走行方向与扫查声束的方向垂直，使多普勒频谱测量心输出量或者主动脉瓣面积时受到技术上的限制。

分析耗时

1. 脱机定量测量左心室功能（前负荷，后负荷，面积变化分数）需要精确细致的操作和大量的时间。

2. 应用自动边缘检测技术进行实时评估时，可能会因不能完整探查心内膜而受到限制。

表 17.3　经食管超声心动图最常见的
并发症类型和发生率

并发症	百分比（%）
缺氧	0.6
低血压	0.5
高血压	0.2
PSVT	0.2
NSVT	<0.1
呕血	0.1
喉痉挛	0.1
食管损伤	<0.02
死亡	<0.02

PSVT：阵发性室上性心动过速；NSVT，非持续性室性心动过速。

Modified from Oh JK, Seward JB, Tajik AJ. Transesophageal echocardiography. In：Oh JK, Seward JB, Tajik AJ，eds. *The echo manual*, second ed. Philadelphia: Lippincott Williams & Wilkins, 1999: [23-36]。

在危重治疗中经食管超声心动图技术的常见适应证

TEE 的适应证在不断改变，并且呈持续增加的趋势（表 17.4）。TEE 的应用取决于 ICU 的情况。在内科重症 ICU，大多数患者行 TEE 是为了显示心内膜炎，在冠状动脉和外科 ICU，主动脉夹层和瓣膜评估是主要指征，在神经外科 ICU，心源性栓塞往往是 TEE 主要的适应证[10]。

血流动力学状态不稳定

在 ICU，TEE 最普遍和最重要的一种适应证是血流动力学不稳定的评估。因为患者通常处于低灌注状态，所以准确的诊断有助于及时治疗，并且可以防止病情恶化或者死亡。通常体格检查的发现非常有限，而置入肺动脉漂浮导管又很耗时间，并且获得的信息往往是模棱两可、不全面的。对于判断血流动力学不稳定是心源性还是非心源性，TEE 不失为一种快速准确的方法。当输液试验（尝试增加输液量）血压无明显反应的时候，临床就要考虑是否有必要再次尝试增加输液量，获得更多的诊断信息。TEE 能够提供必要的信息，与肺动脉漂浮导管相比，更加微创和快捷。此外，对于血流动力学状态不稳定的患者，与肺动脉漂浮导管获得的血流动力学监测相比，TEE 所提供的信息在观察者间重复性更好[11-13]。

心室功能的评估

心脏容量状况和泵功能情况是 ICU 诊疗工作中首先要考虑的因素。通过迅速地观察左、右心室，TEE 能够在诊断和监测治疗反应两方面提供帮助。下面推荐一个快速评价心室功能的检查方法：

表 17.4　重症监护病房内经食管超声心动图的适应证

评价左心室功能	心肌梗死的并发症
血流动力学不稳定	心包积液
评估瓣膜功能	评价心脏移植供体
心内膜炎疑似病例	血流动力学处理
确定全身性栓塞的来源	评价胸部创伤
肺动脉栓塞	

左心室舒张末期面积的评估

首先，经胃（transgastric，TG）乳头肌中部左室短轴观可以观察评估左心室前负荷和整体收缩功能。对于病情危重的患者，左心室前负荷的准确测定是首要任务。由此切面测量的左心室舒张末期面积，可以迅速地鉴别是左心室容量排空还是容量超负荷。对于左心室前负荷的评估，TEE 可以提供比肺动脉楔压更有意义的信息[14,15]。左心室舒张末期面积的正常值范围很大，所以，判断最合适的前负荷可能需要通过进行输液试验（尝试增加输液量）来观察其变化。

左心室射血分数的估算

目测左心室整体收缩功能（左心室射血功能）需要在同一切面进行估测。

局部室壁运动异常的评估

节段性室壁运动的分析需要从多个切面（经胃乳头肌中部左室短轴观，食管中段四腔心观，食管中段左心室两腔心观，食管中段左心室长轴观）完整地评估左心室功能。

右室功能评估

右室功能可以在食管中段切面来评估。通过目测心室舒张和收缩功能可以对右室功能有个定性的印象。肺动脉收缩压可以由三尖瓣反流的多普勒频谱来估测。

其他评估

以上顺序的检查往往可以提供初步的诊断与治疗，随着治疗的进行，可以再进行更加复杂的 TEE 检查。

瓣膜功能的评估

TEE 对于瓣膜功能的评估具有重要价值。对于无法解释的心力衰竭患者，TEE 不仅能够发现有临床意义的二尖瓣反流，还能够发现被忽视的严重主动脉瓣疾病[16]。除了能够提供疾病的诊断和严重程度的评估外，TEE 还可以通过发现心功能异常、腱索断裂、瓣膜穿孔、异常肿块以及赘生物等来提供病因的线索[17]。

在人工瓣膜置换后的随访中，TEE 可以区别"正常"瓣膜反流，特别是在二尖瓣。由于左心室流出道的声影干扰，主动脉瓣瓣周漏不容易被发现。瓣周反流的射流束必须与人工机械瓣膜的"正常"反流束相鉴别。TEE 还可以发现二尖瓣和主动脉瓣人工生物瓣膜的功能障碍，通常继发于瓣膜退行变性和破裂毁损，也可作为心力衰竭的主要发病机制。

本书第 3 章有关于 TEE 对瓣膜功能评估的详细讨论。

低血压的评估

表 17.5 总结了低血压的原因，并列举了与之相关的 TEE 表现。图 17.1 显示较大的心包积血压迫右心房和右心室。

心内膜炎

TEE 的适应证

怀疑感染性心内膜炎是 ICU 患者进行 TEE 的很常见的适应证。由于留置导管或者置入气管插管，危重症患者患菌血症的风险极高。当 ICU 患者感染心内膜炎的可能性超过 2% 时，

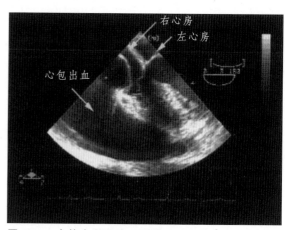

图 17.1　食管中段四腔心观显示心包填塞。心包积液使右心房和右心室出现塌陷。

与其他方法相比较，TEE 的效价比较高[7,18]。因为危重症患者往往没有特征性的症状和体征，所以进行 TEE 检查的门槛应放低一些。

表 17.5　与低血压相关的一些状态

状态	常用观	TEE 发现
心包填塞	食管中段四腔心观,经胃左室短轴和长轴观	积液
		舒张期房壁塌陷
		吸气时 E 峰或 S 峰的流速的过度变化
主动脉夹层	食管中段五腔心观,主动脉瓣和升、降主动脉	内膜片
		假腔内无血流信号(彩色多普勒)
		主动脉瓣反流
		心包积液
肺动脉栓塞	食管中段四腔心观,肺动脉和 RVOT 观	肺动脉内团块回声
		PA 和 RV 扩张
		LA 和 LV 心腔缩小
		TR 和 PR 射流
		PFO 分流
低血容量	经胃左室短轴观	↓EDA
	经胃左室长轴观	↑FAC
		乳头肌"相吻"
收缩功能减低	经胃左室短轴观	↑EDA
	经胃左室长轴观	↑ESA
		↓FAC
严重瓣膜反流或狭窄	适合瓣膜的切面	多普勒方法
		面积法
血管舒张	经胃左室长轴观	EDA 正常
		↑FAC
		无严重瓣膜反流

RVOT：右室流出道；RV：右室；LA：左房；LV：左室；TR：三尖瓣反流；PR：肺动脉瓣反流；PFO：卵圆孔未闭；EDA：舒张末期面积；FAC：面积变化分数；ESA：收缩期末面积。

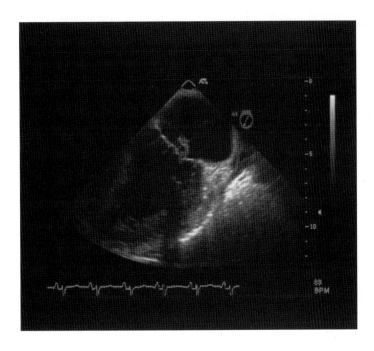

图 17.2　食管中段两腔心观显示一个大的、活动的赘生物附着在二尖瓣的左心房侧。

TEE 检查结果的临床意义

心内膜炎标志性的损害是赘生物，一般附着于瓣膜上（图 17.2），也可以附着于裸露的室壁心内膜上。超声二维图像表现为一个回声密集、带蒂的团块，并且摆动幅度较大。多平面 TEE 发现的左心系统赘生物基本上是可信的，敏感性为 90%~100%，尤其对于瓣膜置换的患者来说，TEE 发现小的赘生物有特殊的益处[19]。对于右心系统的赘生物，TEE 并不比经胸超声检查有更大益处。然而，在区分脓肿、穿孔、霉菌性动脉瘤和瘘管等并发症时，TEE 是一个不错的选择。此外，TEE 还可以提供重要的预后信息，赘生物的大小、位置（二尖瓣或者主动脉瓣）、活动性和累及瓣膜的数目等都与并发症的发生密切相关。并发症包括全身性栓塞、充血性心衰、治疗无效和死亡[20]。TEE 还有助于决定是否需要外科手术，尤其是累及人工瓣膜时。

当怀疑自身瓣膜的心内膜炎时，TEE 阴性结果基本可以排除心内膜炎的诊断。如果患者为人工瓣膜置换术后，临床图像又高度怀疑心内膜炎时，再次进行 TEE 是比较明智的选择。其他超声表现，例如黏液瘤变性、主动脉瓣的兰伯赘生物（附着在瓣膜边缘主动脉侧的小的振荡物体）、血栓形成和缝线材料，都可以与感染性心内膜炎相混淆。人工生物瓣膜的退行性改变经常被误认为是脱垂的团块，并且容易与赘生物相混淆。最后，应该牢记的是，赘生物也可以在没有感染的情况下发生，如消耗性心内膜炎、系统性红斑狼疮和肿瘤等。

主动脉夹层

成像注意事项

由于食管与主动脉距离很近，因此 TEE 对于胸主动脉的观察非常理想。但是，必须要记住的是，含气的气管位于食管与升主动脉远端、主动脉弓近端之间，因此即使是多平面 TEE，也很难清晰显示这个区域的主动脉。幸运的是，此区域独立发生的夹层很少见。多平面 TEE 对于怀疑主动脉夹层的患者是一种非常有用的诊断方法，其敏感性为 99%，特异性超过 90%[17]。对于 ICU 患者来说，TEE 是个不错的选择，因为它可以在床边安全快速地进行。

经食管超声心动图

在术前，TEE 对主动脉夹层患者的评估包括以下几方面：①明确诊断；②定位原发和继发的入口部位；③区别真腔与假腔；④评估主动脉瓣关闭不全；⑤对冠状动脉的评估；⑥除外并发症，例如心包积液与填塞。

定位内膜片

主动脉夹层的确诊需要至少在两个切面显示内膜片（血管腔内的一条活动的线状回声）。图17.3显示了降主动脉的真假腔及内膜片。彩色血流多普勒能够辨认真腔和假腔血流自内膜片的一侧流入另一侧，并且对于主动脉夹层的检出有很高的敏感性。我们发现，经胃降主动脉短轴观是开始观察的一个非常有用的切面。而且，随着探头深度的变浅，图像上主动脉的内径逐渐变大。当食管中段升主动脉短轴观能够显示内膜片时，探头应该逐渐回撤。在评估近左锁骨下动脉处的主动脉（动脉韧带处）时需要特别注意，因为约30%的急性夹层起源于这个区域。探头旋转约90°可获得食管中段升主动脉长轴观，探头逐渐前进可获得降主动脉长轴观，追踪主动脉走行方向，仔细观察以检出内膜片。

一旦评估完降主动脉，食管中段主动脉长轴观也可以获得，可用来观察升主动脉近端。70%以上夹层的内膜撕脱部位起自于升主动脉1~3 cm以远的右侧或左侧Valsalva窦。外科医生需要了解破入口的位置。我们使用解剖标记来帮助外科定位。在升主动脉，我们测量距主

动脉瓣的距离（cm），在降主动脉我们测量距左锁骨下动脉的距离。

辨认真腔和假腔

真腔可以利用收缩期扩张、舒张期缩小的方法来判定，M型超声对这些现象的辨认和时相的判断非常有帮助[21]。血栓或血流自发显影是假腔内血流不流动的表现。慢性夹层的假腔往往呈特征性的明显扩张[22-24]。小的继发性撕裂和任何出口都需要判断清楚，以有助于外科修补。

冠状动脉受累的评估

冠状动脉受累可以通过观察急性节段性室壁运动异常来进行评估。

心脏填塞的评估

当心包积液存在时，应该想到并评估是否有心脏填塞。关于心脏填塞的超声表现在第7章和以后章节会有详细阐述。

无法解释的低氧血症

有一些ICU患者，他们的低氧血症程度与其疾病严重程度并不相符。在患者右房压升高时，TEE可以发现通过未闭卵圆孔的心内分流（图17.4）或者房间隔缺损。右到左的心内分流可以通过彩色多普勒显像或超声造影的方法来证实，超声造影可用震荡盐水溶液作为造影剂或厂商生产的造影剂来观察。当右到左的心内分流通过未闭的卵圆孔分流时，在三个心动周期之内左心房可观察到造影剂，但与右房侧造影剂浓度不同[7]。相反，如有肺内交通，在右

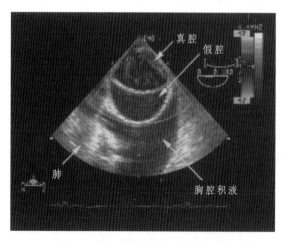

图17.3　降主动脉短轴观，显示主动脉夹层的真腔、假腔，收缩期真腔内可见彩色血流信号，并且内膜片向假腔侧摆动。另外还可显示心包积液。（见彩图）

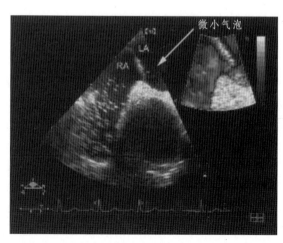

图17.4　穿过房间隔的心内分流（卵圆孔）。（见彩图）

房侧的显影逐渐快要消失时，左侧的显影浓度逐渐增加[25]。有肺内交通时，经常可以看见造影剂通过肺静脉进入左心房。心内分流的诊断决定不同的处理方法，例如消除呼气末正压（PEEP）或经导管置入间隔封堵装置。

栓塞

肺动脉栓塞

急性肺动脉栓塞的死亡率较高。在 ICU，肺动脉栓塞的诊断一直以来都相当困难，但是医生应高度警惕。肺动脉主干或右肺动脉内的急性肺动脉栓塞已有成功的影像资料被详细描述[26-28]（图 17.5）。但是由于左主支气管的遮挡，只能观察到几厘米的左肺动脉。Pruszczyk 等[28]描绘了血栓的超声表现，目的是努力使对肺动脉栓塞的假阳性诊断降到最少。

1. 一个明确的血栓应该边界清晰，与周围血管壁的回声不同。

2. 血栓通常会突出动脉腔内，因此在彩色多普勒显像上会有改变。

3. 必须在一个切面以上显示血栓。

4. 血栓可以与血管壁和血流分离，在一定区域内移动。

虽然，经胸超声心动图（TTE）常规应用于观察疑似肺动脉栓塞的患者，但如果 TTE 不能确诊，并且存在血流动力学不稳定或右室负荷过重的证据（有助于确定中心肺动脉或者心内血栓）则是 TEE 的指征。已证明中心性血栓栓塞常常伴有血流动力学危害。在这些病例中，TEE 的敏感性为 80%，个别的数据能达到 100%[28]。虽然 TEE 的阴性结果不能完全除外肺动脉栓塞，但是阳性结果能够确定需要溶栓药物治疗或外科手术。

全身性栓塞

TEE 有助于确定中风、一过性脑缺血、四肢或内脏栓塞患者的栓子来源[29]。超声表现包括：心房或心室血栓、赘生物、肿瘤或房间隔膨出瘤。心房自发显影（烟雾征）提示一个低速血流状态，可能会导致血栓形成（见图 10.10），特别是房颤患者。对于 ICU 的房颤患者，心脏电复律之前行 TEE 来除外血栓的存在是非常有必要的。当处于长期的抗凝治疗状态下，血栓的可能性就非常小了。

主动脉的活动性动脉硬化斑块是栓塞的主要来源，这已经由 TEE 证实了[30]。TEE 可以评价斑块的活动度和总负荷。主动脉的动脉硬化只是弥漫性病变的一个标志，经常还会伴发颈动脉和外周血管病变。因此，应该进行一个彻底全面的检查（例如颈动脉超声）以便对栓塞的常见部位进行评估，并确保适当的治疗计划的制定。

心肌梗死

对于心肌梗死患者，尤其是心源性休克患

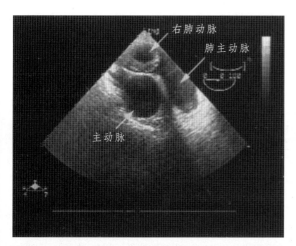

图 17.5　食管上段升主动脉短轴观显示主动脉和肺主动脉分支形成的右肺动脉内可见一大的、阻塞性的、中等回声团块结构（血栓）。

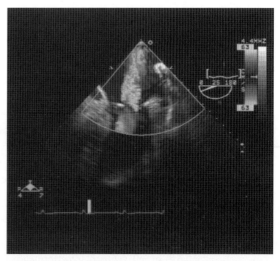

图 17.6　彩色多普勒显示一低血压患者在急性心肌梗死过程中新近发现的二尖瓣反流信号。（见彩图）

者，TEE 可以提供关于心肌受累范围和可疑并发症的一些有价值的信息[16]。TEE 是评估急性二尖瓣反流（图 17.6）、继发性腱索或乳头肌断裂以及附壁血栓的最好方法。其他一些机械性并发症，如室间隔穿孔和假性室壁瘤等，TEE 都可以很容易地诊断。然后，还可以用彩色血流多普勒来观察其特征性表现：收缩早期血流信号进入假性动脉瘤，而在舒张早期血流方向完全相反。这种血流模式对鉴别假性动脉瘤和真性动脉瘤或者带分隔的心包积液非常有帮助[16]。

TEE 的局限性是心尖有时显示不清，因此这个部位的梗死、室壁瘤或血栓就可能无法发现。所以在这种情况下，经胸超声对心尖部位的观察是很有必要的。

胸部钝挫伤

受伤形式

对于严重胸壁外伤患者，经胸超声检查对心脏结构和功能的评价是不完整的，这在以前也讨论过。胸部钝挫伤后最常见的异常是心肌挫伤。由于靠近胸骨，因此右室壁是最容易受损的部位，大约累及 25% 的患者。左心室损伤的患者超过 15%。TEE 表现包括心室扩张和心肌收缩功能减低[31]。

偶尔也会发生瓣环撕裂或腱索断裂，因此瓣膜功能的评估也很重要。因为左侧心腔为高压状态，所以主动脉瓣和二尖瓣受损的风险很高。

心脏填塞和心包积液

心包积血造成心包积液，应用 TEE 心脏填塞很容易诊断。心脏填塞敏感性最高的二维超声表现是心包积液患者出现舒张期右心室塌陷。右心房塌陷经常发生在舒张晚期。左心房和左心室塌陷也可以发生，尤其是在左心室压力较低的时候。这些现象常常发生在外科手术后，分隔的心包积液或者血栓会阻碍左心房或左心室的充盈。

心脏填塞的多普勒表现为：当自主呼吸患者吸气时，舒张早期三尖瓣血流 E 波流速明显增加。我们可以认为患者心脏被一个凝固的盒子包围，吸气时本应增加右心室流入血流，结果却相反使左心室流入减少，所以吸气时舒张早期二尖瓣 E 峰流速减低。呼气时三尖瓣和二尖瓣 E 峰流速会有相反的情况发生。吸气时收缩期肺静脉前向流速减低，呼气时增加。最后，呼气时肝静脉流速在收缩期和舒张期均减低[32,33]。

总结

在 ICU 进行 TEE 操作很容易而且安全性很高。在 ICU，TEE 优于 TTE，特别是对机械通气的患者。与肺动脉漂浮导管相比，TEE 还可以更好地评估心脏功能。对于血流动力学不稳定的患者，当急需准确信息时，TEE 能起到非常重要的作用。由于可以提供高分辨力图像和较高的诊断率，TEE 已成为 ICU 必不可少的诊断工具。

参考文献

1　Beaulieu Y, Marik PE. Bedside ultrasonography in the ICU. *Chest* 2005;128:881–895.
2　Vignon P, Mentec H, Terre S, et al. Diagnostic accuracy and therapeutic impact of transthoracic and transesophageal echocardiography in mechanically ventilated patients in the ICU. *Chest* 1994;106:1829–1834.
3　Pearson AC, Castello R, Labovitz AJ. Safety and utility of transesophageal echocardiography in the critically ill patient. *Am Heart J* 1990;119:1083–1089.
4　Hwang JJ, Shyu KG, Chen JJ, et al. Usefulness of transesophageal echocardiography in the critical care unit. *Chest* 1993;104:861–866.
5　Benjamin E, Griffin K, Leibowitz AB, et al. Goal-directed transesophageal echocardiography performed by intensivists to assess LV function: comparison with pulmonary artery catheterization. *J Cardiothorac Vasc Anesth* 1998;12:10–15.
6　Bouchard MJ, Denault A, Couture P, et al. Poor correlation between hemodynamic and echocardiographic indexes of left ventricular performance in the operating room and intensive care unit. *Crit Care Med* 2004;32:644–648.
7　Heidenreich PA. Transesophageal echocardiography in the critical care patient. *Cardiol Clin* 2000;18:789–805.

8　Seward JB, Khandheria BK, Oh JK, et al. Transesophageal echocardiography: technique, anatomic correlations, implementation, and clinical applications. *Mayo Clin Proc* 1988;63:649–680.

9　Daniel WG, Erbel R, Kasper W, et al. Safety of transesophageal echocardiography. A multicenter study of 10,419 examinations. *Circulation* 1991;83:817–821.

10　Alam M. Transesophageal echocardiography in critical care units: Henry Ford Hospital experience and review of the literature. *Prog Cardiovasc Dis* 1996;38:315–328.

11　Oh JK, Seward JB, Khandheria BK, et al. Transesophageal echocardiography in critically ill patients. *Am J Cardiol* 1990;66:1492–1495.

12　Slama MA, Novara A, Van de Putte P, et al. Diagnostic and therapeutic implications of transesophageal echocardiography in medical ICU patients with unexplained shock, hypoxemia, or suspected endocarditis. *Intensive Care Med* 1996;22:916–922.

13　Costachescu T, Denault A, Guimond JG, et al. The hemodnamically unstable patient in the intensive care unit: hemodynamic vs transesophageal echocardiographic monitoring. *Crit Care Med* 2002;30:1214–1223.

14　Greim CA, Roewer N, Apfel G, et al. Relation of echocardiographic preload indices to stroke volume in critically ill patients with normal and low cardiac index. *Intensive Care Med* 1997;23:411–416.

15　Vignon P. Hemodynamic assessment of critically ill patients using echocardiography Doppler. *Curr Opin Crit Care* 2005;11:227–234.

16　Foster E, Schiller NB. Transesophageal echocardiography in the critical care patient. *Cardiol Clin* 1993;11:489–503.

17　Keren A, Kim CB, Hu BS, et al. Accuracy of biplane and multiplane transesophageal echocardiography in diagnosis of typical acute aortic dissection and intramural hematoma. *J Am Coll Cardiol* 1996;28:627–636.

18　Heidenreich PA, Masoudi FA, Maini B, et al. Echocardiography patients with suspected endocarditis: a cost-effectiveness analysis. *Am J Med* 1999;107:198–208.

19　Shanewise JS, Martin RP. Assessment of endocarditis and associated complications with transesophageal echocardiography. *Crit Care Clin* 1996;12:411–427.

20　Sanfilippo AJ, Picard MH, Newell JB, et al. Echocardiographic assessment of patients with infectious endocarditis: prediction of risk for complications. *J Am Coll Cardiol* 1991;18:1191–1199.

21　Iliceto S, Nanda NC, Rizzon P, et al. Color Doppler evaluation of aortic dissection. *Circulation* 1987;75:748–755.

22　Erbel R, Engberding R, Daniel W, et al. Echocardiography in diagnosis of aortic dissection. *Lancet* 1989;1:457–460.

23　Erbel R, Mohr-Kahaly S, Oelert H, et al. Diagnostic strategies in suspected aortic dissection: comparison of computed tomography, aortography, and transesophageal echocardiography. *Am J Card Imaging* 1990;4:157–172.

24　Mohr-Kahaly S, Erbel R, Rennollet H, et al. Ambulatory follow-up of aortic dissection by transesophageal two-dimensional and color-coded Doppler echocardiography. *Circulation* 1989;80:24–33.

25　Dansky HM, Schwinger ME, Cohen MV. Using contrast material-enhanced echocardiography to identify abnormal pulmonary arteriovenous connection in patients with hypoxemia. *Chest* 1992;102:1690–1692.

26　Lengyel M. Should transesophageal echocardiography become a routine test in patients with suspected pulmonary thromboembolism? *Echocardiography* 1998;15:779–785.

27　Steiner P, Lund GK, Debatin JF, et al. Acute pulmonary embolism: value of transthoracic and transesophageal echocardiography in comparison with helical CT. *AJR Am J Roentgenol* 1996;167:931–936.

28　Pruszczyk P, Torbicki A, Pacho R, et al. Noninvasive diagnosis of suspected severe pulmonary embolism: transesophageal echocardiography versus spiral CT. *Chest* 1997;112:722–728.

29　Mariano MC, Gutierrez CJ, Alexander J, et al. The utility of transesophageal echocardiography in determining the source of arterial embolization. *Am Surg* 2000;66:901–904.

30　Montgomery DH, Ververis JJ, McGorisk G, et al. Natural history of severe atheromatous disease of the thoracic aorta. A transesophageal echocardiographic study. *J Am Coll Cardiol* 1996;27:95–101.

31　Garcia-Fernandez MA, Lopez-Perez JM, Perez-Castellano N, et al. Role of transesophageal echocardiography in the assessment of patients with blunt chest trauma: correlation of echocardiographic findings with the electrocardiogram and creatine kinase monoclonal antibody measurements. *Am Heart J* 1998;135:476–481.

32　Tsang TSM, Oh JK, Seward JM. Diagnosis and management of cardiac tamponade in the era of echocardiography. *Clin Cardiol* 1999;22:446–452.

33　Merce J, Sagrista-Sauleda J, Permanyer-Miralda G, et al. Imaging/diagnostic testing. Correlation between clinical and Doppler echocardiographic findings in patients with moderate and large pericardial effusion: implications for the diagnosis of cardiac tamponade. *Am Heart J* 1999;138:759–764.

▶ 问　题 ◀

1. 经食道超声检查在危重症监护病房使用的局限性不包括（　　　）。

　　a. 主动脉弓显示不清　　　　　　　　b. 患者的不适感

　　c. 左心室心尖的垂直变短　　　　　　d. 不能评估右心室

2. 当前，危重患者经食道超声心动图检查的适应证是 ( )。

    a. 左室前负荷的评估　　　　　　　　　b. 主动脉瓣狭窄严重程度的评估

    c. 无法解释的心力衰竭　　　　　　　　d. 以上所有

3. 当患者被怀疑患有感染性心内膜炎时，TEE ( )。

    a. 效价比高于经胸超声心动图检查 (TTE)　　b. 可以发现小的、有蒂的团块附着于二尖瓣

    c. 能够对机体组织进行鉴定　　　　　　d. 总能探查到三尖瓣赘生物

    e. a 和 b

4. TEE 诊断急性肺动脉栓塞时，不包括的超声表现是 ( )。

    a. 右房扩大　　　　　　　　　　　　　b. 右肺动脉的团块回声

    c. 三尖瓣反流　　　　　　　　　　　　d. 肺动脉内充盈缺损

5. 患者存在无法解释的脑血管意外时，TEE 无法显示的是 ( )。

    a. 卵圆孔未闭　　　　　　　　　　　　b. 心室附壁血栓

    c. 颈动脉粥样斑块　　　　　　　　　　d. 左房内自发显影

6. 在测量以下指标时，肺动脉导管插入术优于 TEE 的是 ( )。

    a. 左室前负荷　　　　　　　　　　　　b. 左室收缩性

    c. 混合静脉氧合水平　　　　　　　　　d. 间歇性心输出量 (CO)

7. 患者心脏术后出现无法解释的低血压时，通常的 TEE 表现包括 ( )。

    a. 左室收缩末期面积缩小　　　　　　　b. 右侧心腔受压

    c. 新近的节段性室壁运动异常　　　　　d. 以上所有

8. 对于危重症患者，经胸超声心动图 (TTE) 通常不足以诊断的常见原因是 ( )。

    a. 机械通气呼气末正压　　　　　　　　b. 胸部的包扎

    c. 不能采用左侧体位　　　　　　　　　d. 以上所有

9. 以下血流动力学指标不能由 TEE 获得的是 ( )。

    a. 肺动脉收缩末压　　　　　　　　　　b. 心输出量 (CO)

    c. 氧摄取率　　　　　　　　　　　　　d. 系统性血管阻抗

10. TEE 的并发症中不包括的是 ( )。

    a. 肺动脉穿孔　　　　　　　　　　　　b. 高血压

    c. 室上性心动过速　　　　　　　　　　d. 呕血

答案见书后。

第18章 经食管超声心动图在成人先天性心脏病中的应用

Kathryn Rouine–Rapp, *Wanda C. Miller–Hance*

成人先天性心血管病变化多样。病变包括常见的单发缺损及表现为多发共存缺损的复杂病变。超声心动图是诊断性评价所有年龄组先天性心脏病(CHD)的首要方法。经食管的途径使超声心动图在 CHD 患者中的应用更广泛,它可以获得经胸显像无法获得的解剖信息,尤其是在成人心前区声窗不理想时。因此,经食管超声心动图(TEE)可清晰显示缺损特征,预测血流动力学变化及评价心室功能。另外,TEE 在 CHD 中主要的作用还包括外科术中评价手术过程是否充分及检测是否存在其他的病变。TEE 的作用还包括在先天性心脏病导管介入治疗中的监测作用。本章阐述了 TEE 在 CHD 中的应用,并且主要集中在外科术中的应用及其在心脏导管室介入治疗中的应用。

成人先天性心脏病:发生率,发病率,存活率

CHD 在美国的新生儿中的发生率约为 6.2‰。出生后最常见的 CHD 病变为室间隔缺损 (VSD)。其他常见的 CHD 包括房间隔缺损 (ASD),动脉导管未闭 (PDA),肺动脉狭窄 (PS),主动脉狭窄,主动脉缩窄(CoA),房室隔缺损 (AVSD),法乐四联症 (TOF) 及大动脉转位。有 CHD 的婴儿中,到成人期总体的存活率为 85%。毫无疑问,婴儿中简单畸形的存活率最高;自1940年后复杂畸形的存活率也明显提高。

存活率的不断增加受多因素影响,包括复杂畸形患者的产前诊断,幼年时期外科修复,术后护理的不断进步。因此,在数量上成人 CHD 的患者将很快超过儿童 CHD 患者。

心脏的正常胚胎发育

对正常心脏胚胎发育的研究有利于对心脏形成异常及 CHD 病变的理解。胚胎第3周中

期,血管源性细胞聚集,并在胚胎内形成血管结构。随后,这些细胞形成两个内皮心管,并完全融合成一个单一心管。这一单一心管分化成包括静脉窦,心房,原始心室,动脉球结构 (图 18.1A)。心管最初是一个短又直的结构,随后在心包腔内迅速生长,受心包限制被迫卷曲或扭转,因此,心房向头侧方向移位且心脏凸面朝向右侧(图 18.1B)。读者可能对于临床上定义心脏形成方面的"右襻"这一词比较熟悉。

随着心脏完全弯曲,静脉窦在发育形成心脏静脉系统过程中发生多种变化。它始于一对并列的心管并在最初融合形成有左右"角"的横窦(图 18.2A)。随着不断发展,横窦右侧角逐渐扩大而左侧角逐渐闭锁。最后,横窦右角成为右心房的腔静脉而横窦左角成为冠状静脉窦 (图 18.2B)。横窦左角持续异常开放将形成永存左上腔静脉(SVC)。

原始心房是没有分隔的并与连接流出道动脉球的原始心室相通。约在人类胚胎发育的第28天开始进行心脏内部分隔,包括心房,心室,房室连接和瓣膜,心脏流出道及半月瓣形成。心房分隔过程中,于心房顶部背侧出现原发隔,并向下朝着房室孔方向生长。最初原发隔在其游离缘下方暂留一通道称为原发孔。约在第33天在原发隔的上方形成第二个通道即继发孔,这一通道使胎儿期体循环的静脉血能穿过房间隔。形成继发孔之后,原发隔继续向下延伸,与使房室连接生长的心内膜垫相连续,原发孔关闭(图 18.3A)。约在第33天,继发隔与右侧的原发隔平行生长(图 18.3B)。继发隔盖住继发孔于是形成了一个不完全的心房分隔。这一不完全的心房分隔再次保证胎儿期体循环的静脉血能穿过房间隔。保持开放的继发隔即为卵圆孔(图 18.3C)。继发隔组织遮住卵圆孔并形成一个活瓣,在胎儿出生后左心房压力增加时卵圆孔关

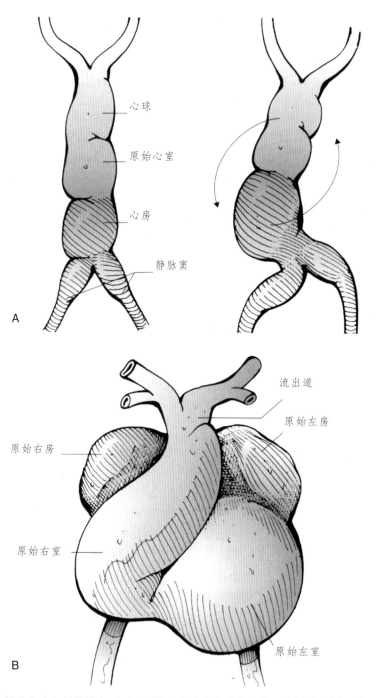

图 18.1 (A)单一心管演变成包括静脉窦,心房,原始心室及动脉球的结构。右侧示意图显示心管在心包腔内卷曲,扭转。箭头所示为卷曲方向。(B)心脏完全卷曲。注意心房向头侧移位,出现共同流出道及心脏凸面朝向右。

闭。成人中约 20%发生卵圆孔未闭。

房室管分隔始于心内膜垫的生长及融合。它与房间隔原发隔的发生和房室口的伸展同时进行。这一分隔的异常会导致共同房室连接的连接异常及房室瓣病变。

肌部间隔的形成及来源于圆锥和球嵴的心内膜组织的外向生长共同形成了心室间隔分隔 (图 18.4)。随着不断融合,室间隔由一个小的膜部和一个大的肌部间隔组成,并被分为流入道、小梁部及流出道三部分。持续存在的小的心室间的血流交通或间隔形成不完全可导致室间隔缺损。

左右心室流出道是随着单一动脉干被主肺动脉间隔分隔形成的。分隔经过扭转和边缘融合后,共同动脉干分隔形成主动脉及肺动脉干。

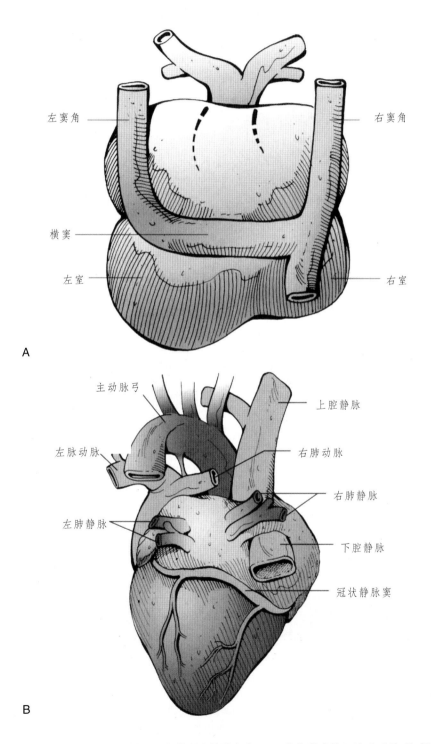

A

B

图 18.2 (A) 原始心脏后面观显示一个横窦及永存左右静脉窦角。(B)分化形成的心脏后面观。注意冠状静脉窦,残存左静脉窦角,扩大的右静脉角,合并成右心房的上腔和下腔静脉。

先天性心脏病的分类

为了便于理解 CHD 及其病变引起的生理学变化,有几种分类方法。根据其复杂程度分为简单病变与复杂病变,根据主要的生理学改变分为紫绀型和非紫绀型。

简单与复杂病变

单发缺损,如心脏内分流(例如 ASD 等)通常被认为是简单病变。复杂病理包括病变同时合并多发缺陷及心脏和内脏器官错位 (内脏异位)。

非紫绀与紫绀型病变

这种分类是根据主要畸形是否发生紫绀将先天性心脏畸形分为两组。紫绀型是心内存在分流时肺动脉血流受限或动脉血与静脉血完全混合。紫绀型很少发生在单发的心内分流引起的肺血循环过多的患者。

分流,梗阻,反流病变及混合病变

这种分类是根据 CHD 的生理学变化分为

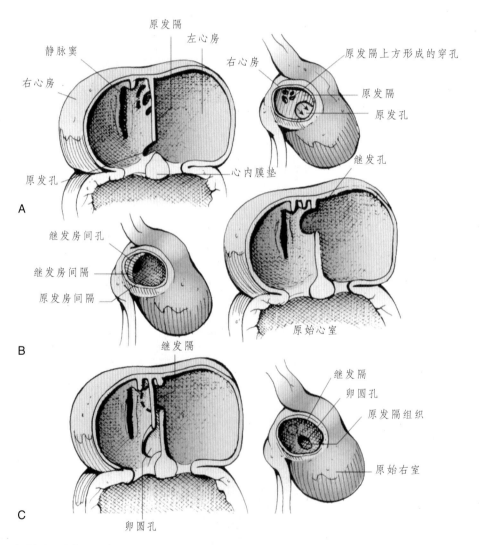

图 18.3 (A)心房分隔。随着原发房间隔向下朝向心内膜垫生长,原发隔上端形成的孔即继发孔在原发隔的后部形成。继发孔的形成保证血流穿过房间隔。之后,原发隔停止生长并与连接房室的心内膜垫融合(箭头所示)。(B)继发房间隔在原发房间隔的右侧平行生长,向下形成不全分隔。(C)继发隔保留开放的就是卵圆窝。它由原发隔的组织形成一个活动的覆盖瓣膜。正常情况下婴儿出生后左心房压力增高并超过右心房压力后卵圆瓣关闭。

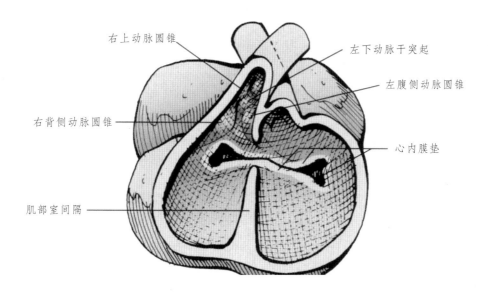

图 18.4　室间隔分隔。室间隔肌部朝向心内膜垫背侧生长。随后膜部间隔发生，由心内膜组织向外生长及球嵴融合形成。

四类：分流，肺动脉或体循环血流梗阻，反流病变及混合病变。分流可能位于心脏内（心内）或位于心脏外（心外）。分流方向及程度取决于缺损大小及肺动脉或体循环的阻力。梗阻性病变可能会影响流入道及流出道血流且其严重程度变化很大。反流性病变很少单发，常继发于原发病变。混合病变常指多发的紫绀型心脏畸形，体循环及肺静脉回流血混合。

缺损讨论

房间隔缺损

解剖

ASD 分为继发孔型、原发孔型、静脉窦型及冠状静脉窦型缺损四类（图 18.5）。ASD 发病率占成人所有 CHD 的 30%。

继发孔型房间隔缺损位于房间隔的中间，占所有 ASD 的 70%（图 18.6）。伴发改变是二尖瓣脱垂及二尖瓣反流。

原发孔型房间隔缺损（也认为是 AVSD 的一部分）位于房间隔的下端。占 ASD 的 20%，因原发房间隔形成不完全所致，经常合并二尖瓣前叶裂及二尖瓣反流。（21 三体综合征常与完全 AVSD 相关，而不是这里的部分型 AVSD，将

在 VSD 及流入道缺损章节讨论。）

静脉窦型缺损发生于 SVC 入口（非常常见）或下腔静脉（IVC）入口（见图 18.5）。占 ASD 的 5%，经常合并肺静脉局部畸形引流。

冠状静脉窦型缺损非常少见，是因为左心房与冠状静脉窦间血流形成异常交通所致。典型者常合并持续左上腔静脉及冠状静脉窦扩张。

生理学变化

继发的生理学改变取决于缺损的大小及左向右分流的程度。缺损的大小，心室顺应性，肺动脉（PA）压力决定分流程度。较大的缺损会引起肺血容量过多导致右心容量负荷过重引起右心房，右心室（RV）及 PA 扩张。长时间后可能出现房性心律不齐及心力衰竭。尽管大多数成人 ASD 患者会发生轻-中度 PA 高压，但在老年患者中有 5% 至 10% 可能会发生重度肺动脉高压。患者可能没有症状并且只在术中行 TEE 检查时无意中发现。

治疗策略

大多数的 ASD 患者需行外科手术闭合治疗。但是，部分继发孔型房缺可在心导管室经导管行封堵器封堵治疗（图 18.7）。

经食管超声心动图检查

TEE 检查建议使用切面：食管中段（mideso-

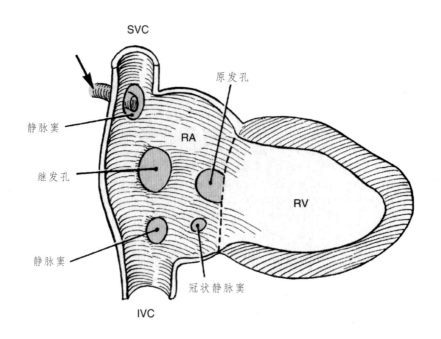

SVC

原发孔

静脉窦

继发孔

RA

RV

静脉窦

冠状静脉窦

IVC

图 18.5 房间隔缺损。房间隔缺损部位：位于中心的继发孔，位于下端的原发孔，靠近上腔静脉(SVC)和下腔静脉 (IVC)的静脉窦型缺损及伴发的肺静脉异常引流(箭头)，冠状静脉窦型缺损。RA：右心房；RV：右心室。(From Perloff JK. *The clinical recognization of congenital heart disease*, fourth ed. Philadelphia: WB Saunders, 1994:295,with permission.)

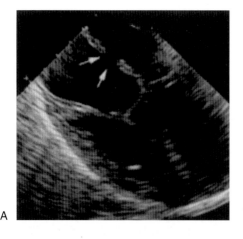

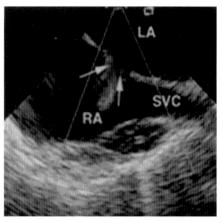

图 18.6 继发孔型房间隔缺损。(A)房间隔中部的缺损(箭头)，食管中段四腔心观可见典型的房间隔继发孔型缺损。(B)长轴切面上显示的缺损(食管中段双房上下腔观)。LA：左心房；RA：右心房；SVC：上腔静脉。

phageal，ME)四腔心观(4-CH)及食管中段双房上下腔观(表 18.1)。

二维超声检查的目标是：

1. 确定缺损部位及大小

2. 测量右侧心腔及血管内径

3. 观察二尖瓣有无脱垂或瓣叶裂

4. 评价肺静脉

5. 评价心室功能

6. 经静脉注射生理盐水或其他超声造影剂明确心房内分流

多普勒超声心动图检查的目标是：

1. 观察穿过缺损的血流(彩色多普勒)

2. 观察三尖瓣或二尖瓣反流(彩色多普勒)

3. 测量三尖瓣反流速度以评估 PA 收缩期压力(频谱多普勒)

4. 没有明显房室瓣反流时评价分流程度(肺动脉及体循环血流)(频谱多普勒)

外科手术修补后或导管介入术中/术后检查的目标是：

1. 检测是否存在残余心房水平分流

2. 评价瓣膜功能

3. 评估心室功能

4. 导管介入术中监测

5. 观察封堵器的位置及封堵器放置术后是否对 SVC, IVC 及肺静脉血流造成影响

室间隔缺损

解剖

根据部位将 VSD 分为四类：膜部，肌部，双

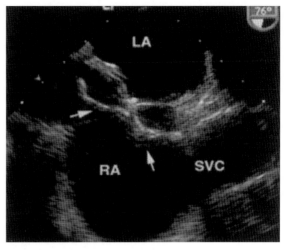

图 18.7 房间隔缺损封堵器。经食道超声图(食管中段双房上下腔静脉观)观察封堵器放置(箭头)。LA：左心房；RA：右心房；SVC：上腔静脉。

流出道（动脉干下）及流入道缺损（图 18.8）。VSD 可以单发或作为复杂畸形的一部分。婴儿先天性心脏病中最常见的是单发 VSD。较大的缺损一般在儿童时期就予以修补且 60%的小缺

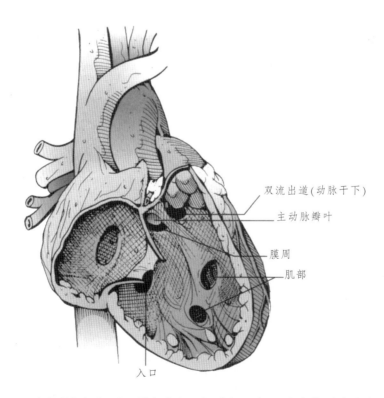

双流出道(动脉干下)
主动脉瓣叶
膜周
肌部
入口

图 18.8 室间隔右室面观。根据缺损部位室间隔缺损分为四类：膜部，肌部，双流出道(动脉干下)及流入道缺损。肌部缺损可能发生在小梁部或肌部间隔流入道。此图可以通过膜部间隔缺损看到主动脉瓣。(见彩图)

表 18.1　经食管超声心动图(TEE)评价先天性心脏病

病变	TEE 切面及观察内容	术后观察
AS	ME AV SAX:主动脉瓣形态	残存/再发狭窄，主动脉瓣反流生物瓣/机械瓣功能，瓣周漏(如果是人工瓣膜)，心室功能
	ME AV LAX 及 TG LAX:瓣膜形态及运动,瓣膜反流,主动脉根部径,主动脉瓣下及瓣上解剖结构	ROSS 后:主动脉瓣狭窄及反流,右心室自体移植瓣膜功能,心室功能(整体和局部)
	深 TG LAX:狭窄处的峰值压差	
	ME4-CH:左室肥厚及功能	
ASD	ME4-CH:继发及原发缺损,肺静脉回流情况,二尖瓣形态(脱垂)	残余分流,心室功能
	ME 双房上下腔:静脉窦型缺损及肺静脉	二尖瓣反流 肺静脉狭窄(静脉窦型 ASD)
CoA	UE 主动脉弓 SAX 及 LAX 切面观察降主动脉和主动脉弓(如果能看到):隔膜后方混叠的血流及彩色多普勒和频谱多普勒测得的流速>2.5 m/s	残余压差,主动脉再缩窄,主动脉瘤形成
	ME4-CH,2-CH,AV LAX 及 TG SAX:左室质量和功能,二尖瓣形态和功能,主动脉瓣,主动脉瓣下及瓣上狭窄	
矫正型大动脉转位	ME4-CH,2-CH,TG 中 SAX:心室形态及功能,三尖瓣功能及伴发病变	双调转术后: 心房隔板:隔板漏,静脉通道梗阻,AVV 功能,体循环心室功能
	ME LAX:RVOT 梗阻	动脉矫治:流出道梗阻 心内残余分流
d-TGA	ME4-CH:AVV 反流,心内分流,心室功能	Senning/Mustard 术后:人工血管漏,静脉通道梗阻,右心室功能,AVV 功能动脉矫治术后:瓣下(主动脉/肺动脉)狭窄或反流, LV 功能,残余分流
	ME 双房:体循环及肺静脉隔板	
	TG 中 SAX:心室功能及 SWMA	
	深 TG LAX:动脉矫治术后心室与动脉的连接及动脉吻合口	
PDA	TEE 很难观测到，但在 ME AsAo SAX 切面可以观察到连续高流速的导管血流	持续分流,双室功能
PS	ME RV 流入-流出道及深 TG LAX:评价流出道及压差	残存肺动脉流出道梗阻,肺动脉反流,右室大小及功能
	ME AsAo SAX:评价肺动脉瓣,主肺动脉,肺动脉远端及其分支	
单心室	ME4-CH,2-CH,LAX, 双房切面,RV 流入-流出道:AV 形态及房室连接,心室动脉连接	Fontan 术后：心腔与肺动脉连接,Fontan 人工血管,主动脉反流,体循环流出道梗阻,AVV 功能,心室功能,ASD 大小是否适当
TOF	ME AV LAX 及深 TG:VSD 及主动脉骑跨	残存 RVOT 梗阻,肺动脉或导管狭窄,残余分流,心室功能,主动脉反流
	ME RV 流入-流出道:评价 RVOT 及压差	
	ME4-CH:VSD 位置及程度及是否伴其他位置 VSD	
	ME AV SAX 及 AV LAX 彩色多普勒:评价冠状动脉是否异常	
VSD	ME4-CH 及 AV LAX:膜部,流入道及肌部 VSD,心腔大小,是否存在室间隔膜部瘤	残余分流,AVV 及半月瓣功能,心室功能
	ME AV LAX 及深 TG LAX:评价主动脉瓣反流及窦突出嵌入情况	

AS:主动脉狭窄;ME:食道中段;AV:主动脉瓣;SAX:短轴;LAX:长轴;TG:经胃;CH:心腔;LV:左心室;ASD:房间隔缺损;CoA:主动脉缩窄;UE:食管上段;Ao:主动脉;CW:连续多普勒;RVOT:右室流出道;d-TGA:d-大动脉转位;AVV:房室瓣;SWMA:节段性室壁运动异常;PDA:动脉导管未闭;AsAo:升主动脉;PS:肺动脉狭窄;RV:右心室;TOF:法乐四联症;VSD:室间隔缺损。Russell IA, Rouine-Rapp K, Stratmann G et al. Congenital heart disease in the adult: a review with internet-accessible transesophageal echocardiographic images. *Anesth Analg* 2006;102(3): 694-723, with permission.

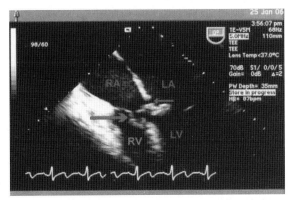

图 18.9　室间隔膜部瘤。经食管超声心动图食管中段四腔心观二维显示三尖瓣组织构成的囊袋样组织(大箭头)。注意房间隔下缘的小缺损(小箭头),原发隔缺损。RA:右心房;LA:左心房;LV:左心室;RV:右心室。

损可能会自然闭合,所以 VSD 占成人 CHD 的 10%~15%。

肌部缺损是根据其发生部位在室间隔肌部定义的。占 VSD 的 20%,可能是单发的或多发的,常位于心尖小梁部的中间部位。

双侧流出道缺损,是嵴上或动脉下缺损,位于紧邻肺动脉瓣(pulmonary valve, PV)下的漏斗部。占 VSD 的 5%,常伴发 AV 右冠瓣脱垂及主动脉瓣反流(图 18.10)。

流入道缺损约占 VSD 的 5%,位于极接近房室瓣后方的位置或心室流入道部分。如合并原发 ASD 则可能是复杂心脏病 AVSD 的一部分,或房室隔缺损。这种缺损最常见于 21 三体综合征(Down)患者(图 18.11)。

生理改变

VSD 的生理学变化是由缺损的大小及肺血管阻力决定的。中至重度的缺损常发生明显左向右分流及心力衰竭症状。大的,长时间的 VSD 及肺动脉循环负荷过重的患者可出现重度肺动脉高压。可能最后会使通过缺损的血流方向相反(右向左)引起紫绀。肺动脉阻力的不断增加引起不可逆的血管改变最终导致艾森曼格综合征。成人艾森曼格综合征患者存活率低且一般认为已失去手术机会。

治疗策略

多数中等大小及较大的有症状的缺损需要干预治疗。最常见的是经心房或经肺动脉入路的外科修补单发 VSD。有些病例可选择经导管放置封堵器。也有外科手术及介入联合治疗室间隔缺损的称为杂交技术。经典的杂交技术是外科医生在右室游离壁穿刺,同时心内科医生在 TEE 指引下放入导线并放置封堵器封堵缺损,如对肌部 VSD 的治疗。应用其他常规技术可同时进行其他伴发畸形的外科矫治。

经食管超声心动图评价

TEE 检查建议使用切面:食管中段 4-CH,食管中段 AV 长轴(long axis, LAX),经胃左室(transgastric,TG)LAX(表 18.1)。

二维超声检查的目标是:

1. 评估缺损部位,大小及程度

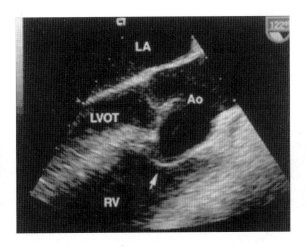

图 18.10　双侧动脉下室间隔缺损。经食管超声心动图食管中段主动脉瓣长轴观二维显示动脉下室间隔缺损及主动脉右冠瓣通过缺损嵌入 (箭头)。LA: 左心房;LVOT:左室流出道;Ao:近端升主动脉;RV:右心室。

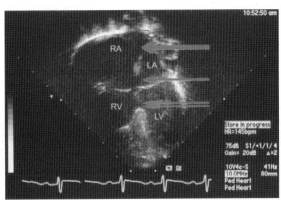

图 18.11　房室间隔缺损。经食管超声心动图食管中段四腔心观二维显示室间隔流入道缺损(双箭头),原发房间隔缺损(小的单箭头)及继发孔房间隔缺损(大的单箭头)。RA:右心房;LA:左心房;RV:右心室;LV:左心室。

2. 确定心腔大小及 PA 内径

3. 观察有无伴发其他畸形

4. 如果有室间隔膜部瘤形成观察瘤体情况 (见图18.9)

5. 评估有无主动脉瓣突出或脱垂 (见图 18.10)

6. 估测肺动脉压力

多普勒超声心动图检查的目标是：

1. 检测三尖瓣和(或)主动脉瓣反流(彩色多普勒)

2. 明确缺损诊断并判定是否存在其他缺损 (彩色多普勒)

3. 明确分流量的大小及方向(彩色多普勒)

4. 优化多普勒取样束的在缺损处的放置位置(彩色多普勒)

5. 应用以下方法估测收缩期肺动脉压力

a 三尖瓣反流束速度(TR)

没有流出道梗阻,PA 收缩期压力=RV 收缩期压力

$$PA 压力=4(V_{TR})^2+RA 压力$$

b 通过 VSD 的峰值流速

没有流出道梗阻,PA 收缩期压力=RV 收缩期压力

$$RV 收缩期压力=收缩期血压-4(V_{VSD})^2$$

6. 当心室压力相同或差别较小时，与限制性 VSD 的高速血流不同的是非限制缺损呈低速血流

7. 没有明显房室瓣反流时评价分流量的大小(肺动脉及体循环血流)(频谱多普勒)

外科手术修补后或导管介入术中/术后检查的目标是：

1. 检测是否存在残余分流

2. 评价三尖瓣或主动脉瓣反流程度的变化

3. 监测导管的放置

4. 评价心室功能

动脉导管未闭

解剖

胎儿时期，动脉导管连接肺主动脉近左肺动脉和降主动脉邻近左锁骨下动脉起源处 (图18.12)。PDA 约占 CHD 的 8%,可单发或伴发其他心脏缺损。

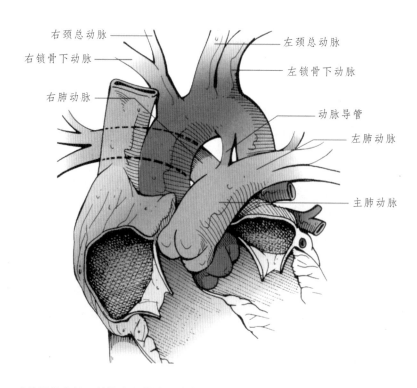

图18.12 动脉导管未闭。导管在左锁骨下动脉起始处连接肺主、左肺动脉及降主动脉。(见彩图)

生理学变化

PDA 引起的生理学变化是由交通口的大小及体循环与肺血管阻力之间的差异决定的。尽管小的 PDA 可能不引起或只引起轻微的生理学改变，但中至大量的左向右分流可导致肺循环容量过多，如果时间较长，可能会使肺血管阻力增加。大多数较大的 PDA 患者不能存活到成年，除非肺血管阻力增加限制了左向右分流及左室(LV)容量负荷，这种可以伴发艾森曼格综合征。

治疗策略

外科手术闭合成人 PDA 可能会较复杂，需要在体外循环下进行。发生艾森曼格综合征时为手术禁忌证。较小的分流适于使用导管封堵治疗。

经食管超声心动图的评价

因为降主动脉很难显示，所以二维 TEE 检查很难显示 PDA，TEE 检查建议使用切面：食管中段升主动脉短轴(SAX)(见表 18.1)。

二维观察的目标是：

1. 明确伴发的心脏畸形

2. 观察有无左房或左室扩张

3. 评价左室功能

多普勒超声检查的目标是：

1. 彩色血流图检测进入 PA 的血流；它能增加诊断的准确性但需要存在左向右分流。

2. 彩色多普勒血流检测来评估三尖瓣反流及二尖瓣反流

3. 频谱多普勒估测收缩期肺动脉压力及舒张期降主动脉内逆流

外科手术修补后或导管介入术中/术后检查的目标是：

1. 检测可能需要进一步干预治疗的残余分流

主动脉缩窄

解剖

CoA 以主动脉缩窄为特征，典型发生部位为紧邻左锁骨下动脉起始以远处或者位于肺动脉韧带插入点以远 (管旁区)(图 18.13)。在成人，主动脉腔内可见管腔阻塞。伴发缺损包括 PDA，VSD，大于 50% 的患者合并 AV 二叶畸形。CoA 约占 CHD 的 6%，男性更常见，20% 的病例

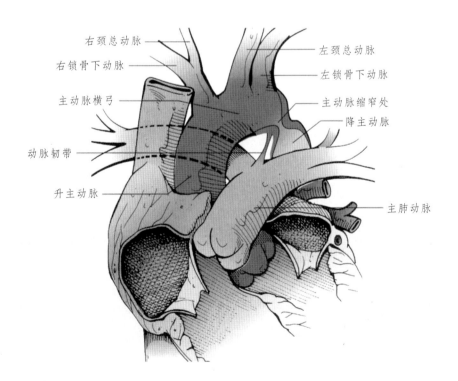

图 18.13　主动脉缩窄。降主动脉在紧邻左锁骨下动脉以远处狭窄。(见彩图)

确诊于青少年期或成人。

生理学改变

CoA 最主要的生理改变是 LV 后负荷增加。缩窄近端收缩期血压增高,远端减低,随后体循环血压升高。尽管大多数成年 CoA 患者无症状,但还是会出现反复鼻出血,头痛,跛行,眩晕,心悸等症状。主要并发症包括主动脉夹层,破裂,主动脉炎,脑出血,感染性心内膜炎及 LV 功能衰竭。

治疗策略

缩窄严重者需要干预治疗。治疗方法包括外科手术及球囊扩张放支架或不放支架。

经食管超声心动图评价

食管前方充满空气的气管限制了 TEE 对升主动脉远端及主动脉弓近端的观察,使得 TEE 检查变得困难。经胸超声心动图获得的图像最可信(图 18.14)。TEE 检查建议使用切面:食管上段(upper esophageal, UE) 主动脉弓 SAX 及 LAX,ME4–CH,AV LAX, 及 TG SAX (见表 18.1)。

二维检查的目标是:

1. 明确并发病变并评价主动脉弓
2. 主动脉阻断时监测 LV 功能

多普勒检查的目标是:

1. 应用彩色多普勒检查降主动脉内紊乱、偏心性的血流信号及血流加速情况。

2. 频谱多普勒测量穿过狭窄处的血流速度;这一检查可能因为取样束与血流方向不能平行而变得复杂。

外科手术修补后或导管介入术中/术后检查的目标是:

1.检测可能存在的残余狭窄

主动脉瓣狭窄

解剖

AV 二叶畸形是三叶瓣 AV 最常见的畸形且常是交界融合所致。瓣叶融合后,会出现一个嵴或假交界, 形成的小叶可能大小相同或大小明显不同而伴随偏心性的关闭线(图 18.15)。主动脉瓣狭窄占 CHD 的 6%。AV 二叶畸形是年龄小于 65 岁有症状主动脉瓣狭窄患者最常见的畸形。有些患者,升主动脉及主动脉横弓部中层的薄弱易造成主动脉瘤形成。其他伴发畸形包括 VSD 和 CoA。

生理学改变

AV 二叶畸形的瓣叶逐渐增厚,钙化,活动消失。随着瓣膜狭窄的加重,LV 收缩压力上升,LV 壁肥厚。瓣口面积严重变小时,LV 收缩功能减低出现心力衰竭。也可能出现主动脉瓣反流导致 LV 前负荷增加继而 LV 扩张。

治疗策略

大部分 AV 狭窄患者采取外科手术治疗。

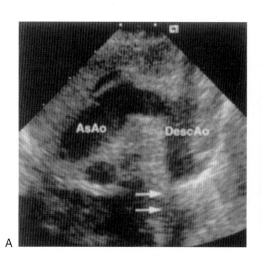
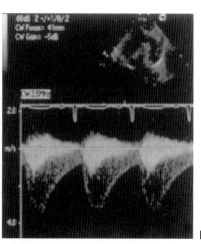

图 18.14 主动脉缩窄。(A)二维经胸超声图像显示主动脉缩窄。箭头所示为狭窄区域。AsAo:升主动脉;DescAo:降主动脉。(B)典型穿过缩窄部位的频谱多普勒模式。多普勒峰值流速可以定量分析狭窄程度。

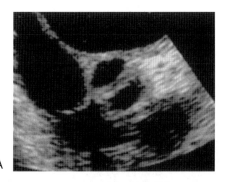 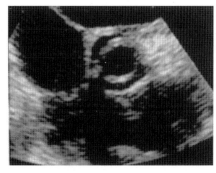

图 18.15　主动脉瓣二叶畸形。经食管超声心动图食管中段主动脉瓣短轴观显示主动脉瓣二叶及其舒张期可见一条关闭线 (A) 且收缩期异常开放 (B)。

AV 二叶畸形患者常需 AV 的人工瓣膜置换。球囊扩张可能也有效果。

经食管超声心动图评价

测量 AV 瓣口面积及其狭窄程度的方法将在本书其他章节讨论。在 AV 二叶畸形患者中应用二维声像图平面法测量是不准确的。建议 TEE 检查使用切面:ME AV SEX, ME AV LAX, 深 TG LAX, 及 ME 4-CH (表 18.1)。

二维检查的目标是:

1. 观察 AV 形态及运动

2. 测量瓣环大小

3. 明确是否有升主动脉窄后扩张

4. 观察 LV 是否为向心性肥厚或扩张

5. 评价 LV 整体或局部功能

6. 明确伴发病理改变

多普勒检查的目标是:

1. 观察穿过 AV 瓣口的湍流/或反流

2. 在 TG LAX 或深 TG LAX 切面应用频谱多普勒测量穿过 AV 的峰值压差

外科手术修补后或导管介入术中/术后检查的目标是:

1. 根据治疗方案不同，检查术后残余的病理改变。瓣膜成形术或瓣膜切开术后可能出现主动脉瓣反流。如果 AV 置换是应用肺动脉瓣自体移植 (Ross 术)，评价自体移植瓣功能及其狭窄或反流与否，同时评价左右心室的功能也非常重要

2. 评价人工瓣膜功能及人工瓣置换后是否存在瓣周漏

肺动脉瓣狭窄

解剖

PS 可单发,占成人 CHD 的 10%。PV 呈圆顶征且无明显分开瓣叶是先天性 PS 的最常见解剖改变。这种病变的瓣口直径范围在针孔大小至几毫米不等 (图 18.16)。PV 发育不良包括增厚,瓣叶冗长,没有交界融合。伴发病变包括 ASD, VSD 及肺动脉瓣下肥厚狭窄。因为多数作者很少讨论伴右室流出道 (RVOT) 梗阻及室间隔完整患者的 PS,因此本文同样不予讨论。

生理学变化

PS 继发的生理改变是 RV 压升高及随之出现的与不同梗阻程度相对应的右室肥厚。尽管轻度 PS 患者大多无明显症状，但轻至中度 PS 患者运动时容易出现轻微的呼吸困难和疲劳。尽管大多数严重度分级是应用峰值瞬时压差,但最近有研究显示穿过 PS 瓣口的平均压差与导管室测量的峰值-峰值压差相关性较好。无症状的患者如果穿过狭窄区域的压差小于 50 mmHg,预期寿命与正常人相同。重度 PS 患者穿过瓣口的压差大于 80 mmHg,尽管 25% 的患者可能无症状,但可伴有 RV 肥厚,RV 扩张及心力衰竭。重度 PS 未经治疗的患者平均存活率大约为 30 年。一般来说,PS 随时间发展与否或是否需干预治疗取决于症状及瓣口压差。10%~15% 的患者为肺动脉瓣发育不良,患者极易出现疲劳,呼吸困难,RV 衰竭症状,有些患者出现运动后胸痛甚至晕厥。

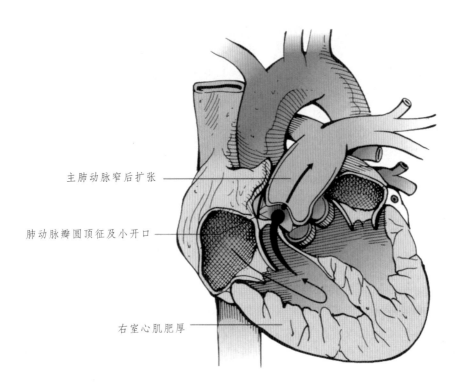

图 18.16　肺动脉狭窄。肺动脉瓣呈圆顶征且瓣口极小。可以看见右心室肥厚及肺主动脉窄后扩张。箭头所示为右心腔的血流方向。(见彩图)

治疗策略

大多数有症状的成年患者采用经导管球囊扩张瓣膜成形术。球囊扩张后可能会出现肺动脉瓣反流,但长期疗效是好的。PS 发育不良的成人患者需要瓣膜置换术。肺动脉瓣下肥厚在治疗后会减轻。

经食管超声心动图评价

检查应重点观察 RVOT 上方, 下方及 PV 水平。TEE 检查建议使用切面:食管中段 RV 流入–流出道, 深部经胃 LAX 及食管中段 Asc Ao SAX 切面(见表 18.1)。

二维检查的目标是:

1. 观察 PV 形态及运动

2. 测量瓣环大小

3. 评价肺主动脉及 PA 近端分支

4. 明确是否存在 PA 窄后扩张

5. 评价 RV,包括收缩功能,肥厚或扩张情况

6. 确定伴发的病理改变

多普勒检查的目标是:

1. 明确穿过 PV 瓣口的湍流和(或)肺动脉

反流

2. 检测三尖瓣反流

3. 在食管中段 RV 流入–流出道,经胃 LAX 流出道切面应用频谱多普勒检测穿过 PV 口的峰值–瞬时压差

外科手术修补后或导管介入术中/术后检查的目标是:

1. 根据治疗方案不同检查术后残余的病理改变。瓣膜成形术或瓣膜切开术后可能出现肺动脉瓣反流。外科修复治疗后或导管介入治疗后应定量分析残存压差

2. 评价人工瓣膜功能及人工瓣置换后是否存在瓣周漏

法乐四联症

解剖

TOF 包括 VSD, RVOT 梗阻, 主动脉骑跨及 RV 肥厚(图 18.17)。大约 1/3 的病例合并 ASD。是成人最常见的复杂先天畸形之一。伴发畸形包括右位主动脉弓,其他部位的 VSD,肺动脉瓣

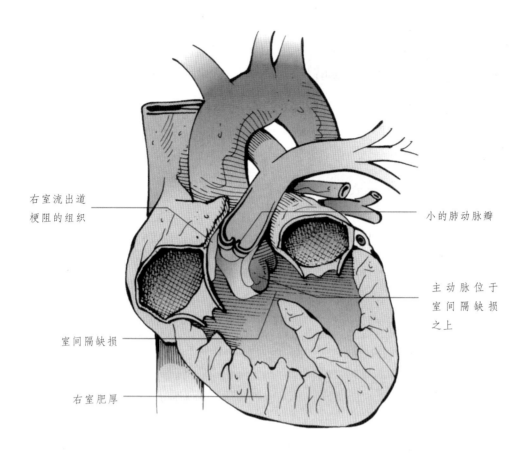

右室流出道
梗阻的组织

小的肺动脉瓣

主动脉位于
室间隔缺损
之上

室间隔缺损

右室肥厚

图 18.17 法乐四联症。其特征包括室间隔缺损,右室流出道梗阻,右室肥厚及主动脉骑跨,即主动脉位于室间隔之上。注意这张图上肺动脉下方的组织,其造成了右室流出道梗阻。肺动脉瓣可能很小或发育不良。(见彩图)

缺如,冠脉异常,体静脉异常,主肺动脉窗及 LV 流出道梗阻。

生理学变化

TOF 的临床表现主要与 RVOT 梗阻及大的非限制性的膜周部 VSD 有关。心室右向左分流的程度说明其紫绀的程度。扩张的主动脉根部右移位和右室肥厚是这一畸形的继发特征。

治疗策略

TOF 外科治疗包括 VSD 关闭及 RVOT 疏通术。下列情况需要再次干预治疗(或外科手术或导管室治疗):RVOT 残存或再发梗阻,肺动脉瓣反流或残存 VSD。

经食管超声心动图评价

TOF 的 VSD 经常是位于主动脉右无冠瓣下的大室缺,于食管中段 AV 短轴及长轴切面可观察到(图 18.18)。亦应注意房水平及室水平分流。主动脉骑跨的最佳观察切面是食管中段

AV 长轴切面 (见图 18.18)。评价 RVOT 及 PA 需要联合切面来检测瓣下,瓣膜及瓣上病变。必要时 TEE 应评价肺动脉远端血管床及主、肺侧支,但对这些结构的显示是受限的。TEE 检查建议使用切面:食管中段 AV LAX,深部经胃 LAX,食管中段 RV 流入–流出道,食管中段 4–CH(见表 18.1)。

二维检查的目标是:

1. 明确诊断
2. 观察 RVOT 梗阻情况
3. 确定 VSD 大小及位置
4. 排除相关的病理变化
5. 估测 ASD 的存在情况
6. 确定冠脉解剖
7. 评价双室功能

多普勒检查的目标是:

1. 观察穿过 VSD 的血流,包括方向和速度

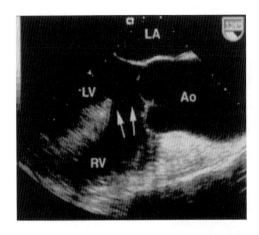

图 18.18　法乐四联症。经食管超声心动图食管中段主动脉长轴观二维显示法乐四联症的二个特征：巨大的室间隔缺损（箭头）及主动脉骑跨。LA：左心房；LV：左心室；RV：右心室；Ao：近端升主动脉。

2. 应用多普勒明确 RVOT 梗阻情况

3. 评价 AV 关闭情况

4. 检测三尖瓣反流

5. 观察穿过 ASD 的血流

外科手术修补后或导管介入术中/术后检查的目标是：

1. 观察是否存在 RVOT 残存狭窄及心内分流

2. 观察可能存在的三尖瓣，肺动脉瓣及主动脉瓣反流

3. 测量心室大小，室壁厚度及功能

4. 在放置连接 RV 与 PA 的导管患者中评价导管梗阻/反流情况

大动脉右转位

解剖

大动脉右转位（d-TGA）是房室连接一致而心室与大动脉连接不一致。形态右心房与形态 RV 连接，但 RV 与主动脉连接。形态左心房与形态 LV 连接，但 LV 与 PA 连接（图 18.19）。大动脉转位占所有 CHD 的 4%。相关病变包括 ASD，VSD，PDA，肺动脉血流梗阻，AV 异常，冠状动脉起源和走行异常及主动脉弓异常。

生理学变化

d-TGA 患者体循环与肺循环功能平行进行的，因此 d-TGA 属紫绀型病变。心房，心室，或大动脉的水平存在分流是患者存活必不可少的。

治疗策略

外科治疗方法在过去的时间里发生了很大的变化。目前，对婴幼儿 d-TGA 的治疗倾向于解剖纠正或动脉调转（Jatene 术）（图 18.20）。这种术式是将大动脉横断，分别连接到相对应的解剖心室流出道，并将冠状动脉移至体循环血流。

成人 d-TGA 更倾向于姑息术或心房隔板（Mustard 或 Senning 术）（图 18.21），将体静脉血流通过二尖瓣进入左心室及 PA，而肺静脉血流隔至三尖瓣，右心室及主动脉。这就能使体循环与肺循环分开，但 RV 作为体循环泵血心室。

经食管超声心动图评价

超声评价包括二维图像，频谱多普勒检查，彩色血流，必要时超声造影。TEE 检查建议使用切面：食管中段四腔，食管中段双房上下腔，中部经胃 SAX，深部经胃 LAX（表 18.1）。

二维检查的目标是：

1. 明确诊断

2. 评价房室连接及心室动脉连接

3. 评价并发的病变如心内分流及流出道梗阻

4. 评价心室大小及收缩功能

多普勒检查的目标是：

1. 评价穿过心内交通的血流

2. 测量流出道梗阻处的峰值–瞬时压差

3. 检测三尖瓣或二尖瓣反流

外科手术修补后或导管介入术中/术后检查的目标是：

1. 观察体静脉及肺静脉在心房隔板后的通路并观察是否有梗阻（心房隔板术）

2. 检查心房隔板术后隔板是否有漏；外周静脉或中心静脉注入生理盐水造影剂有助于明确诊断隔板漏及体静脉与肺静脉梗阻情况

3. 评价 RV（体循环心室）功能衰竭情况（心房隔板术）

4. 观察三尖瓣反流情况，它仍执行体循环房室瓣功能（心房隔板术）

5. 评价整体或局部心室功能（大动脉调转术）

6. 检测半月瓣反流情况

7. 评价流出道梗阻情况

8. 大动脉调转术时 LV 成为接收体循环静脉血心室，评价其功能

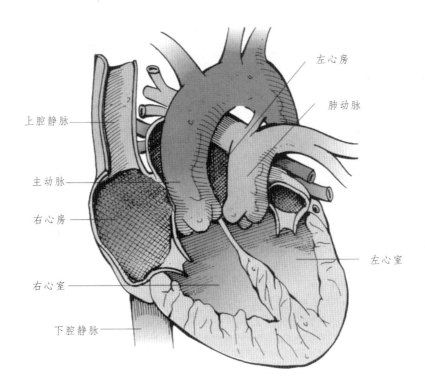

图 18.19　大动脉转位。右心房与右心室连接并与主动脉连接。左心房与左心室连接并与肺动脉连接。定义这种关系为房室连接一致而心室大动脉连接不一致。心房，心室或动脉的水平存在分流是患者存活必不可少的。(见彩图)

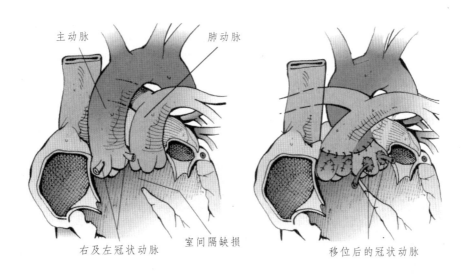

图 18.20　大动脉调转术。主动脉与肺动脉横断并调转至相对应的解剖心室流出道。带片切除冠状动脉并将其连至体循环血流。上图中，可见一个室间隔缺损。注意动脉调转术肺动脉位于主动脉前方。(见彩图)

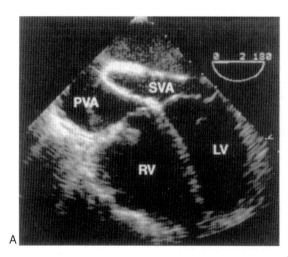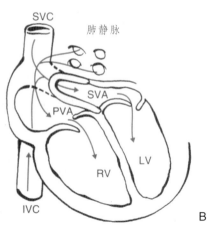

图 18.21　大动脉转位心房调转术。左图是经食管超声心动图食管中段四腔心观二维显示心房重建术特征。术中，体循环与肺循环的血经隔板重新走行。放置隔板后，上下腔静脉的低饱和血引入体心房(SVA)并通过二尖瓣流入左心室(LV)进入肺动脉。肺静脉血引入肺心房(PVA)并通过三尖瓣口流入右心室(RV)进入主动脉。RV 仍是体循环心室。右图示显示心房调转术血流线路图。SVC：上腔静脉；IVC：下腔静脉。

先天性矫正型大动脉转位(大动脉左转位)

解剖

先天性矫正型大动脉转位也是大动脉左转位(L-TGA)，是指心管在胚胎发育期异常扭转导致房室连接不一致及心室大动脉连接不一致。形态 LV 位于右侧，形态 RV 位于左侧，呈并排排列(图 18.22)。矫正型大动脉转位经常并发其他心内畸形，如 VSD，肺动脉血流梗阻及左房室瓣(三尖瓣)病变。

生理学变化

这一病变，体静脉血流至解剖右心房，而解剖右心房与形态 LV 连接并与 PA 连接。肺静脉血流进入解剖左心房与形态 RV 连接并与主动脉连接。体循环与肺循环分开且生理上是正常的，因此应用矫正这个词。但是，注意这个生理学矫正的病变执行体循环功能的心室是右心室。

治疗策略

大多数病例需要外科干预治疗其并发病变。包括关闭心内分流，减轻肺动脉流出道梗阻及三尖瓣修复/置换。有些患者需要复杂术式如双调转术(心房调转及动脉调转)或其他术式。这种病变的房室传导阻滞发生率高因此可能需

要放置起搏器。

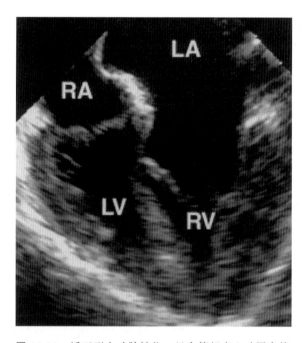

图 18.22　矫正型大动脉转位。经食管超声心动图食管中段四腔心观二维显示房室连接异常(不一致)。右心房血流通过二尖瓣进入形态左心室，左心房血流通过三尖瓣进入形态右心室。注意在此类患者中三尖瓣向心尖移位非常常见。RA：右心房；LA：左心房；LV：左心室；RV：右心室。

经食管超声心动图评价

超声心动图判断房室连接需首先确定心室形态学特征。房室瓣与其对应的心室相关,所以连接三尖瓣的是形态 RV,连接二尖瓣的是形态 LV。在食管中段四腔心观,形态学 RV 是以三尖瓣隔瓣插入间隔点位置靠下及有调节束为特征的(见图 18.22)。LV 是以在经胃中部左室短轴显示两个清晰的乳头肌为特征的。一般来说,主动脉位于肺动脉前方相对靠左。TEE 检查切面建议使用:食管中段四腔心观、两腔心观,经胃深部左室短轴观,及食管中段左室长轴观 (见表 18.1)。

二维检查的目标是:

1. 明确诊断

2. 观察房室及心室动脉连接关系

3. 评价并发的病变如心内分流,肺动脉流出道梗阻,三尖瓣瓣膜形态及功能

4. 评价心室大小及收缩功能

多普勒检查的目标是:

1. 观察心内分流的血流特征

2. 检测肺动脉流出道梗阻处的峰值-瞬时压差

3. 检测三尖瓣或二尖瓣反流

外科手术修补后或导管介入术中/术后检查的目标是:

1. 观察残余分流,流出道梗阻,体循环房室瓣反流

2. 观察在体循环中形态 RV 功能减退的程度

单心室病变或单室心脏

解剖

单心室或单室心心脏解剖排列变化较大。大多数患者右侧或左侧心室发育不良。对于实际上具有两个心室形态的患者,外科不能修复使其恢复两个独立心室功能,而需要单一心室的治疗策略。这类患者应归类于功能单心室。

生理学变化

单心室主要的解剖改变包括 LV 双流入道,三尖瓣闭锁及左心发育不良综合征。此类病变的共同特征是体循环与肺循环的血在房水平或室水平完全混合。常见并发改变是体循环或肺循环流出道梗阻。

治疗策略

最初外科治疗试图保护肺动脉血管床及心肌的完整性。目的是防止肺血管循环血量过多,导致 PA 压力增高, 心室负荷过重及心室功能不全。

Norwood 术:对 LV 发育不良的婴幼儿(左心发育不良综合征) 最初外科术式是 Norwood 术。这种手术是重建发育不良的主动脉,建立主、肺动脉分流来提供流向主动脉的血流,心脏房间隔切开保证肺静脉血流入体循环 RV 不受限制。最近,在有些患者中,从单心室至 PA 放置一根导管(Sano 术)来代替 Norwood 术的主、肺分流部分(图 18.23)。

改良 Blalock-Taussig 分流:应用于解剖改变与肺动脉血流受限有关的患者, 改良 Blalock-Taussig 分流是在体循环与肺循环建立连接(Gore-Tex 管)。

PA 环缩:肺动脉血流过多的患者,放置 PA 环来限制肺动脉血流过多并防止肺动脉高压。PA 环处的峰值-瞬时压差可以应用频谱多普勒的简化伯努利方程获得(压差=4V²;图 18.24)。理想状态下, 肺动脉环能限制 PA 收缩期压力使其在主动脉收缩压的 1/3 左右。

Glenn 吻合术和 Fontan 术:外科治疗单心室患者的最终目标是在生理学上将体循环与肺循环分开。目前,倾向于应用 Glenn 吻合术和后来的 Fontan 术连续将体静脉血流直接引入肺血管床。双向 Glenn 吻合术(腔静脉肺动脉吻合术)是将 SVC 连接 PA。单心室患者最终分离体循环与肺循环需要 Fontan 术将 IVC 血流引入 PAs。

经食管超声心动图评价

功能单心室的诊断需要多切面联合检查。经食管中段四腔心观可显示心脏十字交叉及房室连接。其他观可用来观察心室大动脉连接,心室形态,发育不良部位或残余心腔。彩色多普勒及频谱多普勒是检测房室瓣及半月瓣功能和流入道/流出道梗阻必须的。TEE 检查建议使用切面:食管中段四腔、两腔心观,食管中段左室长轴观,食管中段双房上下腔及 RV 流入-流出道(见表 18.1)。

二维检查的目标是:

1. 明确诊断

2. 观察房室及心室大动脉连接

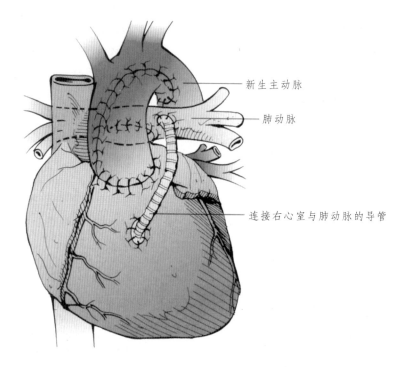

图 18.23　Norwood 术及 Sano 术。重建发育不良的主动脉，并称之为新生主动脉。在右心室与肺动脉之间放置一根导管向肺动脉供血。（见彩图）

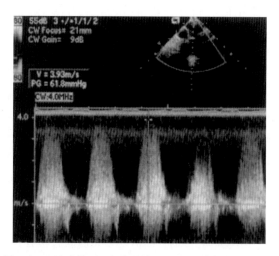

图 18.24　肺动脉环。在肺动脉环处取频谱多普勒。连续多普勒获得的峰值流速应用简化伯努利方程估测右室流出道收缩期压力。

3. 检测并发畸形如心内分流和流出道梗阻

4. 检测心室大小及功能

多普勒检查的目标是：

1. 评价房室瓣和半月瓣狭窄/反流

2. 在流出道梗阻部位测其压力

外科手术修补后或导管介入术中/术后检查的目标是：

1. 评价治疗是否成功，受图像限制 TEE 可能观察不到 Blalock-Taussig 分流或 Glenn 连接

2. 评价瓣膜功能及心室功能

3. 除外静脉通路梗阻

4. 检测连接新形成的右心室与肺动脉导管的血流及其通畅性

经食管超声心动图在成人先天性心脏病心导管室中的应用

在心导管室先天性心脏病介入治疗前应用 TEE 可获得解剖及血流动力学细节资料，且其应用越来越广泛。TEE 能实时评价穿过瓣膜及血管的导管并能即刻评价介入效果。它还能同时监测导管引起的并发症，如心包填塞。

经食管超声心动图在成人先天性心脏病患者非心脏术中的应用

在这组患者中 TEE 能评价心室容量及功能，检测心内分流及气泡，明确瓣膜病变，估测 RV 或 PA 收缩期压力。成人 CHD 患者可能同

时有获得性心脏病，增加血流动力学紊乱的风险。耐受力差的患者及非心脏手术围手术期风险高的患者需应用术中 TEE。

经食管超声心动图检查在心脏病中应用的局限性

尽管 TEE 的作用非常显著但仍有一些局限性。对某些特定结构的显示(RV 与肺动脉导管等)因其位于探头前方而难以显示。其他感兴趣区域可能因为食管声窗受限而难以显示。关于围手术期，术中各种因素(收缩力药物支持水平，体外循环术后即刻使用儿茶酚胺的水平，负荷状态，心肌功能状态)可能影响超声检查结果并低估或高估血流动力学紊乱程度。因此，决定是否重新体外循环处理残存病变必须根据血流动力学前后状态，理想血流状态，患者基础状态综合考虑。

总结

传统经胸超声心动图在成人患者声窗不佳时，TEE 能提供解剖及血流动力学信息。在手术室，TEE 能够明确术前诊断并适当改良手术方案。TEE 能通过指导液体输入，血管收缩药及舒张药物输入来帮助制定麻醉方案，并能连续监测心肌功能，检测心内/血管内气泡及心肌缺血。这种显像方式能在术后即刻就能明确不理想的外科治疗及明显的术后残余病变。TEE 同样有助于评价心肺体外循环难以脱机的影响因素。最近几项研究显示在 5%~7% 的病例中，TEE 提示需要再次心肺体外循环或再次手术。此类外科手术，TEE 能提供巨大价值。TEE 在心导管室监测介入治疗的同时能减少在放射线下暴露并能即刻发现并发症。

参考文献

Brickner ME, Hillis LD, Lange RA. Congenital heart disease in adults, part I. *N Engl J Med* 2000;342:256–263.

Brickner ME, Hillis LD, Lange RA. Congenital heart disease in adults, part II. *N Engl J Med* 2000;342:334–342.

Child JS, Perloff JK. *Congenital heart disease in adults*. Philadelphia: Harcourt Health Sciences, 1998.

Gatzoulis MA, Webb GD, Daubeney PEF. *Diagnosis and management of adult congenital heart disease*. London: Churchill Livingstone, 2003.

International Society for Adult Congenital Heart Disease. www.isaccd.org. Accessed 2006.

Miller-Hance WC, Silverman NH. Transesophageal echocardiography in congenital heart disease with focus on the adult. *Cardiol Clin* 2000;18:861–892.

Russell IA, Rouine-Rapp K, Stratman G, et al. Congenital heart disease in the adult: a review with internet-accesible transesophageal echocardiographic images. *Anesth Analg* 2006;102(3):694–723.

Shanewise JS, Cheung AT, Aronson S, et al. ASE/SCA guidelines for performing a comprehensive intraoperative multiplane echocardiography examination: recommendations of the American Society of Echocardiography Council for Intraoperative Echocardiography and the Society of Cardiovascular Anesthesiologists Task Force for Certification in Perioperative Transesophageal Echocardiography. *Anesth Analg* 1999;89:870–884.

Silverman NH. *Pediatric echocardiography*. Baltimore: Williams & Wilkins, 1992.

Silvilairat S, Cabalka AK, Cetta F, et al. Echocardiographic assessment of isolated pulmonary valve stenosis: which outpatient Doppler gradient has the most clinical validity? *J Am Soc Echocardiogr* 2005;18(11):1137–1142.

Stumper O, Sutherland R. *Transesophageal echocardiography in congenital heart disease*. London: Hodder Headline Group, 1994.

Therrien J, Dore A, Gersony W, et al. CCS Consensus Conference 2001 update: recommendations for the management of adults with congenital heart disease, part I. *Can J Cardiol* 2001;17:943–959.

Therrien J, Dore A, Gersony W, et al. CCS Consensus Conference 2001 update: recommendations for the management of adults with congenital heart disease, part II. *Can J Cardiol* 2001;17:1029–1050.

Therrien J, Dore A, Gersony W, et al. CCS Consensus Conference 2001 update: recommendations for the management of adults with congenital heart disease, part III. *Can J Cardiol* 2001;17:1135–1158.

Warnes CA, Liberthson R, Danielson GK, et al. Task force 1: the changing profile of congenital heart disease in adult Life. *J Am Coll Cardiol* 2001;37:1170–1175.

Webb GD, Harrison DA, Connelly MS. Challenges posed by the adult with congenital heart disease. *Adv Intern Med* 1996;41:437–495.

Webb GD, Williams RG. Care of the adult with congenital heart disease: introduction. *J Am Coll Cardiol* 2001;37:1166.

Yale University School of Medicine. http://info.med.yale.edu/intmed/cardio/chd/contents/index.html. Accessed 2006.

▶ 问 题 ◀

1. 成人大的继发孔房间隔缺损(ASD)大量房水平分流行 TEE 检查时常可见(　　)。
   a. 主动脉瓣二叶畸形　　　b. 二尖瓣狭窄　　　　c. 肺静脉畸形引流　　　d. 右心室(RV)扩张

2. 艾森曼格综合征(　　)。
   a. 在成人法乐四联症中常见
   c. 不影响患者存活
   b. 与主动脉缩窄有关
   d. 能发生在成人大的动脉导管未闭

3. 成人较大的膜周部室间隔漏诊与下列相关的是(　　)。
   a. 三尖瓣狭窄　　　　b. 二尖瓣反流　　　c.主动脉瓣嵌入　　　d. 双流入道 VSD

4. TEE 评价成人大的动脉导管未闭时(　　)。
   a. 测量大小,长度及动脉导管位置
   c. 在正常范围内估测肺动脉压力
   b. 检测左室(LV)肥厚
   d. 观察降主动脉舒张期逆行血流

5. 成人主动脉瓣二叶畸形(　　)。
   a. 常合并原发 ASD
   c. 大约 40%的患者合并动脉导管未闭
   b. 升主动脉内易形成动脉瘤
   d. TEE 能检测中心性关闭线

6. 下列不属于法乐四联症术前 TEE 观察内容的是(　　)。
   a. 检测 VSD 大小
   c. 评价主动脉瓣功能
   b. 多普勒测量右室流出道(RVOT)梗阻
   d. 二维观察主动脉弓部

7. 大动脉右转位常见解剖发现包括(　　)。
   a. 主动脉瓣二叶畸形
   c. 主动脉起源于 RV
   b. 房室连接不一致
   d. 单心腔心脏

8. 单心室心脏 TEE 检查不包括的是(　　)。
   a. 评价心室功能
   c. 肺动脉血管床远端情况
   b. 观测瓣膜反流
   d. 除外静脉走行异常

9. TEE 在先天性心脏病(CHD)中的应用正确的是(　　)。
   a. 可能会使外科手术方案修改
   b. 在导管室中没作用
   c. 能发现外科手术后的病理变化,因此常需重建体外循环
   d. 因其价格昂贵故在选择性非心脏手术中的应用受到质疑

10. 19 岁患者行外科手术关闭 VSD。术前置入 TEE 探头。复跳后,观察到残存的左向右分流。血流动力学及超声表现包括(　　)。

    心率,90 次/分

    血压,112/76 mmHg

    体表面积,1.8 m²

    主肺动脉内径,2.1 cm

    主肺动脉流速时间积分,15.3 cm

    左室流出道直径,1.9 cm

    左室流出道流速时间积分,14.8 cm

    穿过 VSD 的峰值流速,4.6 m/s

    计算下列参数:LV 搏出量,RV 搏出量,心输出量,心脏指数,Q_p/Q_s 及 RV 收缩期压力。

答案见书后。

第 **19** 章 心脏肿瘤与栓子来源

Farid Jadbabaie

相对其他检查来讲，经食管超声心动图(TEE)在检查心脏肿瘤及评价栓子来源方面具有优势。因为 TEE 具备更高的分辨力且探头的晶片更靠近心脏偏后方结构，因此应用此项检查可以较清楚地观察到小肿块或者是存在于左房或者左心耳(LAA)内血栓，而这些小肿块及存在于左房或者 LAA 的血栓在应用经胸超声心动图检查(TTE)时容易被漏诊。能够将心脏正常的结构及伪影与心脏肿瘤或血栓区别开来是最关键的问题。心脏的一些正常结构以及伪影很容易被误认为是心脏肿瘤或者血栓[1,2]。心脏正常结构如左心耳内的梳状肌或者是左房壁与左上肺静脉相接处折叠所形成的组织(Coumadin 嵴，我们通常称其为肺静脉嵴)常常被误认为是血栓或者是小肿瘤。同样，存在于右房内的隆凸的希阿里网(Chiary 网)亦容易被误认为右房内肿瘤(图 19.1)。

心脏肿瘤

原发于心脏的肿瘤非常少见，病理检查证实心脏原发性肿瘤只占所有心脏肿瘤的 25%[3]。继发性心脏肿瘤起源于人体其他部位的恶性肿瘤，该恶性肿瘤通过直接蔓延或者是经血液、淋巴等传播途径侵及心脏或者心包。行 TEE 检查容易发现一些局限性侵及心脏的肿瘤。

黏液瘤

黏液瘤是成人中最常见的心脏原发肿瘤，占所有心脏原发肿瘤的 30%。心脏黏液瘤最好发的部位为左心房，但其也可以起源于右心房或心室，只是后者比较少见。黏液瘤通常都是带蒂的，而且肿瘤的表面相对光滑。黏液瘤最常见的附着部位为房间隔左房面卵圆窝的周边，少数位于游离壁、房室环或房室瓣的心房面。黏液瘤生长较缓慢，而且在很长的一段时间内患者

无明显症状。该瘤可生长到非常大，大者可占据几乎整个左房腔，以致造成对二尖瓣口血流的阻挡(图 19.2)。心脏黏液瘤质脆易碎,脱落部分极容易造成全身性的栓塞。

脂肪瘤

脂肪瘤占成人常见原发心脏肿瘤的第二位，其在所有心脏良性肿瘤中所占的比例约为 10%[3]。它们常常起源于心室肌，大多数位于心内膜下或心外膜下，约 1/4 完全在心室肌内，很少起源于心房肌。脂肪瘤通常固着在起源部位，表面光滑，超声特征表现为强回声。脂肪瘤生长缓慢，但其体积亦可生长至非常大造成对血流的梗阻(图 19.3)。心脏脂肪瘤应该与房间隔的脂肪瘤样肥厚相鉴别。后者为成熟脂肪细胞侵入房间隔，并表现为房间隔两端较厚，中间卵圆窝处较薄[4](图 19.4)。老年人尤其是老年女性房间隔脂肪瘤样肥厚的发病率较高，这些患者往往有良性的临床原因。

乳头状纤维弹性组织瘤

乳头状纤维弹性组织瘤在成人所有心脏原发肿瘤中占第三位。纤维弹性组织瘤是较小的可活动的肿瘤，通常位于心脏瓣膜的瓣叶部分，亦可位于腱索、乳头肌、心室、心房或房室间隔的心内膜面上。主动脉瓣是最容易发生纤维弹性组织瘤的瓣膜，二尖瓣瓣叶上其发病率仅次于主动脉瓣。这些肿瘤通常具有一个较小(0.5~2 cm)的强回声蒂，其表面具有特征性的大量棕榈样突起，即很多条纤维状突出物自该肿瘤发出，但条索状物皆与瓣叶相连[5-7](图 19.5)。乳头状纤维弹性组织瘤发生栓塞的潜在风险非常大，这与肿瘤较脆容易发生脱落、脱落部分造成的栓塞或者是与之相关的一些栓子造成的栓塞有关。肿瘤体积越大，发生栓塞的风险也就越

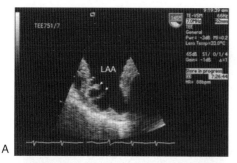

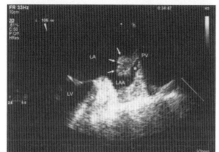

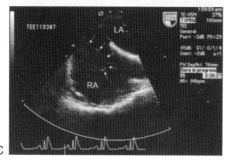

图 19.1　容易被误诊为心脏肿瘤或血栓的正常心内结构。(A) 显示左心耳内的梳状肌,容易被误认为是左房血栓。(B) 显示肺静脉嵴,即 Coumadin 嵴。(C) 显示右房内 Chiary 网的突出部分。LAA:左心耳;LA:左房;LV:左室;RA:右房。

大。瓣膜的纤维弹性组织瘤无论是在大小、生长部位还是造成栓塞的风险性这些方面都与赘生物有很大的相似性,因此临床上容易将二者混淆。与赘生物相比,纤维弹性组织瘤容易发生在主动脉瓣的心室侧[5,6]且通常不会伴有主动脉瓣瓣叶结构的异常[7]。另外,隆起于瓣膜表面的兰伯赘生物也很容易与瓣膜纤维弹性组织瘤相混淆[6]。兰伯赘生物主要见于瓣叶交界处,其为心瓣膜内皮损伤处的较小的乳头样突起,该赘生物的中心为纤维成分而其表面被内皮细胞所覆盖。通过 TEE 在各个切面均可鉴别出该赘生物的这种特征,且该赘生物的存在容易导致栓塞事件的发生[8]。在图 19.6 中我们可看到隆起于

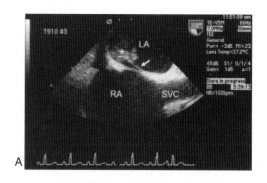

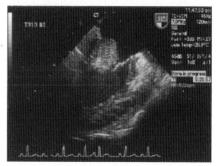

图 19.2　(A)带蒂的左房黏液瘤附着于房间隔。(B)肿瘤于舒张期脱入左室。LA:左房;RA:右房;SVC:上腔静脉。

主动脉瓣膜上的兰伯赘生物。

横纹肌瘤

心脏横纹肌瘤是婴幼儿最常见的心脏原发肿瘤[2,3],心脏横纹肌瘤与结节性硬化症有一定的关联性,心脏横纹肌瘤患者至少 80% 存在结节性硬化。横纹肌瘤起源于心室且多发。这些肿瘤往往体积很大,凸入心腔引起瓣口的梗阻或流出道的梗阻或取代心肌引起收缩或舒张功能的异常。我们常常会观察到很多横纹肌瘤患者自身并不产生任何症状,因为横纹肌瘤有自发性消退倾向。

纤维瘤

纤维瘤在小儿心脏原发肿瘤中占第二位。纤维瘤通常起源于心室肌或房室沟内。纤维瘤最典型的超声表现为中心性钙化且单发的壁内肿块,肿块往往具备强回声钙化中心。因此,单发性及强回声钙化中心是区分纤维瘤与横纹肌瘤的最重要的两点(图 19.7)。

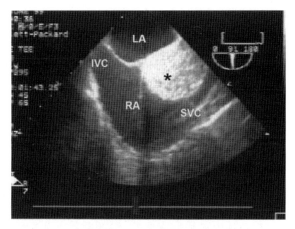

图 19.3　较大的脂肪瘤(*)累及房间隔。LA:左房;IVC:下腔静脉;RA:右房;SVC:上腔静脉。

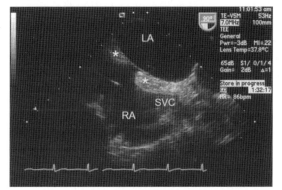

图 19.4　显示房间隔(*)的脂肪瘤样肥厚。记录到了典型的"哑铃样"表现,而卵圆孔处房间隔除外。右心房内可见起搏导线。LA:左房;SVC:上腔静脉;RA:右房。

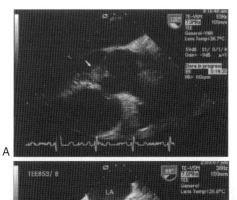

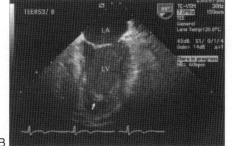

图 19.5　(A)主动脉瓣(箭头)上的乳头状纤维弹性组织瘤。(B)乳头状纤维弹性组织瘤起源于左室腱索(箭头)。LA:左房;LV:左室。

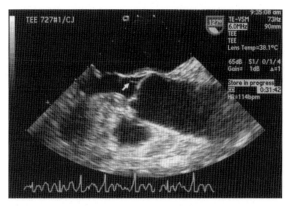

图 19.6　主动脉瓣瓣叶上的兰伯赘生物(箭头)示例。LA:左房;SVC:上腔静脉;RA:右房。

恶性肿瘤

心脏肉瘤

心脏肉瘤非常罕见,其通常位于心室肌内。心脏肉瘤生长迅速可凸入心腔或侵及相邻的结构。同时,肉瘤突出的可活动部分很容易黏附血栓(图 19.8)。心脏恶性肿瘤最容易辨认的特征就是其超声表现为该肿瘤有丰富的血管供应。

栓塞

大部分心脏肿瘤可以造成栓塞事件的发生。一些特定的心脏肿瘤,如乳头状纤维弹性组织瘤与黏液瘤造成心脏栓塞的比率非常高。在一项调查研究中发现,患乳头状纤维弹性组织瘤的患者在临床随访[5]中约 30%会出现因全身性栓塞所致的症状。栓塞可由肿瘤脱落的碎片组织导致,也可由附着在肿瘤上的血栓栓子导致。很少见到自右房内或腔静脉转移而来的较大的肿瘤组织造成栓塞情况,但肾细胞癌例外。其造成栓塞的原因就是肿瘤组织的组成部分经右心系统转移至心腔内之后进入整个体循环而造成栓塞。

评价心脏肿块时应该考虑到的技术因素

尽管当前的超声心动图技术在评估心脏肿瘤的组织学时仍然存在一些局限性,但结合具体解剖部位、大小、形状、移动度及病史,我们也能初步估计到关于心脏肿瘤的起源部位以及肿

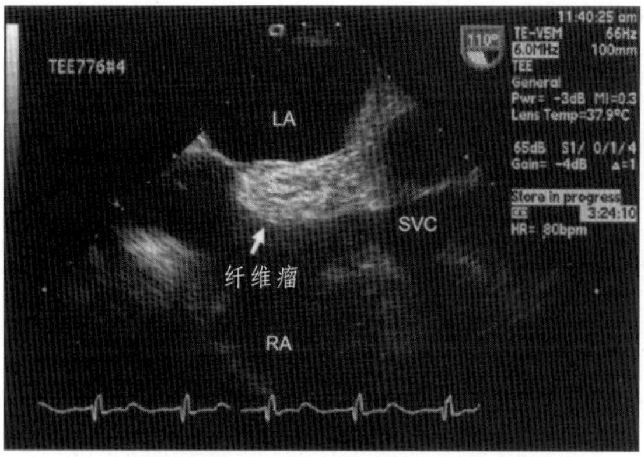

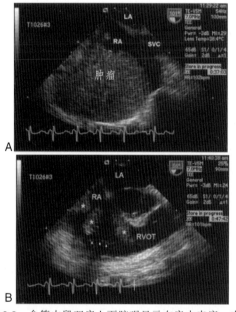

图 19.7　纤维瘤累及左房内侧房壁及房间隔（箭头）。LA：左房；SVC：上腔静脉；RA：右房。

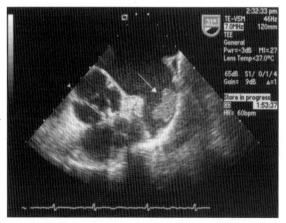

图 19.8　食管中段双房上下腔观显示右房内肉瘤。肉瘤几乎占据了整个右房(A)并且自三尖瓣口脱入右室及右室流出道 (B)。LA：左房；RA：右房；SVC：上腔静脉；RVOT：右室流出道 。

图 19.9　食管中段超声 30° 水平观显示左心耳内一个较大的血栓(箭头)。

瘤类型等大致情况。此外，应用超声可以评价肿块内的血供情况，超声造影时一般恶性肿瘤的血供非常丰富，而良性肿瘤或者是血栓的血供非常少，常常表现为血流充盈欠佳[9]。表 19.1 总结了各种心脏肿瘤的特征。

血栓

　　在心脏的各个腔室都可以形成血栓，血栓的形成主要与心室壁的节段性或弥漫性运动异常有关，或与血流速度较慢导致的血流淤滞有关。左心耳内最易形成血栓，房颤患者或风湿性心脏病患者除左心耳外左房内亦常见血栓形成（图 19.9）。血栓亦可在一些心内辅助装置上发现，如起搏导线、房/室间隔封堵装置或右心导管(图 19.10)。心室内血栓形成通常是由于潜在的心室壁的运动异常所引起的。新鲜的血栓往往是圆形的而且活动度较大，而陈旧性血栓呈扁平分层状且活动度相对较小。血栓的大小以及其活动度对于发生全身性栓塞的危险性起到了一定的预示作用。

经食管超声心动图评价栓子来源

　　起源于心脏或大血管的栓子通常是中风或外周血管发生栓塞的主要原因。有超过 20% 缺血性脑卒中患者的病因是栓子栓塞血管。另外还有 40% 的中风患者，虽然对这部分患者所做的临床工作已经非常细致，但是尚未找到引起他们中风的具体原因。这些病因不明的中风患者通常比较年轻，也不存在周围血管动脉粥样

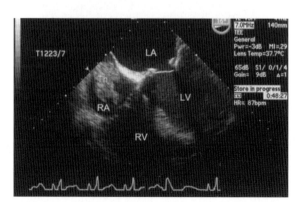

图 19.10　在移除右心起搏导线发生肺动脉栓塞的患者的右心房内发现一个较大的血栓。LA：左房；Th：血栓；RA：右房；LV：左室；RV：右室。

表 19.1　常见心脏肿瘤的超声心动图特征表现

肿瘤类型	表现	大小及常见部位	其他
黏液瘤	大,表面光滑,活动度大,带蒂	左房,右房	超声造影后稍微增强(最小程度)
乳头状纤维弹性组织瘤	带蒂,可活动,多个纤维条状突起	较小(<1 cm),附着在瓣膜或腱索	不存在明显瓣膜反流
脂肪瘤	表面光滑,较大	心室肌或心房肌	超声造影后稍有增强
血栓	一般较固定,活动度小,有时亦有活动性	可以是各种大小,常常存在于血流缓慢的地方,如左心耳或存在室壁运动异常的左室心尖处	超声造影后无增强

硬化的证据[10,11]。有研究表明,这类患者卵圆孔(PFO)未闭的发病率较高,提示 PFO 可能是不明原因脑卒中的病因。而升主动脉及主动脉弓部存在动脉粥样硬化斑块是老年患者发生栓塞最常见的原因之一。心脏栓子来源根据其与栓塞发生的相关性大小又可进一步被分为极可能来源和较可能来源。

栓子的极可能来源

左心耳内血栓

心房内或心耳内血栓是造成全身性栓塞最常见的栓子来源,这种情况在房颤患者中更加常见(图 19.9)。左房内血凝块常常是左心耳内血栓在左房内的延续。左心耳是左房的延伸部分,在心房腔的偏上部分,在心耳靠前可见左上肺静脉入左房。心耳内可见梳状肌的纵行排列,大部分人的心耳还存在两个或两个以上的心耳叶。应用 TEE 观察 LAA 的最佳切面为食管中段切面,将探头晶片的角度旋转至 30°~60° 范围便可清晰显示 LAA。随后,慢慢增加探头晶片旋转的角度至 150°,细致观察心耳壁干净与否(其上是否有血栓附着)以及心耳叶的数目。要在相互垂直的切面上仔细观察心耳内的结构,只有这样才能正确地区分开梳状肌和血栓(图 19.11)。除了应用 2D 切面观察 LAA 之外,我们亦可应用脉冲多普勒来评估心耳内血流的速度。若 LAA 内的血流速度减缓(<40 cm/s),则预示着该患者发生血栓栓塞事件的风险性相当大。

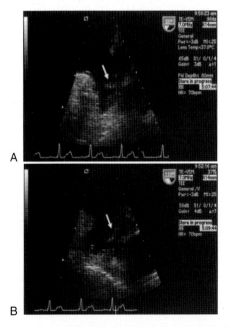

图 19.11　(A)左房耳内容易被误认为血栓的梳状肌。(B)同一个患者在垂直切面上所获得的图像显示该结构是心耳内两个心耳小叶之间的分隔(箭头)。

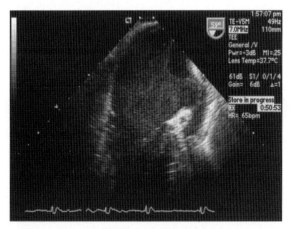

图 19.12　食管中段观切面可见左房变大且其内血流自发显影。

左室内血栓

左室内血栓的存在通常与节段性室壁运动异常相关。大部分左室血栓位于左室心尖。TEE 在确定位置靠前血栓方面受到一定的限制，因为食管探头位于心脏的后部且探头距离心尖的位置较远。观察左室心尖的切面是食管中段左室长轴切面，此时将探头轻微后屈一下。与 TEE 相比，在检查左室心尖方面，经胸超声心动图更有优势。

感染性心内膜炎

心脏瓣膜上的赘生物也是某些栓塞事件发生的栓子来源。若 TEE 检查赘生物大于 10 mm 且其活动度较大，则栓塞事件发生的可能性很大[12]。

自发超声显影（云雾影）

自发超声显影（SEC）或者说是云雾影是因为左房内血流淤滞使得超声波产生回荡所导致的一种现象（图 19.12）。SEC 的具体产生机制尚不是明确，但是普遍认为其发生与血流缓慢时红细胞的聚积有关。LA 内或 LAA 内出现 SEC 则提示血栓栓塞事件发生的风险性较高[13]。

经卵圆孔造成栓塞的反常性栓塞

自静脉系统运输而来的栓塞物可经开放的卵圆孔（PFO）通过房间隔进入左心系统进而造成全身性栓塞。近段时间房间隔的反常栓塞物引起栓塞的报道又进一步证实了上述理论（图 19.13）。在无症状性脑卒中[10,14]的年轻患者中 PFO 有很高的发病率。因此，应用 TEE 来寻找栓子的来源时，应用彩色血流多普勒频谱以及右心声学造影来检查房间隔是否存在 PFO。在食管中段水平将探头晶片的角度旋转至 100°~120°范围（食管中段双房上下腔切面），此时可以较清楚地观察房间隔。彩色血流多普勒观察到 PFO 处的血流穿过间隔或者右心声学造影看到左房内提前显影（同正常情况相比左房显影时间明显提前），则预示着 PFO 存在的可能性较大（图 19.14）。

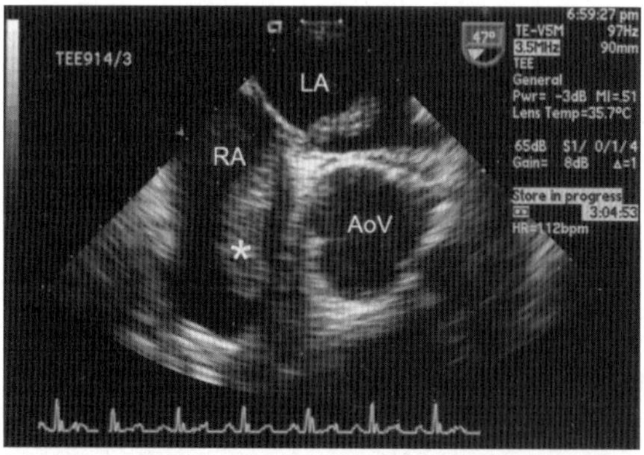

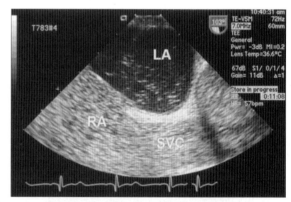

图 19.13 食管中段主动脉瓣短轴观房间隔水平可见反常性栓塞物自卵圆孔处通过房间隔。LA：左房；RA：右房；AoV：主动脉瓣。

图 19.14 食管中段双房上下腔观显示静脉内注射震荡生理盐水微气泡造影剂后有微气泡经卵圆孔处进入左房。LA：左房；RA：右房；SVC：上腔静脉。

参考文献

1　Priscilla J, Peters PJ, Reinhardt S. The echocardiographic evaluation of intracardiac masses: a review. *J Am Soc Echocardiogr* 2006;19:230–240.
2　Goldman JH, Foster E. Transesophageal echocardiographic (TEE) evaluation of intracardiac and pericardial masses. *Cardiol Clin* 2000;18(4):849.

3　Feigenbaum H, Armstrong WF, Ryan T. Masses, tumors, and source of embolus. *Feigenbaum's echocardiography*, 6th ed. Philadelphia: Lippincott Williams & Wilkins, 2005.

4　O'Connor S, Recavarren R, Nichols LC, et al. Lipomatous hypertrophy of the interatrial septum: an overview. *Arch Pathol Lab Med* 2006;130(3):397–399.

5　Sun JP, Asher CR, Yang XS, et al. Clinical and echocardiographic characteristics of papillary fibroelastomas. A retrospective and prospective study in 162 patients. *Circulation* 2001;103:2687–2693.

6　Gowda RM, Khan IA, Nair CK, et al. Cardiac papillary fibroelastoma: a comprehensive analysis of 725 cases. *Am Heart J* 2003;146(3):404–410.

7　Klarich KW, Enriquez-Sarano M, Gura GM. Papillary fibroelastoma: Echocardiographic characteristics for diagnosis and pathologic correlation. *J Am Coll Cardiol* 1997;30:784–790.

8　Roldan CA, Shivley BK, Crawford MH. Valve excrescences: prevalence, evolution and risk for cardioembolism. *J Am Coll Cardiol* 1997;30(5):1308–1314.

9　Kirkpatrick JN, Wong T, Bednarz JE, et al. Differential diagnosis of cardiac masses using contrast echocardiographic perfusion imaging. *J Am Coll Cardiol* 2004;43:1412–1419.

10　Kizer JR, Devereux RB. Patent foramen ovale in young adults with unexplained stroke. *N Engl J Med* 2005;353:2361–2372.

11　Wu LA, Malouf JF, Dearani JA, et al. Patent foramen ovale in cryptogenic stroke: current understanding and management options. *Arch Intern Med* 2004;164(9):950–956.

12　Thuny F, Disalvo G, Belliard O, et al. Risk of embolism and death in infective endocarditis: prognostic value of echocardiography: a prospective multicenter study. *Circulation* 2005;112(1):69–75.

13　Bernhardt P, Schmidt H, Hammerstingl C, et al. Patients with atrial fibrillation and dense spontaneous echo contrast at high risk a prospective and serial follow-up over 12 months with transesophageal echocardiography and cerebral magnetic resonance imaging. *J Am Coll Cardiol* 2005;45(11):1807–1812.

14　Cramer SC. Patent foramen ovale and its relationship to stroke. *Cardiol Clin* 2005;23(1):7–11.

▶ 问　题 ◀

1. 在以下关于 TEE 评估心脏肿瘤的具体应用方面,不正确的是(　　)。

   a. TEE 在评估一些距离心脏后部正常结构较近的心脏小肿瘤方面有一定的优势,因其分辨力较高。

   b. 一些变异性较大的心脏正常结构可被误认为心脏肿瘤

   c. 超声心动图反向散射信号的亮度及密度对于评价心脏肿瘤的组织学类型有一定帮助

   d. 心脏肿瘤位置、大小及其活动度可为判断肿瘤的类型提供一些线索

2. 以下几项关于对心脏黏液瘤的描述最准确的是(　　)。

   a. 黏液瘤是成人最常见的良性的心脏原发肿瘤

   b. 黏液瘤通常带蒂,且其附着于房间隔左房面的卵圆窝处

   c. 黏液瘤与全身性栓塞有关

   d. 以上皆是

3. 关于静脉内应用对比超声造影剂评价心脏肿瘤的实用性,下列描述最准确的是(　　)。

   a. 恶性肿瘤有丰富的血供,且应用对比超声造影以后被增强

   b. 应用对比超声造影以后血栓主要表现为充盈缺失

   c. 良性的间质肿瘤在应用对比超声造影前后无明显变化

   d. 以上皆是

4. 以下房间隔脂肪瘤样肥厚的描述中正确的是(　　)。

   a. 房间隔脂肪瘤样肥厚是脂肪细胞对房间隔的浸润所致,不会产生空腔,这种情况应该与脂肪瘤相鉴别。

   b. 房间隔脂肪瘤样肥厚主要见于年轻男性

   c. 其超声心动图特征是只有卵圆窝处房间隔增厚

   d. 脂肪瘤样肥厚亦可累及房室结进而导致缓慢性心律失常

5. 下列关于纤维弹性组织瘤的描述正确的是(　　)。

   a. 乳头状纤维弹性组织瘤通常较小且带蒂,同时在其表面伴有多个条索样突出物,常常起源于心脏瓣膜

   b. 其起源部位以主动脉瓣最常见,其次为二尖瓣

    c. 纤维弹性组织瘤与全身性栓塞有很大的相关性

    d. 以上皆是

6. 下列对儿童心脏肿瘤的描述正确的是(　　)。

    a. 儿童最常见的心脏原发肿瘤是横纹肌瘤,而且其与结节性硬化症有很大的关联性

    b. 心脏纤维瘤是儿童第二常见的心脏肿瘤且其特征为中心性钙化

    c. 横纹肌瘤可自行消退

    d. 以上皆是

7. 下列对栓子的心脏来源的描述正确的是(　　)。

    a. 有接近 40% 的缺血性脑卒中患者,其病因学尚未找到

    b. 左房耳内存在血栓的房颤患者其发生系统性栓塞的风险性较高

    c. 在无症状性脑卒中的年轻患者中 PFO 有较高的发病率提示反常性栓塞可能是其病因

    d. 以上皆是

8. 下列哪项存在的情况下预示着心内膜炎患者发生系统性栓塞的可能性较大(　　)。

    a. 赘生物的直径大于 10 mm　　　　　　　　　　　　b. 赘生物具有活动性

    c. 在最近置换的人工瓣膜上存在赘生物　　　　　　　d. a 和 b

9. 中风发生的原因可能是(　　)。

    a. 血流自发性超声显影　　　　b. 左房耳内存在血栓　　　c. 卵圆孔未闭　　　　d. 以上皆是

10. 在 TEE 检查过程中心脏哪一部分的正常结构容易被误认为是左房血栓(　　)。

    a. 梳状肌　　　　　　　　　b. 乳头肌　　　　　　　　c. 室上嵴　　　　　　　　d. 调节束

答案见书后。

第 5 部分

人员与机器装置

第20章 临床超声心动图常见的伪像和缺陷

Joseph P. Miller, Albert C.Perrino, Zak Hillel[1]

检查中图像的伪像来自超声仪器、患者以及超声心动图检查者操作之间的相互影响。在临床实践中最常见的伪像来自①正常或者变异的解剖结构被误诊；②超声成像的物理限制；③组织与医用装置超声之间的相互干扰。因此，本章被分成三个部分。首先回顾易被误诊的正常解剖结构。然后讨论在二维图像中常见的伪像。最后讨论在多普勒检查中常见的伪像。

二维图像中变异的正常解剖结构

初学者和有经验的超声心动图检查者都可能将正常结构误认为异常。这些正常结构的变化能影响术中诊断并且导致不恰当的外科干预从而产生不良的后果。下面我们将讨论如何仔细评价和鉴别常见的变异，减少误诊的发生。

界嵴

界嵴可能被误认为右房肿瘤或者血栓。这个突出的肌肉嵴能通过自身的特征和位置与异常的结构进行鉴别。界嵴起源于右房和上腔静脉的结合部，纵轴朝向下腔静脉。心耳部的小梁结构也是起源于界嵴。界嵴将右房有小梁结构的心耳与光滑的管状部分分隔。最容易观察这

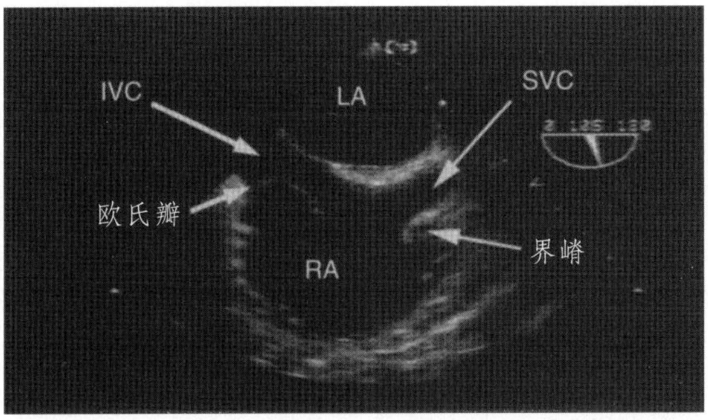

图20.1 在食管中段双房上下腔静脉观很容易看到界嵴和欧氏瓣。IVC：下腔静脉；LA：左房；SVC：上腔静脉；RA：右房。

个结构的切面是食管中段双房上下腔静脉观（图20.1）。

欧氏瓣或希阿里网

欧氏瓣经常被误认为心房内的血栓，欧氏瓣是胚胎时期静脉瓣残留的部分（有孔的时候叫希阿里网），欧氏瓣在胎儿时期非常重要，它能将来自上腔静脉的血直接引流通过卵圆窝。这种细丝状的结构能通过其嵌入房壁的特征和血栓进行鉴别。最容易观察这个结构的切面是在食管中段双房上下腔静脉观，在这个切面上能看到它是起源于右房和下腔静脉的结合部（图20.1）。

房间隔脂肪瘤样肥厚

黏液瘤是心脏最常见的肿瘤，多数起源于房间隔，典型的特征是累及卵圆窝。房间隔脂肪瘤样肥厚能被误认为像黏液瘤一样的心房肿瘤。在食管中段四腔心或两腔心观脂肪瘤样肥厚呈"哑铃"形，这种特征能与其他结构进行鉴别。这种现象是由于房间隔脂肪浸润所致（图20.2）。

肺静脉嵴

肺静脉嵴是左心耳和嵌入心房的左肺上静脉之间形成的突出的肌肉嵴。这个突起经常被误诊为血栓，因此被定义为肺静脉嵴或者是"棉签征"。该结构的特征是缺乏活动性并且位置固定，在食管中段两腔心观最容易被观察到，能和其他的异常结构进行鉴别（图20.3）。

心包窦

尽管心包腔内正常时也会有少量的液体，但是在心房和大血管之间的心包窦（或皱褶）会出现向上延续的无回声区，心包横窦和斜窦能被误认为小的心包囊肿或脓肿。心脏外面的心包脂肪

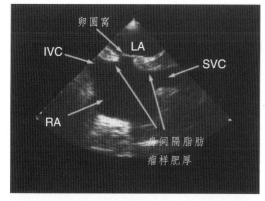

A

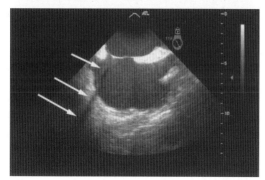

B

图20.2　(A)由于卵圆窝变薄,在食管中段双房上下腔静脉观能看到房间隔脂肪瘤样肥厚呈哑铃形的特征。(B)房间隔脂肪瘤不同的横截面。在这个平面能看到肺动脉插管产生的声影。这是旁瓣和声影伪像的例子。LA:左房;IVC:上腔静脉;SVC:下腔静脉;RA:右房。

也能被误认为是小的心内血栓(图20.4)。

兰伯赘生物

兰伯赘生物呈纤细的纤维状,在年龄大的患者中可以看到该结构起源于主动脉瓣。该结构的特征性表现是柔软,在缺乏临床证据的心内膜炎患者中通过该特征能够与瓣膜上的赘生物进行鉴别(图20.5)。

调节束

右室调节束易被误认为心脏内的肿块。这种特殊的心脏小梁结构连接右室游离壁和室间隔。最容易在食管中段四腔心观看到该结构(图20.6)。

胸腔积液

左侧胸腔积液易被误认为主动脉夹层。在降主动脉长轴观,胸腔积液和主动脉管腔平行,

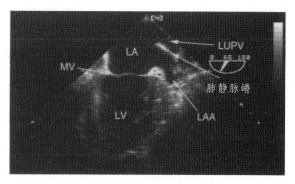

图20.3　在左心耳和左上肺静脉之间能看到肺静脉嵴。值得注意的是,在这个食管中段两腔心观能看到电力产生的平行的弧形干扰图像。LA:左房;MV:二尖瓣;LV:左室;LAA:左心耳。

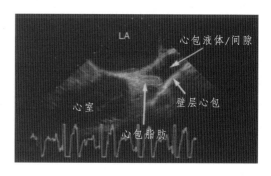

图20.4　心包腔内能看到心包脂肪在飘动。LA:左房。

并且表现为像夹层一样的真腔和假腔。调整到降主动脉短轴观并且根据左侧胸腔积液是三角形的特征能和夹层进行鉴别(图20.7)。

二维超声心动图伪像

图像质量不满意

图像质量不满意会导致不能很好地观察心脏结构,这会对经食管超声心动图的诊断带来一定的影响。最常见的是超声仪器设置不恰当,另外患者自身的解剖结构、声界面(探头和胃或者食管壁以及食管裂孔疝之间的气体),以及操作者的技术都会对图像质量产生非常重要的影响。但是令人惊讶的是,探头通过细微的调解能明显改善图像的质量。我们将在第21章进行详细的讨论。

经食管超声检查中探头和组织之间的气体比经胃底检查中多,以至于严重者无法观察图

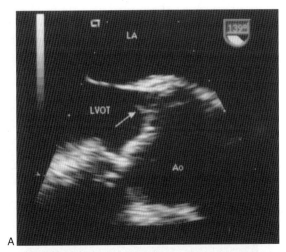

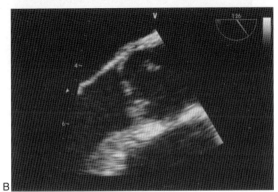

图 20.5　主动脉瓣的左室侧(A)和主动脉侧(B)能看到兰伯赘生物。LA:左房;LVOT:左室流出道;Ao:主动脉;V:心室。(见彩图)

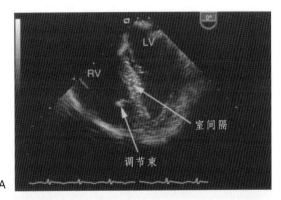

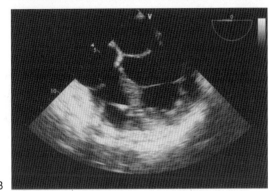

图 20.6　(A)食管中段四腔心观能够看到右室调节束。(B)横穿左室的结构是假腱索。LV:左室;RV:右室;V:心室。

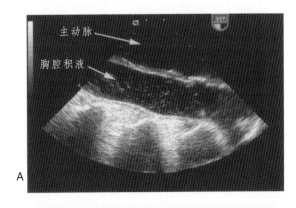

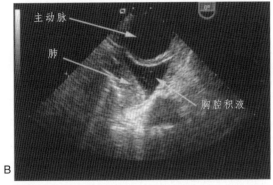

图 20.7　在降主动脉长轴和短轴观能看到与之相邻的胸腔积液。

像。在进行经食管超声检查前行胃的抽吸术,能减少空气和组织之间界面产生的影响。当心脏结构和超声声束平行时,图像也经常显示不理想。这种伪像最常见的例子是经胃乳头肌中部左室短轴观和食管中段四腔心观侧壁和间隔出现的回声失落现象(图 20.8)。当组织界面和超声声束垂直时最容易出现镜面反射,但是当探头调整到一个更合适的位置时这种伪像能被消除。这种伪像影响观察线状结构,例如在食管中段五腔心观二尖瓣的腱索和超声声束平行(图 20.9A)。而当这些结构和超声声束垂直时 (经胃两腔心观)容易被观察到(图 20.9B)。

声　影

超声声束遇到声阻抗不同的结构形成的界面时产生声影。常见的例子是声阻抗较强的结构,例如钙化的主动脉瓣或二尖瓣(图 20.10A)。

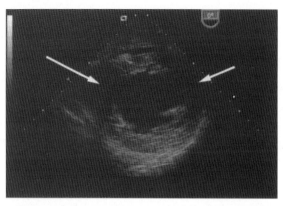

图 20.8　经胃乳头肌中部左室短轴观显示间隔和侧壁的回声失落。

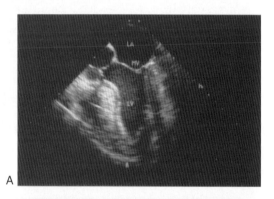

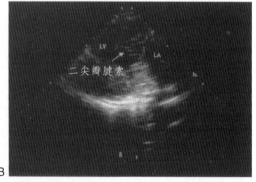

图 20.9　(A)二尖瓣和腱索与超声声束平行的图像(食管中段五腔心观)。(B)超声声束和腱索垂直后显示清晰的腱索(经胃左室长轴观)。LA:左房;MV:二尖瓣;LV,左室。

这种强反射分散了超声信号,因此导致超声波的远端穿透能力下降。例如人工机械瓣和人工生物瓣的瓣架产生的声影。这种声影表现为强回声结构远端的扇形区域是缺少信号的无回声区(图20.10B)。

侧向分辨力

二维图像是由一系列单独的超声声束产生

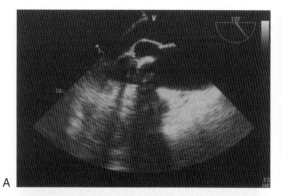

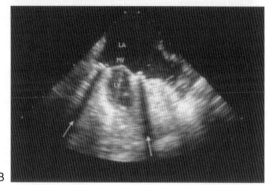

图 20.10　(A)在这个图像中钙化的主动脉瓣产生的声影导致远端图像无法显示。(B)食管中段两腔心观二尖瓣人工机械瓣环产生的声影。箭头指示声影的长轴。V:心室;LA:左房;MV:二尖瓣;LV:左室。(见彩图)

的。因此位于两个声束之间的组织不能被探测到,超声仪器显示的图像是相邻声束反射回来的平均信息。这样会产生两个问题:第一,决定声束之间结构大小的侧向分辨力不能像轴向分辨力那样测量准确。多数的超声仪器轴向分辨力至少是侧向分辨力的两倍。第二,超声声束从探头发射后开始逐渐散开,两个单独扫描线之间的距离逐渐增加。二维超声心动图分辨力的不同能导致形状失真。强回声结构会产生细微的横向延长,例如,心腔内圆形的导管或导丝出现在图像上时有明显的伸长。类似的,心腔内对比造影剂(微小气泡)的图像也比真实的圆形长(图 20.11)。

旁瓣和声束宽度

旁瓣是超声主声束外侧比较弱的声束。尽管微弱,但当它们遇到像钙化的主动脉瓣、二尖瓣环、人工材料或者是导管这样的强回声结构时会产生强的反射,因此同样能被检测到 (图

20.12)。但是它们的图像会出现在错误的位置上，使检查者误认为这个结构是位于超声主声束的位置。这种伪像和探头的距离正确，只是错误的出现在真正图像的侧方。超声检查者看到的这种伪像出现在由超声主声束产生的二维图像上，但是这个结构事实上位于扇形扫描束的外侧。超声主声束扫描整个扇形区域，旁瓣伪像表现为整个扇区窄的、曲线样强回声。

声束宽度伪像的产生是因为超声波声束是三维的锥形，不是二维的平面。当邻近图像平面的结构位于锥形以内时，能被显示在图像的平面上。根据图像平面以外的结构位置产生的结果是不同的。它们常表现为类似主动脉的瓣叶，或出现在错误位置的导管，或者是延长变形的结构(图20.12)。在频谱多普勒中也可以出现声束宽度伪像，后文将进行讨论。

混响

混响是超声波入射到两个强镜面反射体之间时，在界面与探头之间多次反射形成的伪像。这种现象可以产生两种类型的伪像。第一种是多条线性回声，出现在反射体扇形区域的远端(图20.13)。第二种类型是由于强回声信号被探头本身反射所产生。这种反射是超声波在靶体内来回反射形成的，这种伪像表现为结构的远端出现重叠图像。因为反射距离和时间都加倍，所以靶结构第一次被成像在正确的位置，第二次被成像在距离探头两倍远的地方。胸主动脉在进行横切和纵切扫查时最容易出现这种类型

的伪像。近距离的是真正的血管图像，下方是重叠的伪像。在彩色多普勒血流图中也可以出现这种重叠混响伪像(图20.14)。

电子噪声

电子噪声主要由电刀产生，表现出的伪像类似于"雪花征"，外科医生使用电刀透过这种伪像来观察心脏结构比较困难(图20.15)。

彩色和频谱多普勒血流中的伪像

频谱和彩色多普勒血流对二维图像产生的许多机械伪像也很敏感。然而，这种伪像的表现却不同。另外，多普勒检查较易受以下伪像的影响。

混叠

脉冲多普勒以及彩色多普勒血流的缺点是能被准确定量的最大血流速度受脉冲重复频率限制。尤其是当多普勒频移大于1/2脉冲重复频率时，例如尼奎斯特极限会引起频谱信号的错乱，这种多普勒信号的失真叫做混叠。在脉冲波频谱信号或彩色血流图中会产生多种类型的伪像。常见的例子包括频谱信号的"倒错"和彩色血流图上的红蓝"镶嵌"(见图5.10和图5.14)。

彩色血流中的声影

强反射体产生的声影不仅出现在二维图像中而且也出现在多普勒模式中。这种伪像会使

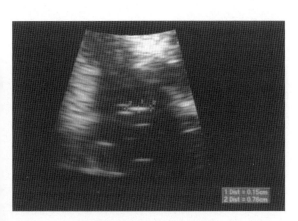

图20.11 微泡横轴和纵轴大小的差别是分辨力伪像的结果。1和2分别代表横向和纵向大小。

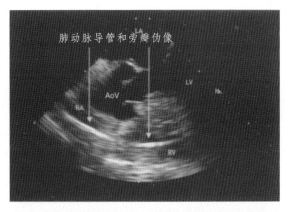

图20.12 食管中段五腔心观右房和右室出现的肺动脉导管的旁瓣伪像。LA:左房;PA:肺动脉;LV:左室;AoV:主动脉瓣;RA:右房;RV:右室。

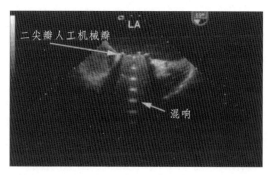

图 20.13 远离二尖瓣处容易看到二尖瓣人工机械瓣产生的混响伪像。LA：左房。

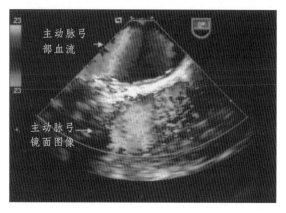

图 20.14 远端能看到真正主动脉弓的镜面图像。伪像的大小和真正结构相同。彩色多普勒血流信号也是重复的。AO：主动脉。（见彩图）

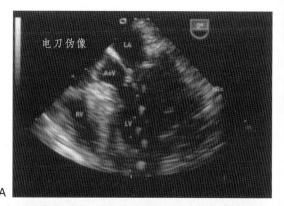

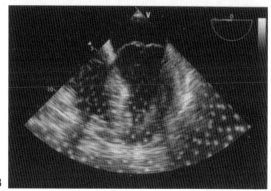

图 20.15 在食管中段五腔心观电刀伪像表现为星点状。电刀的干扰可以表现为 A 图的局限性回声，也可以表现为图 B 中的弥漫性回声。LA：左房；AOV：主动脉瓣；RV：右室；LV：左室；V：心室。

检查者误认为声影区域没有血流信号，最常见于人工机械瓣或严重钙化的瓣膜（图 20.16）。

声束角度的不平行

多普勒频移和超声声束与血流方向之间角度的 $\cos\varphi$ 值呈正比，当超声声束的方向和血流方向不平行时会低估血流速度。彩色多普勒血流中，当血流方向和声束倾斜时会出现这种伪像。血流和多普勒声束垂直时彩色编码是黑色的（没有血流信号）。当多普勒声束扫描穿过图像的扇区时，会在不同的角度与血流方向交叉，在彩色血流图上产生一种特殊的伪像。例如，如果一个动脉中的血流是从左向右横行穿过超声扫描区域时，彩色图像呈现出的血流特征是：扇形区域的左侧为红色（朝向探头），扇形区域的右侧为蓝色（背离探头）。这种图像表现为在血管中部好像血流发生了碰撞（图 20.17）。

镜面伪像

在频谱中这种伪像表现为将真实的血流信号进行对称的复制，只是方向相反（图 20.18）。它

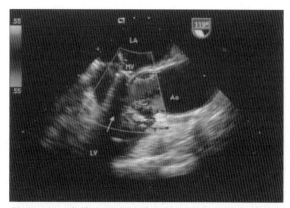

图 20.16 食管中段主动脉长轴观彩色多普勒血流中看到的由二尖瓣人工机械瓣环产生的声影。箭头指示的是声影的长轴。LA：左房；MV：二尖瓣；AO：主动脉；LV：左室。（见彩图）

的产生和"正交相位解调"有关,它允许超声系统从复杂的返回多普勒信号中分离出频移信号。解调的过程是这个相位的外侧产生一个较弱的信号。系统中增益过大使这种微弱的、不能被完全滤除的信号显示为真正血流信号的镜面图像。

彩色血流混响和增益调节不当

混响是超声第一次被反射后发生的二次反射。常见于探头、强反射界面的组织或者是心腔内的结构(例如,肺动脉导管)。这种二次反射产生了一个原始图像的重影,经常出现在从探头到实际靶体两倍远的地方。在多普勒混响中,移动靶体反射回的信号比原始信号强。因此,重影

的彩色亮度高于原始靶体(图 20.19)。

束宽血流伪像

虽然我们在超声心动图下观察到的心脏是二维图像,但是这种图像实际是由三维超声信号组成的。因为超声信号的宽度随着远离探头而增加,这样才能探测到二维图像外侧的结构和血流。图 20.20A 显示了这种现象,室间隔出现了一束高速血流信号,这不是真正的室间隔血流而是左室流出道血流产生的伪像,左室流出道恰好位于该平面的前方。在图 20.20B 中,向前调整探头到经胃底深部左室长轴观能够看到左室流出道。

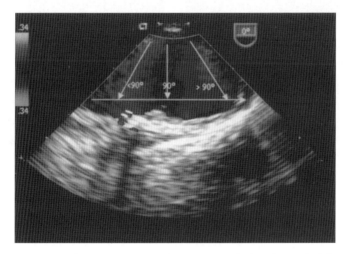

图 20.17　在主动脉弓出现的由于声束不平行导致的彩色多普勒血流伪像。水平的箭头标示血流方向。带角度的箭头标示的是多普勒超声声束的方向。(见彩图)

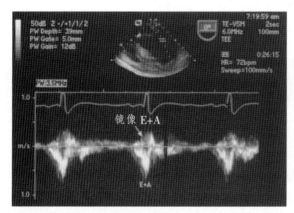

图 20.18　脉冲多普勒镜面伪像。经过二尖瓣的血流和回声弱的镜面血流信号。(见彩图)

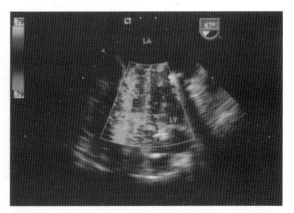

图 20.19　在食管中段两腔心观的二尖瓣人工机械瓣的远端能看到彩色多普勒混响。(见彩图)

脉冲多普勒中的距离模糊

脉冲多普勒最主要的优点是能调整取样容积的大小。然而,当来自血流的强反射信号是脉冲波取样容积两到三倍的宽度,并且和靶体的信号一同被探头接收时,被显示出的信号能被误认为是靶体内的血流信号(图 20.21)。在高脉冲重复频率多普勒中距离模糊是一个很特殊的问题。

总结

正确的理解心脏胚胎学和解剖学能使超声心动图操作者准确地评价心脏结构。还能阻止不必要的外科干预。正确认识各种伪像是完全理解二维和多普勒超声技术的必须条件。

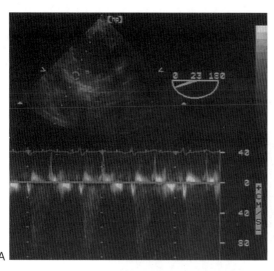
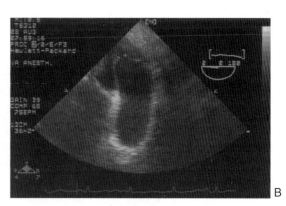

图 20.20　(A)在食管中段左室短轴观,取样容积放置在室间隔上,可以看到收缩期的高速频谱血流信号。这不是由于室间隔缺损引起的,而是由于取样容积邻近左室流出道出现的伪像。(B)左室流出道在该切面的前方。将探头轻度前屈,在经胃底深部左室长轴观就可以看到左室流出道。

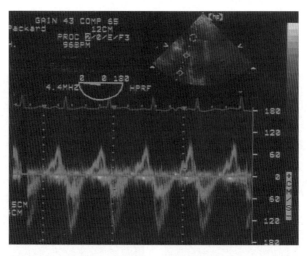

图 20.21　上部:在经胃底深部左室长轴观,脉冲多普勒取样容积放置在二尖瓣瓣叶的顶端,左室流出道和升主动脉是在超声声束的远端。下部:脉冲多普勒频谱不仅显示了舒张期二尖瓣的血流而且也显示了收缩期左室流出道和主动脉的血流。远场测量速度的距离是开始测量距离的 2~3 倍。

参考文献

Appelbe AF, Walker PG, Yeoh JK, et al. Clinical significance and origin of artifacts in transesophageal echocardiography of the thoracic aorta. *J Am Coll Cardiol* 1993;21:754–760.

Blanchard DG, Dittrich HC, Mitchell M, et al. Diagnostic pitfalls in transesophageal echocardiography. *J Am Soc Echocardiogr* 1992;5:525–540.

Cahalan MK. *Intraoperative transesophageal echocardiography. An interactive text and atlas.* New York: Churchill Livingstone, 1997.

Ducart AR, Broka SM, Collard EL. Linear reverberation in the ascending aorta: a cause of multiplane transesophageal echocardiographic artifact. *Anesthesiology* 1996;85:1497–1498.

Freeman WK, Seward JB, Khandheria BJ, et al. *Transesophageal echocardiography.* Boston: Little, Brown and Company, 1994.

Otto CM, Pearlman AS. *Textbook of clinical echocardiography.* Philadelphia: WB Saunders, 1995.

Seward JB, Khandheria BJ, Oh JK, et al. Critical appraisal of transesophageal echocardiography: limitations, pitfalls and complications. *J Am Soc Echocardiogr* 1992;5:288–305.

St. John Sutton MG, Oldershaw PJ, Kotler MN. *Textbook of echocardiography and Doppler in adults and children*, 2nd ed. Boston: Blackwell Science, 1996.

Stoddard MF, Liddell NE, Longaker RA, et al. Transesophageal echocardiography: normal variants and mimickers. *Am Heart J* 1992;124:1587–1598.

Weyman AE. *Principles and practice of echocardiography*, 2nd ed. Philadelphia: Lea & Febiger, 1994.

▶ 问　题 ◀

1. 最常见的伪像是(　　)。
   a. 声影　　　　b. 混响　　　　c. 图像质量不满意　　　　d. 镜面反射
2. 声影会产生一个黑色的区域在(　　)。
   a. 强反射体的近端　　b. 强反射体的远端　　c. 强反射体的左侧　　d. 强反射体的右侧
3. 多数的图像系统轴向分辨力至少是(　　)。
   a. 等于侧向分辨力　　b. 侧向分辨力的两倍　　c. 侧向分辨力的十倍　　d. 侧向分辨力的一半
4. 在频谱多普勒成像中下列因素和混叠无关的是(　　)。
   a. 脉冲重复频率　　b. 尼奎斯特极限　　c. 环绕　　　　d. 侧向分辨力
5. 界嵴位于(　　)。
   a. 右房　　　　b. 左房　　　　c. 右室　　　　d. 左室
6. 调节束位于(　　)。
   a. 右房　　　　b. 左房　　　　c. 右室　　　　d. 左室
7. 下列关于脂肪瘤样房间隔的描述错误的是(　　)。
   a. 它是哑铃形　　b. 脂肪浸润呈强回声　　c. 卵圆窝增厚　　d. 卵圆窝变薄
8. 频谱多普勒测量血流时,声束角度不平行会导致(　　)。
   a. 高估真实的血流速度　　　　b. 低估真实的血流速度
   c. 准确测量血流速度　　　　d. 频谱多普勒不能测量血流速度
9. 旁瓣伪像(　　)。
   a. 真实结构位于超声主声束的外侧　　　　b. 错误地被显示在二维扇形图像上
   c. 真实结构位于超声主声束内　　　　d. a 和 b
10. 混响伪像不产生(　　)。
    a. 多条线性回声　　　　b. 在轴向上出现重叠的结构
    c. 左向右方向上出现重叠的结构　　　　d. 重叠的图像和真实结构的大小相同
答案见书后。

第21章 优化经食管超声心动图图像的技术和技巧

Herbert W. Dyal II, Michael D. Frith, Scott T. Reeves

经食管超声心动图(TEE)诊断的准确性和可靠性很大程度上依赖于超声图像的质量。图像质量受到包括患者的解剖结构、超声仪器以及检查者技术等很多因素的影响。这一章主要讨论如何调控超声仪器和进行优化以获得最佳的图像质量。

二维图像的操控

预处理和后处理的调节

预处理是调节超声信号的传输和接收。预处理装置是将超声信号转换成电子信号。改变预处理会影响超声仪器产生图像的过程。并且它是产生图像的基础[1]。后处理装置决定信息在显示器上以何种方式被显示出来。后处理可以定义为将显示屏上的超声信息进行"美容"。

传输能量

传输能量控制被发射超声信号的振幅（声波能量）。现代超声系统缺少能使信噪比最大化的高能量装置。理论上，高能量超声会对组织产生有害的影响，特别是胎儿超声心动图。美国政府对于商业上可以利用的超声系统最大传输能量进行了限制。当进行超声造影检查时，适当地调节传输能量很关键。

增益

从所有深度反射回来的超声信号变成电信号的强度，能通过增大增益来放大。但是噪声信号也同样被放大。增益调节的过高和过低都会影响图像的准确阅读。增益调节过高，图像太亮。尤其对于线性结构，例如二尖瓣会表现出明显增厚。增大增益还能增加可见噪声的数量。例如，过度调节增益会使左室腔内出现斑点，这样很难鉴别心腔和心肌。当进一步增大增益时，整个左室会变成白色，鉴别结构很困难。

当增益设置过低时，只有明亮的信号才能被显示出来，例如来自心包的强回声信号[2]。但是，低振幅的信号，例如左室血栓或者是左室云雾状影，却不能被显示。因此，增益应该被调整到能获得从低振幅(暗灰色)到高振幅(白色)信号的灰阶范围。灰阶标尺以棒图的形式显示在图像的右侧，有利于指导增益的调节。图21.1显示的是三种不同的增益设置对同一个食管中段四腔心切面的影响。

临床提示

手术室中明亮的灯光经常会误导超声操作者将增益调大。在检查过程中这个问题可通过关掉手术室的灯或者用屏幕遮挡荧光屏来解决。

时间增益补偿

被反射的超声信号的振幅依赖于传输距离(深度)和组织回声,调节好每一个深度的增益是图像优化的基础。时间增益补偿让操作者能在特殊的深度进行调节[3]。例如,操作者能通过时间增益补偿去优化从远距离反射回来的比近距离反射回来弱的信号。操作者应该非常仔细地调节时间增益补偿。如果设置太低,会滤掉真正的组织信号。时间增益补偿应该用于滤除和增益相关联的伪像以及优化远距离组织的图像。图21.2显示了时间增益补偿设置对图像质量的影响。

临床提示

在常规检查中,时间增益补偿是近端设置低,远端设置高。然而,对于近距离低回声的病变图像(主动脉或左房血栓),应该增大时间增益补偿。

深度

深度是指能显示的最大距离,如果深度超过了要显示结构的范围会出现下列结果。

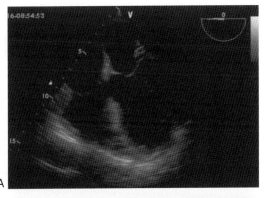

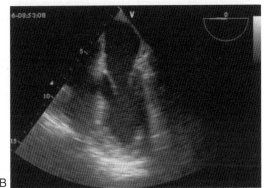

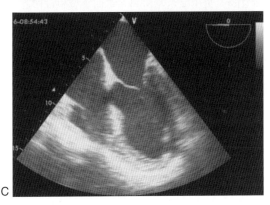

图 21.1 食管中段四腔心观增益太低 (A)，正常 (B) 和增益太高 (C) 时的图像。

1. **图像缩小** 最明显的结果是图像缩小，因为心脏解剖结构必须完整地显示在大小固定的屏幕上。如果显示的心脏结构变小，不利于对心脏进行更好地评价。

2. **帧频减低** 另外，深度增加时会降低二维图像的帧频，因为系统接收反射回来的信号时间变长。两倍穿透深度需要等待的时间是前一个被发射脉冲的两倍。脉冲重复频率和帧频都减低[4]。

因此，为了优化图像质量和分辨力，应该将深度设置为恰好超过需要显示结构的范围，如图 21.3。

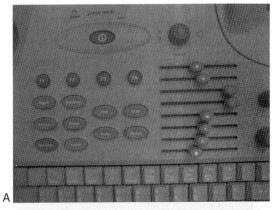

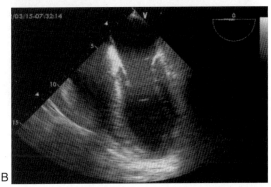

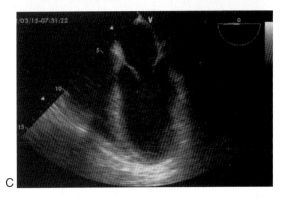

图 21.2 (A) 时间增益补偿是由一系列可以滑动的键来控制的。上面的控制近距离，下面的控制远距离。第三和第四个键用来控制中间的范围。(B) 噪声使二尖瓣装置变得模糊。(C) 时间增益补偿调低，图像质量明显改变。

我们应该知道，超声系统的侧向分辨力和深度成反比。因此，在实际操作中，探头的位置应该尽可能地接近要显示的结构。例如，当评价主动脉瓣叶时，食管中段主动脉瓣短轴观比经胃左室长轴观更合适，因为探头更接近主动脉瓣，同时增加了侧向分辨力。

临床提示

要防止深度设置超过要显示结构的范围。

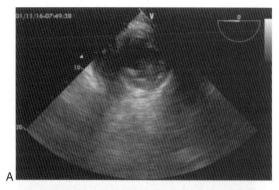

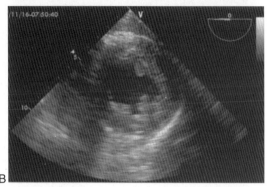

图 21.3　深度增大的经胃乳头肌中部左室短轴观(A)和深度设置正确的同一切面(B)。图像 B 中焦点的位置设置在 5 cm，左室在图像的中心。焦点位置被箭头标记。

图 21.4　集中显示左房和左室的食管中段四腔心观。(A)动态范围设置过低,图像的对比度增加,黑白范围增多。(B)动态范围设置适当的同一幅图像。

聚焦

操作者能通过聚焦将超声声束的焦点放置在所选择的位置。这个过程可通过调整发射到探头单元的电子脉冲序列来完成。聚焦的目的是使超声声束在被评价的结构处变得最窄。因为声束越细越能提高侧向分辨力[5]。操作者必须充分认识仪器的焦点深度，焦点标记在扇形图像的边缘(见图 21.3)。如果聚焦离感兴趣区域太远，图像的分辨力会降低，不利于更好地评价。当卵圆孔开放需要观察房间隔时，焦点应设置在房间隔水平。如果结构远离焦点，会出现图像的模糊或者异常增厚。尽量避免去评价远离焦点的微小结构，应该将焦点调整到相应的位置再进行评价。

临床提示

把焦点调整到感兴趣结构相应的位置才能获得高分辨力的图像。

频率

目前 TEE 的特征是能进行变频,能调整传输的超声频率。这在 TEE 应用中非常重要。当被观察的结构离探头比较近时(左房、主动脉)，频率高能提高分辨力[6]。当被观察的结构离探头较远时(胃底深部观)，由于穿透深度有限因此不适合用高频率。这种情况下,应该降低频率直到出现满意的图像。

临床提示

评价浅表结构用高频,评价深部结构用低频。

动态范围

现代超声探头能探测到振幅接近 100 db 的被反射回来的超声信号[7]。但是屏幕上显示的超声信号振幅小于 30 db。因此,为了显示被探头检测到的超声信号，通过动态范围的调整将宽频的超声振幅进行压缩，被压缩的超声信号以可变化的灰阶图出现在屏幕上。

超声系统有两种被系统硬件限制的固定的动态范围，可根据超声检查者的要求来进行选择。增大动态范围会增加图像中黑白之间的灰度数量，图像变得细腻，荧光屏上会出现平滑的图像。缩小动态范围能增加图像的对比度，图像中黑白区域较灰色区域增加。图 21.4 显示的是动态范围对图像质量的影响。

压缩

压缩是一种结合预处理动态范围调控设置来改变灰阶度显示的后处理工具[8]。压缩调控是改变指定动态范围使超声信息如何被显示。降低压缩时，固定的动态范围以最大灰度范围显示。低密度的信号显示为黑色，高密度的信号显示为白色。增大压缩时，图像灰度层次范围降低，产生细腻平滑的图像。灰阶是通过滤除每一个终末频谱的灰度来进行压缩。压缩装置能根据超声检查者的选择来设置。

过滤

早期的超声仪器能够显示来自身体的低水平的干扰信号。例如活动伪像、设备的电子噪声、通风设备和超声信号折射形成的异常信号。这种低水平的超声信号能被探测到并且以噪声的方式被显示。所有超声系统都有一定的过滤器来滤除这些低振幅的超声信号（动态范围低）[9]。但有时过滤器也不能完全滤除图像上的噪声。调整过滤装置，使用者能滤除多数低振幅的信号。过滤装置通常是滤除血流中产生的伪像。调整过滤装置时必须仔细，不能滤除来自病变的低回声信号。尤其是心腔内的新鲜血栓或者是低回声的血管，如果过滤装置调节太高，这些都能从图像中被滤除。

临床提示

增强过滤能滤除噪声（血管和其他低回声的区域经常出现的不规则信号）。但不能过度滤过以免从图像中过滤掉低回声的血栓。

余辉

余辉是一种后处理装置，一般被描述成信号平均或者是图像混合。这个术语是从早期超声系统中用来显示的阴极射线管中衍生出来

的。射线管中的荧光成分被照亮来形成图像，发出的光不是立刻消失，而是逐渐消失。结果是新图像被显示时以前暗淡的图像一直在荧光屏上[10]。先进的数字扫描转换器已代替了阴极射线管监视器。在数字扫描转换器中，余辉这个术语已用于帧平均技术。在系统传输信号的过程中，被显示的图像是系统第一幅图像和第二幅图像平均后所产生的图像。余辉是用来平滑运动中心脏的形态。增加余辉，更多的图像会被用于产生平均图像，但是时间和空间分辨力会下降。如果余辉设置太高，图像会表现为"移动缓慢"。因为瓣膜结构移动速度快，所以超声心动图应用的余辉设置通常很低，以保持时间分辨力和实时显像。

扇面大小

扇面大小能调节监视器上扇面显示的角度。多数超声扫描仪能够显示的扇面角度为 15°～90°。宽角度允许操作者在同一个切面观察更大范围的心脏结构。扇面大小影响帧频。扇面宽会导致帧频和时间分辨力下降。为了获得高帧频以评价快速移动的结构应该尽量减小扇面宽度。有一些扫描系统的帧频不依赖于扇面大小，即使扇面角度大于 90°也能有足够的帧频。

临床提示

扇面角度大会使帧频下降时间分辨力降低。评价瓣膜结构时，应该将扇面角度变小（或用 M 型）以提高帧频。

彩色调控

彩色取样框

彩色取样框被定义为显示的彩色面积。彩色取样框的大小也有一定的限制，彩色取样框变大帧频会降低[11]。优化帧频的目的是提高时间分辨力，以更好地评价血流。深度也会影响彩色帧频，增加深度时系统接收返回信号的时间延长，因此帧频会降低。

彩色增益

彩色增益和二维增益相似，是将接收到的信号增加或者放大。正确的设置彩色增益非常重要，如果增益设置太低，小的血流束，例如小

的房间隔缺损或者是卵圆孔未闭就会被忽略。如果增益设置太高，会高估反流束的面积。可以调节彩色增益，增加彩色增益设置时血流周围会出现彩色斑点，降低增益 1~2 个单位斑点就会消失。图 21.5 显示了不同的彩色增益设置。

彩色标尺

彩色标尺显示的是彩色速度范围。优化彩色标尺时，首先必须知道被评价血流的真正速度。例如，评价低速的肺静脉血流时必须降低彩色标尺。调整标尺会影响尼奎斯特极限，被取样的速度如果超过了这个速度范围会产生混叠。在某些应用，例如计算近端等速表面面积(PISA)时，可通过调整彩色标尺产生混叠，才能对半球形的血流汇聚进行测量。

分散度

彩色血流图的分散度即指定取样容积内被显示的血流速度范围。血流的分散度用绿色来显示，正常的血流被显示成标准的红-蓝彩色血流图。在层流中，指定取样容积内速度的分散度相对较小，层流用红色或者蓝色的彩色编码来显示。在湍流中，速度的数量增加（分散度增加），因此湍流用绿色来进行编码[12]。分散度图能帮助鉴别小的湍流束，因为它被标记了不同的颜色(绿色)。

存储系统：模拟录像带和数字化存储

录像带存储的优点是利用率高并且价格能够接受。它是当前最常用的存储方式。用录像带存储时患者的资料可以在任何地方被回顾分析。缺点是保存和重复利用非常困难，并且直接对同一位患者进行对比研究比较困难。例如，一位患者第一次检查时左室射血分数是 40%，第二次检查时是 30%。对于出现的功能受损或两次检查值的不同时，确定这一变化是左室功能恶化或是由两次测量导致的误差至关重要。随着数字技术的发展，可以进行直接的对比研究。

总结

现代化平台的超声系统中，广泛的操控选

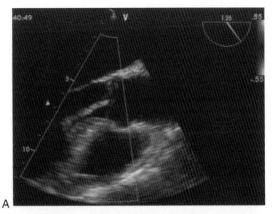

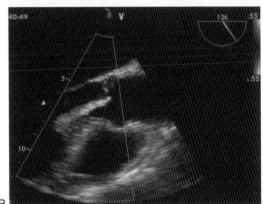

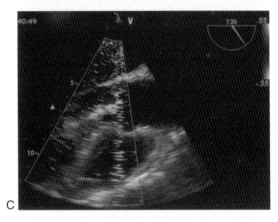

图 21.5　有主动脉瓣反流患者的食管中段主动脉长轴观。(A)彩色增益设置太低，以至于主动脉瓣反流束的宽度被低估。(B)彩色增益设置正确。(C)彩色增益设置太高。(见彩图)

择为超声操作者提供了更好的获得高质量图像的工具，检查者充分理解并且利用操控装置能优化采集到的图像，并且能显示和检测到可能被漏掉的病变。

参考文献

1　Marcus ML, Schelbert HR, Skorton DJ, et al., *Cardiac imaging—a companion to Braunwald's "heart disease"*. Philadelphia: WB Saunders, 1991:363.
2　Feigenbaum H. *Echocardiography*. Philadelphia: Lea & Febiger, 1986:57.
3　Weyman AE. *Cross-sectional echocardiography*. Philadelphia: Lea & Febiger, 1982:26.
4　Weyman AE. *Principles and practice of echocardiography*. Philadelphia: Lea & Febiger, 1994:219.
5　Thrush A, Hartshorne T. *Peripheral vascular ultrasound how, why, and when*. London: Churchill Livingstone, 1999:17–18.
6　Weyman AE. *Cross-sectional echocardiography*. Philadelphia: Lea & Febiger, 1982:17.
7　Weyman AE. *Principles and practice of echocardiography*. Philadelphia: Lea & Febiger, 1994:49–50.
8　Hagen-Ansert SL. *Textbook of diagnostic ultrasonography*. St. Louis: Mosby, 1989:38–39.
9　Feigenbaum H. *Echocardiography*. Philadelphia: Lea & Febiger, 1986:23.
10　Weyman AE. *Cross-sectional echocardiography*. Philadelphia: Lea & Febiger, 1982:55.
11　Thrush A, Hartshorne T. *Peripheral vascular ultrasound how, why, and when*. London: Churchill Livingstone, 1999:42.
12　Weyman AE. *Principles and practice of echocardiography*. Philadelphia: Lea & Febiger, 1994:225–226.

▶ 问　题 ◀

1. 屏幕上显示的左室非常小,能使显示的左室变大的调整控制是(　　)。
　a. 增加频率　　　　　　b. 降低频率　　　　　　c. 增加深度　　　　　　d. 降低深度

2. 获取经胃深部左心长轴观时,调整探头的频率以增加穿透力时应做的调节是(　　)。
　a. 增加频率　　　　　　b. 降低频率　　　　　　c. 频率不影响穿透力

3. 增加扇面的角度会影响图像的(　　)。
　a. 分辨力增加　　　　　b. 帧频增加　　　　　　c. 帧频降低　　　　　　d. 没有影响

4. 彩色多普勒中混叠过多,能降低混叠数量的调节方法是(　　)。
　a. 增加深度　　　　　　　　　　　　　b. 降低深度
　c. 增加标尺/脉冲重复频率　　　　　　d. 降低标尺/脉冲重复频率

5. 在某一个特定的深度,使图像变亮最有效的调整控制方法是(　　)。
　a. 时间增益补偿　　　b. 增益　　　　　　c. 深度　　　　　　d. 能量

6. 能帮助鉴别湍流的色彩模式是(　　)。
　a. 红–蓝　　　　　　　b. 低速血流　　　　　c. 马赛克　　　　　d. 变化

7. 最能滤除来自二维或者多普勒图像中的低水平噪声的控制方法是(　　)。
　a. 过滤　　　　　　　　b. 增益　　　　　　　c. 动态范围　　　　d. 压缩

8. 最方便使用者去处理研究后信息的存储方式是(　　)。
　a. 盒式录像带　　　　　b. 数字化存储　　　　c. 信息被保存后哪种方式都不能去进行后处理

9. 下列属于预处理控制的是(　　)。
　a. 余辉　　　　　　　　b. 传输能量　　　　　c. 对比度　　　　　d. 彩色增益

10. 回顾分析手术室获得的资料时,实验室的同事说图像太亮,要想优化图像质量接下来要做的是(　　)。
　a. 降低增益
　b. 进行经食管超声心动图(TEE)检查时暂时关闭手术室的灯
　c. 用一个罩遮挡屏幕
　d. 以上均是

答案见书后。

附　　录

附录1　经食管超声心动图解剖学

食管中段升主动脉短轴观	探头调节：中位	扇面深度：~6 cm
	主要诊断内容 主动脉粥样硬化 主动脉夹层 肺动脉病变（栓塞、扩张等）	**需要显示的结构** 主动脉横断面（0°） 肺动脉（主干和右肺动脉近端）
食管中段升主动脉长轴观	探头调节：中位	扇面深度：~6 cm
	主要诊断内容 主动脉粥样硬化 主动脉夹层	**需要显示的结构** 升主动脉长轴 右肺动脉短轴
食管上段主动脉弓短轴观	探头调节：中位	扇面深度：~6 cm
	主要诊断内容 主动脉粥样硬化 主动脉夹层 肺动脉瓣	**需要显示的结构** 主动脉弓横断面 主肺动脉（通常图像欠佳）
食管上段主动脉弓长轴观	探头调节：右侧位	扇面深度：~6 cm
	主要诊断内容 主动脉粥样硬化 主动脉夹层 可显示主动脉插管的部位	**需要显示的结构** 升主动脉远端/主动脉弓
降主动脉短轴观	探头调节：中位	扇面深度：~6 cm
	主要诊断内容 主动脉粥样硬化 主动脉夹层	**需要显示的结构** 降主动脉横断面（0°）
降主动脉长轴观	探头调节：中位	扇面深度：~6 cm
	主要诊断内容 主动脉粥样硬化 主动脉夹层	**需要显示的结构** 降主动脉长轴切面（90°）
食管中段主动脉瓣短轴观	探头调节：中位	扇面深度：~10 cm
	主要诊断内容 主动脉狭窄 主动脉瓣形态	**需要显示的结构** 三瓣叶 交界 对合点
食管中段右心室流入-流出道观	探头调节：中位	扇面深度：~10 cm
	主要诊断内容 肺动脉瓣疾病 肺动脉病变 RVOT病变 多普勒评价三尖瓣	**需要显示的结构** 肺动脉瓣 三尖瓣 主肺动脉（至少显示肺动脉瓣上1 cm） RVOT（至少显示距肺动脉瓣1 cm）
食管中段主动脉瓣长轴观	探头调节：中位	扇面深度：~10 cm
	主要诊断内容 主动脉瓣病变 主动脉病变（根部及升段） LVOT病变 二尖瓣前叶	**要显示的结构** LVOT（至少显示距主动脉瓣1 cm） 主动脉瓣（可显示主动脉瓣叶长度几乎相等） 升主动脉（至少显示距窦管交界1 cm）

（待续）

食管中段双房观	探头调节：中位	扇面深度：~10 cm
	主要诊断内容 房间隔缺损 肿瘤 静脉插管回撤位置	**需要显示的结构** 右心房游离壁（或者右心耳） 上腔静脉（至少显示其右心房入口） 房间隔
食管中段四腔心观	探头调节：中位后屈	扇面深度：~14 cm
	主要诊断内容 房间隔缺损 腔室扩张和功能降低 二尖瓣疾病 三尖瓣疾病 确定心内气体	**需要显示的结构** LA LV 二尖瓣 三尖瓣（最大的瓣环径）
食管中段两腔心观	探头调节：中位	扇面深度：~14 cm
	主要诊断内容 左心耳 肿瘤/血栓 左心室心尖病变 左心室收缩功能障碍（心尖节 段）	**需要显示的结构** 左心耳 二尖瓣 左心室心尖（即左心室长径最大）
食管中段左心室长轴观	探头调节：中位	扇面深度：~12 cm
	主要诊断内容 二尖瓣病变 LVOT病变	**需要显示的结构** LV 二尖瓣 LVOT
食管中段二尖瓣交界区观	探头调节：中位	扇面深度：~12 cm
	主要诊断内容 二尖瓣病变定位	**需要显示的结构** 二尖瓣（P_1，P_3及A_2区） 乳头肌/腱索 LA LV
经胃乳头肌中部左室短轴观	探头调节：中位	扇面深度：~12 cm
	主要诊断内容 血流动力学不稳定状态 左心室扩大 左心室肥厚 左心室收缩功能障碍（整体和 局部）	**需要显示的结构** 左心室心腔 左心室壁（至少显示50%的心内膜） 乳头肌（大小几乎相等，与室壁分界清晰）
经胃两腔观	探头调节：中位	扇面深度：~12 cm
	主要诊断内容 左心室收缩功能障碍（前壁及 室间隔）	**需要显示的结构** 二尖瓣叶 二尖瓣瓣下装置 左心室（前壁及下壁：基底段和中间段）
经胃右心室流入道观	探头调节：中位右旋	扇面深度：~12 cm
	主要诊断内容 右心室收缩功能障碍 三尖瓣病变	**需要显示的结构** 三尖瓣 三尖瓣瓣下装置
经胃右心室流入-流出道观	探头调节：中位右旋	扇面深度：~14 cm
	主要诊断内容 右心室收缩功能障碍 RVOT病变 肺动脉病变 肺动脉瓣评价	**需要显示的结构** RA RV 主肺动脉 肺动脉瓣

（待续）

经胃左心室基底段短轴观	探头调节：中位		扇面深度：~12 cm
	主要诊断内容 左心室收缩功能障碍（基底段） 二尖瓣病变		**需要显示的结构** 二尖瓣 二尖瓣瓣下装置 LV（基底段）
经胃左室长轴观	探头调节：中位左旋		扇面深度：~12 cm
	主要诊断内容 左心室收缩功能障碍（前间隔 　及后壁基底段） 多普勒评价主动脉瓣		**需要显示的结构** 二尖瓣 二尖瓣瓣下装置 左心室（前间隔及后壁：基底段和中间段） 主动脉瓣
经胃底深部左室长轴观	探头调节：中位		扇面深度：~16 cm
	主要诊断内容 主动脉瓣病变 LVOT病变 多普勒评价主动脉瓣		**需要显示的结构** LV 主动脉瓣 主动脉

RVOT：右心室流出道；LVOT：左心室流出道；LA：左心房；LV：左心室。

Modified from Miller JP, Lambert SA, Shapiro WA, et al. The adequacy of basic intraoperative transesophageal echocardiography performed by experienced anesthesiologists. Anesth Analg 2001; 92:1103-1110, with permission.

附录2　心脏大小测量

表2.1 成人TEE测量正常参考值

参数		均数±SD（mm）	范围（mm）
	右肺动脉内径[a]	17±3	12~22
	左上肺静脉内径	11±2	7~16
左心耳	长径	28±5	15~43
	内径	16±5	10~28
	上腔静脉内径	15±3	8~20
	右心室流出道内径[b]	27±4	16~36
左心房[c]	前后径	38±6	20~52
	横径	39±7	24~52
右心房[c]	前后径	38±5	28~52
	横径	38±6	29~53
	三尖瓣环直径[c]	28±5	20~40
	二尖瓣环直径[c]	29±4	20~38
	冠状静脉窦内径	6.6±1.5	4~10
左心室[d]	前后径（舒张期）	43±7	33~55
	横径（舒张期）	42±7	23~54
	前后径（收缩期）	28±6	18~40
	横径（收缩期）	27±6	18~42
	主动脉根部内径[b]	28±3	21~34
降主动脉内径	近端	21±4	14~30
	远端	20±4	13~28

[a]右肺动脉内径在食管中段升主动脉短轴观测量。
[b]主动脉根部和右心室流出道内径在食管中段右心室流入-流出道观测量。
[c]左心房内径（收缩末期）、二尖瓣环径及三尖瓣环径（舒张中期）在食管中段四腔心观测量。
[d]左心室内径在经胃乳头肌中部左室短轴观。
SD：标准差。
Adapted from Cohen G, White M, Sochowski R, et al. Reference values for normal transesophageal measurements. *J Am Soc Echocardiogr* 1995; 8:221-230.

附录3　血流动力学测算

表3.1　血流动力学压力的估测

压力估测	需要的测量参数	公式	正常值（mmHg）
CVP	随呼吸的IVC塌陷 （自然呼吸）	≥40% <10 mmHg	<10 mmHg
右心室收缩压（RVSP）	TR峰值流速 CVP 估测或测量	$RVSP=4(v_{TR})^2+CVP$(无PS)	16~30 mmHg
右心室收缩压 （合并VSD）	收缩期血压（SBP） V_{LV-RV}峰值	$RVSP=SBP-4(v_{LV-RV})^2$ （无AS和LVOT梗阻）	通常>50 mmHg
肺动脉收缩压（PASP）	TR峰值流速 CVP 估测或测量	$PASP=4(v_{TR})^2+CVP$(无PS)	16~30 mmHg
肺动脉舒张压（PAD）	舒张末期PR流速 CVP 估测或测量	$PAEDP=4(v_{PR\,ED})^2+CVP$	0~8 mmHg
肺动脉平均压（PAM）	达PA峰值流速的加速 时间（AT）（m/s）	$PAM=(-0.45)AT+79$	10~16 mmHg
RV dP/dt	TR频谱包络 $T_{TR(2\,m/s)}-T_{TR(1\,m/s)}$	$RV\;dP=4v_{TR(2\,cm/s)}^2-4v_{TR(1\,m/s)}^2$ $RV\;dP/dt=dP/T_{TR(2\,cm/s)}-T_{TR(1\,m/s)}$	>150 mmHg/ms
左心房收缩压 （LASP）	MR峰值流速 SBP	$LASP=SBP-4(v_{MR})^2$ （无AS和LVOT梗阻）	3~15 mmHg
左房（卵圆孔未闭）	v_{PFO} 估测或测量CVP	$LAP=4(v_{PFO})^2+CVP$	3~15 mmHg
左心室舒张末压 （LVEDP）	舒张末期AR流速 舒张期血压（DBP）	$LVEDP=DBP-4(v_{AR})^2$	3~12 mmHg
LV dP/dt	MR频谱包络 $T_{MR(3\,cm/s)}-T_{MR(1\,cm/s)}$	$LV\;dP=4v_{MR(3\,m/s)}^2-4v_{MR(1\,m/s)}^2$ $LV\;dP/dt=dP/T_{MR(3\,cm/s)}-T_{MR(1\,cm/s)}$	>1000 mmHg/ms

CVP：中心静脉压；IVC：下腔静脉；　RV：右心室；Dysfx：功能障碍；TR：三尖瓣反流；PS：肺动脉瓣狭窄；VSD：室间隔缺损；LV：左心室；AS：主动脉瓣狭窄；LVOT：左心室流出道；PAEDP：肺动脉舒张末压；PR ED：舒张末期肺动脉瓣反流；PA：肺动脉；MR：二尖瓣反流；LA：左心房；PFO：卵圆孔未闭；AR：主动脉瓣反流。

附录4 人工瓣膜

表4.1 主动脉瓣人工瓣的多普勒超声心动图正常值

瓣膜	型号	例数	峰值压差（mmHg）	平均压差（mmHg）	峰值流速（m/s）	有效瓣口面积（cm²）
ATS open pivot AP ATS open pivot（双叶机械瓣）	16	6	47.7±12	27±7.3	3.44±0.47	0.61±0.09
	19	9	47±12.6	26.2±7.9	3.41±0.43	0.96±0.18
	21	15	25.5±6.1	14.4±3.5	2.4±0.39	1.58±0.37
	23	8	19±7	12±4		1.8±0.2
	25	12	17±8	11±4		2.2±0.4
	27	10	14±4	9±2		2.5±0.3
	29	5	11±3	8±2		3.1±0.3
Biocor 无支架(无支架生物瓣）	21	45	35.97±4.06	18±4		
	23	115	29.15±8.28	18.64±7.14	3±0.6	1.4±0.5
	25	100	28.65±6.6	17.72±6.99	2.8±0.5	1.6±0.38
	27	55	25.87±2.81	18±2.8	2.7±0.2	1.9±0.46
	≥29	16	24±2			
Biocor 扩大无支架（无支架生物瓣）	19~21	12	17.5±5.8	9.7±3.5		1.3±0.4
	23	18	14.8±5.9	8.1±3.1		1.6±0.3
	25	20	14.2±3.5	7.7±1.9		1.8±0.3
Bioflo 心包（带支架生物瓣）	19	16	37.25±8.65	24.15±5.1		0.77±0.11
	21	9	28.7±6.2	18.7±5.5		1.1±0.1
	23	4	20.7±4	12.5±3		1.3±0.09
Björk-Shiley monostrut（倾斜碟片机械瓣）	19	37	46.0	26.67±7.87	3.3±0.6	0.94±0.19
	21	161	32.41±9.73	18.64±6.09	2.9±0.4	
	23	153	26.52±9.67	14.5±6.2	2.7±0.5	
	25	89	22.33±7	13.3±4.96	2.5±0.4	
	27	61	18.31±8	10.41±4.38	2.1±0.4	
	29	9	12±8	7.67±4.36	1.9±0.2	
Björk-Shiley spherical（倾斜碟片机械瓣）	17	1			4.1	
	19	2	27.0	21.8±3.4	3.8	1.1
	21	18	38.94±11.93	17.34±6.86	2.92±0.88	1.1±0.25
	23	41	33.86±11	11.5±4.55	2.42±0.4	1.22±0.23
	25	39	20.39±7.07	10.67±4.31	2.06±0.28	1.8±0.32
	27	23	19.44±7.99		1.77±0.12	2.6
	29	5	21.1±7.1		1.87±0.18	2.52±0.69
	31	2			2.1±0.14	
Carbomedics（双叶机械瓣）	17	7	33.4±13.2	20.1±7.1		1.02±0.2
	19	63	33.3±11.19	11.61±5.08	3.09±0.38	1.25±0.36
	21	111	26.31±10.25	12.68±4.29	2.61±0.51	1.42±0.36
	23	120	24.61±6.93	11.33±3.8	2.42±0.37	1.69±0.29
	25	103	20.25±8.69	9.34±4.65	2.25±0.34	2.04±0.37

（待续）

表4.1（续表）

瓣膜	型号	例数	峰值压差（mmHg）	平均压差（mmHg）	峰值流速（m/s）	有效瓣口面积（cm²）
Carbomedics（双叶机械瓣）	27	57	19.05±7.04	8.41±2.83	2.18±0.36	2.55±0.34
	29	6	12.53±4.69	5.8±3.2	1.93±0.25	2.63±0.38
Carbomedics 减少（双叶瓣）	19	10	43.4±1.8	24.4±1.2		1.22±0.08
Carbomedics 瓣环上方，顶端带帽（双叶瓣）	19	4	29.04±10.1	19.5±2.12	1.8	1±0.18
	21	30	29.61±8.93	16.59±5.79	2.62±0.35	1.18±0.33
	23	30	24.38±7.53	13.29±3.73	2.36±0.55	1.37±0.37
	25	1	22.0	11.0	2.4	
Carpentier-Edwards（带支架生物瓣膜）	19	56	43.48±12.72	25.6±8.02		0.85±0.17
	21	73	27.73±7.6	17.25±6.24	2.37±0.54	1.48±0.3
	23	100	28.93±7.49	15.92±6.43	2.76±0.4	1.69±0.45
	25	85	23.95±7.05	12.76±4.43	2.38±0.47	1.94±0.45
	27	50	22.14±8.24	12.33±5.59	2.31±0.39	2.25±0.55
	29	24	22.0	9.92±2.9	2.44±0.43	2.84±0.51
	31	4			2.41±0.13	
Carpentier-Edwards 心包（带支架人工瓣膜）	19	14	32.13±3.35	24.19±8.6	2.83±0.14	1.21±0.31
	21	34	25.69±9.9	20.3±9.08	2.59±0.42	1.47±0.36
	23	20	21.72±8.57	13.01±5.27	2.29±0.45	1.75±0.28
	25	5	16.46±5.41	9.04±2.27	2.02±0.31	
	27	1	19.2	5.6	1.6	
	29	1	17.6	11.6	2.1	
Carpentier-Edwards 主动脉瓣环上（带支架生物瓣）	19	15	34.1±2.7			1.1±0.09
	21	8	25±8	14±5		1.06±0.16
CryoLife O'Brien 无支架（无支架人工瓣膜）	19	47		12±4.8		1.25±0.1
	21	163		10.33±2		1.57±0.6
	23	40		8.5		2.2
	25	40		7.9		2.3
	27	39		7.4		2.7
Duromedics Tekna;（双叶瓣）	19	1			3.6	
	21	3	19.08±16	8.98±5		1.3
	23	12	19.87±7	7±2	2.64±0.27	
	25	18	21±9	5±2	2.34±0.38	
	27	15	22.5±12	6±3	1.88±0.6	
	29	1	13.0	3.4	2.1	
Edwards Prima 无支架（无支架生物瓣）	19	7	30.9±11.7	15.4±7.4		1±0.3
	21	30	31.22±17.35	16.36±11.36		1.25±0.29
	23	62	23.39±10.17	11.52±5.26	2.8±0.4	1.49±0.46
	25	97	19.74±10.36	10.77±9.32	2.7±0.3	1.7±0.55
	27	46	15.9±7.3	7.1±3.7		2±0.6
	29	11	11.21±8.6	5.03±4.53		2.49±0.52
Hancock I（带支架生物瓣）	21	1			3.5	
	23	14	19.09±4.35	12.36±3.82	2.94±0.24	

（待续）

表4.1（续表）

瓣膜	型号	例数	峰值压差（mmHg）	平均压差（mmHg）	峰值流速（m/s）	有效瓣口面积（cm²）
Hancock I（带支架生物瓣）	25	26	17.61 ± 3.13	11 ± 2.85	2.36 ± 0.37	
	27	20	18.11 ± 6.92	10 ± 3.46	2.4 ± 0.36	
	29	2			2.23 ± 0.04	
	31	1			2.0	
Hancock II（带支架生物瓣）	21	39	20 ± 4	14.8 ± 4.1		1.23 ± 0.27
	23	119	24.72 ± 5.73	16.64 ± 6.91		1.39 ± 0.23
	25	114	20 ± 2	10.7 ± 3		1.47 ± 0.19
	27	133	14 ± 3			1.55 ± 0.18
	29	35	15 ± 3			1.6 ± 0.15
Ionescu-Shiley（带支架生物瓣）	17	11	42.0	21.1 ± 3.21		0.86 ± 0.1
	19	63	23.17 ± 6.58	20.44 ± 8.47	2.63 ± 0.32	1.15 ± 0.18
	21	11	27.63 ± 8.34	15.1 ± 1.56	2.75 ± 0.25	
	23	5	18.09 ± 6.49	9.9 ± 2.85	2.1 ± 0.38	
	25	1	18.0			
	27	3	14.75 ± 2.17	8.97 ± 0.57	1.92 ± 0.14	
	29	1	16.0	7.3	2.0	
Jyros 双叶瓣（双叶瓣）	22	4	17.3	10.8		1.5
	24	7	18.6	11.4		1.5
	26	8	14.4	8.4		1.7
	28	3	10.0	5.7		1.9
	30	1	8.0	6.0		1.6
Lillehei-Kaster（倾斜碟片）	14	1			2.7	
	16	2			3.43 ± 0.39	
	18	2			2.85 ± 0.21	
	20	1			1.7	
Medtronic Freestyle 无支架（无支架生物瓣）	19	11		13.0		
	21	85		7.99 ± 2.6		1.6 ± 0.32
	23	141		7.24 ± 2.5		1.9 ± 0.5
	25	164		5.35 ± 1.5		2.03 ± 0.41
	27	105		4.72 ± 1.6		2.5 ± 0.47
Medtronic-Hall（倾斜碟片）	20	24	34.37 ± 13.06	17.08 ± 5.28	2.9 ± 0.4	1.21 ± 0.45
	21	30	26.86 ± 10.54	14.1 ± 5.93	2.42 ± 0.36	1.08 ± 0.17
	23	27	26.85 ± 8.85	13.5 ± 4.79	2.43 ± 0.59	1.36 ± 0.39
	25	17	17.13 ± 7.04	9.53 ± 4.26	2.29 ± 0.5	1.9 ± 0.47
	27	8	18.66 ± 9.71	8.66 ± 5.56	2.07 ± 0.53	1.9 ± 0.16
	29	1			1.6	
Medtronic intact（带支架生物瓣）	19	16	39.43 ± 15.4	23.71 ± 9.3	2.5	
	21	55	33.9 ± 12.69	18.74 ± 8.03	2.73 ± 0.44	1.55 ± 0.39
	23	110	31.27 ± 9.62	18.88 ± 6.17	2.74 ± 0.37	1.64 ± 0.37
	25	41	27.34 ± 10.59	16.4 ± 6.05	2.6 ± 0.44	1.85 ± 0.25
	27	16	25.27 ± 7.58	15 ± 3.94	2.51 ± 0.38	2.2 ± 0.17
	29	5	31.0	15.6 ± 2.1	2.8	2.38 ± 0.54

（待续）

表4.1（续表）

瓣膜	型号	例数	峰值压差（mmHg）	平均压差（mmHg）	峰值流速（m/s）	有效瓣口面积（cm²）
Medtronic Mosaic，猪心包（带支架生物瓣）	21	51		12.43 ± 7.3		1.6 ± 0.7
	23	121		12.47 ± 7.4		2.1 ± 0.8
	25	71		10.08 ± 5.1		2.1 ± 1.6
	27	30		9.0		
	29	6		9.0		
Mitroflow（带支架生物瓣）	19	4	18.7 ± 5.1	10.3 ± 3		1.13 ± 0.17
	21	7	20.2	15.4	2.3	
	23	5	14.04 ± 4.91	7.56 ± 3.38	1.85 ± 0.34	
	25	2	17 ± 11.31	10.8 ± 6.51	2 ± 0.71	
	27	3	13 ± 3	6.57 ± 1.7	1.8 ± 0.2	
O'Brien-Angell 无支架（瓣环原位，无支架生物瓣）	23			14.5 ± 7.77		1.15 ± 0.07
	25	50		19 ± 12.72		1.12 ± 0.25
	27			18 ± 12.72		1.55 ± 0.21
	29			12 ± 7.07		2.05 ± 1.2
O'Brien-Angel 无支架（瓣环上方，无支架生物瓣）	23			9 ± 1.4		1.58 ± 0.58
	25	50		7.5 ± 0.7		2.37 ± 0.18
	27			8.5 ± 0.7		2.85 ± 0.87
	29			7 ± 1.4		2.7 ± 0.42
Omnicarbon（倾斜碟片）	21	71	36.79 ± 12.59	19.41 ± 5.46	2.93 ± 0.47	1.25 ± 0.43
	23	83	29.33 ± 9.67	17.98 ± 6.06	2.66 ± 0.44	1.49 ± 0.34
	25	81	24.29 ± 7.71	13.51 ± 3.85	2.32 ± 0.38	1.94 ± 0.52
	27	40	19.63 ± 4.34	12.06 ± 2.98	2.08 ± 0.35	2.11 ± 0.46
	29	5	17.12 ± 1.53	10 ± 1.53	1.9 ± 0.06	2.27 ± 0.23
Omniscience（倾斜碟片）	19	2	47.5 ± 3.5	28 ± 1.4		0.81 ± 0.01
	21	5	50.8 ± 2.8	28.2 ± 2.17		0.87 ± 0.13
	23	8	39.8 ± 8.7	20.1 ± 5.1		0.98 ± 0.07
On-X（双叶瓣）	19	6	21.3 ± 10.8	11.8 ± 3.4		1.5 ± 0.2
	21	11	16.4 ± 5.9	9.9 ± 3.6		1.7 ± 0.4
	23	23	15.9 ± 6.4	8.5 ± 3.3		2 ± 0.6
	25	12	16.5 ± 10.2	9 ± 5.3		2.4 ± 0.8
	27~29	8	11.4 ± 4.6	5.6 ± 2.7		3.2 ± 0.6
Sorin Allcarbon（倾斜碟片）	19	7	44 ± 7	29 ± 8	3.3 ± 0.3	0.9 ± 0.1
	21	25	36.52 ± 9.61	21.07 ± 6.72	2.93 ± 0.2	1.08 ± 0.19
	23	37	34.97 ± 10.97	18.72 ± 6.49	2.9 ± 0.41	1.31 ± 0.2
	25	23	22 ± 4.68	13.85 ± 3.97	2.37 ± 0.23	1.96 ± 0.71
	27	13	16.3 ± 3.3	10.15 ± 3.76	2 ± 0.25	2.51 ± 0.57
	29	4	13 ± 4	8 ± 2	1.8 ± 0.3	4.1 ± 0.7
Sorin Bicarbon（双叶瓣）	19	19	29.53 ± 4.46	16.35 ± 1.99	2.5 ± 0.1	1.36 ± 0.13
	21	70	24.52 ± 7.1	12.54 ± 3.3	2.46 ± 0.31	1.46 ± 0.2
	23	71	17.79 ± 6.1	9.61 ± 3.3	2.11 ± 0.24	1.98 ± 0.23
	25	40	18.46 ± 3.1	10.05 ± 1.6	2.25 ± 0.19	2.39 ± 0.29
	27	8	12 ± 3.25	7 ± 1.5	1.73 ± 0.21	3.06 ± 0.47
	29	4	9 ± 1.25	5 ± 0.5	1.51 ± 0.1	3.45 ± 0.02

（待续）

表4.1（续表）

瓣膜	型号	例数	峰值压差（mmHg）	平均压差（mmHg）	峰值流速（m/s）	有效瓣口面积（cm²）
Sorin Pericarbon（无支架生物瓣）	23	15	39 ± 13	25 ± 8		2.0
St. Jude Medical（双叶瓣）	19	100	35.17 ± 11.16	18.96 ± 6.27	2.86 ± 0.48	1.01 ± 0.24
	21	207	28.34 ± 9.94	15.82 ± 5.67	2.63 ± 0.48	1.33 ± 0.32
	23	236	25.28 ± 7.89	13.77 ± 5.33	2.57 ± 0.44	1.6 ± 0.43
	25	169	22.57 ± 7.68	12.65 ± 5.14	2.4 ± 0.45	1.93 ± 0.45
	27	82	19.85 ± 7.55	11.18 ± 4.82	2.24 ± 0.42	2.35 ± 0.59
	29	18	17.72 ± 6.42	9.86 ± 2.9	2 ± 0.1	2.81 ± 0.57
	31	4	16.0	10 ± 6	2.1 ± 0.6	3.08 ± 1.09
St. Jude Medical 改善血流动力学（双叶瓣）	19	19	25.81 ± 7.52	16.44 ± 3.57		1.65 ± 0.2
	21	30	18.9 ± 7.31	9.62 ± 3.37		2.15 ± 0.29
Starr-Edwards（球笼瓣）	21	5	29.0			1.0
	22	2			4	
	23	22	32.6 ± 12.79	21.98 ± 8.8	3.5 ± 0.5	1.1
	24	43	34.13 ± 10.33	22.09 ± 7.54	3.35 ± 0.48	
	26	29	31.83 ± 9.01	19.69 ± 6.05	3.18 ± 0.35	
	27	14	30.82 ± 6.3	18.5 ± 3.7		1.8
	29	8	29 ± 9.3	16.3 ± 5.5		
无支架异种猪瓣（无支架生物瓣）	21	3	14 ± 5	8.7 ± 3.5		1.33 ± 0.38
	22	3	16 ± 5.6	9.7 ± 3.7		1.32 ± 0.48
	23	4	13 ± 4.8	7.7 ± 2.3		1.59 ± 0.6
	24	3	13 ± 3.8	7.7 ± 2.2		1.4 ± 0.01
	25	6	11.5 ± 7.1	7.4 ± 4.5		2.13 ± 0.7
	26	3	10.7	7 ± 2.1		2.15 ± 0.2
	27	1	9.2	5.5		3.2
	28	1	7.5	4.1		2.3
Toronto 无支架，猪（无支架生物瓣）	20	1	10.9	4.6		1.3
	21	9	18.64 ± 11.8	7.56 ± 4.4		1.21 ± 0.7
	22	1	23.0			1.2
	23	84	13.55 ± 7.28	7.08 ± 4.33		1.59 ± 0.84
	25	190	12.17 ± 5.75	6.2 ± 3.05		1.62 ± 0.4
	27	240	9.96 ± 4.56	4.8 ± 2.33		1.95 ± 0.42
	29	200	7.91 ± 4.17	3.94 ± 2.15		2.37 ± 0.67

表4.2 二尖瓣人工瓣的多普勒超声心动图正常值

瓣膜	型号	例数	峰值压差（mmHg）	平均压差（mmHg）	峰值流速（m/s）	压力减半时间（ms）	有效瓣口面积（cm²）
Biocor（无支架生物瓣）	27	3	13±1				
	29	3	14±2.5				
	31	8	11.5±0.5				
	33	9	12±0.5				
Bioflo心包（带支架生物瓣）	25	3	10±2	6.3±1.5			2±0.1
	27	7	9.5±2.6	5.4±1.2			2±0.3
	29	8	5±2.8	3.6±1			2.4±0.2
	31	1	4.0	2.0			2.3
Björk-Shiley（倾斜碟片机械瓣）	23	1			1.7	115	
	25	14	12±4	6±2	1.75±0.38	99±27	1.72±0.6
	27	34	10±4	5±2	1.6±0.49	89±28	1.81±0.54
	29	21	7.83±2.93	2.83±1.27	1.37±0.25	79±17	2.1±0.43
	31	21	6±3	2±1.9	1.41±0.26	70±14	2.2±0.3
SBjörk-Shiley monostrut（倾斜碟片机械瓣）	23	1		5.0	1.9		
	25	102	13±2.5	5.57±2.3	1.8±0.3		
	27	83	12±2.5	4.53±2.2	1.7±0.4		
	29	26	13±3	4.26±1.6	1.6±0.3		
	31	25	14±4.5	4.9±1.6	1.7±0.3		
Carbomedics（双叶机械瓣）	23	2			1.9±0.1	126±7	
	25	12	10.3±2.3	3.6±0.6	1.3±0.1	93±8	2.9±0.8
	27	78	8.79±3.46	3.46±1.03	1.61±0.3	89±20	2.9±0.75
	29	46	8.78±2.9	3.39±0.97	1.52±0.3	88±17	2.3±0.4
	31	57	8.87±2.34	3.32±0.87	1.61±0.29	92±24	2.8±1.14
	33	33	8.8±2.2	4.8±2.5	1.5±0.2	93±12	
Carpentier-Edwards（带支架生物瓣）	27	16		6±2	1.7±0.3	98±28	
	29	22		4.7±2	1.76±0.27	92±14	
	31	22		4.4±2	1.54±0.15	92±19	
	33	6		6±3		93±12	
Carpentier-Edwards心包（带支架生物瓣）	27	1		3.6	1.6	100	
	29	6		5.25±2.36	1.67±0.3	110±15	
	31	4		4.05±0.83	1.53±0.1	90±11	
	33	1		1.0	0.8	80	
Duromedics（双叶机械瓣）	27	8	13±6	5±3		75±12	
	29	14	10±4	3±1	161±40	85±22	
	31	21	10.5±4.37	3.3±1.36	140±25	81±12	
	33	1	11.2	2.5	138±27	85	
Hancock I或无特殊说明的（带支架生物瓣）	27	3	10±4	5±2			1.3±0.8
	29	13	7±3	2.46±0.79		115±20	1.5±0.2
	31	22	4±0.86	4.86±1.69		95±17	1.6±0.2
	33	8	3±2	3.87±2		90±12	1.9±0.2
Hancock II（带支架生物瓣）	27	16					2.21±0.14
	29	64					2.77±0.11

（待续）

表4.2 （续表）

瓣膜	型号	例数	峰值压差 (mmHg)	平均压差 （mmHg）	峰值流速 （m/s）	压力减半 时间（ms）	有效瓣口面积 （cm²）
Hancock II （带支架生物瓣）	31	90					2.84±0.1
	33	25					3.15±0.22
Hancock心包（带支架生物瓣）	29	14		2.61±1.39	1.42±0.14	105±36	
	31	8		3.57±1.02	1.51±0.27	81±23	
Ionescu-Shiley(带支架生物瓣）	25	3		4.87±1.08	1.43±0.15	93±11	
	27	4		3.21±0.82	1.31±0.24	100±28	
	29	6		3.22±0.57	1.38±0.2	85±8	
	31	4		3.63±0.9	1.45±0.06	100±36	
Ionescu-Shiley low profile（带支架生物瓣）	29	13		3.31±0.96	1.36±0.25	80±30	
	31	10		2.74±0.37	1.33±0.14	79±15	
Labcor-Santiago 心包（带支架生物瓣）	25	1	8.7	4.5		97	2.2
	27	16	5.6±2.3	2.8±1.5		85±18	2.12±0.48
	29	20	6.2±2.1	3±1.3		80±34	2.11±0.73
Lillehei-Kaster（倾斜碟片）	18	1			1.7	140	
	20	1			1.7	67	
	22	4			1.56±0.09	94±22	
	25	5			1.38±0.27	124±46	
Medtronic-Hall （倾斜碟片）	27	1			1.4	78	
	29	5			1.57±0.1	69±15	
	31	7			1.45±0.12	77±17	
Medtronic Intact，猪心包（带支架人工瓣）	29	3		3.5±0.51	1.6±0.22		
	31	14		4.2±1.44	1.6±0.26		
	33	13		4±1.3	1.4±0.24		
	35	2		3.2±1.77	1.3±0.5		
Mitroflow（带支架生物瓣）	25	1		6.9	2.0	90	
	27	3		3.07±0.91	1.5	90±20	
	29	15		3.5±1.65	1.43±0.29	102±21	
	31	5		3.85±0.81	1.32±0.26	91±22	
Omnicarbon （倾斜碟片）	23	1		8.0			
	25	16		6.05±1.81	1.77±0.24	102±16	
	27	29		4.89±2.05	1.63±0.36	105±33	
	29	34		4.93±2.16	1.56±0.27	120±40	
	31	58		4.18±1.4	1.3±0.23	134±31	
	33	2		4±2			
On-X （双叶瓣）	25	3	11.5±3.2	5.3±2.1			1.9±1.1
	27~29	16	10.3±4.5	4.5±1.6			2.2±0.5
	31~33	14	9.8±3.8	4.8±2.4			2.5±1.1
Sorin Allcarbon（倾斜碟片）	25	8	15±3	5±1	2±0.2	105±29	2.2±0.6
	27	20	13±2	4±1	1.8±0.1	89±14	2.5±0.5
	29	34	10±2	4±1	1.6±0.2	85±23	2.8±0.7
	31	11	9±1	4±1	1.6±0.1	88±27	2.8±0.9

（待续）

表4.2 （续表）

瓣膜	型号	例数	峰值压差 (mmHg)	平均压差 （mmHg）	峰值流速 （m/s）	压力减半时间（ms）	有效瓣口面积 （cm²）
Sorin Bicarbon（双叶瓣）	25	3	15±0.25	4±0.5	1.95±0.02	70±1	
	27	25	11±2.75	4±0.5	1.65±0.21	82±20	
	29	30	12±3	4±1.25	1.73±0.22	80±14	
	31	9	10±1.5	4±1	1.66±0.11	83±14	
St. Jude Medical （双叶瓣）	23	1		4.0	1.5	160	1.0
	25	4		2.5±1	1.34±1.12	75±4	1.35±0.17
	27	16	11±4	5±1.82	1.61±0.29	75±10	1.67±0.17
	29	40	10±3	4.15±1.8	1.57±0.29	85±10	1.75±0.24
	31	41	12±6	4.46±2.22	1.59±0.33	74±13	2.03±0.32
Starr-Edwards（球笼瓣）	26	1		10.0			1.4
	28	27		7±2.75			1.9±0.57
	30	25	12.2±4.6	6.99±2.5	1.7±0.3	125±25	1.65±0.4
	32	17	11.5±4.2	5.08±2.5	1.7±0.3	110±25	1.98±0.4
	34	1		5.0			2.6
无支架，四方瓣叶，牛心包（无支架生物瓣）	26	2		2.2±1.7	1.6	103±31	1.7
	28	14			1.58±0.25		1.7±0.6
	30	6			1.42±0.32		2.3±0.4
Wessex （带支架生物瓣）	29	9		3.69±0.61	1.66±0.17	83±19	
	31	22		3.31±0.83	1.41±0.25	80±21	

表4.3 三尖瓣人工瓣的多普勒超声心动图正常值

瓣膜类型	示例	峰值流速（m/s）	平均压差（mmHg）
笼球瓣	Starr-Edwards	1.3±0.2	3.2±0.8
倾斜碟瓣	Björk-Shiley	1.3	2.2
双叶瓣	St.Jude	1.2±0.3	2.7±1.1
猪心包	Carpentier-Edwards	1.3±0.2	3.2±0.8

Adapted from Rosenhek R, Binder T, Maurer G, et al. Normal values for Doppler echocardiographic assessment of heart value prostheses. J Am Soc Echocardiogr 2003; 16: 116.

（待续）

附录5 瓣膜病变程度分级

表5.1 主动脉瓣反流

参数	注意事项	轻度	中度	重度
2D 图像				
左心室大小（舒张末期）	其他疾病引起扩大；急性反流，正常	正常（慢性）	不定	扩张（慢性）
主动脉瓣瓣叶	不准确 解剖改变不能代表病变程度	不定	不定	异常（瓣叶对合可 见裂隙）
多普勒				
左心室流出道射流宽度(混叠速度的标尺50~60 cm/s)	偏心性反流时不准确	小	中等	大（中心性） 不定（偏心性）
降主动脉舒张期逆向血流	主动脉硬化 正常可出现短暂逆向血流	舒张早期短暂逆向血流	不定	逆向血流持续整个舒张期
CW 多普勒频谱密度	定性诊断 中重度有重叠	浅淡	不定	浓密
压力减半时间（m/s）	依赖于主动脉-左心室压差	缓慢，>500	中等，200~500	陡峭，<200
缩流颈宽度(cm)	多束反流	<0.3	0.3~0.6	>0.6
射流束/LVOT宽度(%)(混叠速度的标尺50~60 cm/s)	偏心性反流	<25	25~64	>65
射流束CSA/LVOT CSA（%）	偏心性反流	<5	5~59	>60
反流容积（mL/次）	MR和AR同时存在	<30	30~59	>60
反流容积（mL/次）	最大	<30	30~59	≥60
反流分数（%）	最大	<30	30~49	≥50
ROA（cm²）	最大RVA	<0.10	0.10~0.29	≥0.30

LV：左心室；CF：彩色血流；LVOT：左心室流出道；PW：脉冲多普勒；CW：连续多普勒；CSA：横截面积；MR：二尖瓣反流；AR：主动脉瓣反流；PISA：近端等速表面积；ROA：反流孔面积；RVA：右心室面积。

表5.2 主动脉瓣狭窄

参数	注意事项	轻度	中度	重度
	定性			
M型瓣口最大开放幅度	光标必须垂直	>20 mm	10-20 mm	<10 mm
主动脉瓣累及瓣叶	定性评估	≤1个瓣叶，不活动	2个瓣叶，不活动	3个瓣叶，不活动
面积法测量瓣口面积 正常=3~4 cm²	伴钙化时不准确 测量图像切面必须垂直	>1.5 cm²	0.75~1.5 cm²	<0.75 cm²
多普勒				
峰值流速（假设CO正常范围）	AR时增加	≤2.3 m/s	3.0~4.0 m/s	>4.0 m/s
平均压差（假设CO正常范围）	依赖心输出量	<25 mmHg[a]	25~40 mmHg[a]	>40 mmHg[a]
连续方程估算AoV 面积=$\frac{TVI_{LVOT}\times 面积_{LVOT}}{TVI_{AoV}}$	内径平方（可能导致误差） 瓣叶存在反流 左心室流出道梗阻	1.5~2.0 cm²	1.0~1.5 cm²	≤1.0 cm²
无量钢指数TVI_LVOT/TVI_AV	较少定量			<0.25

[a]当左心室心功能降低时，如果压差小于30 mmHg，即使在合并主动脉瓣反流的情况下，多巴酚丁胺试验也可以分清狭窄程度；如压差增加并大于50 mmHg，提示为严重主动脉瓣狭窄。

M型：运动型；CO：心搏出量；AR：主动脉瓣反流；AoV：主动脉瓣；TVI：时间-流速积分；LVOT：左心室流出道。

表5.3 二尖瓣反流

参数		注意事项	轻度	中度	重度
2D图像	LA大小	由其他疾病引起的LAE 急性MR时，LA大小可正常	通常正常	不定	LA扩大
	LV大小	–	通常正常	不定	经常扩大（慢性MR）
	二尖瓣装置	可能MR很严重，但MV结构正常	正常或不正常	正常或不正常	经常可见对和裂隙）
彩色血流多普勒（CFD）	最大射流面积	技术（能量、混叠速度、彩色增益、频率）依赖负荷 反流冲击房壁	<4 cm²	–	>8 cm² 附壁反流束 左房内环形反流束
	射流面积/LA面积	-	–	–	>40%
	可见的血流聚集的面积	依赖于彩色增益和混叠速度	很少存在	有时存在	经常存在
缩流颈宽度（cm）		不适用于多束反流 不能增加径线	<0.3	0.3~0.69	≥0.7
脉冲多普勒	PW二尖瓣前向血流	依赖于负荷、舒张功能、A峰占主导 MVA、AF	不定		限制型
	PW PV血流	增加LAP，AF	–	收缩期幅度降低	收缩期血流逆向
	CW多普勒频谱密度	–	浅淡	–	浓密
反流容积（mL/次）		-	<30	30~59	≥60
反流分数（%）		-	<30	30~49	≥50
ROA（cm²）		-	<0.20	0.20~0.39	≥0.40

LA：左心房；LAE：左心房扩大；LV：左心室；MV：二尖瓣；MR：二尖瓣反流；PW：脉冲多普勒；PV：肺静脉；fx：功能；MVA：二尖瓣瓣口面积；AF：心房纤颤；PISA：近端等速表面积；ROA：反流孔面积。

表5.4 二尖瓣狭窄

参数		注意事项	轻度	中度	重度
2D 图像	LA 大小 (LAE>45 mm,前后径，不包括 LAA 血栓)	无特异性	正常不包括慢性 MS		>60 mm,慢性 MS 时
	自发显影	无特异性	通常不存在	可能存在	存在
	面积法测量 MV 面积	伴钙化或交界切开术病史时不准确	$1.5 \sim 2.0 \ cm^2$	$1.0 \sim 1.5 \ cm^2$	$\leq 0.9 \ cm^2$
多普勒	CF 多普勒近端血流 汇聚（混叠速度的标尺 $50 \sim 60 \ cm/s$ ）	无诊断意义 MVrep MVR	不存在	通常存在	总是存在不存在除外
	平均压差 [a]	严重 AR 时数值降低依赖于心率、LA ~ LV 顺应性	<6 mmHg	$6 \sim 12$ mmHg	>12 mmHg
	压力减半时间 [a] MVA=220/PHT（如果有两个斜率，选用长者）	严重 AR 时使 PHT 降低依赖于心率、LA ~ LV 顺应性	<150 ms	$150 \sim 220$ ms	>220 ms
	减速时间 [a] MVA=759/DT PHT=0.29×DT	严重 AR 时使其降低依赖于心率、LA ~ LV 顺应性	<517 ms	$517 \sim 759$ ms	>759 ms
	连续方程 [a] MVA=面积 $_{LVOT} \times TVI_{LVOT}/TVI_{MV}$	耗时	$1.5 \sim 2.0 \ cm^2$	$1.0 \sim 1.5 \ cm^2$	$\leq 0.9 \ cm^2$
	近端等速 [a] 表面积 MVA=$2\pi r^2 \times V_{混叠}/$峰值 $V_{MS} \times \alpha/180°$	漏斗角度瓣下狭窄耗时	$1.5 \sim 2.0 \ cm^2$	$1.0 \sim 1.5 \ cm^2$	$\leq 0.9 cm^2$

[a] 房颤心律时，需平均连续5个舒张期。
LA：左心房；LAE：左心房扩大；LAA：左心耳；MS：二尖瓣狭窄；MV：二尖瓣；CF：彩色血流；Mvrep：二尖瓣成形术；MVR：二尖瓣置换术；PV：肺静脉；AR：主动脉瓣反流；LV：左心室；CW：连续多普勒；MVA：二尖瓣瓣口面积；PHT：压力减半时间。

表5.5 三尖瓣反流

参数		注意事项	轻度	中度	重度
2D 图像	RA/RV/IVC 大小	无特殊	正常	不定	通常扩大
	RA 内径 <4.6 cm	急性 TR 时正常			
	RV 内径 <4.3 cm				
	三尖瓣结构	无特殊	正常	不定	连枷，对合差
彩色血流	最大射流面积（尼奎斯特上限 $50 \sim 60 \ cm/s$ ）	技术因素负荷低估（偏心性反流束）	$<5 \ cm^2$	$5 \sim 10 \ cm^2$	$>10 \ cm^2$
	肝静脉血流	多种原因变钝	收缩期占优势	收缩期变钝	收缩期反转
	CW 多普勒频谱密度 – 轮廓	定性，值得称赞的数据	平滑抛物线	密度不定	浓密，三角形，峰值前移
	缩流颈宽度 (cm)	直接决定远期效果	不确定	<0.7	>0.7
	PISA 半径 (cm)基线变化 (尼奎斯特 28 cm/s)	尚缺乏验证	<0.5	$0.6 \sim 0.9$	>0.9

RA：右心房；RV：右心室；IVC：下腔静脉；CF：彩色血流；PW：脉冲波；CW：连续波；PISA：近端等速表面积。

表5.6　三尖瓣狭窄

参数		注意事项	轻度	中度	重度
2D 图像	三尖瓣（厚度，活动度降低，Ca^{2+}）	不特异	正常	正常或异常	异常
	RA 大小	不特异	–	–	>4cm
	RV 大小 RV 内径 <4.3 cm RV ED 面积 ≤ 35.5 cm^2	不特异	正常	正常或扩大	扩大
多普勒	彩色血流显像 最大血流汇聚（尼奎斯特上限 50 ~ 60 cm/s）	定性诊断 与 PR 严重程度相关性差	–	–	–
	连续血流频谱密度和减速度	PR 和左右心血流交通使减速度减慢	浅淡 减速度陡峭	浓密 减速度不定	浓密 减速度延长
	连续血流频谱	要准确调整至正确位置	<1 m/s	1 ~ 2.5 m/s	>2.5 m/s
	最大压差	RA, RV 的顺应性	<4 mmHg	4 ~ 25 mmHg	>25 mmHg
	平均压差 （TVA=190/PHT）	依赖 HR 和血流异常时不太准确 RA, RV 顺应性 PR 使 PHT 减小并且高估面积	<2 mmHg	2 ~ 7 mmHg	>7 mmHg >190 ms

RA：右心房；RV：右心室；ED：舒张末期；IVC：下腔静脉；TR：三尖瓣反流；CF：彩色血流；PW：脉冲多普勒；CW：连续多普勒；PISA：近端等速表面积。

表5.7　肺动脉瓣反流（PR）严重程度

参数		注意事项	轻度	中度	重度
2D 图像	肺动脉瓣		正常	不定	异常
	RV 大小				
	RV 内径 <4.3 cm	无特异	正常	不定	扩大（除急性外）
	RVED 面积 ≤ 35.5 cm				
	室间隔的矛盾运动（提示容量负荷过重）	非 PR 特异	正常	不定	连枷和对合差
多普勒	彩色血流多普勒射流大小	与 PR 严重程度相关性差	小，长度 <10 mm	不定	大
	缩流颈宽度 （尼奎斯特上限 50~60cm/s）	未证实	小	不定	起始处宽大
	CW 多普勒频谱密度和减速度	定性	浅淡 减速度较慢	密度和减速度不定 不定	浓密 陡峭，减速度缩短
	收缩期肺动脉血流与全身血流相比较	耗时	轻微增加	居中	明显增加

RA：右心房；RV：右心室；RVED：右心室舒张末期；CW：连续多普勒。

Adapted from Zoghbi WA, Enriquez-Sarano M, Foster E et al. Recommendations for evaluation of the severity of native valvular regurgitation with two-dimensional and Doppler echocardiography. *J Am Soc Echocardiogr.* 2003; 16(7): 777-802.

Bonow RO, Carabello BA, Chatterjee K, et al. ACC/AHA 2006 guidelines for the management of patients with valvular heart disease: a report of the American College of Cardiology/American Heart Association Task Force on Practice Guidelines (writing Committee to Revise the 1998 guidelines for the management of patients with valvular heart disease) developed in collaboration with the Society of Cardiovascular Anesthesiologist endorsed by the Society for Cardiovascular Angiography and Interventions and the Society of Thoracic Surgeons. 2006; 48(3): e1-148.

Adapted from Hatle L. Noninvasive assessment of valve lesions with Doppler ultrasound. Herz 1984;9:213-221;Fawzy ME, Mercer EN, Dunn B, et al. Doppler echocardiography in the evaluation of tricuspid stenosis. *Eur Heart J.* 1989;10(11): 985-990.

附录6　答　案

第1章

1. d　2. e　3. d　4. d　5. b　6. b　7. e　8. b　9. c　10. c

第2章

1. a　2. b　3. a　4. c　5. d　6. b　7. d　8. d　9. d　10. b

第3章

1. b 和 d　2. 短轴缩短率 = {(5.2 − 3.1) / 5.2} × 100 = 40%, 是正常的。　3. e　4. c
5. a　6. a　7. c. 所有四腔通常扩张。　8. e　9. d　10. e　11. c　12. a　13. a,b,c,e
14. 负的　15. 负的

第4章

1. d　2. a　3. c　4. b　5. c　6. d　7. d　8. b　9. e　10. b

第5章

1. c　2. b　3. d　4. c　5. a　6. c　7. c　8. a　9. b　10. d

第6章

1. d　2. c　3. d　4. c　5. d　6. c　7. a　8. d　9. e　10. e

第7章

1. d　2. a　3. d　4. c　5. a　6. b　7. d　8. c　9. a　10. b　11. b

第8章

1. e　2. a　3. d　4. d　5. b　6. c　7. d　8. a　9. d　10. b

第9章

1. c　2. c　3. d　4. c　5. b　6. a　7. c　8. c　9. d　10. d

第10章

1. c　2. b　3. b　4. a　5. e　6. b　7. c　8. a　9. e　10. b

第11章

1. d　2. d　3. e　4. d　5. e　6. b　7. e　8. a　9. e　10. a

第12章

1. c　2. c　3. d　4. b　5. a　6. f　7. b　8. d　9. a　10. d

第13章

1. b　2. c　3. a　4. d　5. d　6. a　7. c　8. a　9. b　10. a

第14章

1. d　2. a　3. d　4. b　5. b　6. b　7. d　8. b　9. b　10. d

第15章

1. d　2. b　3. c　4. d　5. c　6. d　7. a　8. b　9. c　10. b

第16章

1. b　2. c　3. d　4. a　5. c　6. e　7. d　8. c　9. b　10. a　11. c　12. d　13. e　14. c　15. e
16. b　17. b　18. e　19. e　20. d

第17章

1. d　2. d　3. e　4. d　5. c　6. c　7. d　8. d　9. c　10. a

第18章

1. d　2. d　3. c　4. d　5. b　6. d　7. c　8. c　9. a
10.

$$LVOT\ SV = Area_{LVOT} \times TVI_{LVOT}$$
$$= 3.14(1.9/2)^2 \times 14.8$$
$$= 41.9\ cc$$

$$RVSV = Area_{MPA} \times TVI_{MPA}$$
$$= 3.14(2.1/2)^2 \times 15.3$$
$$= 53\ mL$$

$$CO = LVOT - SV \times HR$$
$$= 41.9 \times 90$$
$$= 3.8\ L/min$$

$$CI = CO/BSA$$
$$= 3.8/1.8$$
$$= 2.1\ L/(min \cdot m^2)$$

$$Q_P/Q_S = SV\ of\ the\ pulmonary\ circuit/SV\ of\ the\ systemic\ arterial\ circuit$$
$$= SV\ from\ RV$$
$$= SV\ from\ LVOT$$

$$Q_P/Q_S = 53\ mL/42\ mL$$
$$= 1.3 : 1$$

$$RVSP = BP - 4(V_{vsd})^2$$
$$= 112 - 4(4.6)^2$$
$$= 27\ mmHg$$

第 19 章

1. c　2. d　3. d　4. a　5. d　6. d　7. d　8. d　9. b　10. a

第 20 章

1. c　2. b　3. b　4. d　5. a　6. c　7. c　8. b　9. d　10. c

第 21 章

1. d　2. b　3. c　4. c　5. a　6. d　7. a　8. b　9. b　10. d

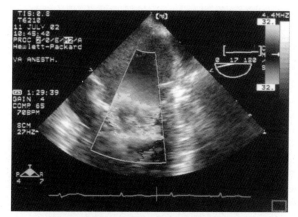

图 5.14

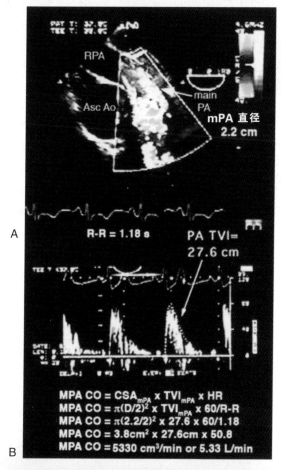

A

R-R = 1.18 s

PA TVI= 27.6 cm

MPA CO = CSA$_{mPA}$ x TVI$_{mPA}$ x HR
MPA CO = π(D/2)^2 x TVI$_{mPA}$ x 60/R-R
MPA CO = π(2.2/2)^2 x 27.6 x 60/1.18
MPA CO = 3.8cm^2 x 27.6cm x 50.8
MPA CO = 5330 cm^3/min or 5.33 L/min

B

图 6.4

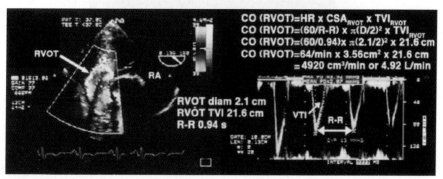

CO (RVOT)=HR x CSA$_{RVOT}$ x TVI$_{RVOT}$
CO (RVOT)=(60/R-R) x π(D/2)^2 x TVI$_{RVOT}$
CO (RVOT)=(60/0.94)x π(2.1/2)^2 x 21.6 cm
CO (RVOT)=64/min x 3.56cm^2 x 21.6 cm
         = 4920 cm^3/min or 4.92 L/min

RVOT diam 2.1 cm
RVOT TVI 21.6 cm
R-R 0.94 s

A

B   图 6.5

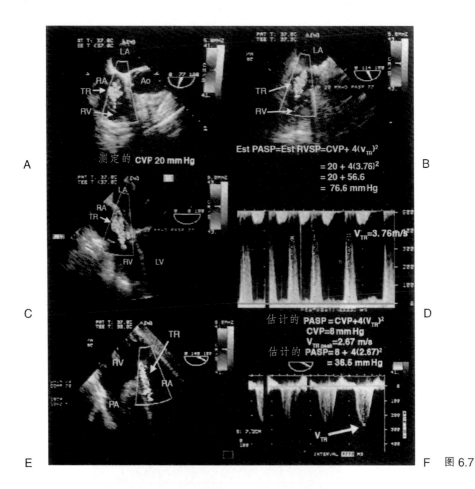

A 测定的 **CVP 20 mm Hg**

B
Est PASP=Est RVSP=CVP+ $4(v_{TR})^2$
= 20 + $4(3.76)^2$
= 20 + 56.6
= 76.6 mm Hg

D V_{TR}=3.76m/s

估计的 PASP=CVP+$4(V_{TR})^2$
CVP=8 mm Hg
$V_{TR\,peak}$=2.67 m/s
估计的 PASP= 8 + $4(2.67)^2$
= 36.5 mm Hg

E

F 图 6.7

V_{TR}

肺动脉瓣
关闭不全

估计的 mPAP=CVP+ $4(V_{peak\,PI\,vel})^2$
估计的 PADP=CVP+$(4(V_{end\,PI\,vel}))^2$
CVP = 10 mm Hg
$V_{Peak\,PI}$ 1.45 m/s
$V_{End\,PI}$ 1.11 m/s

估计的 mPAP =10+$4(1.45)^2$ = 18.4 mm Hg
估计的 PADP =10+$4(1.11)^2$ = 15 mm Hg

A

Peak PI vel
End PI vel

B

图 6.8

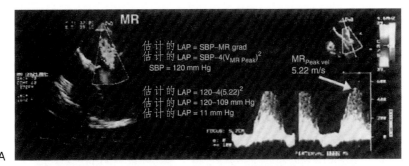

MR

估计的 LAP = SBP−MR grad
估计的 LAP = SBP−4($V_{MR\ Peak}$)²
SBP = 120 mm Hg

估计的 LAP = 120−4(5.22)²
估计的 LAP = 120−109 mm Hg
估计的 LAP = 11 mm Hg

$MR_{Peak\ vel}$
5.22 m/s

A   B   图 6.9

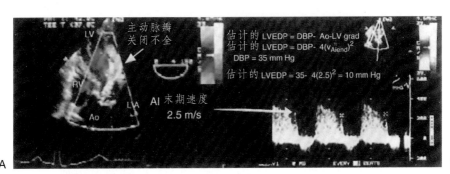

LV

主动脉瓣
关闭不全

估计的 LVEDP = DBP− Ao-LV grad
估计的 LVEDP = DBP− 4(v_{AIend})²
DBP = 35 mm Hg

估计的 LVEDP = 35− 4(2.5)² = 10 mm Hg

RV

LA

Ao

AI 末期速度
2.5 m/s

A   B   图 6.10

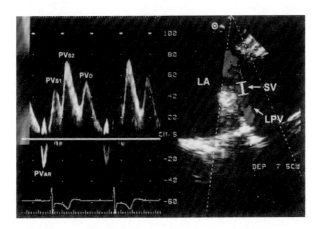

PV_{S2}

PV_{S1} PV_D

LA

SV

LPV

PV_{AR}

图 7.5A

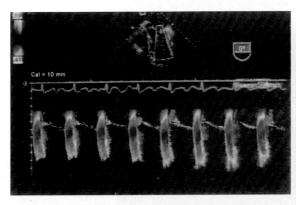

Cal = 10 mm

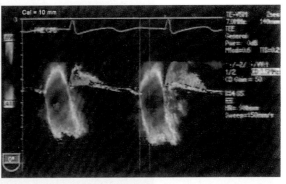

Cal = 10 mm

图 7.8

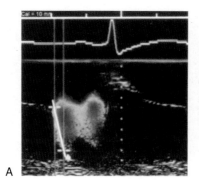 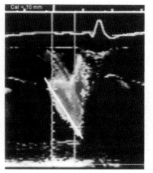

A   B   图 7.9

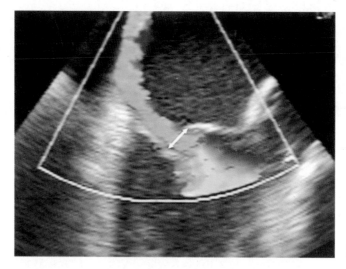

图 8.5

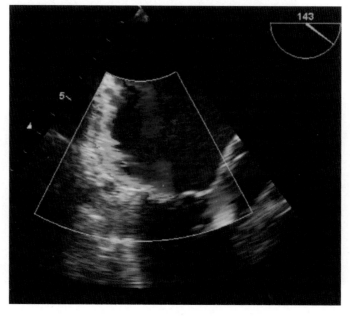

图 8.6

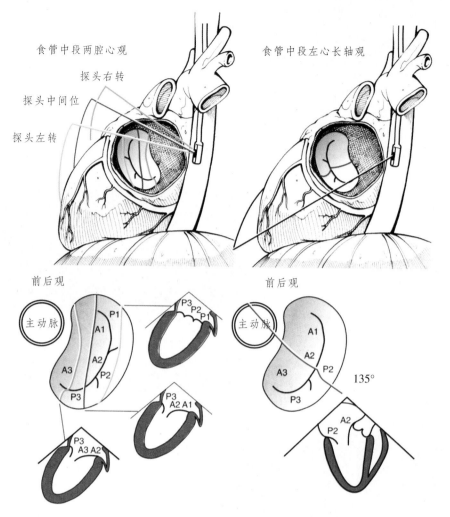

食管中段两腔心观
探头右转
探头中间位
探头左转

食管中段左心长轴观

前后观

主动脉

P1
A1
A2
A3
P2
P3

P3 P2 P1

P3
A2 A1

P3
A3 A2

前后观

主动脉

A1
A2
A3
P2
P3

135°

A2
P2

图 8.8B

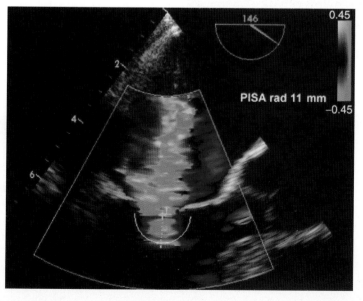

PISA rad 11 mm

图 8.9

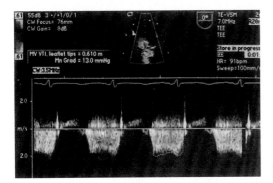

图 9.5

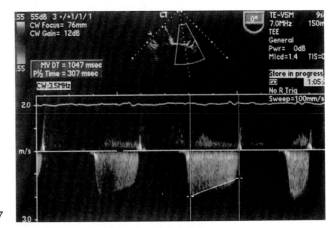

图 9.7

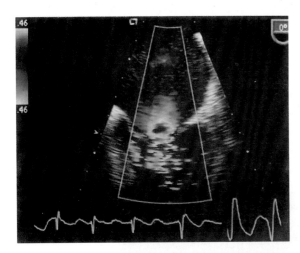

图 9.9

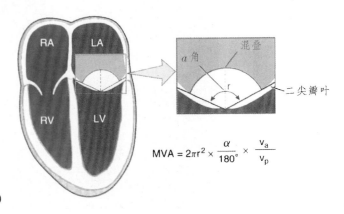

$$MVA = 2\pi r^2 \times \frac{\alpha}{180°} \times \frac{v_a}{v_p}$$

图 9.10

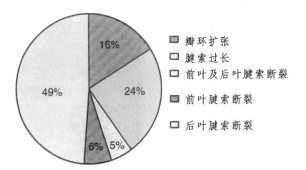

瓣环扩张
腱索过长
前叶及后叶腱索断裂
前叶腱索断裂
后叶腱索断裂

图 10.2

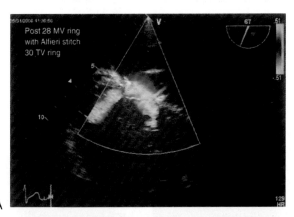

A

图 10.9

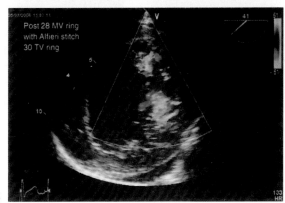

B

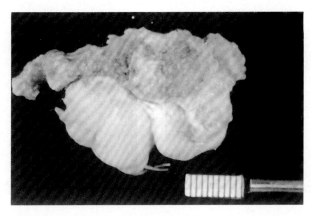

图 10.11

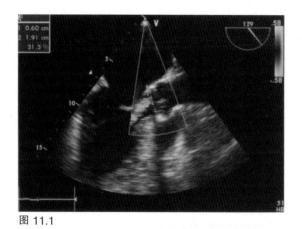

图 11.1

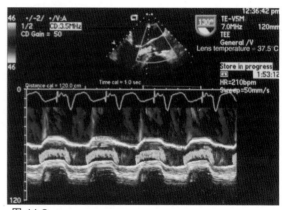

图 11.2

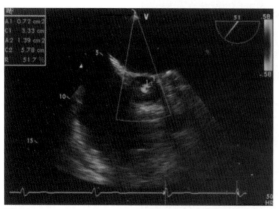

图 11.3

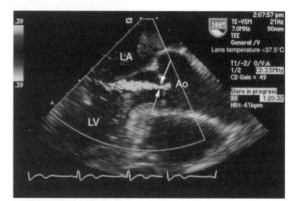

图 11.4

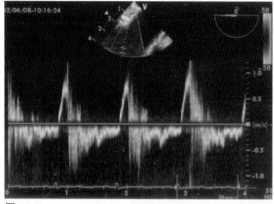

图 11.5

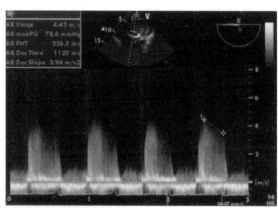

图 11.6

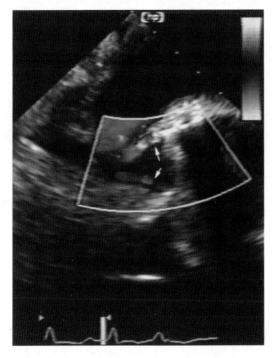

图 13.1

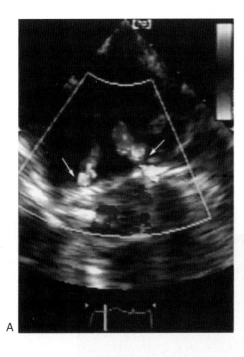

A

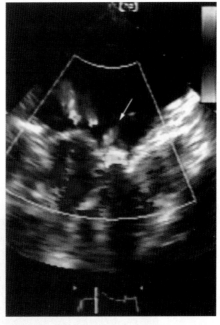

B　图 13.5

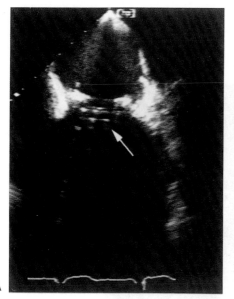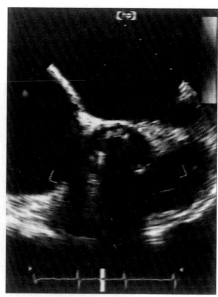

A   B   图 13.6

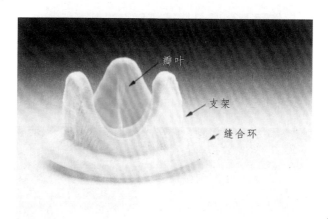

瓣叶

支架

缝合环

图 13.8

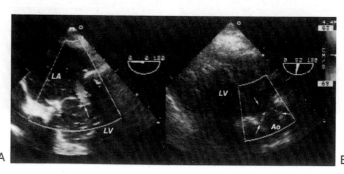

A   B   图 13.10

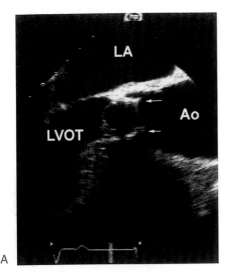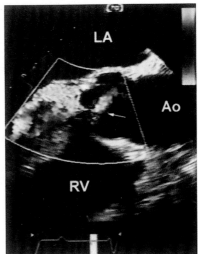

A   B   图 13.12

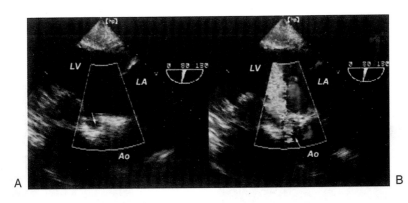

A   B   图 13.13

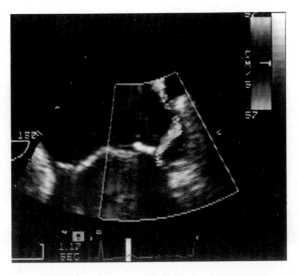

图 13.14

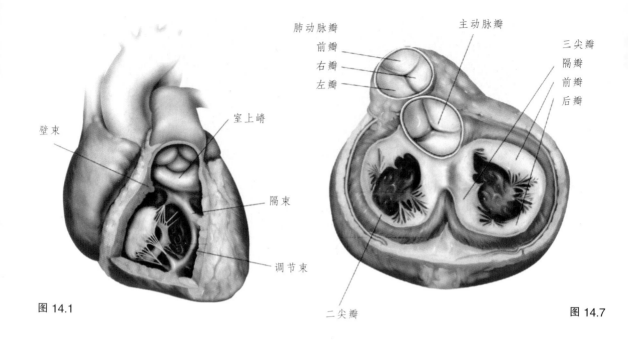

壁束

室上嵴

隔束

调节束

肺动脉瓣
前瓣
右瓣
左瓣

主动脉瓣

三尖瓣
隔瓣
前瓣
后瓣

二尖瓣

图 14.1

图 14.7

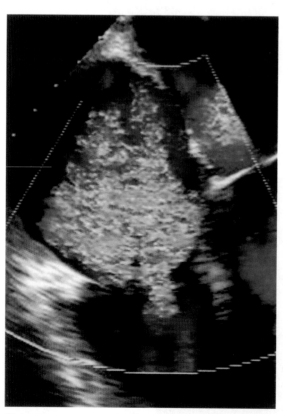

图 14.8

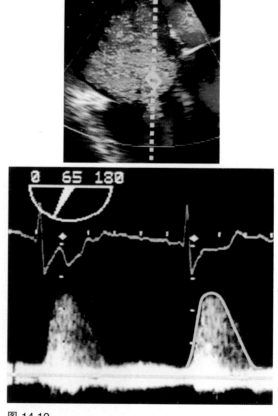

图 14.10

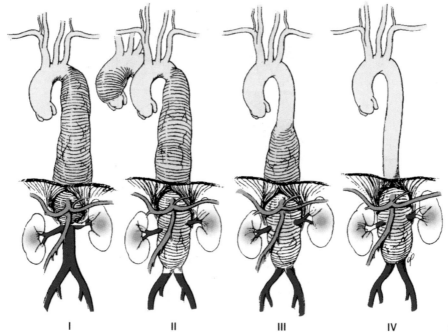

I   II   III   IV   图 16.1

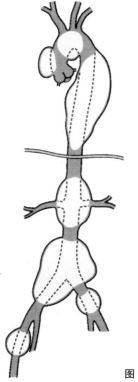

图 16.2

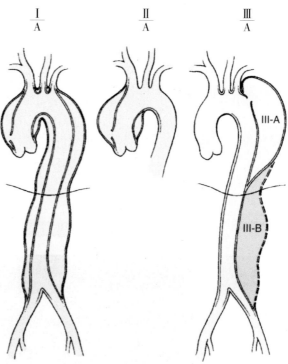

$\dfrac{I}{A}$ $\dfrac{II}{A}$ $\dfrac{III}{A}$

III-A

III-B

图 16.3

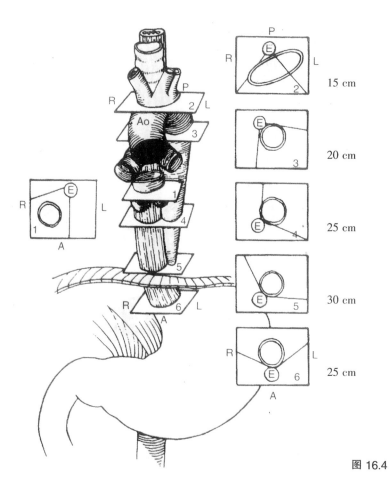

图 16.4

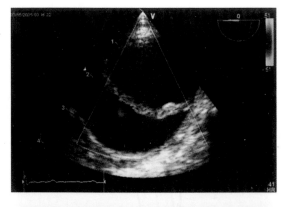

图 16.6

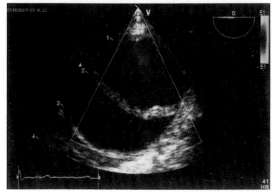

图 16.7

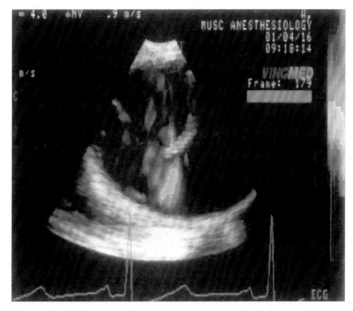

图 16.8

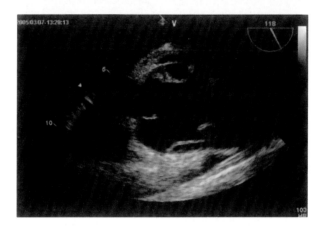

图 16.9

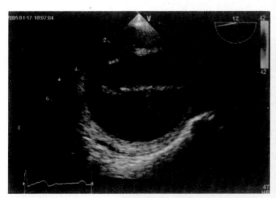

图 16.10

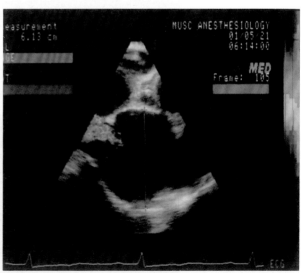

图 16.13

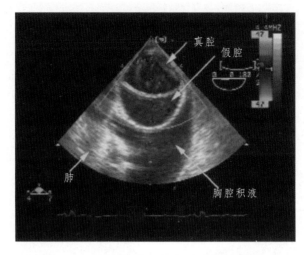

图 17.3

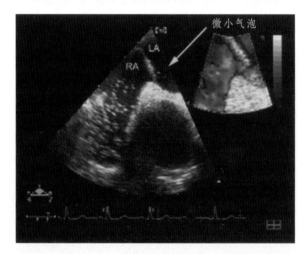

图 17.4

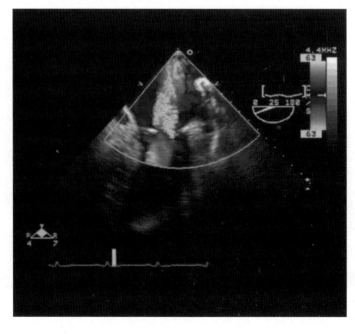

图 17.6

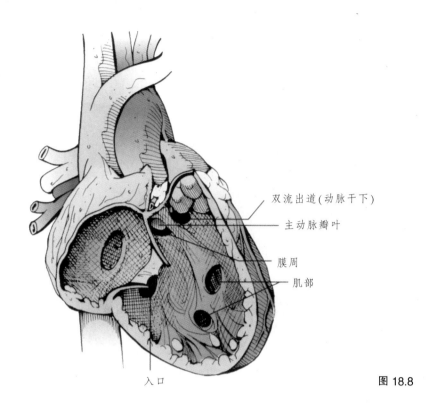

双流出道(动脉干下)

主动脉瓣叶

膜周

肌部

入口

图 18.8

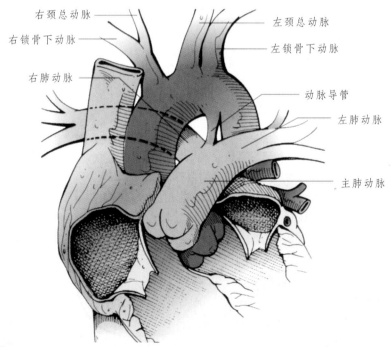

右颈总动脉

右锁骨下动脉

右肺动脉

左颈总动脉

左锁骨下动脉

动脉导管

左肺动脉

主肺动脉

图 18.12

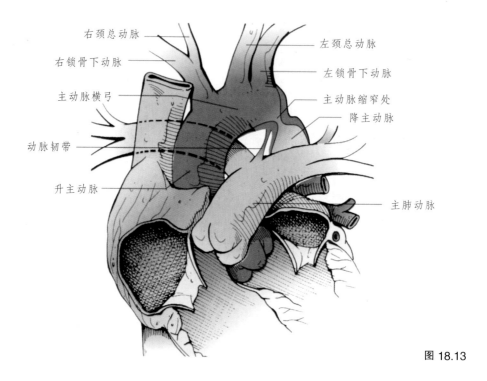

右颈总动脉　　　　　　　　　　　　　　左颈总动脉

右锁骨下动脉　　　　　　　　　　　　　　左锁骨下动脉

主动脉横弓　　　　　　　　　　　　　　主动脉缩窄处
　　　　　　　　　　　　　　　　　　　降主动脉

动脉韧带

升主动脉　　　　　　　　　　　　　　　　主肺动脉

图 18.13

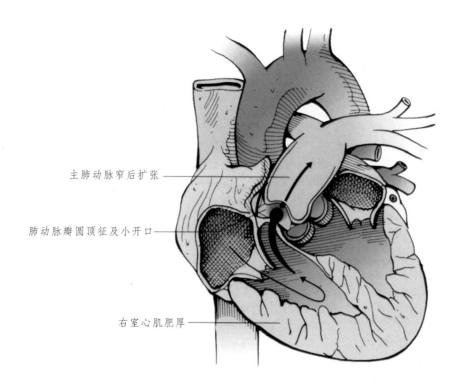

主肺动脉窄后扩张

肺动脉瓣圆顶征及小开口

右室心肌肥厚

图 18.16

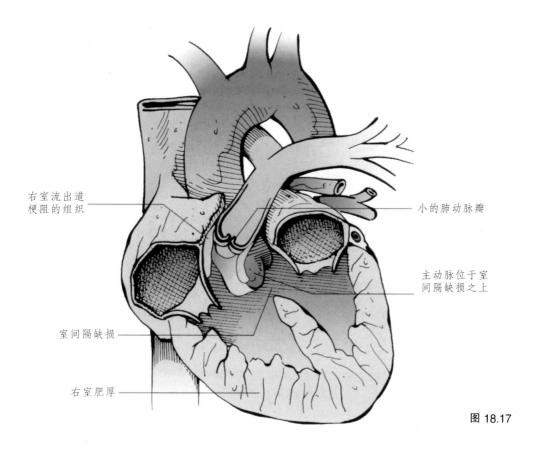

右室流出道梗阻的组织

小的肺动脉瓣

主动脉位于室间隔缺损之上

室间隔缺损

右室肥厚

图 18.17

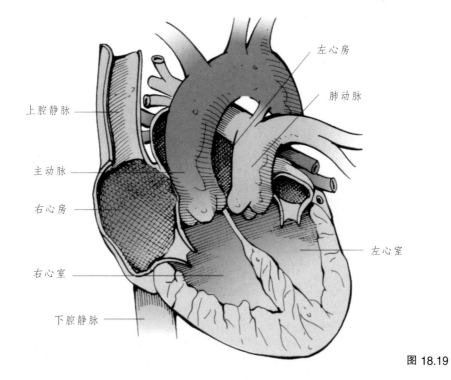

上腔静脉

主动脉

右心房

右心室

下腔静脉

左心房

肺动脉

左心室

图 18.19

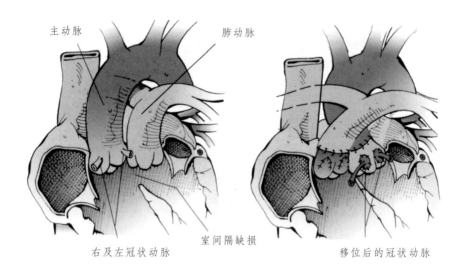

主动脉　　　　　　　　肺动脉

室间隔缺损

右及左冠状动脉　　　　　　　　　　　移位后的冠状动脉

图 18.20

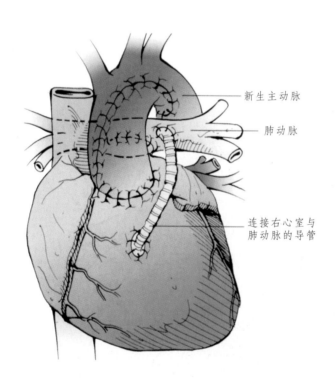

新生主动脉

肺动脉

连接右心室与
肺动脉的导管

图 18.23

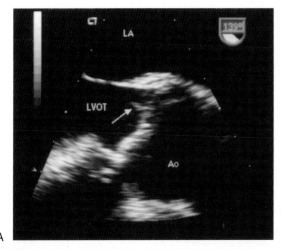

A

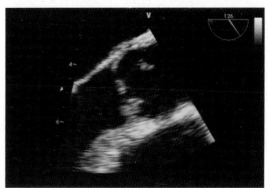

B

图 20.5

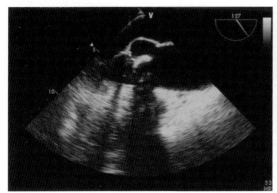

A

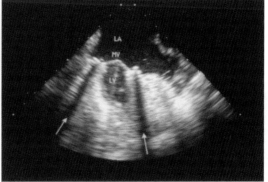

B

图 20.10

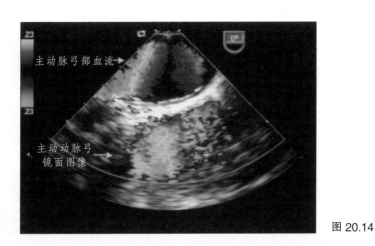

图 20.14

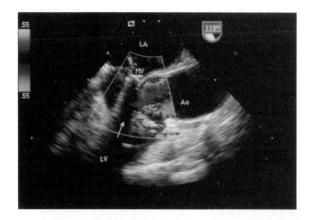

图 20.16

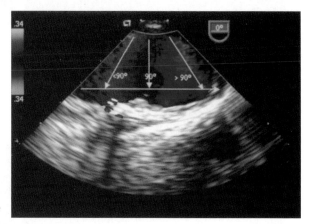

图 20.17

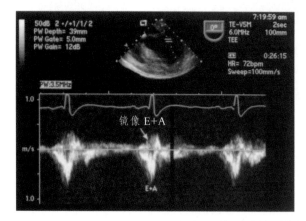

图 20.18

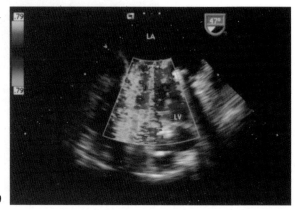

图 20.19

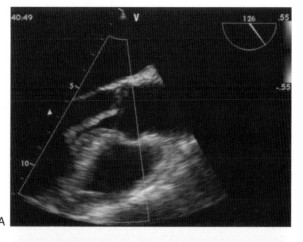

A

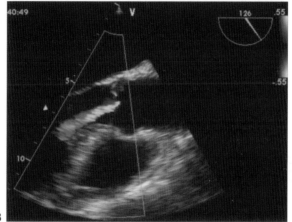

B

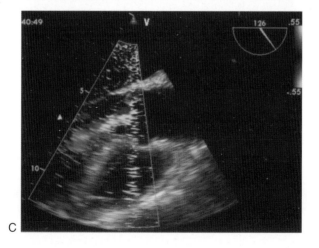

C

图 21.5